AF257309

LEÇONS PRATIQUES

SUR LES

MALADIES DES VOIES URINAIRES

Professées à l'École pratique de la Faculté
de Médecine de Paris

PAR

Le Docteur J.-M. LAVAUX

Ancien Interne des Hôpitaux de Paris
Professeur libre de pathologie des voies urinaires
à l'École pratique, etc.

TOME DEUXIÈME

AFFECTIONS DE LA PROSTATE
MALADIES DE LA VESSIE

PARIS

G. STEINHEIL, ÉDITEUR

2, RUE CASIMIR-DELAVIGNE

1890

LEÇONS PRATIQUES

SUR LES

MALADIES DES VOIES URINAIRES

II

DU MÊME AUTEUR

Traitement des cystites douloureuses .... 4 fr.

Traitement des cystites par le lavage de la vessie sans sonde. *Arch. gén. de méd.*, mars et mai 1887.

Du cathétérisme chez les prostatiques. *Arch. méd.*, août 1887.

Note sur un nouveau mode de traitement de la cystite puerpérale. Communication à la Société de méd. pratique de Paris, juin 1887, et *Journ. de méd. de Paris*, juillet 1887.

De l'antisepsie de l'urèthre et de la vessie. Son application au traitement des rétrécissements uréthraux. Communication à l'Académie de médecine, 29 octobre 1887, et *Arch. gén. de méd.* novembre 1888.

Contribution à l'étude du traitement des cystites douloureuses. Communication à la Société de chirurgie; 8 juin 1887, et *Revue gén. de clin. et de thérap.*, août 1888.

De l'emploi des solutions sursaturées d'acide borique dans le traitement des cystites. *Bull. et mém. de la Société de méd. prat. de Paris*, et *Journ. de méd. de Paris*, février 1888.

De l'emploi du nitrate d'argent dans la blennorrhagie aiguë *Rev. gén. de clin. et de thérap.*, avril et mai 1888.

Cystite extrêmement douloureuse traitée par le lavage de la vessie sans sonde — Guérison. — *Bull. Soc. méd. prat. de Paris*, n° 8, 1888.

De l'innocuité du cathétérisme aseptique chez les prostatiques. *Progrès médical*, juin 1888.

Du lavage de la vessie sans sonde et du lavage continu de l'urèthre antérieur à l'aide de la pression atmosphérique. Leçon faite à la Clinique de M. PÉAN, hôpital Saint-Louis, et publiée dans la *Gazette des hôpitaux* septembre et octobre 1888.

Des dangers que présente le traitement des cystites douloureuses par les piqûres de morphine. *Soc. de méd. prat.*, janvier 1889, et *Journal de méd. de Paris*, 10 février 1889.

De la valeur thérapeutique de l'électrolyse dans le traitement des rétrécissements de l'urèthre. *Bull. et mém. de l'Académie de méd.*, février 1889, et *Revue gén. de clin. et de thérap.*, 21 février 1889.

Une très petite sonde pour injections intra-utérines. Ses applications. *Soc. de méd. prat. de Paris*, mai 1889.

De l'emploi de la cocaïne dans le traitement des affections des voies urinaires. *Com. Congrès de thérapeutique*, Paris 1889.

Du traitement par la divulsion progressive des rétrécissements de l'urèthre rebelles à la dilatation. *Com. Congrès de chirurgie*, Paris 1889.

Des indications du nitrate de cocaïne dans le traitement des affections des voies urinaires. Communication à la Société de Méd. prat. de Paris, février 1890.

LEÇONS PRATIQUES

SUR LES

MALADIES DES VOIES URINAIRES

Professées à l'École pratique de la Faculté
de Médecine de Paris

PAR

Le Docteur J.-M. LAVAUX

Ancien Interne des Hôpitaux de Paris
Professeur libre de pathologie des voies urinaires
à l'École pratique, etc.

— ⊷ —

TOME DEUXIÈME

AFFECTIONS DE LA PROSTATE
MALADIES DE LA VESSIE

— ⊷ —

PARIS

G. STEINHEIL, ÉDITEUR
2, RUE CASIMIR-DELAVIGNE
—
1890

CIVRAY (VIENNE). — IMPRIMERIE EUG. MOREAU, RUE LOUIS XIII.

LEÇONS

SUR LES

MALADIES DES VOIES URINAIRES

SEIZIÈME LEÇON

DE L'HYPERTROPHIE DE LA PROSTATE

Messieurs,

Je vais commencer aujourd'hui l'étude d'une affection que vous rencontrerez fréquemment dans la pratique, car elle prélève sur la vieillesse, comme le dit M. Thompson, un large tribut de souffrances : il s'agit de l'hypertrophie de la prostate.

Etiologie. — On ne sait absolument rien des *causes* qui déterminent l'augmentation de volume de cette glande; mais il est bien démontré aujourd'hui que l'influence de l'âge est des plus remarquables. L'hypertrophie de la prostate est une maladie de la vieillesse. M. Thompson ne l'a jamais observée avant cinquante-quatre ans. Elle est en effet très rare avant cet âge.

L'hypertrophie de la prostate est-elle constante chez tous les individus qui arrivent à la soixantaine? Sir B. Brodie avait dit, et c'était généralement admis : « lorsque « les cheveux blanchissent et diminuent....., générale- « ment, pour ne pas dire toujours, la prostate augmente. » De nouvelles recherches faites avec beaucoup de soin par M. Thompson sur près de deux cents sujets morts après cinquante ans et pris au fur et à mesure des décès ont montré qu'il y avait là beaucoup d'exagération. Une dis- section minutieuse lui a prouvé qu'une fois sur trois seule- ment il existe quelque augmentation du volume de la prostate. L'habile chirurgien anglais a également constaté qu'un seul sujet sur sept en avait souffert pendant la vie. Il en conclut donc qu'en fait d'hommes âgés de plus de cinquante-cinq ans, un sur vingt seulement fera appel aux soins du chirurgien pour cette affection.

L'hypertrophie de la prostate commence ordinairement à se faire sentir, toujours d'après M. Thompson, de cin- quante-sept à soixante ans. Si un homme doit l'avoir, il l'aura vers soixante ans. Au-delà de soixante-cinq ou soi- xante-dix ans, le développement de la prostate est fort rare, et quand il apparaît c'est toujours à un degré relati- vement peu prononcé. Celui qui a échappé à ses atteintes à soixante-cinq ans jouira à cet égard pour le reste de ses jours d'une immunité à peu près absolue. A l'autopsie de vieillards morts à quatre-vingt-dix ans, on n'a trouvé aucune trace d'hypertrophie prostatique.

Cette opinion de l'éminent chirurgien anglais est géné- ralement admise aujourd'hui. Mais là ne se borne pas l'étude étiologique de l'hypertrophie de la prostate. S'il n'a pas encore été possible de déterminer les causes de l'hypertrophie, on connaît assez bien celles qui la modi- fient quand cette affection est déjà développée, c'est-à-dire les causes sous l'influence desquelles apparaissent telle ou telle complication, ou même varient d'intensité les troubles fonctionnels dus à l'hypertrophie prostatique.

Toutes les circonstances qui produisent des phénomènes de congestion du côté des organes génitaux ou du petit bassin ont une influence remarquable sur les manifestations symptomatiques de la maladie. La congestion joue en effet un rôle considérable daus l'affection que nous étudions. J'aurai souvent l'occasion, à la clinique, d'appeler votre attention sur cette particularité importante, que je ne saurais trop vous recommander de noter avec soin.

Les excès vénériens en favorisant la congestion des organes contenus dans le petit bassin aggravent l'état des malades atteints d'hypertrophie de la prostate. Ils peuvent même déterminer une rétention complète d'urine. Certains auteurs pensent que le coït normal, physiologique, ne présente au contraire aucun inconvénient; bien plus, il y a des malades qui éprouveraient du soulagement à le pratiquer.

Les écarts de régime, les refroidissements ont encore une influence très marquée sur les troubles fonctionnels dus à l'hypertrophie de la prostate.

Il en est de même des professions sédentaires, qui prédisposent à l'engorgement des veines hémorrhoïdales et prostatiques.

Les arthritiques, chez lesquels les hémorrhoïdes sont si fréquentes, ont parfois du côté des organes pelviens des poussées congestives qui vont jusqu'à produire la rétention d'urine si la prostate est hypertrophiée.

C'est de la même façon qu'agissent certains médicaments, l'aloès par exemple.

Les inflammations du canal et de la prostate, le passage réitéré des instruments dans l'urèthre, les calculs vésicaux, les rétrécissements de l'urèthre avaient été considérés par Civiale comme des causes de l'hypertrophie prostatique. Cette influence n'est pas admise aujourd'hui, mais on comprend que les troubles fonctionnels puissent être aggravés par ces différentes causes. Les rétrécissements pourraient cependant avoir une action inverse, comme le fait remarquer M. Guyon. En effet, les strictures uréthrales se montrent habituellement dans l'âge adulte ou même dans la jeunesse. La lenteur avec laquelle elles se constituent presque toujours permet à cet âge l'établissement d'une hypertrophie compensatrice du muscle vésical dont les malades pourront bénéficier toute leur vie. Aidée par ce surcroît d'activité fonctionnelle, la vessie peut avantageusement lutter et contre la stricture et même contre l'obstacle prostatique, de manière à se vider complétement. Elle résiste mieux aussi à l'influence des lésions qui peuvent atteindre sa propre couche musculaire.

Anatomie pathologique. — Il est rare que tous les points de la prostate soient hypertrophiés au même degré, bien que le processus morbide porte en général sur les diverses parties de cet organe. Lorsque les trois lobes sont notablement augmentés de volume, l'affection est cependant désignée sous le nom d'*hypertrophie générale*. Lorsque la tuméfaction n'est au contraire bien marquée qu'au niveau de l'un ou de deux des lobes on donne à l'affection le nom d'*hypertrophie partielle*.

Voici quelle est la fréquence relative de chacune de ces variétés. Sur 205 cas, on a trouvé (1) :

Hypertrophie monolobaire 64
. — bilobaire 34
— trilobaire 107

. Quel doit être le volume de la prostate pour que l'on puisse dire que cet organe est hypertrophié? C'est une

(1) Dict. de Méd. et de Chir. pratiques.

question à laquelle il est difficile de répondre cliniquement. Certains anatomistes ont dit : à l'amphithéâtre on reconnaît que la prostate est hypertrophiée lorsque son poids, qui est en moyenne de 19 grammes, dépasse 30 grammes. Eh bien, au point de vue clinique, il faut que vous sachiez qu'il suffit parfois d'une bien légère hypertrophie du lobe moyen pour donner lieu à des symptômes fonctionnels graves. Jetez un coup d'œil sur cette pièce; elle est très démonstrative. L'hypertrophie consiste à peu près exclusivement en une tumeur pédiculée du volume d'une grosse noisette qui s'insère sur le lobe moyen de la prostate et qui fait saillie au niveau de l'orifice interne de l'urèthre. Or, il paraît que le malade, qui est mort à l'hôpital Saint-Louis, présentait des symptômes très accusés d'hypertrophie prostatique.

Voici d'autres pièces également très caractéristiques; elles font partie de l'ancienne collection du Dr Mallez.

Ces hypertrophies partielles limitées au lobe moyen présentent une grande importance, sur laquelle ont insisté plusieurs auteurs, entre autres M. Thompson. « Que la « portion médiane vienne à être hypertrophiée, même « légèrement, dit-il, il pourra s'ensuivre une rétention « complète ».

Au lieu d'être pédiculé, le lobe moyen peut affecter la forme d'une barrière transversale plus ou moins épaisse et représentant l'une des variétés des valvules du corps de Mercier. Il en résulte une inflexion brusque de la partie terminale de l'urèthre dont l'ouverture vésicale se trouve rejetée en haut et en avant.

D'autres fois ce lobe forme une saillie en croupion de poulet dans la cavité vésicale et déforme plus ou moins l'orifice interne de l'urèthre (Guyon).

Lorsque le lobe moyen proémine du côté du canal, il produit souvent une courbure brusque. L'angle ainsi formé peut rendre le cathétérisme très difficile.

Dans d'autres cas, le soulèvement de la paroi inférieure du canal détermine son élargissement dans le sens transversal, d'où formation de deux rigoles latérales, la partie moyenne étant presque obstruée. C'est l'une des formes les plus fréquentes de cette hypertrophie partielle.

Quelquefois le lobe moyen est lobulé et creusé à sa surface uréthrale de plusieurs sillons qui conduisent du canal à la vessie en formant une sorte d'éventail.

Voici des pièces qui vous montrent comment se présentent ces différentes variétés. Elles appartiennent toutes à l'ancienne collection du Dr Mallez.

Lorsque l'hypertrophie porte seulement sur les deux lobes latéraux et que ces lobes sont inégalement développés, le plus volumineux refoule la paroi opposée du canal en déterminant une déviation latérale qui se combine avec la déviation par soulèvement dont je vous parlerai tout à l'heure. L'urèthre postérieur se trouve donc porté en haut et à droite ou à gauche. La concavité de la courbure latérale qu'il présente embrasse le lobe le plus hypertrophié. L'obstacle au cathétérisme n'est pas ordinairement très considérable dans ces cas.

Lorsque l'hypertrophie porte à peu près uniquement sur l'un des lobes latéraux, elle entraîne, outre cette courbure latérale du canal que je viens de vous indiquer, un allongement plus au moins marqué et et une application intime de ses parois.

Voici deux pièces qui représentent chacune de ces variétés.

Les *hypertrophies partielles* déterminent, comme vous le voyez, un changement notable dans la direction du canal.

L'*hypertrophie générale* détermine surtout un allongement de la région prostatique de l'urèthre et un aplatissement du canal, qui s'élargit dans le sens vertical et non

plus dans le sens transversal, comme je vous l'ai fait remarquer à propos de l'hypertrophie du lobe moyen.

L'allongement de l'urèthre postérieur peut être considérable, comme vous le voyez sur ces pièces. Le canal
mesure quelquefois 5, 6, et même 7 centimètres de longueur au niveau de cette région. Vous comprenez toute
l'importance que présente cet allongement au point de
vue de la forme des instruments que l'on doit choisir pour
sonder ces malades et au point de vue des manœuvres du
cathétérisme, qui est si souvent nécessaire dans cette
affection.

La prostate est très gênée dans son développement par
les plans aponévrotiques qui limitent la loge médiane de
l'étage supérieur du périnée, loge dans laquelle elle est
contenue, ainsi que je vous l'ai dit en vous parlant des
rapports de l'urèthre postérieur. Il en résulte que les lobes
latéraux, qui tendent à prendre une forme ovoïde, viennent
s'appliquer fortement l'un contre l'autre par leurs faces
internes en s'aplatissant. Mais la surface convexe de ces
lobes ne permet un contact intime qu'au niveau de leur
partie moyenne. La fente qui constitue le canal prostatique est donc beaucoup plus large à ses extrémités supérieure et inférieure qu'à sa partie moyenne. Il existe
même un véritable espace triangulaire au niveau des extrémités de cette fente antéro-postérieure, qui mesure
quelquefois 20, 30, 40 et même 47 millimètres. En voici
des exemples remarquables qui vous permettront de bien
vous rendre compte de cet aplatissement et de cet élargissement du canal dans le sens du diamètre vertical.

Comme les deux lobes latéraux de la prostate hypertrophiée offrent d'ordinaire une grande fermeté, le canal
prostatique conserve pendant la miction cette forme de
fente verticale. Aux extrémités de cette fente l'écartement est cependant plus facile, aussi est-ce la voie que
suit l'urine. C'est aussi le chemin que parcourent les ca-

théters. Il sera préférable d'introduire ces derniers de façon que leur bec suive l'extrémité pubienne. L'extrémité rectale présente en effet très souvent d'autres déviations déterminées par l'hypertrophie du lobe moyen. Cette résistance du tissu prostatique vous montre encore pourquoi, malgré les grandes dimensions qu'acquiert parfois l'urèthre rétro-sphinctérien, le bec des sondes ne peut jamais s'incliner à droite ou à gauche. Ce n'est que dans la vessie que le cathéter devient libre dans tous les sens, surtout si le lobe moyen est notablement hypertrophié.

Lorsque l'hypertrophie de la prostate est assez notable, cette glande proémine en arrière du côté du rectum, qui peut être comprimé au point de gêner les fonctions de cet organe. Mais c'est surtout vers le pubis que se porte la glande prostatique, d'où le soulèvement de l'urèthre postérieur, et une augmentation de la courbure de cette région du canal. Ces changements de direction de l'urèthre rétro-sphinctérien sont cependant bien moins accusés en général que dans les cas d'hypertrophie partielle de la glande.

Vous voyez, Messieurs, que les déformations du canal ne sont pas trop accentuées dans l'hypertrophie générale de la prostate. Aussi n'est-ce point cette forme qui d'habitude détermine les troubles de la miction les plus marqués ni surtout les difficultés les plus grandes du cathétérisme. C'est cependant sous cette forme que se présentent les prostates les plus volumineuses. On en aurait rencontré d'aussi grosses que le poing d'un adulte. Celle que je vous présente a le volume d'une grosse orange. Il est déjà rare d'en rencontrer d'aussi volumineuses.

Ce ne sont pas toujours celles qui déterminent cependant le plus de troubles. La plus grosse qu'ait observée M. Thompson n'avait causé que peu d'obstacle au cours de l'urine. Je ne saurais trop insister sur ce fait; car il a une grande importance au point de vue clinique.

Je dois vous signaler encore une particularité assez importante. Quelquefois le lobe moyen vient se placer comme un coin entre les deux lobes latéraux qu'il maintient écartés, d'où une incontinence d'urine avec peu de liquide dans la vessie. Ce sont des cas extrêmement rares. Mercier et M. Thompson ont pu trouver chacun deux ou trois exemples de ce genre de lésions.

Dans l'immense majorité des cas, ce n'est pas de l'incontinence d'urine que détermine l'hypertrophie prostatique, mais bien une rétention complète ou incomplète. Quand l'incontinence se montre, c'est plus tard. Il s'agit alors d'une incontinence par regorgement.

Enfin, je dois ajouter, avant de vous parler des modifications que détermine l'hypertrophie prostatique du côté de la vessie, que les variétés dont je viens de vous parler ne sont pas les seules que l'on puisse rencontrer. Elles peuvent se combiner de façons différentes, de manière à présenter une foule d'autres variétés.

La modification directe la plus importante que détermine l'hypertrophie prostatique du côté du réservoir urinaire c'est la formation d'un *bas-fond* vésical parfois considérable. Le trigone est soulevé par la saillie que forme la prostate, d'où la formation en arrière de cette région d'une dépression plus ou moins profonde. C'est dans ce bas-fond que stagne l'urine; c'est à ce niveau que les instruments à courbure brusque peuvent faire un tour complet. Aussi l'exploration de la vessie au point de vue de la recherche des calculs et la lithotritie présentent-elles des difficultés parfois considérables. J'ai déjà eu l'occasion de vous dire que dans certains cas d'hypertrophie prostatique, il faut renoncer à la lithotritie et recourir à la taille, parce que l'introduction même des lithotriteurs peut déterminer des lésions mortelles.

On a noté dans quelques cas une diminution de capacité de la vessie par suite du volume considérable que présentait le lobe moyen de la prostate.

Je vous rappelle que l'orifice uréthro-vésical est déformé. Au lieu d'être circulaire, il présente tantôt la forme
d'un croissant, à concavité inférieure (hypertrophie du
lobe moyen), à concavité inclinée à droite ou à gauche
(hypertrophie d'un des lobes latéraux); tantôt la forme
d'une fente plus ou moins allongée et sinueuse (augmentation de volume irrégulière de plusieurs lobes). Cet orifice est aussi plus ou moins refoulé du côté du pubis suivant que l'hypertrophie est plus ou moins accusée et
suivant la variété qu'elle présente.

Les lésions secondaires dues à l'hypertrophie de la
prostate sont la conséquence de la gêne apportée à la
miction par l'augmentation de volume de cette glande :
c'est l'épaississement des parois vésicales, la formation
des colonnes, des hernies de la muqueuse, des cellules
vésicales. La dilatation de la vessie, des uretères, du
bassinet et des calices, l'épaississement des parois des
uretères, l'atrophie de la substance glandulaire du rein en
sont encore des conséquences. Vous comprenez qu'avec
de pareilles lésions de tout l'arbre urinaire, si le cathétérisme n'est pas pratiqué d'une façon rigoureusement
aseptique, il détermine aussitôt la suppuration de tous
ces organes.

Lorsqu'on fait la section d'une prostate hypertrophiée,
on constate qu'elle présente une multitude de petits
noyaux arrondis ou ovalaires dont le volume varie de
celui d'une tête d'épingle à celui d'une cerise. Ces grains
ont une teinte blanc mat; la coque qui les entoure est
résistante. Il suffit ordinairement de pressions légères
pour les faire saillir hors de leurs alvéoles et les énucléer.
S'agit-il de fibro-myômes? de petites tumeurs analogues
aux sphéroïdes utérins? Leur constitution est-elle variable? Ce sont là des questions d'un intérêt secondaire et
sur lesquelles on est encore loin de s'entendre.

Je vous rappelle que le tissu prostatique hypertrophié

est assez friable; il se laisse facilement perforer par les sondes.

Telles sont les principales particularités anatomo-pathologiques que présente l'hypertrophie de la prostate. Dois-je maintenant, à l'exemple de M. Guyon, vous parler des lésions que vous rencontrerez chez ces vieillards dans d'autres organes? Vous savez combien il est fréquent de trouver des lésions athéromateuses à l'âge où se manifeste l'hypertrophie de la prostate. Vous savez aussi que vous rencontrez assez fréquemment ces lésions vasculaires chez des malades dont le volume de la prostate n'a rien de pathologique. Eh bien, M. Guyon veut cependant rattacher l'hypertrophie prostatique à l'athérome. Il se base pour cela sur des recherches histologiques faites par M. Launois. Aussi pour mieux montrer qu'il s'agit d'une affection générale, désigne-t-il les malades atteints d'hypertrophie de la prostate sous le nom de *prostatiques*. « Sclérose et « congestion, dit-il, sont la caractéristique la plus générale « de l'affection prostatique. » Cette opinion de l'habile chirurgien de Necker n'est généralement pas admise. On ne voit dans ces lésions des autres organes qu'une simple coïncidence.

Quoi qu'il en soit, n'oubliez pas, Messieurs, au point de vue clinique, que les malades atteints d'hypertrophie de la prostate sont des vieillards, que chez eux l'obstacle à la miction est bien plus grave que chez les rétrécis, qui sont en général des individus encore jeunes. Chez ces derniers la vessie peut lutter; sa tunique musculaire peut s'hypertrophier. Chez les prostatiques aussi il existe une hypertrophie des parois vésicales; mais le microscope montre que ce n'est pas uniquement le tissu musculaire qui produit cet épaississement; il existe en même temps un tissu conjonctif plus ou moins dense mais abondant. Aussi quelle différence entre les contractions vésicales dans les deux cas. Vous vous rappelez quel jet puissant présentait ces jours derniers à la clinique le rétréci à qui j'avais dû faire la divulsion progressive et dont le canal admet depuis une bougie n° 20. Vous avez vu ensuite un prostatique que j'ai sondé, après l'avoir fait uriner, pour me rendre compte du degré de la rétention incomplète qu'il présente. Vous avez pu constater que le jet d'urine soit pendant la miction, soit pendant le cathétérisme n'avait aucune force ; il présentait même pendant le cathétérisme des oscillations qui correspondaient aux mouvements respiratoires. Cette inertie vésicale chez les malades atteints d'hypertrophie de la prostate se montre parfois de très bonne heure. C'est un fait sur lequel Civiale a beaucoup insisté.

Vous n'oublierez pas encore que très souvent les reins des prostatiques sont atteints de néphrite interstitielle, que les calices, les bassinets, les uretères, dont les parois contiennent une grande quantité de tissu scléreux, sont dilatés.

Ces lésions multiples vous permettent de comprendre pourquoi certains prostatiques succombent si rapidement après un cathétérisme mal pratiqué. Vous ne sauriez donc agir avec trop de prudence et prendre trop de précautions antiseptiques chez ces malades.

DIX-SEPTIÈME LEÇON

Symptômes et Diagnostic de l'Hypertrophie de la Prostate.

Messieurs,

L'hypertrophie de la prostate peut exister fort long-temps sans provoquer la manifestation d'aucun symptôme bien accusé. « Tous les jours, dit Civiale, il arrive au « praticien d'être appelé auprès de malades qui ont été « pris subitement de rétention d'urine, et quand il veut « les sonder, il trouve l'urèthre fortement dévié par une « tuméfaction considérable de la glande. » Civiale cite en-suite l'observation d'un malade qui fut pris brusquement, au milieu de la nuit, sans cause appréciable, d'une réten-tion d'urine et chez lequel il avait constaté six ans aupa-ravant une hypertrophie notable de la prostate, hypertro-phie telle que la lithotritie avait présenté de réelles difficultés. Il ajoute qu'après plusieurs mois de cathé-térisme ce malade recouvra la faculté d'uriner sans le secours de la sonde.

M. Guyon a suivi aussi un certain nombre de malades, qui, après un ou plusieurs accès de rétention sont restés quelques années indemnes de tout nouvel accident de cette nature, et chez lesquels la miction s'effectuait complète-ment sans donner lieu à aucun degré de stagnation.

Parmi les nombreuses observations que j'ai recueillies pendant les treize mois que j'ai passés à l'hospice des vieillards, à Ivry, j'en ai trouvé également une bien intéressante à ce point de vue. Je vais vous la résumer. Il s'agit d'un malade âgé de 67 ans, couché au n° 2 de la salle St-Jean-Baptiste. Ce malade, qui n'avait présenté jusque là que des troubles très légers du côté des voies urinaires, est atteint au milieu de la nuit d'une rétention complète d'urine. L'interne de garde ne peut parvenir à le sonder. Le lendemain matin, le chef de service n'arrive lui-même à pratiquer le cathétérisme qu'à l'aide d'une sonde métallique. En interrogeant le malade, on apprend que la veille il avait fait des excès de boissons.

Le toucher rectal montre qu'il s'agit bien d'une hypertrophie de la prostate et non d'une prostatite aiguë.

Le soir, on peut pratiquer le cathétérisme avec une sonde en gomme à béquille, mais pendant seize jours la rétention persiste. Au bout de ce temps, le malade commence à uriner, puis la miction se rétablit complétement. Elle est d'abord fréquente, douloureuse, ce qui tient en partie à de la cystite, mais au bout de dix jours, on ne constate plus qu'un peu de fréquence des mictions la nuit. Deux mois après l'accident, le malade ne se lève plus que trois fois la nuit pour uriner, et au bout de quatre mois, il ne se lève plus qu'une fois ; assez souvent même il ne se lève pas du tout. La miction s'effectue facilement.

Eh bien, Messieurs, voilà des faits très importants, qu'il est bon de retenir, au point de vue du pronostic de l'affection que nous étudions et au point de vue de la pathogénie des accidents auxquels sont exposés les malades atteints d'hypertrophie de la prostate. Vous voyez quel rôle considérable joue la congestion chez ces malades.

D'un autre côté, ces faits sont très gênants pour classer par périodes les différents symptômes que présentent les malades atteints d'hypertrophie prostatique. Ainsi, M. Guyon divise ces symptômes en deux périodes : une *période prémonitoire*, dans laquelle les symptômes sont d'ordre *dynamique ;* une *période confirmée* ou *période d'état*, essentiellement caractérisée par l'impossibilité absolue ou relative où se trouvent les malades de vider complétement leur vessie, en d'autres termes, par la rétention d'urine complète et incomplète. Or, cette division, comme vous le voyez, est loin de répondre à tous les faits de la clinique, puisqu'elle laisse de côté une catégorie importante de faits, ceux que je viens de vous indiquer et dans lesquels la rétention complète d'urine n'indique nullement une période d'état, puisque tous les symptômes fonctionnels de l'hypertrophie de la prostate peuvent disparaître après la manifestation de cet accident.

Ces réserves étant faites, je crois qu'il y a avantage cependant à suivre la classification que je viens de vous indiquer, parce qu'elle répond à la majorité des faits, et qu'elle met un peu plus de clarté et de précision dans l'exposé des symptômes que la description successive de ces derniers faite sans tenir compte de l'époque de leur apparition. Il me paraît utile également de subdiviser la période d'état et de considérer, comme l'a fait M. Guyon, une première phase de la maladie pendant laquelle il n'existe pas de distension de la vessie, et une seconde phase dans laquelle la distension vient s'ajouter à la rétention incomplète.

La *période prémonitoire* est souvent très longue ; elle peut même constituer à elle seule toute la maladie, se prolonger iudéfiniment et ne jamais aboutir à la seconde période. Les symptômes de la *période prémonitoire* tiennent principalement à des phénomènes congestifs, qui portent à la fois sur la prostate, sur la vessie et les reins. Ce sont principalement des troubles de la miction.

La fréquence du besoin d'uriner est presque toujours le premier trouble fonctionnel que l'on observe. Elle est surtout nocturne et c'est de préférence pendant la seconde moitié de la nuit qu'elle s'accuse : vers deux, trois, quatre, cinq heures du matin, dit M. Guyon. Le besoin se renouvelle à intervalles assez courts, même lorsqu'il a été satisfait, et particulièrement le matin. Le malade urine souvent deux ou trois fois pendant qu'il s'habille, dit M. Thompson, qui fait remarquer en outre que très souvent les malades atteints d'hypertrophie de la prostate rendent une aussi grande quantité d'urine pendant les huit heures de la nuit que pendant les seize heures de la journée. Il y a en effet chez eux de la polyurie nocturne, surtout marquée à la période d'état.

Lorsqu'il n'existe pas de complications, les malades souffrent peu en général. Parfois, ils se plaignent cependant de ressentir avant la miction une sensation de malaise, de pesanteur au niveau du périnée, du pubis, de l'hypogastre. Cette sensation disparaît presque aussitôt que le malade a uriné.

Les mictions nocturnes sont également difficiles. Lorsque les malades veulent uriner, ils sont obligés d'attendre un certain temps avant que l'urine se montre au méat. Certains d'entre eux n'arrivent à faciliter la miction qu'en exerçant des tiraillements sur la verge, en se trempant les mains dans l'eau froide, et surtout en se promenant dans la chambre pendant quelques minutes.

Ces retards de la miction sont d'autant plus prononcés que le malade est resté plus longtemps sans uriner après en avoir éprouvé le besoin. A la suite d'une trop longue retenue de l'urine, un malade chez lequel ce retard aurait été à peine marqué s'il avait uriné dès que le premier besoin s'est fait sentir, peut être alors obligé d'attendre plusieurs minutes avant de voir apparaître l'urine au méat.

La diminution dans la force de projection du jet est encore un symptôme important qui mérite d'être noté. Chez certains prostatiques, l'urine tombe presque verticalement; on dit qu'ils « pissent sur leurs bottes ». Cet affaiblissement du jet n'est pas influencé par les efforts que peut faire le malade; il est donc encore beaucoup plus prononcé que chez les rétrécis, dont le jet, quelque faible qu'il soit, conserve ordinairement plus de force.

Tous ces symptômes sont bien moins accusés le jour. Au début de l'affection, les malades ne présentent même que peu de troubles du côté de la miction. Lorsqu'on les interroge à ce point de vue, ils répondent que le jour ils vont bien.

L'urine est ordinairement claire à cette période de la maladie.

En même temps qu'apparaissent la nuit les troubles de la miction que je viens de vous indiquer, il se produit un autre phénomène : ce sont les érections. « Le malade, dit « M. Guyon, avait depuis assez longtemps perdu l'habitude « d'en avoir. Elles reparaissent et souvent sont persis- « tantes et intenses. Elles sont pénibles et n'ont rien de « génésique ; aussi, loin d'en être satisfaits, les malades « s'en plaignent et demandent à en être délivrés.

« Ces érections sont très souvent calmées par l'émission « de l'urine, mais alors même que la vessie est complète- « ment évacuée, il n'est pas rare qu'elles reparaissent en- « core, particulièrement dans la dernière partie de la nuit. « Elles ne sont donc pas dues seulement à la réplétion de « la vessie, qui les provoque si fréquemment chez les pros- « tatiques, mais aussi à l'influence congestive du décubitus « et du sommeil qui continue à se manifester sans l'auxi- « liaire de la réplétion vésicale. »

Pour M. Guyon, en effet, les différents symptômes que je viens de vous indiquer se produiraient sous l'influence du décubitus et du sommeil. Le décubitus seul ne peut expliquer, dit-il, l'exagération nocturne des symptômes, puisqu'elle se produit encore sur des malades qui sont obligés, par une affection intercurrente, de garder le lit pendant le jour. « Aussi est-il probable qu'il faut accuser « non seulement la position horizontale, mais encore le « sommeil ».

Il rappelle que pendant le sommeil les besoins d'uriner s'exagèrent et que la quantité d'urine excrétée augmente, alors même que le malade ne boit ni en se couchant ni au cours de la nuit. Il est donc probable, suivant l'habile chirurgien de Necker, que sous l'influence du sommeil, il s'établit un état congestif qui rend à la fois la vessie plus sensible et le rein plus actif.

Les différents troubles qu'éprouvent les prostatiques à la période prémonitoire sont notablement exagérés par les causes de congestion que je vous ai indiquées à propos de l'étiologie. Ainsi les habitudes sédentaires, qui prédisposent à la constipation et à la stase veineuse de tous les organes pelviens, ont une influence manifeste sur les troubles de la miction. Les excès vénériens, les excès de boissons alcooliques sont souvent cause de la première rétention qui survient chez les prostatiques. Suivant M. Guyon, la simple quantité des boissons ingérées peut également déterminer la rétention, quelle que soit la nature de ces boissons. « A cet égard, ce qui se passe dans « les stations hydrominérales, dit-il, est fort instructif et « j'aurai soin de vous dire, à propos du traitement de ces « malades, que les prostatiques ne sont pas de ceux qui « bénéficieront des eaux que l'on fait ingérer en quantité « abondante. Ils sont au contraire exposés, par ce traite- « ment, à de sérieux accidents ».

La retenue volontaire et prolongée de l'urine est des plus nuisibles aux malades atteints d'hypertrophie de la prostate. Bon nombre d'entre eux sont atteints de rétention après une visite ou un dîner de cérémonie pendant lesquels ils ont été empêchés de répondre à temps au besoin d'uriner.

Les voyages en chemin de fer exagèrent notablement les difficultés de la miction chez ces malades, ce qui tient à la station assise prolongée, à la trépidation et au retard apporté à la satisfaction du besoin d'uriner.

Les refroidissements ont aussi une influence très marquée sur les troubles de la miction. M. Guyon les mentionne d'une façon toute spéciale. Il pense même que les refroidissements déterminent fréquemment l'explosion de complications graves telles que la cystite ou la néphrite. « Dans l'état le plus normal, dit-il, le refroidissement des « pieds provoque le besoin d'uriner et même exagère le « quantième de la sécrétion urinaire. Chez les prosta-« tiques, ce refroidissement partiel, de même que le re-« froidissement total, est très souvent, je le répète en « insistant, le point de départ des accidents ou la cause « des complications. »

Tels sont les principaux symptômes que présentent les malades atteints d'hypertrophie de la prostate à la période prémonitoire, symptômes qui peuvent notablement s'exagérer sous l'influence de causes en apparence peu importantes.

Cette impressionnabilité particulière, qui caractérise l'état des malades à la première période, se retrouve également à la période d'état. Loin de disparaître au moment où s'établit la rétention d'urine, qui est le symptôme capital de la *seconde période*, les troubles dynamiques se prononcent même davantage et conservent par suite toute leur importance.

La *rétention d'urine*, ainsi que j'ai eu soin de vous le dire, est quelquefois un accident passager qui survient sous l'influence d'une des causes que je vous ai indiquées et qui disparaît bientôt sans laisser aucune trace. Mais le plus souvent c'est un symptôme tardif, qui traduit l'affaiblissement du muscle vésical. Il montre que ce muscle ne peut plus lutter avec avantage contre l'obstacle apporté à la miction par l'hypertrophie de la prostate ; la rétention est définitive, la maladie est entrée dans la *période d'état*, la *période confirmée*. Ne croyez pas cependant qu'il s'agisse toujours d'une rétention complète, qui va obliger le malade à recourir indéfiniment à l'usage de la sonde. En général, c'est au contraire une rétention incomplète, qui laisse persister la miction spontanée. Etudions donc chacune de ces deux formes de rétention que présentent les malades atteints d'hypertrophie de la prostate.

La rétention complète peut être aiguë ou chronique. Qu'il s'agisse de l'une ou l'autre variété, l'expression symptomatique est la même et ne présente ici rien de particulier. Comme dans toutes les affections qui peuvent produire cet accident, les signes fonctionnels sont tellement accusés que le diagnostic s'impose.

La rétention incomplète, au contraire, mérite de vous être décrite en détail. C'est une forme à marche insidieuse que vous devez bien connaître et sur laquelle je ne saurais trop insister. La rétention incomplète est toujours chronique, mais elle peut exister avec ou sans distension.

Cette forme de rétention est souvent méconnue. Sa marche insidieuse, ses allures dissimulées déroutent facilement des praticiens même exercés. Ici, les troubles de la miction sont loin de révéler en effet l'exacte situation des organes. On n'observe plus ces poussées douloureuses, cette angoisse extrême que l'on rencontre lorsqu'il s'agit de la rétention complète. Il n'existe même pas de signe spécial à cette rétention incomplète, et comme la miction continue à s'effectuer, on comprend que bon nombre de médecins oublient de se demander si les malades vident bien leur vessie. Vous allez voir combien cet oubli est regrettable et quelles conséquences fâcheuses il peut avoir pour les prostatiques.

Quels symptômes pourront donc vous faire soupçonner que les malades ne vident pas leur vessie? Ce sont surtout des troubles urinaires. Je vous ai dit que dans la période prémonitoire, la fréquence, la difficulté, la lenteur, les retards de la miction sont surtout accusés la nuit. Le jour, sous l'influence de l'exercice, qui facilite la circulation, et grâce aux occupations, qui font que le malade est moins préoccupé de son état, les besoins d'uriner sont bien moins fréquents et moins impérieux. La miction a lieu aussi beaucoup plus facilement. Eh bien, lorsqu'il existe de la rétention incomplète, ce bénéfice que procurent aux prostatiques la veille et l'activité est notablement amoindri. Les symptômes sont toujours plus accusés la nuit, mais les besoins se renouvellent souvent aussi le jour et ils sont plus impérieux; ils peuvent se montrer à intervalles à peu près fixes. La vessie ne se débarrassant plus d'une façon complète de son contenu, n'évacuant que son trop-plein, réagit dès que la quantité d'urine rejetée a été remplacée par une quantité à peu près égale. Lorsque les troubles fonctionnels présentent ces caractères, vous êtes à peu près sûrs que la vessie ne se vide pas.

Voilà ce qui se produit lorsque la tunique musculaire de la vessie n'est pas trop altérée et qu'elle peut encore réagir. Malheureusement il est trop fréquent, comme l'a bien démontré Civiale, de voir le réservoir urinaire frappé d'atonie se laisser peu à peu distendre sans présenter une réaction fonctionnelle suffisante pour faire soupçonner la rétention incomplète. Il ne faut donc pas attribuer aux particularités que je viens de vous indiquer plus d'importance qu'elles n'en ont réellement. Vous vous exposeriez à de graves surprises si vous attendiez toujours qu'elles se produisent pour vous assurer que la vessie se vide incomplètement. La rétention incomplète, la distension et même l'incontinence peuvent se produire sans qu'il y ait eu de signes prononcés d'intolérance vésicale ni la nuit ni le jour.

Votre attention pourra encore être éveillée par des phénomènes généraux surtout caractérisés par des manifestations fébriles et tout particulièrement par des troubles digestifs que je vous décrirai bientôt. Mais, je vous le répète, la marche de la rétention incomplète est parfois si insidieuse que vous devrez surveiller avec soin les malades qui présentent les symptômes de la période prémonitoire et ne pas hésiter au moindre soupçon à vous assurer si la vessie se débarrasse bien complétement de son contenu.

Comment pourrez-vous savoir exactement si un malade est atteint de rétention incomplète? L'exploration directe seule vous permettra de reconnaître cette insuffisance fonctionnelle du réservoir urinaire. Or, l'exploration directe comprend la *percussion*, la *palpation hypogastrique*, le *toucher rectal* et le *cathétérisme*.

Lorsque la rétention incomplète ne s'accompagne pas de distension vésicale, la *percussion*, si souvent employée, ne donne aucun renseignement précis. C'est dans le bas-fond de la vessie que s'accumule l'urine. Celle-ci peut donc se trouver en quantité notable dans le réservoir urinaire, alors que la percussion de la région hypogastrique indique une sonorité très marquée. Il ne faut accorder, comme vous le voyez, qu'une médiocre confiance à ce genre d'exploration.

Le *toucher rectal* combiné à la *palpation hypogastrique* peut rendre au contraire de réels services. Le malade étant couché sur le dos et reposant bien à plat, on introduit avec douceur et lenteur le doigt indicateur droit enduit d'huile ou de vaseline dans le rectum et on l'enfonce aussi profondément que possible, jusqu'à ce que la résistance des parties molles, refoulées par les autres doigts repliés, s'oppose à une pénétration plus profonde. En même temps, la main gauche appliquée sur la région hypogastrique déprime la paroi abdominale en profitant pour agir des mouvements d'expiration. Pendant l'inspiration, la main ne doit chercher qu'à conserver sa situation, à ne pas perdre le terrain gagné pendant l'expiration. On saisit ainsi entre le doigt qui s'applique sur le bas-fond vésical et la main qui déprime l'hypogastre une tumeur globuleuse, résistante, plus ou moins volumineuse qui se tend sous l'influence de la pression que l'on exerce. M. Guyon, qui insiste beaucoup sur ce genre d'exploration, pense que l'on peut ainsi reconnaître, dans l'immense majorité des cas, une rétention même très modérée. Il reconnaît cependant que chez les sujets très obèses cette exploration est insuffisante. Or, il me semble que cette obésité est un peu plus fréquente que ne le dit l'habile chirurgien de Necker à l'âge où se montre l'hypertrophie de la prostate. D'autre part, le mode d'exploration que je viens de vous décrire ne peut indiquer qu'approximativement le degré de la rétention. Le toucher rectal pratiqué aussi profondément est encore sinon douloureux au moins désagréable. Mais, direz-vous, il a au moins l'avantage de bien renseigner sur le volume et l'état de la glande prostatique. Oui, mais ne croyez pas que vous serez beaucoup plus avancés après cela. C'est une erreur de penser que les troubles fonctionnels sont toujours en rapport avec le degré de volume de la prostate. A chaque instant, il vous arrive d'entendre dire à un prostatique qu'il peut se rassurer, que son affection est légère, car sa prostate est encore peu hypertrophiée. Quelle erreur! Sachez bien qu'assez fréquemment on rencontre des symptômes très accusés avec une légère hypertrophie prostatique, tandis qu'il arrive parfois de constater peu de troubles fonctionnels chez des malades dont la prostate est énorme. M. Thompson, je vous l'ai déjà dit, a beaucoup insisté sur ces faits : « L'hypertrophie, dit-il, suivant la partie qu'elle « affecte, influence très différemment la miction. Aussi « point n'est besoin d'un grand accroissement de volume « pour qu'on voie surgir les plus sévères symptômes, et « d'un côté, une énorme prostate ne se révélera parfois « que par des troubles insignifiants. La plus grosse que « j'aie peut-être jamais observée — elle avait le volume

« d'une petite noix de coco — ne causait que peu d'obstacle
« au cours de l'urine.

« D'un autre côté, j'ai encore vu une volumineuse pros-
« tate qui avait produit une rétention complète pendant
« cinq ans avant soixante-trois ans, âge auquel le malade
« mourut. Ainsi, que la portion médiane vienne à être hy-
« pertrophiée, même légèrement, il pourra s'ensuivre une
« rétention complète. »

Et plus loin, il répète encore :

« Auprès du malade, rappelez-vous donc ceci :

« Bien qu'à l'exploration vous trouviez une prostate
« énorme, il ne s'ensuit pas nécessairement que le porteur
« éprouve de grandes difficultés pour uriner. — D'autre
« part, si le toucher rectal, ou tout autre procédé d'inves-
« tigation, ne révèle pas d'hypertrophie appréciable, vous
« n'êtes pas en droit de conclure que tous les troubles, et
« ils peuvent être considérables, ne sont pas dus à cette
« affection. »

Le *cathétérisme* seul permet de reconnaître d'une façon
certaine la rétention incomplète et le degré réel de cette
rétention. Lorsque celle-ci existe, le traitement exige
également le cathétérisme. Or, pourquoi n'y pas recourir
toutes les fois que l'on soupçonne une évacuation incomplète de la vessie ? Est-il logique de s'en tenir parfois,
comme le veut M. Guyon, à la palpation hypogastrique
combinée au toucher rectal ? L'éminent professeur pense
que le cathétérisme présente des inconvénients et même
des dangers. « Le *cathétérisme*, dit-il, serait capable, en
« effet, de donner promptement des informations très pré-
« cises. Mais il offre de nombreux inconvénients, ainsi
« que j'ai déjà eu, à bien des reprises, l'occasion de vous
« le faire pressentir. Souvent, ce ne sont pas seulement
« des *inconvénients*, mais de très sérieux *dangers*. » Je
vous prouverai, Messieurs, lorsque je m'occuperai du traitement, que le cathétérisme *aseptique* et pratiqué avec

certaines précautions ne présente aucun danger. Je n'hésite donc point à vous conseiller d'y recourir toutes les fois que vous avez des raisons de craindre une rétention incomplète. C'est, je vous le répète, le seul moyen de reconnaître cette forme de rétention d'une façon certaine. Vous ferez donc uriner d'abord le malade et ce n'est qu'après la miction que vous introduirez la sonde : la quantité d'urine que vous retirerez vous indiquera le degré d'insuffisance fonctionnelle de la vessie.

Lorsque la rétention incomplète s'accompagne de *distension vésicale*, c'est-à-dire lorsque la maladie est arrivée à la *troisième période*, il est fréquent de voir apparaître un nouveau symptôme : c'est l'*incontinence*. Chez ces malades, l'urine s'écoule sans qu'ils en soient avertis par aucun besoin, sans en avoir conscience. Ils ne s'aperçoivent qu'ils sont atteints d'incontinence qu'en voyant leurs vêtements souillés par l'urine. Voilà comment se présente *l'incontinence vraie*. Vous voyez qu'elle diffère complétement de celle que présentent les malades atteints de cystite et qui est due au besoin impérieux d'uriner, besoin auquel il leur est impossible de résister. Il s'agit dans ce dernier cas d'une *fausse incontinence*. Les prostatiques qui sont atteints de cette dernière variété d'incontinence peuvent n'être encore qu'à la période prémonitoire ; il est possible qu'ils vident complétement leur vessie. Ceux qui sont atteints d'incontinence vraie au contraire ne la vident pas : ils urinent *par regorgement*. Retenez bien cette particularité, sur laquelle les auteurs insistent tant et avec juste raison, car elle a une importance considérable au point de vue du traitement.

L'incontinence vraie n'apparaît que fort tard chez les malades atteints d'hypertrophie de la prostate. C'est d'abord la nuit qu'elle se montre, puis à mesure que l'état s'aggrave, elle devient à la fois diurne et nocturne. Je vous ai dit que chez les rétrécis, c'est l'inverse qui a lieu.

L'incontinence vraie a chez les prostatiques une signification grave. Elle montre que non seulement la vessie ne se vide pas, mais encore qu'elle est distendue. Il y a également des chances pour que la distension ait gagné les uretères, les bassinets et les reins. « Elle a une valeur « séméiologique si grande, dit M. Guyon, qu'elle méri- « terait à elle seule de former une troisième période. » Mais la distension vésicale peut exister sans qu'il y ait d'incontinence. On rencontre assez fréquemment d'énormes dilatations de la vessie survenues presque à l'insu des malades. La possibilité de pareils faits doit toujours être présente à votre mémoire.

Lorsqu'il n'existe pas d'incontinence, comment pourrez-vous être conduits à soupçonner que l'affection est arrivée à la troisième période ? Vous y serez amenés par l'étude de la polyurie et des phénomènes généraux.

Je vous ai déjà dit en vous parlant des symptômes de la période prémonitoire que très souvent les malades atteints d'hypertrophie de la prostate ont de la polyurie nocturne, fait sur lequel M. Thompson a insisté. Or, cette polyurie est surtout accusée dans la période d'état de l'affection et tout particulièrement dans la troisième période. Certains malades rendent deux litres et demi, trois litres et même davantage d'urine dans les 24 heures. Lorsque la polyurie est aussi prononcée et que le malade vous apprend qu'elle est déjà un peu ancienne, il faut vous demander s'il n'en est pas arrivé à la troisième période.

Par contre, l'examen de l'urine ne fournit en général aucun renseignement. L'albumine ne se rencontre que dans les cas où il existe des complications. Si l'urine contient du sucre, il s'agit d'une simple coïncidence. L'examen chimique indique seulement une faible minéralisation, ce qui tient à la polyurie.

Ce sont surtout les troubles digestifs qui doivent attirer votre attention. L'embarras gastrique, la constipation, les différentes variétés de dyspesie sont des symptômes fréquents même au début de l'affection. La diminution de la sécrétion salivaire, d'où résulte une difficulté de locomotion de la langue, l'empâtement, l'état collant, auxquels s'ajoutent souvent la soif, l'état nauséeux, les alternatives de diarrhée et de constipation indiquent déjà un état plus avancé de la maladie. Mais ce sont les grands troubles digestifs qui doivent faire craindre tout particulièrement que le malade atteint d'hypertrophie de la prostate, ne soit arrivé à la troisième période : une langue sèche, rouge ; une diminution de la salive telle que le malade ne peut plus avaler les aliments non écrasés ou qui ne sont ni liquides, ni demi-liquides, la nécessité de renoncer au pain et à la viande, en un mot tout cet ensemble auquel M. Guyon a donné le nom de *dysphagie buccale*. La soif est également très vive, insatiable, et l'appétit est presque nul. La soif et la difficulté de la déglutition du pain et de la viande sont des symptômes qui ne sauraient passer inaperçus ; ils sont trop gênants pour que les malades oublient de vous les signaler.

Les accès fébriles francs ou larvés ont une importance beaucoup moins considérable. Ils peuvent bien se montrer spontanément avant toute intervention, mais d'ordinaire ils apparaissent après le cathétérisme, quand celui-ci n'a pas été pratiqué avec toutes les précautions nécessaires.

Lorsque vous notez chez les prostatiques les différentes particularités que je viens de vous indiquer, examinez la vessie et vous trouverez que dans ces cas elle est souvent plus ou moins *distendue*. En *palpant l'hypogastre*, vous reconnaîtrez que le réservoir urinaire forme une saillie plus ou moins prononcée qui soulève la région et remonte vers l'ombilic. La percussion vous donnera une matité très nette.

Aux symptômes que je viens de vous indiquer en vous décrivant les trois périodes de l'hypertrophie de la prostate, s'ajoute parfois l'*hématurie*, qui survient spontanément sous l'influence des phénomènes congestifs si fréquents chez les prostatiques. L'hématurie peut se montrer avant tout cathétérisme ou chez des malades qui se sondent déjà depuis longtemps. Il s'agit en général d'hémorrhagies peu importantes et de courte durée.

Lorsque l'hématurie est déterminée au contraire par un cathétérisme mal pratiqué, elle peut être très abondante. Mais dans ces cas elle constitue une véritable *complication*.

La prostate peut, comme la vessie, être le point de départ d'hémorrhagies très abondantes à la suite d'une lésion produite par le cathétérisme. C'est un fait que vous devez bien retenir et qui vous montre que l'on doit toujours sonder les malades atteints d'hypertrophie de la prostate avec beaucoup de douceur et de prudence. Cette glande saigne en effet très facilement chez certains prostatiques si l'on produit le plus léger traumatisme.

Les malades atteints d'hypertrophie de la prostate sont encore exposés à deux autres *complications* malheureusement très fréquentes : la cystite et la néphrite.

La cystite est extrêmement fréquente, et elle se montre d'ordinaire de très bonne heure. Mais rappelez-vous qu'elle se développe presque toujours après le cathétérisme. Celui-ci ne doit donc être pratiqué qu'après avoir rendu l'urèthre parfaitement aseptique et avec des instruments bien nettoyés et passés dans des solutions antiseptiques. Les prostatiques s'inoculent encore bien plus facilement que les rétrécis; en faisant une antisepsie rigoureuse, vous pourrez cependant éviter cette complication. Il ne faut donc point hésiter à pratiquer le cathétérisme chez ces malades lorsqu'il est indiqué. Mais, je vous le répète, il faut redoubler de précautions. La moindre faute commise peut être très préjudiciable aux malades atteints d'hypertrophie de la prostate.

Certains auteurs admettent que la cystite peut aussi apparaître spontanément. Voici ce que dit à ce sujet M. Guyon :
« Mais la cystite ne survient pas seulement sous l'influence
« du cathétérisme. Elle peut se montrer *spontanément*,
« sans cause directe, et cela non seulement dans la pé-
« riode d'état quand la vessie ne se vide plus, mais aussi
« dans la période initiale alors que les manifestations
« morbides se bornent aux troubles fonctionnels et ne
« s'accompagnent pas encore de rétention. Vous arriverez
« quelquefois à guérir ces derniers, il n'en sera plus de
« même lorsque les malades auront perdu la possibilité
« d'uriner spontanément. Une des conditions les plus fa-
« vorables pour guérir vite et bien la cystite est, en effet,
« qu'il n'y ait point de stagnation.

« Quelles sont les *causes* qui provoquent ainsi la cystite
« en dehors de toute excitation directe? Ce sont encore
« les diverses circonstances que nous avons étudiées pré-
« cédemment et dont nous avons appris à connaître l'in-
« fluence à propos des symptômes fonctionnels et de leurs
« variations dans les deux périodes de la maladie. Ce
« sont, par exemple, la retenue prolongée de l'urine, les
« excès de table, surtout les excès de boissons, quelquefois
« aussi, mais plus rarement, les excès vénériens. Ce
« sont encore et très fréquemment les refroidissements.
« Lorsque la prédisposition existe, il suffit bien souvent
« d'une simple prise de froid soit par les pieds, soit par
« toute autre partie du corps pour que la cystite appa-
« raisse. C'est ainsi que je vois actuellement un malade
« qui, pendant les fortes chaleurs du mois de juillet dernier
« ôta son gilet de flanelle et ses vêtements de drap pour
« se couvrir d'habits de toile très légers. Il n'en fallut
« pas davantage pour faire éclater, en moins de vingt-
« quatre heures, une bronchite grave avec menace de
« pneumonie. Deux ou trois jours plus tard il survenait
« aussi de la cystite. La bronchite a complétement guéri,

« mais la cystite persiste, et cependant, ce malade vide
« complétement sa vessie. »

M. Guyon abordant ensuite la pathogénie de ces accidents ajoute : « C'est que les prostatiques sont essentiel-
« lement des congestifs. Ils sont perpétuellement sous
« l'influence de congestions que les moindres causes
« exagèrent. Or, vous le savez, il n'y a qu'un pas de la
« congestion à l'inflammation et la distance est bientôt
« franchie. »

Je me borne aujourd'hui à vous citer ces faits et l'opinion de l'habile chirurgien de Necker sur leur pathogénie.
Nous verrons plus tard en étudiant les cystites si cette
interprétation est bien exacte.

L'inflammation de la vessie apparaît en général brusquement chez les prostatiques et elle détermine dès
le début des douleurs très vives. Elle s'amende ensuite peu à peu, mais le plus souvent elle persiste sous
la forme chronique. Le catarrhe vésical est en effet très
fréquent chez les malades atteints d'hypertrophie de la
prostate et les auteurs insistent sur la difficulté que l'on
éprouve non seulement à le guérir mais même à l'améliorer. Aussi est-il fréquent de voir se former des calculs
phosphatiques, qui nécessitent souvent l'intervention.
Des concrétions phosphatiques peuvent même se former
dans les reins et donner lieu parfois à des coliques néphrétiques. Cependant il est plus fréquent de voir ces concrétions descendre dans la vessie sans déterminer de crises.
On les reconnaît à leur petit volume, leur multiplicité et
quelquefois à leurs facettes.

La *néphrite* est encore une complication que l'on rencontre fréquemment chez les malades atteints d'hypertrophie de la prostate. Dans un grand nombre de cas, il s'a-
git d'une néphrite secondaire consécutive à la cystite.
L'inflammation vésicale gagne les uretères puis les reins.

Pour M. Guyon, la néphrite, comme la cystite, peut

naître spontanément sous l'influence du progrès des lésions; mais elle se montre surtout sous l'influence de l'intervention chirurgicale, « alors même, ajoute-t-il, qu'elle
« est sagement et antiseptiquement conduite.

« C'est alors que vous observerez à leur summum
« d'intensité les troubles digestifs des urinaires, les vo-
« missements surtout, en même temps qu'une fièvre con-
« tinue ou avec accès répétés, un affaiblissement rapide,
« des douleurs rénales que la pression exagère et une
« augmentation notable de la quantité de pus contenue
« dans les urines. C'est la néphrite chirurgicale aiguë qui
« compromet la vie à brève échéance.

« Les lésions peuvent toutefois s'établir moins brusque-
« ment. Le début peut être subaigu ou même chronique
« d'emblée. Les manifestations symptomatiques peuvent
« alors être fort difficiles à saisir. Cependant la polyurie
« trouble et une quantité de pus très considérable sont
« toujours un indice de l'extension des lésions aux
« bassinets et aux reins. C'est aussi dans ces conditions
« qu'on voit surtout apparaître la forme lente de la fièvre
« urineuse avec son cortège obligé et si significatif de
« grands troubles digestifs. »

J'aurais voulu, Messieurs, ne pas aborder aujourd'hui la
pathogénie des complications auxquelles sont exposés les
malades atteints d'hypertrophie de la prostate. Je ne puis
cependant laisser passer sans protester cette affirmation
de M. Guyon suivant laquelle les symptômes graves que
je viens de vous citer pourraient se manifester à la suite
d'un cathétérisme « sagement et antiseptiquement conduit. » J'ai montré dès 1887, dans un travail publié par les
Archives générales de Médecine (1), que ces accidents
parfois mortels sont dus à une véritable infection. L'antisepsie dont parle M. Guyon est une antisepsie très incom-

(1) Du cathétérisme chez les prostatiques.

plète, comme je l'ai prouvé dans ce travail. Je reviendrai
sur cette question importante, mais je devais dès aujour-
d'hui vous rassurer et vous prévenir que l'éminent chirurgien de Necker a commis une erreur sur ce point, erreur
que je regrette de retrouver dans son ouvrage publié
en 1888. Le cathétérisme véritablement aseptique et bien
conduit est inoffensif chez les prostatiques. Vous pouvez
donc, je vous le répète, y recourir sans crainte de déterminer les graves complications dont il s'agit.

Voyons maintenant quelle *marche* suit l'affection prostatique dont nous nous occupons. On s'accorde en général
à reconnaître que cette maladie met ordinairement plusieurs années à parcourir ses diverses périodes. Aussi,
chez un assez grand nombre de malades atteints d'hypertrophie de la prostate l'existence ne paraît-elle point abrégée par les troubles urinaires dus à cette affection.

« *La maladie est remarquablement lente dans son évolu-*
« *tion,* dit M. Guyon, elle permet de vivre longtemps..... `

« Après ce que je vous ai dit de l'importance et de l'éten-
« due des lésions prostatiques, vésicales et rénales, cette
« évolution si lente a peut-être lieu de vous surprendre
« d'autant plus que la clinique, en cela d'accord avec
« l'anatomie pathologique, m'a déjà permis de vous pré-
« senter comme fatale, en quelque sorte, l'apparition d'une
« série d'accidents et de complications. Cependant, vous
« ne devez pas oublier que les lésions décrites n'entraînent
« d'emblée la désorganisation complète d'aucun organe
« fondamental. Elles peuvent donc arriver à un degré très
« avancé sans empêcher le fonctionnement de l'appareil
« urinaire, du rein notamment. Il est même remarquable
« de voir à quel point peuvent être portées les altérations
« de cet organe, sans qu'il cesse de suffire à sa tâche, sans
« qu'il se produise de signes manifestes d'une insuffisance
« de la dépuration urinaire. Cela n'offre rien de contradic-
« toire quand on connaît la cause et le mécanisme des

« accidents urineux. Ils exigent l'absorption ou la non éli-
« mination de doses élevées et successives de substances
« excrémentitielles. C'est ce qui n'a point lieu nécessaire-
« ment avec des lésions primitives et même secondaires
« très prononcées du rein, le réduisant quelquefois au
« tiers ou au quart de sa substance active. La fonction,
« bien qu'amoindrie, persiste, et cela suffit au maintien
« d'une santé chancelante, précaire, mais compatible avec
« une longue survie. »

La marche de l'affection n'est pas la même à toutes les
périodes de l'hypertrophie prostatique. La période prémonitoire est celle qui présente la plus longue durée. Elle
peut même parfois se prolonger indéfiniment. Mais dans
l'immense majorité des cas la rétention apparaît tôt ou
tard.

Je vous rappelle que la rétention n'indique pas toujours
le passage de la maladie à la deuxième période. Ce n'est
parfois qu'un accident passager qui disparaît complète-
ment avec les phénomènes congestifs qui l'ont déterminé.

La rétention définitive se montre quelquefois brusquement et elle est complète d'emblée. Les malades sont
condamnés à se sonder pour le reste de leurs jours, ce qui
ne les empêche pas parfois de vivre encore dix, quinze et
vingt ans sans présenter aucun accident ni aucune complication. Ils arrivent très souvent à ne se sonder que
quatre ou cinq fois dans les vingt-quatre heures.

La rétention complète survenue brusquement peut ne
durer que quelques jours. Le malade finit par uriner, mais
sans vider sa vessie. C'est l'un des modes de début de la
rétention incomplète. Le malade peut vivre alors sans
intervention pendant un temps fort long.

Dans d'autres cas, il se produit de l'incontinence par
regorgement et le danger dû à la rétention complète se
trouve encore conjuré. Ce sont donc des malades qui
arrivent d'emblée, pour ainsi dire, à l'incontinence.

Le plus souvent, la rétention incomplète se constitue lentement, progressivement, sans être précédée d'aucun accès de rétention complète. Elle se montre plus ou moins longtemps après le début de la période prémonitoire. Mais quelquefois elle s'établit sans avoir été jamais annoncée par aucun phénomène précurseur. Il en est de même, du reste, de la rétention complète, qui peut encore ne se montrer que longtemps après l'apparition d'une rétention incomplète plus ou moins accusée. La rétention présente, comme vous le voyez, une foule de variétés cliniques.

Lorsque la rétention incomplète est méconnue ou abandonnée à elle-même, l'affection peut évoluer de deux façons différentes. L'hypertrophie que subit la couche musculaire de la vessie suffit quelquefois pour lutter contre l'obstacle apporté à la miction par l'augmentation de volume de la prostate : la rétention incomplète persiste, mais elle ne s'accompagne pas de distension du réservoir urinaire. Le plus souvent au contraire la marche de l'affection est toute différente : le muscle vésical est impuissant à lutter contre l'hypertrophie de la prostate et la vessie se laisse distendre. La troisième période est alors constituée. Elle ne tarde pas à s'accompagner d'une dilatation plus ou moins prononcée des uretères, des bassinets, des calices et de la substance rénale elle-même. C'est surtout en effet dans ces cas que l'on voit apparaître les lésions que je viens de vous rappeler ; mais ces altérations graves ne se produisent que lentement, insensiblement.

Je vous ai déjà dit que la troisième période pouvait aussi se constituer presque d'emblée, à la suite d'une rétention brusque, chez des prostatiques qui n'avaient éprouvé jusque-là que des troubles urinaires sans importance.

Avec la troisième période apparaît souvent l'incontinence d'urine, symptôme qui indique, en général, un état grave, car il témoigne à la fois de la réplétion de la vessie et de sa définitive impuissance. Cependant, dans des cas exceptionnels, l'incontinence, ainsi que je vous l'ai déjà dit, peut se montrer alors qu'il n'existe même pas de rétention ou une rétention très légère. Elle est due alors à une déformation toute spéciale du canal prostatique. Plusieurs faits de ce genre ont été observés par Mercier, qui a fait remarquer que lorsque l'augmentation de volume de la prostate est uniforme et porte également sur les trois lobes, le lobe moyen peut agir à la façon d'un coin, qui s'enfonce entre les deux lobes latéraux et maintient ouvert le col de la vessie de façon à empêcher cet organe de retenir l'urine. Il en cite quatre cas. A l'autopsie, il trouva le réservoir urinaire vide ; le méat interne était béant et offrait une forme triangulaire. Pendant la dernière partie de la vie il y avait eu incontinence chez tous ces sujets, mais point de rétention d'urine.

M. Thompson a confirmé l'opinion de Mercier. Il en a trouvé également deux ou trois cas.

A la troisième période, l'état général devient habituellement mauvais : c'est alors que l'on constate les grands troubles digestifs que je vous ai décrits, l'amaigrissement, la teinte jaune terreuse des téguments et la perte des forces. Si l'on n'intervient pas, les accidents ne font que s'aggraver et la mort est inévitable; mais parfois les malades vivent encore assez longtemps : des semaines, des mois et même davantage.

Si l'on intervient, la maladie peut revenir à la deuxième période, mais jamais à la première. L'état général s'améliore aussi en même temps que disparaît la distension vésicale. S'il existe de la cystite, celle-ci peut également disparaître ou tout au moins devenir beaucoup moins intense.

D'autre part, il n'est point rare de voir survenir sous l'influence de l'intervention des complications graves qui peuvent déterminer la mort en quelques jours. C'est une

question importante sur laquelle je reviendrai à propos
du traitement.

La *durée* de la maladie est extrêmement variable. Elle
peut du reste être abrégée, même dès la période prémonitoire, par les complications. La durée de chacune des périodes varie encore suivant les malades. On peut dire
cependant qu'en général la période prémonitoire est fort
longue, que la seconde période bien traitée peut également
permettre une très longue survie, tandis que si elle est
négligée elle aboutit bien vite à de graves complications.
Quant à la troisième période, c'est celle qui offre l'évolution la plus rapide. Aussi doit-on se hâter d'intervenir
lorsque les malades ne viennent consulter qu'à cette période, afin de faire cesser la distension vésicale le plus
vite possible.

L'hypertrophie de la prostate est une affection qui ne
guérit jamais. Une fois constituée, elle peut rester stationnaire, mais ordinairement elle a une tendance à parcourir plus ou moins rapidement ses différentes périodes
et à conduire à la *terminaison* fatale. La mort est presque
toujours due à des complications : accidents septiques,
lésions rénales. L'hématurie n'est presque jamais assez
abondante ponr mettre la vie en danger. Je vous prouverai bientôt qu'elle joue cependant un rôle important lorsque la mort survient à la suite d'une intervention mal
conduite.

Ce qui précède vous montre que le *pronostic* de l'hypertrophie de la prostate est toujours sérieux, puisqu'il s'agit
d'une affection incurable. Cependant la santé générale
peut rester bonne et les malades peuvent parvenir à une
vieillesse avancée tant que la maladie ne dépasse pas la
deuxième période et qu'elle reste exempte de complications. « Au contraire, dès que la vessie commence à se
« distendre, dit M. Guyon, le pronostic devient plus
« sombre et il l'est d'autant plus que la distension a été

« plus longue, plus considérable et plus ancienne. C'est,
« en effet, à la distension lentement progressive que se
« rattachent très directement les complications les plus
« redoutables dont je vous ai décrit l'évolution. »

DIAGNOSTIC

L'hypertrophie de la prostate présente des caractères
tellement nets qu'il me paraît difficile de la confondre avec
un rétrécissement de l'urèthre, un calcul vésical, une
prostatite. On a même parlé du diagnostic avec l'étrangle-
ment herniaire. Le siège des lésions, l'âge des malades,
la marche de l'affection ne permettent pas de commettre
de pareilles erreurs de diagnostic quand on examine un
peu attentivement les malades.

La paralysie de la vessie en sera aussi facilement différenciée.

Les végétations de l'urèthre postérieur donnent lieu à
certains signes locaux analogues à ceux fournis par l'hypertrophie de la prostate. Mais en général il s'agit d'individus jeunes. L'endoscopie uréthrale pourra rendre des
services dans ces cas.

Le cancer de la prostate a une marche bien différente de
celle de l'hypertrophie, et le toucher rectal fait reconnaître dans le carcinome des bosselures inégales et très
dures.

Quant au diagnostic des différentes périodes, vous le
ferez facilement en vous rappelant les symptômes que je
vous ai indiqués. Ce diagnostic sera singulièrement
facilité par le cathétérisme. Je vous répète que vous
ne devez pas craindre d'y recourir, à condition de faire

une antisepsie rigoureuse, beaucoup plus rigoureuse que celle dont parle M. Guyon.

Examinons au contraire les différents moyens qui permettent de diagnostiquer dans quel état se trouve la prostate. Le toucher rectal ne peut renseigner que sur le développement de la prostate en arrière, sur sa consistance, qui doit toujours être recherchée. Rappelez-vous que lorsqu'il s'agit du carcinome de cet organe, on rencontre des bosselures inégales et particulièrement dures. Chez un malade que certains d'entre vous ont vu à la clinique il y quelques mois, il n'existait pas de bosselures bien nettes, mais la glande était énorme et très dure. La marche rapide de l'affection, l'apparition de douleurs sciatiques, des hématuries, n'ont pas tardé à vous prouver qu'il s'agissait bien, comme je vous le disais dès le premier examen, d'un carcinome et non d'une hypertrophie de la prostate.

Pour diagnostiquer les déformations du canal et de la vessie dues à l'hypertrophie de la prostate, il faut recourir au cathétérisme.

L'explorateur à boule olivaire en gomme vous permettra de reconnaître la longueur et les déformations de la région prostatique. Vous pourrez prendre de préférence, comme le conseille M. Guyon, un explorateur perforé. Vous noterez sur la tige le point qui correspond au méat lorsque la boule est arrivée dans la vessie, ce qui vous est indiqué par l'écoulement de l'urine. Vous noterez également sur la tige le point qui répond au méat lorsque la boule vient au retour buter contre la région sphinctérienne. La distance qui sépare ces deux points indique la longueur de la région prostatique.

« Chemin faisant, dit M. Guyon, vous aurez eu la pos- « sibilité d'étudier, pour peu que vos sensations soient « développées par l'habitude et l'attention, les *saillies qui* « *déforment la région prostatique*. Ces saillies peuvent « être médianes ou latérales et, dans ce dernier cas, uni

« ou bilatérales. Un relief marqué du lobe médian a sou-
« vent pour résultat d'arrêter brusquement l'instrument,
« ou de ne lui permettre d'arriver dans la vessie qu'après
« une pression soutenue. Il est rare, au contraire, qu'on
« soit arrêté par un relief soit uni, soit bilatéral. Dans le
« premier cas, on sent que l'extrémité de l'instrument
« dévie à droite ou à gauche, dans le second qu'elle écarte
« deux espèces de murailles plus ou moins épaisses, plus
« ou moins difficiles à déplacer.

« Une fois *dans la vessie l'explorateur souple ne peut
« plus vous fournir aucun renseignement.* »

Pour reconnaître les déformations du réservoir urinaire,
il est nécessaire de recourir à un instrument métallique,
à une *sonde à béquille*, soit la sonde de Mercier ou celle
de Leroy d'Etiolles. Les explorateurs de la vessie ont
également une forme analogue et peuvent être utilisés. En
retournant en bas le bec de l'instrument, si l'on peut facilement accomplir un mouvement complet de rotation sur
l'axe, surtout en relevant le pavillon, on a la preuve que
le bas-fond vésical est notablement déprimé.

Lorsqu'il existe une « *saillie en croupion de poulet* »,
l'instrument ne peut accomplir un tour entier qu'après
avoir été enfoncé de un, deux ou trois centimètres en
arrière du col. On reconnaît donc ainsi l'existence d'un
relief intravésical du lobe moyen et ses dimensions à peu
près exactes.

M. Guyon pense que l'on peut avec ces instruments
reconnaître si l'une des lèvres du col est plus épaisse que
l'autre. Il suffit de noter sur la tige la différence d'affleurement au méat, pendant que l'on incline à droite ou à
gauche le bec du cathéter.

« Vous ne retirerez pas l'instrument de la vessie, dit-il
« encore, sans avoir étudié son *diamètre antéro-postérieur,*
« *la souplesse de ses parois et sa sensibilité.* Le diamètre
« antéro-postérieur est mesuré par la distance, notée sur

« la tige, du point où le bec est ramené au contact du col et
« de celui où il est conduit aussi loin que possible contre
« la paroi postérieure. Dans certaines vessies vous pouvez
« enfoncer l'instrument jusqu'au pavillon. Quant aux parois,
« vous les étudiez également avec la plus grande facilité
« en promenant le bec de la sonde à leur contact. Vous
« pouvez juger ainsi de leur souplesse, de leur épaisseur,
« et des colonnes qui font plus ou moins saillie dans la
« cavité vésicale. Vous avez du même coup jugé de la
« sensibilité de la vessie qui, dans l'état normal, est seule-
« ment obtuse aux contacts et ne devient vive que sous
« l'influence de la cystite. »

La capacité de la vessie ne peut être évaluée qu'en l'évacuant d'une façon complète, ce qui peut déterminer parfois des accidents. Il faudra donc dans certains cas s'abstenir de faire ce diagnostic.

La puissance contractile de la vessie peut être jugée en
étudiant la manière dont l'urine s'échappe par la sonde
lorsque le malade est couché, que sa tête est bien appuyée
et que la paroi abdominale est dans un relâchement complet. Si la puissance du muscle vésical est normale l'issue
de l'urine a lieu franchement avec un jet assez fort. Si
l'on voit au contraire le jet s'écouler en bavant, sans
aucune force ou même s'arrêter complétement de telle
sorte que l'évacuation ne puisse être achevée qu'en pres-
sant assez fort sur l'abdomen, on est sûr qu'il existe une
atonie vésicale très prononcée. C'est surtout en effet la
fin de l'évacuation qui mérite d'être étudiée avec soin et
avec prudence.

Les altérations primitives des reins sont difficiles à reconnaître. La polyurie présente à ce point de vue une
grande importance.

Le diagnostic des lésions rénales secondaires est également assez délicat. Si la forme aiguë est facile à reconnaître, la forme chronique au contraire présente de réelles

difficultés. Il s'agit, comme vous le savez, d'une néphrite suppurative. Aussi les caractères de l'urine méritent-ils d'être étudiés avec soin. « Cependant les *urines* que j'ai « appelées *rénales*, dit M. Guyon, offrent un certain « nombre de caractères bien tranchés. Au lieu de s'éclair-« cir par le repos en laissant déposer au fond du verre la « presque totalité du pus qu'elles tiennent en suspension, « elles restent troubles, d'un aspect blanc grisâtre plus ou « moins comparable à l'eau mélangée de sirop d'orgeat. « Elles tranchent par une teinte pâle, aqueuse, toute par-« ticulière avec les urines troubles, mais plus colorées des « cystites. Ce sont des urines aqueuses et pauvres en urée « et en principes excrémentitiels. Elles sont en effet remar-« quables par leur abondance. De 12 à 1500 grammes qui « constituent le chiffre normal, on les voit s'élever à 3, 4 « et 5 litres en 24 heures. Aussi leur pauvreté absolue et « relative en urée les rend-elles impropres à la fermen-« tation ammoniacale, qui fait complétement défaut ou « n'est jamais que très peu accusée. C'est pour cela que « vous ne trouverez jamais au fond du verre où on les re-« cueille, ce dépôt visqueux et filant qui est si habituel « dans les cystites. L'ensemble de tous ces caractères, « que l'on peut résumer en deux mots : *Polyurie trouble*, « indique certainement que le rein est secondairement « malade; mais il ne signifie, en aucune façon, qu'il le « soit exclusivement. Ce sont les autres symptômes con-« comitants qui vous apprendront s'il existe, en même « temps, de la cystite. D'ailleurs, je dois ajouter que le « rein peut être en cause sans donner lieu à cette polyurie « trouble dont je viens de vous signaler l'importance pour « le diagnostic.

« En l'absence de caractères aussi tranchés, vous con-« sidérerez toujours comme suspecte, au point de vue de « l'intégrité des reins, la sécrétion d'une *quantité de pus* « *exagérée*. Elle est en rapport avec une pyélite. Mais vous

« savez combien, dans ces cas, le rein est menacé, puis-
« qu'il n'existe pas, à proprement parler, de pyélite sans
« pyélo-néphrite.

« Il est rare, d'ailleurs, qu'il existe des lésions accusées
« du côté des reins et des bassinets sans *phénomènes*
« *généraux*, sans cette *fièvre* et surtout ces *troubles diges-*
« *tifs* que je vous ai décrits avec les symptômes. Toutes
« les fois que vous les observerez, vous serez prévenus,
« vous aurez la certitude que l'appareil rénal est sérieuse-
« ment intéressé. »

Le diagnostic des deux autres complications, la cystite
et l'hématurie, est ordinairement facile, J'aurai du reste
l'occasion de vous décrire plus tard les symptômes qui les
caractérisent.

Traitement de l'Hypertrophie de la Prostate.

Messieurs,

Le traitement de l'hypertrophie de la prostate est à peu près exclusivement palliatif. Nous ne possédons aucun moyen efficace de combattre cette hypertrophie. Si les moyens médicaux permettent de lutter avec avantage contre ces congestions passagères qui augmentent accidentellement le volume de la glande, il n'en est aucun qui puisse faire rétrograder l'hypertrophie elle-même. A ce point de vue, le traitement médical se réduit à ces mots, dit M. Thompson : « Rien à faire. »

Le traitement chirurgical permet-il, au contraire, d'obtenir la cure radicale de l'hypertrophie prostatique ? C'est une question que nous examinerons plus tard, lorsque je vous aurai indiqué le traitement palliatif de cette affection.

La division en trois périodes que j'ai adoptée pour l'étude des symptômes de l'hypertrophie de la prostate mérite d'être conservée au point de vue du traitement palliatif de cette maladie. Celui-ci varie en effet suivant que la vessie se vide complétement ou incomplétement, suivant que la rétention incomplète s'accompagne ou non de distension du réservoir urinaire.

Traitement de la première période. — Le traitement de la période prémonitoire est surtout un traitement hygiénique. Les malades devront éviter avec beaucoup de soin toutes les causes de congestion dont je vous ai parlé à propos de l'étiologie. M. Guyon insiste tout particulièrement sur la nécessité de recommander aux malades de bien éviter toutes les causes de refroidissement : exposition au froid, changements brusques de température et surtout les courants d'air lorsque les malades sont en état de transpiration. Les prostatiques doivent craindre même le refroidissement partiel : froid aux pieds (Guyon), refroidissement de la région pelvienne (Thompson). Comme ils sont obligés de se lever fréquemment la nuit pour uriner, il est bon de leur conseiller de se couvrir d'un vêtement. Du reste, les malades atteints d'hypertrophie de la prostate doivent s'habituer à porter un gilet et même une ceinture de flanelle.

Tout prostatique doit éviter les dîners copieux et prolongés et les excès alcooliques. Les épices, les salaisons, les viandes faisandées, les crustacés, les poissons de mer doivent être interdits à ces malades, ainsi que les asperges, qui leur sont particulièrement nuisibles, la bière, les vins blancs, le champagne surtout. Les prostatiques devront également user avec modération du café, de vins purs, de fromages forts et autres mets analogues. Mais c'est plutôt l'abus de toutes ces substances que leur usage modéré qui doit être condamné (Guyon).

Il faut se garder également de prescire un régime débilitant. Ce sont des malades âgés ; ils ont donc besoin d'une alimentation réparatrice.

Il est bon de recommander aux prostatiques de faire leur grand repas le matin et d'éviter encore l'excès des boissons inoffensives en elles-mêmes. Mais il ne faut pas non plus les laisser souffrir de la soif.

Ces malades, en général, ne doivent pas être soumis au traitement hydrominéral. S'ils sont atteints en même temps de lithiase rénale, on pourra cependant le leur conseiller, mais ce traitement devra être appliqué avec la plus grande prudence.

Les prostatiques doivent uriner dès qu'ils en éprouvent le besoin. La retenue volontaire et prolongée de l'urine peut, ainsi que je vous l'ai dit, être le point de départ d'accidents plus ou moins graves.

Ils éviteront aussi les excès vénériens. « Si quelques « malades, dit M. Guyon, peuvent encore se livrer au coït, « ils feront bien de n'en user que très modérément et en « observant le vieux précepte : *Non morari in coïtu.* »

Vous devrez conseiller aux prostatiques un exercice modéré. Les promenades leur sont très utiles ; mais ils ne doivent pas se fatiguer. Les voitures mal suspendues, les longs voyages en chemin de fer, l'équitation sont nuisibles au contraire. Vous aurez soin de les proscrire.

La nuit, les malades éviteront de prolonger outre mesure le séjour au lit. La durée de ce séjour ne dépassera pas sept ou huit heures. Une promenade d'un quart d'heure ou vingt minutes dans leur chambre lorsqu'ils éprouvent de la difficulté à uriner facilitera aussi notablement la miction.

Les malades atteints d'hypertrophie de la prostate doivent éviter avec soin la constipation. A ce point de vue, les lavements leur rendent de grands services. Ils décongestionnent aussi la vessie et la prostate en agissant directement sur ces organes. Suivant M. Guyon, certains prostatiques se trouveraient bien de prendre le soir, avant de se coucher, un quart de lavement émollient avec une décoction de racines de guimauve et de têtes de pavots, lavement qu'ils gardent. En outre, ils doivent prendre un grand lavement le matin au réveil pour provoquer une évacuation et décongestionner tous les organes pelviens.

Quelques auteurs conseillent aux malades d'employer pour ces grands lavements une longue canule qu'ils doivent introduire profondément dans la cavité rectale.

Faut-il conseiller les lavements froids, tièdes ou chauds ?

M. Reclus préfère l'eau chaude. Elle aurait l'inconvénient, suivant M. Guyon, de déterminer facilement de la constipation. Aussi conseille-t-il d'en avertir le malade si l'on se décide à recourir aux lavements chauds. L'habile chirurgien de Necker pense aussi que l'eau froide peut provoquer des complications chez les prostatiques qui offrent des symptômes de congestion avec excitation très prononcée de la vessie. Il est d'avis que les lavements froids ne doivent être prescrits qu'aux prostatiques atteints d'inertie vésicale, sans phénomènes congestifs ou inflammatoires très marqués. Ces lavements sont pris à la température de la chambre.

Si les lavements ne suffisent pas pour vaincre la constipation, il faut recourir aux purgatifs, mais on aura bien soin de ne pas prescrire les drastiques, dont l'influence congestive sur les organes pelviens est incontestable. Toutes les préparations qui contiennent de l'aloès, par exemple, doivent être proscrites. Le podophyllin pourrait cependant être employé, suivant quelques auteurs. Mais ordinairement on prescrit des purgatifs doux : la manne, le bitartrate de potasse, le séné, etc...

Les fonctions de la peau doivent être activées chez les prostatiques. Ainsi le massage et les frictions sèches leur rendent de grands services. Vous aurez donc soin de les leur conseiller. Ils feront les frictions tous les jours et sur toute la surface du corps, au niveau des reins particulièrement. Les grands bains sont aussi très utiles. On y ajoutera des substances qui stimulent légèrement la peau : le sous-carbonate de soude, le sel marin, les préparations sulfureuses mitigées. M. Guyon insiste beaucoup sur la durée : elle ne doit pas dépasser un quart d'heure, dit-il, sinon les bains exercent sur les voies urinaires une action congestionnante qui augmente précisément les troubles que l'on cherche à combattre. Il ne faut pas trop les répéter, ajoute-t-il : un ou deux par semaine suffisent, quand l'état de la santé et celui de la température le permettent.

L'habitude quotidienne ou bi-quotidienne de lotions froides sur les organes génitaux, le périnée, l'anus et la moitié inférieure du ventre serait aussi à recommander toutes les fois qu'une contre-indication tirée de certaines susceptibilités de la santé n'y met pas obstacle. L'action à distance du froid sur la contractilité a de tout temps été constatée.

Telles sont les différentes prescriptions hygiéniques qui vous permettront de diminuer les phénomènes congestifs si fréquents chez les prostatiques, même dès la première période. Mais le traitement médical ne peut-il pas aussi combattre ces phénomènes congestifs ? Il faut convenir que ces moyens sont assez limités. Cependant le seigle ergoté, l'ergotine, la noix vomique et toutes les préparations à base de strychnine pourront produire d'assez bons effets. Elles favorisent en même temps les digestions. Malheureusement l'action de ces substances sur les voies urinaires n'est pas toujours inoffensive, aussi faut-il les administrer avec beaucoup de prudence.

L'iodure de potassium et surtout l'iodure de sodium, prescrits à la dose de 30 à 50 centigrammes par jour pendant quinze jours ou trois semaines tous les mois, pourront rendre de véritables services chez les prostatiques, qui présentent fréquemment, toujours même, suivant M. Guyon, de l'artério-sclérose généralisée. Mais l'usage de ces iodures doit être continué pendant des mois ou même des années.

Lorsque l'hypertrophie de la prostate ne détermine pas de rétention, c'est-à-dire lorsque l'affection n'est encore qu'à la période prémonitoire, la plupart des auteurs actuels, surtout en France, ne dirigent aucun traitement médical ou chirurgical contre l'hypertrophie elle-même. Ils réservent le cathétérisme pour la période d'état de l'affection. Il est des cas cependant où M. Guyon conseille de recourir au cathétérisme : c'est lorsque l'évacuation exige des efforts considérables qui congestionnent la vessie, dit-il, l'enflamment ou entretiennent ses inflammations.

Si les différentes prescriptions hygiéniques et médicales que je viens de vous indiquer sont insuffisantes pour diminuer la fréquence de la miction, qui est telle parfois qu'elle entraîne la privation de sommeil, on a recours à la médication calmante. On emploie de préférence la belladone, la jusquiame, les préparations de valériane. Le bromure de potassium donne quelquefois aussi de bons résultats. L'opium, la morphine, ne doivent pas être employés d'emblée. Ces préparations diminuent l'appétit, rendent les digestions languissantes, déterminent de la constipation et provoquent des phénomènes congestifs. Elles ne peuvent être utiles que s'il existe en même temps de la douleur.

Voilà les différentes médications que conseillent les auteurs pour combattre la fréquence des mictions. Eh bien, nous avons aujourd'hui deux autres moyens d'agir sur la vessie dans les cas de ce genre, moyens qui permettent d'agir directement sur la muqueuse vésicale. Ce sont les injections intra-vésicales sans sonde d'eau boriquée tiède ou chaude et les injections intra-vésicales sans sonde de cocaïne.

Dans le travail que je vous ai cité, je disais déjà : « Nous nous demandons si ces malades ne seraient pas soulagés par des lavages de la vessie sans sonde avec de l'eau boriquée tiède. » Depuis cette époque, j'ai eu l'occasion d'appliquer ce traitement à des prostatiques qui vidaient leur vessie et j'en ai obtenu de bons résultats. J'en ai cité trois cas dans ma thèse. Mais il est préférable, surtout s'il existe de la douleur, de faire avant et après ces injections boriquées une injection de chlorydrate de cocaïne. On obtient ainsi un soulagement plus marqué et plus durable. Vous savez que la cocaïne, en plus de son action analgésiante, détermine la pâleur des muqueuses avec lesquelles elle est mise en contact : c'est donc un décongestionnant et par suite elle est doublement utile chez les prostatiques. Vous aurez soin cependant de n'employer que de faibles doses de ce médicament pour ne pas trop affaiblir les contractions vésicales.

Telle est la conduite à tenir dans la période prémonitoire de l'hypertrophie de la prostate. Voyons maintenant ce qu'il faut faire lorsqu'il s'agit de la seconde période.

Traitement de la seconde période. — Les différentes prescriptions hygiéniques et même médicales que je viens de vous indiquer à propos de la période prémonitoire trouvent leur application dans la seconde période. Toutefois, il sera bon d'user le moins possible des préparations opiacées, qui peuvent être dangereuses, ainsi que l'a montré Civiale, lorsqu'il existe de la rétention due à l'hypertrophie prostatique. Les injections intra-vésicales sans sonde devront aussi être proscrites.

Le véritable traitement de la seconde période est un traitement chirurgical. Il faut recourir au cathétérisme pour évacuer le réservoir urinaire, qui ne parvient à se débarrasser que de son trop-plein. Il est évident que dans ces cas le cathétérisme est le meilleur moyen d'atténuer les phénomènes congestifs et d'empêcher les complications de se produire.

« Vous pourrez toutefois être arrêtés, dit M. Guyon, par
« les conseils d'un certain nombre de médecins instruits
« et même de quelques-uns de vos maîtres. Il en est qui
« attribuent au cathétérisme une multitude de méfaits,
« pensent qu'il est toujours dangereux, et conseillent vo-
« lontiers à tous leurs malades de ne jamais se laisser
« sonder. Et je dois dire que certains faits semblent leur
« donner raison. Mais lorsqu'on veut prendre à la lettre le
« conseil qu'ils donnent, on arrive aux résultats les plus

« déplorables. Pour préciser, je puis vous citer une obser-
« vation que j'ai recueillie à ma consultation..... »

Il s'agit d'un malade qui, après avoir résolu sur le conseil de son médecin de ne jamais se laisser sonder, finit
cependant par l'accepter deux fois, et chez lequel survint
aussitôt une cystite intense qui persista pendant plusieurs
mois en créant une situation des plus pénibles. Dès
lors, prévenu plus que jamais contre le cathétérisme,
il ne voulut à aucun moment y recourir de nouveau. Il
resta ainsi plusieurs années sans avoir d'accidents,
mais quand il vint consulter en 1885 il était atteint depuis
dix-huit mois d'incontinence d'urine, nocturne d'abord,
puis continue, c'est-à-dire nocturne et diurne à la fois, et
l'état général était profondément altéré. M. Guyon n'hésite
pas à dire que s'il en était ainsi c'est que le cathétérisme
n'avait pas été pratiqué convenablement et en temps opportun.

Pour M. Thompson aussi, le cathétérisme évacuateur
est de toute nécessité chez les malades atteints d'hypertrophie de la prostate qui vident mal leur vessie. Il faut y
recourir le plus tôt possible, dit-il, car plus on tardera et
moins le passage de la sonde sera bien supporté par l'organisme. En intervenant de bonne heure, on a de grandes
chances pour éviter la cystite et la fièvre du cathétérisme.

C'est du reste aujourd'hui l'opinion de la grande majorité des auteurs. « Cependant tous les cas qui appartiennent
« à la seconde période, dit M. Guyon, ne relèvent pas aussi
« impérieusement du cathétérisme. C'est ainsi par exemple
« que dans la rétention *incomplète aiguë* sans distension,
« l'usage immédiat de la sonde ne donne pas en général
« d'excellents résultats. On obtient mieux d'un traitement
« antiphlogistique et calmant. Les bains, les cataplasmes,
« les boissons délayantes, les opiacés, particulièrement
« les lavements laudanisés, au besoin l'application de
« sangsues au périnée, le repos au lit permettent le plus

« souvent de faire disparaître en peu de jours des phéno-
« mènes d'excitation très pénibles. Mais, si malgré ce
« traitement, la situation se prolongeait et surtout s'ag-
« gravait, vous ne devriez plus hésiter à recourir à l'usage
« de la sonde. »

« D'ailleurs..... les résultats obtenus ne tarderont pas à
« vous apprendre si vous n'avez commis aucune erreur
« d'interprétation. Pour que l'emploi de la sonde soit réel-
« lement indiqué, il faut qu'il éloigne les besoins; sans
« cela il est à la fois inutile et dangereux. C'est le crité-
« rium nécessaire à sa continuation. Et j'ajouterai par
« contre que toutes les fois que le cathétérisme soulage,
« vous devez l'employer malgré tout et sans craindre d'ir-
« riter le canal, le cathétérisme qui soulage est, en effet, le
« meilleur moyen de combattre la congestion puisqu'il
« s'adresse à ses deux principaux facteurs : la douleur et
« la distension. Par conséquent, ne soulagerait-il que
« pendant une heure, il serait encore indispensable, et,
« comme il vous serait impossible d'être à la disposition
« de vos malades aussi souvent qu'il le faudrait, vous
« pourrez vous trouver dans la nécessité de mettre une
« sonde à demeure. »

La cocaïne, ainsi que j'ai eu déjà l'occasion de vous
le dire, ne donne pas ici d'aussi bons résultats que dans
la première période. Je vous en ai indiqué la raison en
vous parlant de l'emploi de cette substance dans le traitement des affections des voies urinaires; je n'y reviens
donc pas. Mais je vous rappelle que le meilleur moyen
d'employer ce médicament chez les prostatiques à la
deuxième période est le suivant. Vous pratiquez le
cathétérisme soit après avoir anesthésié l'urèthre, soit
sans anesthésie préalable de cet organe ; vous faites avec
la sonde une injection intra-vésicale d'eau boriquée tiède
ou chaude, puis vous retirez le cathéter; vous faites ensuite
un lavage de l'urèthre antérieur avec de l'eau boriquée

tiède pour chasser la vaseline dont la sonde était enduite et vous injectez sans sonde dans la vessie la solution de chlorhydrate de cocaïne. Vous obtenez encore une notable diminution de ces phénomènes d'excitation dont je viens de vous parler.

Quel instrument faut-il choisir pour sonder les malades atteints d'hypertrophie de la prostate? Commencez toujours par essayer d'introduire une sonde molle en caoutchouc vulcanisé. « Admirablement flexible, dit M. Guyon, « d'un contact absolument inoffensif, cet instrument que le « génie pratique de Nélaton a mis à la disposition des « chirurgiens, pourrait être confié sans danger, même à « des mains inhabiles. Son emploi pourra donc ultérieure- « ment être abandonné au malade, ce qui est loin d'être « indifférent. »

Cette sonde passe facilement chez bon nombre de malades. Mais il arrive parfois qu'au bout de quelques jours elle ne peut plus être introduite parce qu'il est survenu un peu d'irritation ou d'inflammation du canal. Dans ces cas, il faut recourir aux sondes en gomme droites et cylindriques.

Lorsque les sondes molles ne peuvent être introduites d'emblée avec facilité, vous choisirez une sonde en gomme coudée à son extrémité. Ces sondes à bec relevé, dites sondes béquilles, imaginées par Mercier, rendent de très grands services chez les malades atteints d'hypertrophie de la prostate. Ce bec relevé est toujours tangent à la paroi supérieure, qui n'est pas déformée, tandis que le talon de la sonde se présente directement à l'obstacle, qui siège sur la paroi inférieure de l'urèthre postérieur. Comme ce talon est obtus, adouci, émoussé et que d'autre part l'instrument est doué d'une certaine souplesse, il peut, sous l'influence d'une légère pression, glisser sur l'obstacle, le contourner et le franchir sans contusionner l'urèthre prostatique.

Lorsqu'une seule coudure ne relève pas suffisamment le bec de la sonde, il faut employer les sondes en gomme bicoudées imaginées aussi par Mercier. Ces sondes, ordinairement préparées par les fabricants, peuvent être construites extemporanément par le chirurgien à l'aide d'un mandrin. Les sondes en gomme coudées et bicoudées peuvent en effet être employées avec ou sans mandrin. Je vous engage à vous servir, toutes les fois que vous le pourrez, de sondes non munies de mandrin. Cependant, si vous avez besoin d'une sonde bicoudée et que vous ne vous en trouviez pas sous la main, vous pourrez en construire une de la façon suivante, qui est indiquée par M. Guyon. Vous prendrez une sonde coudée ordinaire et vous y introduirez un mandrin également coudé. Ce mandrin doit faire exactement corps avec la sonde. Les simples fils de fer dont on fait habituellement usage remplissent imparfaitement cette condition, qui serait fondamentale. Voillemier a proposé de construire des mandrins en métal dont le talon soit conique dans l'étendue de 3 à 4 centimètres et garni d'une plaque. Cette disposition présenterait de réels avantages.

Le mandrin que l'on choisit doit être de forme exactement semblable à celle de la sonde coudée sur laquelle il doit être calqué. Vous n'enfoncerez pas le mandrin jusqu'à l'extrémité de la sonde ; vous l'arrêterez à quelques centimètres de la première coudure. La sonde présentera dès lors une double coudure, elle sera bicoudée. La première coudure, celle que le fabricant lui a donnée, sera à son extrémité, la seconde sera celle que vous formerez extemporanément en faisant pénétrer le mandrin et en l'arrêtant à quelque distance de la coudure fixe. L'instrument garde donc à son extrémité une certaine souplesse ; de plus il garde une mobilité dont le chirurgien peut disposer à son gré. C'est dans cette disposition que gît surtout l'avantage de cet instrument de fabrication

chirurgicale, dit M. Guyon, qui le préfère de beaucoup
aux sondes bicoudées en gomme préparées par les fabricants. Voici pourquoi : « Vous savez, dit-il, que l'on a pro-
« posé, pour parer aux difficultés du cathétérisme évacua-
« teur dans certains cas difficiles, de retirer le mandrin
« de quelques centimètres tout en continuant à pousser la
« sonde, et l'on parvient ainsi quelquefois à surmonter
« l'obstacle. Ce procédé est attribué à Hey ; Dupuytren en
« faisait usage, et tous les chirurgiens y ont eu recours. Il
« était, bien entendu, mis en œuvre avec un mandrin
« courbe, qui est le seul dont on se serve en général pour
« le cathétérisme évacuateur.

« Si vous regardez ce qui se passe lorsque vous retirez
« un mandrin courbe en arrière, vous voyez que l'extré-
« mité de la sonde se relève et se courbe. La courbure
« est donc modifiée et, en même temps, l'extrémité de la
« sonde, en se portant en haut, tend à gagner la paroi
« supérieure ; elle s'y applique étroitement sans s'y arc-
« bouter. Un phénomène analogue se produit lorsque vous
« retirez en arrière le mandrin coudé introduit dans la
« sonde coudée. Vous voyez la première coudure se porter
« en haut, et ce mouvement s'exagérer d'autant plus, que
« vous éloignez davantage la coudure mobile de la cou-
« dure fixe due à la fabrication..... Vous pouvez ainsi, à
« volonté, imprimer à l'extrémité de votre instrument des
« mouvements qui tendent à le dégager des obstacles qu'il
« a pu rencontrer sur la paroi inférieure et à lui permettre
« de les franchir. Si, en effet, vous combinez un mouve-
« ment de propulsion avec celui qui résulte du retrait du
« mandrin, l'extrémité de votre sonde dégagée et portée
« en haut, passera par-dessus l'obstacle ; on peut dire
« qu'elle le franchira. C'est, en effet, ce qui se passe pen-
« dant le cathétérisme.....

« Cet instrument franchit aisément le cul-de-sac du
« bulbe sans s'y accrocher. Pour le conduire dans la por-

« tion membraneuse, vous suivrez exactement les règles
« que nous venons de vous tracer pour l'emploi des ins-
« truments courbes. Plus que jamais il est utile de vous
« rendre bien compte de la position anatomique du bec de
« l'instrument et de conserver, au second temps, la mission
« particulière de préparer le troisième. Il faut, en effet,
« que le troisième temps, pendant lequel l'extrémité de
« l'instrument va être mobilisée de façon à franchir les
« obstacles prostatiques, soit accompli à un moment très
« précis. La pénétration de l'instrument dans la vessie ne
« doit pas s'accomplir par propulsion directe, mais grâce
« à la manœuvre du mandrin, et il faut alors combiner
« votre action de telle sorte que la sonde s'avance en
« même temps que son extrémité s'élève.

« C'est d'un seul coup, j'allais dire d'un seul bond,
« qu'elle accomplit son trajet et qu'elle arrive dans la
« vessie. La manœuvre qui doit l'y conduire doit être
« exécutée aussitôt que la sonde a franchi la partie mem-
« braneuse, c'est-à-dire à son entrée dans la prostate. Si
« vous n'avez pas eu de sensations assez précises pour
« juger de sa situation, vous pratiquerez le toucher rectal
« pour vous en assurer. Je pourrais également vous fixer
« comme point de repère, indiquant que vous avez à com-
« mencer la manœuvre, la sensation que vous donnera
« l'obstacle prostatique. Vous réussirez dans bien des cas
« en ne commençant la manœuvre qu'en ce moment, mais
« dans les cas graves et, en particulier, lorsque le canal
« a été soumis à d'infructueuses tentatives, vous courrez
« risque, en introduisant trop profondément l'instrument,
« d'accrocher son extrémité, de l'engager même dans une
« fausse voie. Vous ferez alors en vain la manœuvre d'en-
« trée, et vous n'obtiendrez pas le dégagement de votre
« instrument.

« C'est donc au sortir de la portion membraneuse que
« je vous engage à commencer à agir sur le mandrin. La

« sonde est, à ce moment, bien fixement maintenue sur
« la ligne médiane. La main gauche a saisi son extrémité,
« et la plaque du mandrin est maintenue de la main
« droite. Vos deux mains doivent agir avec un accord ab-
« solu. Tandis que la main droite tire doucement sur le
« mandrin, la gauche imprime à la sonde un mouvement
« de propulsion très modéré. Cette première partie de la
« manœuvre doucement conduite, vous permet de tâter le
« terrain. Vous sentez de suite que l'instrument est libre,
« qu'il demande à avancer ; vous tirez alors sur le mandrin
« avec plus de rapidité et de force, tandis que vous ache-
« vez, de la main gauche, de pousser la sonde dans la
« vessie. Le sentiment de liberté complet, qui est le cri-
« térium de la bonne introduction et en même temps l'issue
« de l'urine, vous indiquent que votre opération a été heu-
« reusement accomplie. S'il vous arrive d'échouer, vous
« devez vous résigner à recommencer toute la manœuvre.
« Il est, en effet, nécessaire de retirer complétement la
« sonde de l'urèthre pour replacer le mandrin dans une
« position convenable. Vous profitez de cette nécessité
« pour modifier un peu la bicoudure en lui donnant un peu
« plus de longueur ; vous élevez, par cela même, le bec de
« l'instrument. Vous prenez surtout grand soin de com-
« mencer à propos le troisième temps, c'est-à-dire le retrait
« du mandrin. Les échecs sont, en général, dus à ce que
« la sonde est trop engagée dans la prostate, lorsqu'on
« communique à son extrémité le mouvement qui doit la
« conduire dans la vessie. »

M. Thompson ne croit pas que les sondes bicoudées
présentent de bien grands avantages. « On imprime quel-
« quefois deux coudes à l'instrument, qui reçoit alors
« l'épithète de *bicoudé* ; mais ce supplément d'inflexion est
« vraiment sans importance », dit-il.

Quoi qu'il en soit, il faut bien convenir que dans la
grande majorité des cas on peut sonder les malades at-

teints d'hypertrophie de la prostate soit avec une sonde molle en caoutchouc vulcanisé, soit avec une sonde en gomme coudée ou bicoudée. Voilà pourquoi je vous ai conseillé de toujours commencer par employer ces cathéters lorsque le diagnostic de l'affection est fait. Mais lorsque ces deux variétés de sondes ne vous permettent pas de pénétrer dans la vessie, à quel instrument devez-vous recourir? Vous aurez d'abord soin de ne point employer les *sondes-bougies* à extrémité conique plus ou moins effilée. Vous risqueriez, en raison de la forme de l'instrument et de la friabilité de la prostate, de faire une fausse route.

M. Thompson insiste beaucoup sur les services que peut rendre la *sonde de gomme élastique* de fabrication anglaise. Si on la plonge dans l'eau chaude et qu'on lui donne telle forme que l'on veut, puis qu'on la trempe dans l'eau froide, elle garde la forme qu'on lui a imprimée. En donnant ainsi à cet instrument une grande courbure, il est possible que l'on puisse pénétrer dans la vessie alors que les cathéters dont je vous ai parlé ont échoué, même en les guidant à l'aide du doigt introduit dans le rectum. Mais en général vous serez obligés de recourir aux sondes en argent.

La *sonde métallique souple* de M. Cusco peut d'abord être essayée. Le tube spiroïde qui réunit la portion courbe à la portion rectiligne et qui mesure environ un cinquième de la longueur totale de l'instrument, le rend souple et élastique, et ajoute ainsi, comme on l'a fait remarquer, aux qualités de l'instrument rigide celles de l'instrument souple. Il peut être facilement dirigé, paraît-il, au gré du chirurgien, et en même temps il s'adapte aux sinuosités du canal, qu'il évite de redresser, ce qui est important chez les prostatiques. « Il est surtout destiné, dit M. Guyon, à remplacer « les sondes bicoudées lorsqu'un obstacle prostatique rend « la pénétration difficile. Quand on l'emploie dans ce but, « on doit abaisser un peu le pavillon de la sonde pendant

« qu'on exerce une légère pression soutenue. Sous l'in-
« fluence de cette dernière, l'instrument se coude au niveau
« du ressort et la portion terminale recourbée se relève
« pour suivre la paroi supérieure du canal. Plus la pression
« est forte et plus la bicoudure se prononce avec tous les
« avantages qu'elle comporte. »

Si vous échouez également avec cet instrument vous
emploierez les sondes métalliques courbes. Le degré de
la courbure doit être assez prononcé, fait qui a été bien
démontré par Gély. La sonde de trousse est un mauvais
instrument. Vous ne devrez pas y avoir recours. On considère que la courbure de la sonde à employer doit appar-
tenir à une circonférence de 10 à 11 centimètres de diamètre. Il faut encore que la longueur de cette courbure
mesure au moins le tiers de la circonférence.

Enfin, si malgré toutes ces tentatives, vous ne parvenez
pas à pénétrer dans le réservoir urinaire, vous aurez recours à la *ponction capillaire sus-pubienne*, qui permet de
parer aux accidents graves de la rétention complète et
facilite la pénétration des instruments par le canal. Vous
vous rappelez que je vous ai dit à propos de la physiologie
de la vessie que la distension de cet organe s'accompagne
d'une congestion surtout marquée chez les prostatiques.
L'évacuation, en raison de la large communication existant entre les vaisseaux de la région prostatique de
l'urèthre et ceux de la vessie, diminue donc les phénomènes congestifs qui portent à la fois sur ces deux portions
de l'appareil urinaire. Il en résulte que le cathétérisme
devient en général assez facile après un petit nombre de
ponctions aspiratrices. Bien plus, il peut arriver qu'aussitôt après l'évacuation de la vessie vous introduisiez facilement une sonde coudée en gomme. J'ai recueilli une
observation de ce genre, en 1888, dans un hôpital de Paris.
Un prostatique était soumis depuis quelques jours à la
ponction. Je pensai que le cathétérisme pourrait être pra-

tiqué après l'évacuation de la vessie. En effet, de nouvelles
tentatives étant restées infructueuses, on fit encore une
ponction, puis on essaya d'introduire une sonde en gomme
coudée et l'on fut tout surpris de voir que le cathétérisme
s'effectuait avec facilité. La sonde fut laissée à demeure.
Quelques jours plus tard, j'appris que ce malade pouvait
être désormais traité par le cathétérisme.

Voilà, Messieurs, un fait très important, que vous devez
bien retenir. Quelque inoffensives que puissent être les
ponctions vésicales, il est évident qu'il y a néanmoins
grand avantage à les répéter le moins possible.

Voyons maintenant comment on doit procéder à l'évacuation de la vessie. Vous aurez eu soin d'abord de ne pas
introduire de sondes volumineuses. Celles-ci, il est vrai,
passent en général plus facilement, mais elles procurent
une évacuation trop rapide. Elles exposent donc à des
accidents qui sont surtout à craindre lorsque la maladie
en est à la troisième période. J'y reviendrai. Sachez seulement aujourd'hui que vous devez n'employer qu'une
sonde n° 16 ou 17 tout au plus, comme les auteurs le conseillent. Il est même préférable de s'en tenir aux n°ˢ 14 ou
15. Ce sont de sages préceptes.

La sonde ne doit avoir qu'un œil, situé près de l'extrémité, et ayant des bords émoussés, légèrement déprimés
pour ne pas blesser la muqueuse.

L'évacuation doit être effectuée *lentement* et *graduellement*. Le malade ne fera aucun effort et vous aurez soin
de ne pas exercer de pression sur la région hypogastrique.
La vessie doit se vider spontanément sous la seule influence de la contraction de ses fibres musculaires.

Les premiers cathétérismes doivent être pratiqués le
malade étant couché. M. Thompson cite un cas de syncope
mortelle survenue à la suite d'un premier cathétérisme
pratiqué le malade étant debout. Il ajoute que le chirur-

gien fut traduit devant les tribunaux sous l'accusation d'homicide involontaire.

Plus tard, les prostatiques peuvent être sondés debout. C'est même dans cette position qu'ils doivent pratiquer le cathétérisme, quand ils ont appris à se sonder eux-mêmes. Ils introduisent ainsi plus facilement le cathéter et ils peuvent recueillir l'urine qui s'échappe sans souiller leurs vêtements.

Il faut avoir soin également de ne pas vider d'emblée la vessie d'une façon complète. « Ne retirez d'abord qu'une « partie de l'urine, dit M. Thompson, le quart par exemple, « et attendez un peu avant de vider complétement la poche « urinaire. »

S'il s'agit d'une rétention complète, qu'elle soit temporaire ou définitive, au bout de combien de temps faudra-t-il recommencer le cathétérisme ? Il est bon de recourir à la sonde dès que la vessie le demande. Parfois cependant le besoin d'uriner se manifeste trop fréquemment. Dans ces cas, il ne faut pas tenir compte des besoins fugaces, mais aussitôt qu'ils deviennent réels, gênants, pénibles, il est de toute nécessité de leur obéir. Trois ou quatre évacuations dans les vingt-quatre heures sont un minimum. Souvent il faut arriver à six, huit et plus.

Certains malades présentent une tolérance telle qu'ils pourraient rester douze, quinze, vingt-quatre heures sans être sondés. Il ne faut pas attendre dans ces cas que le besoin d'uriner apparaisse pour pratiquer le cathétérisme; il se produirait fatalement de la distension vésicale, ce qu'il faut toujours éviter.

Lorsque l'évacuation exige chaque fois des manœuvres longues et pénibles, si elle provoque une douleur vive ou un écoulement sanguin assez notable, il faut renoncer au cathétérisme répété et recourir à la sonde à demeure. Souvent aussi on est obligé au début de recourir au cathétérisme permanent la nuit, parce que l'on craint que la sonde ne puisse pas être introduite soit par le malade soit par les personnes qui l'entourent.

Il est bien évident que la sonde à demeure est indispensable si le cathétérisme présente la première fois de grandes difficultés, surtout s'il existe des fausses routes produites par des médecins appelés avant votre intervention. Dans tous ces cas, vous aurez soin de redoubler de précautions antiseptiques. Vous prendrez aussi une sonde peu volumineuse, qui n'exerce de pression en aucun point et vous la placerez de façon que l'œil soit près de l'orifice interne de l'urèthre.

On a conseillé d'envelopper la verge et la portion émergente de la sonde avec de la gaze iodoformée. L'odeur désagréable de l'iodoforme me paraît devoir faire rejeter cette pratique. Il est préférable de se servir de gaze préparée avec d'autres antiseptiques : l'acide borique, le sublimé, etc...

Le plus important, du reste, c'est de retirer la sonde le plus souvent possible, afin de bien nettoyer l'urèthre irrité par la présence de l'instrument. On peut même laver tous les jours une partie de l'urèthre sans retirer la sonde, mais cette petite opération est moins facile que dans les cas de bougie à demeure, surtout si la sonde est un peu volumineuse.

Au bout de quelques jours, il faut essayer le cathétérisme répété, qui le plus souvent est devenu alors assez facile. S'il présentait encore de grandes difficultés, vous remettriez de nouveau une sonde à demeure et un peu plus tard vous tenteriez de pratiquer le cathétérisme répété.

Si la miction se rétablit, mais qu'il persiste une rétention incomplète, ce qui est la règle, la conduite à tenir est la même que dans les cas de rétention incomplète traitée d'emblée. Que faut-il donc faire dans ces cas ? Vous vous garderez bien de renoncer au cathétérisme. Celui-ci doit être continué tant que la vessie ne se vide pas complète-ment et sans effort. Lorsque le malade peut, sans pousser, vider en grande partie sa vessie, vous pourrez alors lui recommander de ne faire usage de la sonde qu'une ou deux fois dans les 24 heures.

Est-il possible de préciser davantage les règles du cathétérisme dans les cas de rétention incomplète? Il faut tenir compte, suivant M. Thompson, de la quantité d'urine qui reste dans la vessie après que le malade a uriné spontanément, et de la fréquence de miction, surtout la nuit.

L'habile chirurgien anglais fait remarquer qu'il ne faut pas toujours préjuger de la quantité d'urine qui reste dans la vessie après un premier cathétérisme. Il suffit que le malade urine comme moyen d'expérience pour que la miction soit troublée. Vous avez vu à la clinique il y a quelques semaines un prostatique que j'ai opéré l'an dernier d'un calcul vésical et qui présentait le jour où vous l'avez vu une rétention incomplète notable. Vous vous rappelez qu'il a eu bien soin de nous prévenir que lorsqu'il se sonde il reste beaucoup moins d'urine dans la vessie, qu'on lui a appris à vider complétement.

Il faut donc que rien ne vienne troubler la miction pour pouvoir tenir compte du degré de la rétention incomplète. « Ceci compris, ajoute M. Thompson, supposons un cas où « le résidu urinaire sera toujours de 256 grammes. Cette « quantité suffit, suivant moi, pour justifier l'usage du ca« thétérisme.

« D'un autre côté, on peut trouver une quantité plus « petite, et vous me demanderez dans ce cas : — Quelle « est la ligne de démarcation en ce qui concerne la quan« tité? Quel est le cas où je pourrai dire qu'avec telle « quantité le cathétérisme n'est pas nécessaire? Quelle est « celui où, avec telle autre quantité, il faudra l'employer ? « On ne peut répondre à ces questions. Les raisons qui « pourraient servir à se former une opinion exacte ne sont

« pas contenues dans les termes de la proposition. Il faut
« être éclairé par d'autres faits. »

M. Thompson pense qu'il faut tenir compte de la possibilité d'une complication, et qu'il ne faut point considérer
une urine claire comme une contre-indication à l'intervention.

« Si donc vous rencontrez des cas où 256 à 320 grammes
« d'urine seront retenus habituellement dans la vessie, que
« cette urine soit limpide ou très trouble, il faudra employer
« de suite le cathétérisme une fois et quelquefois deux fois
« par jour.

« Il y a aussi une autre circonstance très importante à
« noter : c'est la fréquence des mictions, qui varie chez
« beaucoup de malades. Il sera bien plus utile pour vous de
« savoir si votre malade a uriné pendant la nuit six fois
« ou seulement deux fois, que de savoir si son urine est
« claire ou chargée, ou même s'il en reste 128 ou 384 gram-
« mes dans sa vessie. Si vous voyez qu'il est privé de
« sommeil... sondez-le au commencement de la nuit et
« voyez quels seront les résultats du cathétérisme. S'il
« obtient cinq heures de sommeil calme et continu, ce qui
« arrive souvent, vous avez lieu de persévérer. »

Je vous ai déjà dit que pour M. Guyon aussi c'est là le
critérium nécessaire à la continuation du cathétérisme. Il
faut qu'il éloigne les besoins.

Je ne vous parle pas aujourd'hui des accidents que peut
provoquer le cathétérisme chez les prostatiques à toutes
les périodes de l'affection. Comme c'est surtout à la troisième période que l'on constate ces complications graves
et parfois mortelles, je ne traiterai cette question que
dans la prochaine leçon. Je vous dirai en même temps les
précautions qu'il faut prendre pour éviter ces accidents.
L'antisepsie, vous le pensez bien, y entre pour une large
part.

On ne cherche plus guère aujourd'hui à réveiller la

contractilité de la vessie. On sait en effet que l'élément musculaire est profondément altéré. Aussi emploie-t-on peu les injections froides, l'électricité, les strychnées, les préparations du seigle ergoté, dans le traitement de la deuxième période de l'hypertrophie de la prostate. L'emploi de ces diverses médications présente en effet des inconvénients. Civiale accordait cependant une grande confiance aux injections froides. Il a cité plusieurs observations où ces injections paraissent avoir donné de bons résultats. Il est vrai que le cathétérisme avait aussi une large part dans les succès dont parle l'habile spécialiste français.

L'électricité, suivant certains auteurs, aurait aussi rendu dans quelques cas de [véritables services, en augmentant d'une façon notable la contractilité de la vessie. L'électricité aurait permis également de diminuer le volume de la prostate.

HYPERTROPHIE DE LA PROSTATE

Traitement de la troisième période.

Messieurs,

Lorsque les malades atteints d'hypertrophie de la prostate ne viennent consulter qu'à la troisième période, la situation est très grave et le traitement extrêmement délicat. C'est là incontestablement l'une des questions les plus importantes de la thérapeutique des voies urinaires ; je vous engage donc à me prêter toute votre attention.

Le cathétérisme est l'unique moyen qui permette d'éviter chez ces malades une mort certaine, fatale et qui, en général, ne se fait pas longtemps attendre ; c'est aussi le seul moyen d'obtenir le retour de la troisième à la seconde période. Mais si le cathétérisme mal pratiqué peut être suivi d'accidents graves à toutes les périodes de l'hypertrophie prostatique, c'est à la troisième qu'il présente les plus grands dangers. Il peut dans ces cas être suivi d'accidents foudroyants.

Si le malade, avant l'intervention, présentait presque toutes les *apparences* de la santé, vous comprenez dans quelle situation pénible se trouve alors le chirurgien. Or, cette *apparente bénignité des symptômes* serait fréquente, suivant M. Guyon. Ces malades, dit-il, sont, de tous les prostatiques, ceux qui présentent les symptômes les plus

silencieux. « Il arrive souvent qu'au moment où ils
« viennent consulter, ils ne se plaignent que d'envies fré-
« quentes d'uriner ou de mictions involontaires. Ils esti-
« ment qu'il s'agit là d'une petite infirmité bien plutôt que
« d'une maladie sérieuse. Ils insistent même avec com-
« plaisance sur la limpidité de leurs urines, limpidité très
« réelle, qui ne contribue pas médiocrement à les entre-
« tenir dans une imprudente sécurité. »

Il faut ajouter que souvent les personnes qui entourent
les malades ne se doutent pas non plus de la gravité de
la situation. Il suffit cependant d'examiner attentivement
les prostatiques arrivés à cette période pour constater
tous les symptômes que je vous ai indiqués et pour se
rendre compte de l'altération profonde qu'a subie l'organisme.

Suivant M. Thompson, ce serait B. Brodie qui aurait le
premier signalé ce fait que certains malades, peu de temps
après avoir contracté l'habitude du cathéter, succombent
à la prostration ou à la fièvre.

Civiale a fait remarquer que c'est surtout au début du
traitement que l'on doit craindre « le développement d'une
« cystite aiguë, qui a trop souvent une terminaison fu-
« neste. »

MM. Voillemier et Ledentu insistent particulièrement
sur la marche des accidents dans les cas de distension de
la vessie. « Certains individus affectés d'une tuméfaction
« de la prostate sans s'en douter urinent très fréquem-
« ment par petites quantités ou par regorgement. Cela leur
« suffit et ils ne s'en préoccupent pas. Cependant leur
« vessie s'est distendue outre mesure, peu à peu et sans
« douleurs accentuées ; les reins sont gravement compro-
« mis par cet état de réplétion de la vessie ; il y a un véri-
« table empoisonnement par l'urine. Les malades perdent
« l'appétit ; à la suite de légers accès de fièvre répétés et
« de sueurs abondantes, ils s'affaiblissent ; ils végètent

« insouciants et ce n'est qu'à bout de forces ou quand ils
« ont une rétention complète qu'ils viennent réclamer des
« secours. On les sonde et l'on évacue un, deux ou trois
« litres d'urine plus ou moins altérée. Le cathétérisme,
« répété plusieurs fois dans la journée ou une sonde placée
« à demeure amène immédiatement un soulagement mar-
« qué. Mais, après un temps qui varie de quelques heures
« à 24 ou 48 heures, le malade est pris d'un violent accès
« de fièvre avec frisson ; son corps et surtout sa face se
« couvrent d'une sueur visqueuse, sa langue devient fuli-
« gineuse ; il y a quelquefois des vomissements, des trem-
« blements nerveux, des troubles cérébraux, et il succombe
« rapidement dans une profonde adynamie. »

Dans un cas de Ladroitte, cité dans les bulletins de la
Société anatomique de 1884, la marche des accidents a été
à peu près celle qu'ont décrite MM. Voillemier et Ledentu.
Il s'agit d'une rétention d'urine par hypertrophie de la
prostate chez un homme de 66 ans qui avait depuis trois
ans du retard dans la miction avec diminution de la force du
jet, et depuis une quinzaine de jours seulement de la polyurie
et de l'incontinence, surtout nocturnes. A son entrée à
l'hôpital Saint-Louis, la vessie est très dilatée (deux travers
de doigt au-dessous de l'ombilic) et depuis 48 heures le
malade n'a rendu que quelques gouttes d'urine par regorgement. Avec la sonde molle en caoutchouc n° 12, évacuation volontairement incomplète de l'urine, qui est claire
(2 litres et demi environ ; on laisse un demi-litre). Le lendemain deux cathétérismes : 4 litres d'urine. A partir de
ce jour, cystite avec hématuries ; appareil fébrile inquié-
tant. Celui-ci disparaît bientôt, mais les urines deviennent
de plus en plus purulentes et blanchâtres, à mesure que
leur quantité quotidienne diminue progressivement et le
malade meurt dans le collapsus, douze jours après le premier cathétérisme.

M. Thompson pense que dans certains cas ces accidents

ne peuvent être évités. « Cependant vous trouverez çà et
« là, dit-il, des cas dans lesquels, en dépit de vos soins,
« la langue deviendra peu à peu rouge, sèche, contractée,
« en même temps que vous verrez les forces vitales dé-
« cliner, les sens s'émousser et le malade s'éteindre. L'au-
« topsie, dans ces circonstances, vous révélera toujours
« une ancienne pyélite avec dilatation de la substance
« tubuleuse du rein, ou telle autre lésion de structure qui
« vous prouvera que, de toute manière, le malade ne
« pouvait pas vivre longtemps. »

En 1885, M. Guyon s'exprimait de la façon suivante sur
ce sujet dans les *Annales des maladies des organes génito-
urinaires* :

« Quelque méthodiquement qu'elle soit conduite, l'éva-
« cuation amène presque toujours une transformation des
« urines qui se troublent et déposent une couche de pus
« plus ou moins abondante. Cette purulence dénote évi-
« demment une complication inflammatoire portant soit
« sur la vessie, soit sur les reins, soit simultanément sur
« toute l'étendue de l'appareil urinaire. En même temps,
« le malade qui jusque-là avait été indemne de douleurs,
« commence à souffrir, et par le fait de la cystite qui peut
« revêtir une certaine acuité et par le fait d'une aggrava-
« tion presque constante de l'état général.

« Mais ces complications peuvent être modérées et per-
« mettre la guérison ; on voit alors les troubles digestifs
« s'atténuer peu à peu, la langue redevenir humide, la
« fièvre tomber quand elle s'était produite, et enfin les
« urines recouvrer plus ou moins complétement leur
« transparence.

« Mais la réaction inflammatoire, au lieu d'être modérée,
« se produit souvent avec une telle intensité que les ma-
« lades déjà plus ou moins profondément atteints dans
« leur constitution, ne peuvent y résister. Les troubles di-
« gestifs s'aggravent avec une effrayante rapidité, la

« langue devient rouge et luisante ; elle finit par être cor-
« née, et ne permet plus aucune alimentation. L'affaiblis-
« sement est extrême. La fièvre enfin se maintient le plus
« souvent assez mal définie, quelquefois avec des accès
« francs. Cependant la plupart des malades succombent
« en hypothermie. »

La même année, je constatais à l'hospice des vieillards
à Ivry, combien étaient justes ces remarques de l'habile
chirurgien de Necker. Presque tous les malades, au bout
de quelques jours, présentaient ce trouble de l'urine plus
ou moins accentué, alors que le premier liquide évacué
était absolument clair, et je notais avec soin cette particularité dans mes observations.

Quelle est la cause de ces accidents toujours les mêmes,
mais à des degrés différents ? Pourquoi le cathétérisme
est-il suivi quelquefois d'une mort si rapide ?

« Nous rappellerons, disent MM. Voillemier et Ledentu,
« qu'au premier cathétérisme les urines sortent d'abord
« claires ou un peu louches, puis épaisses et souvent
« mêlées de pus et de sang ; parfois même il s'écoule à
« leur suite quelques gouttes de sang presque pur. Après
« deux ou trois jours l'urine exhale une odeur nauséa-
« bonde ammoniacale et infecte. L'écoulement de sang n'a
« pas été déterminé par le cathétérisme, puisqu'on l'a ob-
« servé dans des cas où le passage de la sonde a été très
« facile. Mais voici ce qui se passe alors. La vessie revient
« sur elle-même, et la circulation s'activant dans les petits
« vaisseaux de la muqueuse qui n'est plus comprimée
« par l'urine, une certaine quantité de sang s'en échappe.
« Il existait déjà une inflammation chronique de la mu-
« queuse, puisque les urines étaient déjà altérées, et cette
« activité nouvelle de la circulation la transforme en une
« inflammation aiguë, dont on voit apparaître tous les
« signes avec une intensité alarmante.

« Mais, si la transformation d'une cystite chronique en

« une cystite aiguë est, dans de telles circonstances, un
« fait sérieux, cela ne suffit pas pour expliquer la rapidité
« de la mort. Il faut en chercher la cause dans des lésions
« plus graves. Les reins sont malades ; parmi les altéra-
« tions anatomiques qu'ils présentent, celle que nous avons
« rencontrée le plus souvent est une néphrite purulente.
« Quelquefois l'inflammation s'étend du parenchyme de
« l'organe à l'atmosphère cellulo-graisseuse qui l'enve-
« loppe et détermine un abcès périnéphrétique. Ajoutez
« encore que, du moment où l'état fonctionnel du rein est
« troublé, le malade est miné par une intoxication uri-
« neuse. »

Home semble avoir surtout incriminé la cystite. Il note
toutefois le fait du passage de l'état chronique à l'état
aigu : « Dans l'état de distension de la vessie, dit-il (1), la
« membrane interne n'est pas susceptible du même degré
« d'inflammation, ni les symptômes de la même intensité
« que si elle était plus contractée ; il est possible que
« l'état d'extension des petits vaisseaux et des nerfs ne
« soit pas favorable à ce travail. »

Vous avez vu que c'était également l'opinion de
Civiale.

Quant à M. Guyon, il a rattaché ces accidents, comme
vous avez pu le remarquer, à une complication inflammatoire portant soit sur une partie seulement, soit à la fois
sur toute l'étendue de l'appareil urinaire.

Dans les cas de terminaison fatale, il a admis et il admet
encore que les malades sont emportés tantôt par une
cystite suraiguë, tantôt par une cysto-néphrite, tantôt
enfin par la continuation de l'empoisonnement urineux,
malgré l'absence de symptômes vésicaux.

(1) Traité des Mal. de la prostate trad. par Marchant, p. 30.

« Leur rein, ajoute-t-il (1), atteint de lésions trop pro-
« fondes qu'il était impossible de mesurer exactement
« pendant la vie, mais que l'autopsie démontre, ne leur
« permet pas de supporter même une faible secousse et ils
« s'éteignent par l'aggravation des symptômes généraux
« que détermine brusquement le moindre surcroît de l'in-
« suffisance rénale. »

Quelle est la cause déterminante des accidents inflammatoires qui surviennent ainsi du côté de la vessie ?
M. Guyon accuse, comme MM. Voillemier et Ledentu, l'afflux sanguin provoqué du côté de la muqueuse de cet organe par l'évacuation de l'urine. « Vous pouvez même en
« avoir la preuve, dit-il, séance tenante, dans une héma-
« turie par expression de la muqueuse gorgée de sang. Il
« n'est pas rare, en effet, de voir à mesure que s'avance
« l'évacuation, le liquide se teinter en rose, de plus en plus
« foncé et finir, au moment de l'émission des dernières
« gouttes, par être du sang complétement pur. Cela, vous
« le comprenez bien, ne peut avoir lieu qu'au prix d'une
« sorte de traumatisme indirect plus ou moins violent.
« C'est la vessie elle-même qui exprime sa muqueuse
« comme une éponge qu'on serre dans la main, et qui le
« fait avec d'autant plus d'énergie que l'évacuation est à
« la fois plus rapide et plus complète. »

C'est même à cette dernière particularité que l'habile
chirurgien de Necker semble attribuer tous les accidents
du cathétérisme (2).

« C'est l'évacuation rapide et complète d'une vessie de-
« puis longtemps habituée à la distension qui doit être
« redoutée, c'est le traumatisme qui résulte de cette éva-
« cuation mal dirigée. Ce qui le prouve, c'est que l'explo-
« ration simple est loin d'exposer aux mêmes dangers.

(1) Loc. cit.

(2) Ann. des Mal. des org. urin. Août 1886 p. 458.

« Bien plus, l'évacuation elle-même peut être obtenue
« sans accidents, pourvu qu'elle soit lentement et progres-
« sivement conduite, qu'elle soit successive. »

Dès 1864, le professeur Traube, de Berlin, s'inspirant
des idées de M. Pasteur, avait émis l'opinion que les
troubles de l'urine sont dus à des vibrions transportés
dans la vessie par la sonde. Dans un cas de cystite survenue après le cathétérisme, il aurait en effet constaté au
microscope que l'urine contenait une grande quantité de
vibrions.

En 1886, M. Guyon n'accordait qu'une importance relative au rôle que les microbes peuvent jouer dans les accidents consécutifs au cathétérisme. Voici quelle était son
opinion à cette époque (1).

« On a dit aussi que ces accidents devaient être imputés
« à l'introduction et à la pullulation des microbes dans
« l'appareil urinaire ; je me garderai bien de prétendre
« qu'ils ne peuvent jouer aucun rôle. Les conditions qu'ils
« rencontrent dans ce double fait de la vascularisation des
« parois et de la stagnation leur sont éminemment favo-
« rables et c'est certainement chez les prostatiques que
« leur influence est le plus à redouter. Mais ce serait fer-
« mer les yeux à l'évidence que de leur attribuer tout le
« mal et de méconnaître l'influence des modifications phy-
« siques et physiologiques produites par l'évacuation. J'ai
« pour ma part la conviction, et cette conviction s'appuie
« sur un très grand nombre de faits, que le cathétérisme
« explorateur simple, sans précautions spéciales contre
« les microbes, mais régulièrement exécuté, est infiniment
« moins dangereux que l'évacuation la plus antiseptique si
« elle était d'emblée trop rapide et trop complète. »

Lorsque je publiai, en 1887, mon premier travail sur le

____

(1) Ann. 1886.

cathétérisme chez les prostatiques (1), il était donc généralement admis que la cystite consécutive à l'introduction d'une sonde dans la vessie était due à la congestion violente de la muqueuse vésicale et au traumatisme qui résulte de l'évacuation du réservoir urinaire. Une observation attentive des faits, une guérison inespérée que je venais d'obtenir à l'hôpital de la Pitié, grâce à certaines précautions antiseptiques, m'obligèrent à combattre cette opinion : « Quant au rôle des microbes, disais-je, tantôt il « n'est même pas cité, tantôt il est considéré comme étant « d'une importance secondaire. Eh bien, nous sommes « convaincu qu'il faudrait renverser les termes et placer « au premier plan le rôle pathogénique des microbes. »

Vous avez sans doute remarqué aussi, Messieurs, que pour expliquer la mort rapide après le cathétérisme chez les prostatiques arrivés à la troisième période, certains auteurs accusaient la cystite, d'autres les lésions rénales. Or, je faisais remarquer dans ce travail que les reins peuvent ne présenter parfois que des lésions sans importance et je rappelais le cas de Ladroitte communiqué à la Société anatomique où l'on trouve la description suivante :

« Uretères, bassinets et calices dilatés et recouverts « d'une légère couche purulente. *Reins un peu congestion* « *nés.* » Et j'ajoutais :

« Nous croyons que l'on doit chercher la cause de la « mort dans un état infectieux dû à la pénétration de mi« crobes dans le torrent circulatoire au niveau de l'appa« reil urinaire. Les symptômes généraux que présentent « les malades sont en effet ceux d'un état infectieux. D'un « autre côté on sait aujourd'hui que chez eux l'urine intra« vésicale, surtout lorsqu'elle est ammoniacale, fourmille de « microbes, dont le mode de pénétration est encore entouré

(1) Arch. gén. Méd., août 1887.

« d'obscurité. Il est certain que la sonde doit souvent leur
« servir de véhicule......

« L'influence fâcheuse de l'évacuation rapide et complète
« de la vessie se comprend aisément. On sait en effet
« qu'elle a pour conséquence une hémorrhagie plus ou
« moins abondante, c'est-à-dire la rupture de vaisseaux
« assez volumineux. Or, ce sont là de larges portes ou-
« vertes à la pénétration des micro-organismes dans le
« système circulatoire, et cette pénétration se fait d'autant
« plus facilement que la vessie, ainsi qu'on l'a fait remar-
« quer, exprime alors sa muqueuse comme une éponge
« qu'on serre dans la main. Elle applique ainsi avec force
« les vaisseaux sanguins déchirés sur la masse micro-
« bienne. Les dernières parties qui restent dans la vessie
« sont en effet composées presque uniquement d'un liquide
« épais et purulent.

« Il est à remarquer que dans les cas de mort tous les
« auteurs insistent sur ce fait d'une hématurie plus ou
« moins abondante à la fin de l'évacuation du réservoir de
« l'urine.

« Quant aux lésions inflammatoires de l'appareil urinaire,
« du rein surtout, il est incontestable qu'elles ont leur
« importance mais celle-ci est secondaire. Nous avons du
« reste tout lieu de croire que la néphrite aiguë qui pré-
« cède fréquemment la terminaison fatale est une néphrite
« infectieuse. »

Aujourd'hui, j'ai la satisfaction de constater que ce sont
les opinions que j'ai soutenues qui sont admises. Les récentes recherches bactériologiques et biologiques les ont
pleinement confirmées.

Voyons maintenant quels sont les différents moyens qui
ont été proposés pour éviter les dangers dus au cathétérisme chez les prostatiques, moyens en partie basés sur
les idées théoriques que je vous ai longuement exposées
tout à l'heure.

MM. Voillemier et Le Dentu conseillent, après avoir vidé la vessie, d'y faire des injections émollientes, aromatiques ou légèrement caustiques suivant les indications et de combattre l'adynamie par des toniques énergiques.

« Ce traitement conduit activement pourra réussir', « ajoutent-ils, si le malade n'est pas trop vieux, si ses « forces ne sont pas trop épuisées et si la rétention n'est « pas trop ancienne. »

Ces auteurs n'ont donc qu'une médiocre confiance dans le traitement qu'ils préconisent. Ils le conseillent cependant dans tous les cas, « parce qu'il est impossible de « savoir pendant la vie combien sont profondes les lésions « des reins et jusqu'à quel degré est arrivée l'intoxication « urineuse; aussi le chirurgien doit-il agir comme s'il « restait encore quelque chance de salut. »

M. Guyon conseille une évacuation lente, méthodiquement successive et antiseptique, et lorsqu'il n'y a pas urgence absolue à procéder immédiatement à cette évacuation, il recommande d'habituer l'urèthre à subir le contact des instruments. On doit, suivant lui, consacrer quelques séances, à deux ou trois jours d'intervalle, à introduire des bougies que l'on retirera aussitôt, absolument comme s'il s'agissait d'un rétrécissement à dilater.

Il insiste sur la lenteur avec laquelle on doit procéder à l'évacuation : choisir une sonde n° 15 ou 16 au maximum, et ralentir même l'issue de l'urine en l'interrompant de temps en temps avec le doigt.

Lors des premiers cathétérismes, il conseille de ne retirer qu'une assez faible quantité d'urine et de prendre pour critérium d'arrêter l'écoulement dès que la tension de la vessie cesse de donner lieu à un véritable jet, que l'urine s'écoule en bavant, ou bien lorsqu'il se produit des douleurs, véritables coliques vésicales. « Imitant ainsi, « dit-il, la marche de la maladie qui est lentement pro- « gressive, vous habituerez peu à peu la vessie, qui s'est

« insensiblement distendue, à revenir insensiblement à
« ses dimensions normales. Les jours suivants, vous reti-
« rerez chaque fois un peu plus de liquide et vous n'arri-
« verez à vider complétement la vessie qu'au bout d'un
« certain temps, souvent de plusieurs jours. »

Que faut-il entendre par « évacuation antiseptique » ?

« Vider antiseptiquement la vessie, c'est-à-dire rem-
« placer le quart du liquide enlevé par une solution bori-
« quée à 4 % afin d'empêcher la fermentation intra-
« vésicale. »

Les précautions que je viens de vous indiquer inspirent-
elles à M. Guyon une confiance absolue ? Il paraît que non,
puisqu'il refuse le cathétérisme à certains prostatiques
arrivés à la troisième période. Voyez en effet ce qu'il dit
à propos du malade dont je vous ai parlé dans la première
leçon :

« A l'heure actuelle, cet homme est pâle, faible, amaigri.
« L'inappétence est très marquée, la langue sèche, la soif
« habituelle. L'état général est, en un mot, profondément
« altéré. Quant à la vessie, elle est distendue et forme, au-
« dessus des pubis, une saillie très facilement appréciable.
« Dans ces conditions, si on voulait le soumettre au cathé-
« térisme, on justifierait encore, sans aucun doute, le
« conseil donné par le médecin. On ne tarderait pas, en
« raison du mauvais état général, à voir éclater de graves
« accidents qui améneraient, probablement en très peu de
« temps, la terminaison fatale. Faute d'avoir été sondé
« convenablement, en temps opportun, cet homme se
« trouve aujourd'hui réduit à cette triste extrémité d'être,
« en quelque sorte, abandonné à lui-même. »

Et plus loin, discutant la question de l'intervention :

« Pour ma part, j'ai adopté le parti de rester dans une
« expectation prudente toutes les fois qu'une alimentation
« réparatrice ne peut être supportée et que les toniques
« de toute sorte n'aménent pas une amélioration rapide.

« C'est, je crois, du côté des voies digestives que l'on
« peut trouver le critérium nécessaire. Lorsqu'elles sont
« trop profondément atteintes et surtout lorsque toutes les
« ressources du traitement tonique le plus varié restent
« sans effets, j'estime qu'il vaut mieux ne pas intervenir.

« Avant de prendre une détermination à l'égard du
« cathétérisme, je mets donc les malades en observation,
« et je les prépare, en quelque sorte, au traitement chi-
« rurgical.

« Si la préparation est stérile, si le malade, loin de
« réagir, va toujours s'affaiblissant, il est au moins inutile
« d'engager une partie perdue d'avance. »

Revenant sur ce sujet dans ses leçons sur les cystites (1),
l'habile chirurgien de Necker s'exprime ainsi :

« Au point de vue de l'intervention, l'excès de la disten-
« sion doit certainement vous imposer des précautions
« toutes particulières, mais vous avez bien plus encore à
« vous préoccuper de l'état général, surtout des fonctions
« digestives. Une sécheresse marquée de la langue, une
« inappétence complète, une soif vive et continuelle avec
« polyurie, un amaigrissement notable, une teinte jaune
« terreuse des téguments, enfin des nausées ou vomisse-
« ments doivent être pour vous autant d'indices de la plus
« haute importance. La réunion de plusieurs d'entre eux
« vous imposerait l'abstention provisoire ou définitive de
« de tout traitement chirurgical. »

Quant à M. Thompson, il avait insisté, dès 1881, sur la
nécessité de ne vider qu'incomplétement la vessie. « Au
« lieu d'évacuer 550 grammes d'urine, disait-il, n'en éva-
« cuez que 275 grammes, laissez-en un peu ; adoptez enfin
« un moyen terme qui satisfasse la vessie et l'état géné-
« ral. En retirant 275 grammes ou seulement 183 grammes,
« vous soulagez toujours le malade ; progressivement vous

____

(1) Ann. des mal. des org. urin. Août 1886, p. 465.

« en retirerez davantage, et peut-être ; dans l'espace d'un
« mois, vous arriverez à vider entièrement la vessie, et à
« rendre satisfaisant et régulier le cours de la maladie. »

En résumé, évacuation complète de la vessie, suivie de
lavages, intervention chez tous les malades ; telle est la
conduite à tenir suivant MM. Voillemier et Le Dentu.

Au contraire, évacuation lente, successive, sans lavages,
avec quelques précautions antiseptiques, abstention de
tout cathétérisme dans les cas les plus graves ; tels étaient
les conseils donnés à cette époque par M. Guyon.

Me basant sur l'observation clinique, voici l'opinion que
je crus devoir soutenir :

« Nous croyons qu'il y a avantage à combiner les deux
« modes de traitement ; mais ce qu'il faut surtout, ce qui doit
« être le point capital, ce qui assurera la réussite dans les cas
« extrêmement graves, c'est de faire une *antisepsie rigou-*
« *reuse.* On a vu que dans les cas d'altération de l'urine
« les microbes pullulaient dans le canal de l'urèthre. Or,
« on aura beau se servir d'une sonde parfaitement asep-
« tique, on risquera toujours de porter des micro-orga-
« nismes de l'urèthre dans la vessie. Il faut imiter ici la
« pratique des accouchements. Quand on a un utérus à
« désinfecter que fait-on ? On commence par nettoyer la
« vulve, puis le vagin, et ce n'est qu'après avoir fait l'an-
« tisepsie de ces parties que l'on porte la canule dans la
« cavité utérine. Enfin, après avoir nettoyé cette cavité, on
« fait de nouveau un lavage du vagin, puis de la vulve.

« Eh bien, pour pratiquer une évacuation antiseptique de
« la vessie chez un prostatique au troisième degré, qui a
« toujours ou à peu près du pus dans l'urine, il faut suivre un
« procédé analogue. Il faut en effet commencer par faire l'an-
« tisepsie du canal de l'urèthre, et c'est chose bien
« facile aujourd'hui avec le petit instrument que
« nous avons décrit à propos du traitement de la
« cystite blennorrhagique par le lavage de la vessie

« sans sonde (1). Il suffit de porter la boule dans le
« cul-de-sac du bulbe et de faire passer pendant quelques
« minutes une solution saturée d'acide borique. Cela fait,
« on prend une sonde parfaitement aseptique et l'on pé-
« nètre dans la vessie. Nous croyons qu'il est bon de ne
« pas se servir d'une sonde n° 18 comme on l'a conseillé
« quelquefois, mais bien d'un n° 15 ou 16 ou même au-
« dessous (Guyon). Avec le professeur de l'hôpital Necker
« nous admettons en effet qu'on a plus de chances d'éviter
« l'hématurie en pratiquant une évacuation lente. Pour la
« même raison nous admettons aussi que l'on doit inter-
« rompre l'évacuation dès que l'on cesse d'avoir un véri-
« table jet ou bien lorsqu'on a déjà retiré une certaine
« quantité d'urine. On injecte alors une solution boriquée
« en quantité d'autant plus considérable que la vessie était
« plus distendue avant le cathétérisme. Nous croyons ce-
« pendant qu'il n'y a pas grand avantage à dépasser
« 200 gr. Seulement, au lieu de retirer la sonde une fois,
« cette injection faite on laissera sortir ce mélange d'eau
« boriquée et d'urine et l'on sera tout surpris de voir qu'il
« renferme une quantité plus ou moins considérable de
« pus. On recommencera de nouveau et ainsi de suite jus-
« qu'à ce qu'il vienne un liquide clair. On injectera une
« dernière fois de l'eau boriquée et l'on retirera la sonde.
   « Nous croyons devoir insister sur la façon dont on doit
« faire ces injections intra-vésicales. Nous rejetons d'une
« façon absolue l'usage de la seringue ou de toute poire
« en caoutchouc, parce que l'on ne sait pas ainsi ce que
« l'on fait; on ignore complétement quelle force on em-
« ploie. On devra se servir de l'appareil que nous avons
« décrit pour le lavage de la vessie sans sonde muni du
« mandrin n° 1. On introduira l'extrémité de ce mandrin

(1) Archives gén. de Méd. mai 1887.

« dans la sonde et l'on fera pénétrer ainsi le liquide dans
« la vessie.

« Il serait facile de démontrer qu'en agissant ainsi la
« pression au niveau de l'orifice de la sonde situé sur les
« parties latérales ne diffère pas sensiblement de celle
« qu'on aurait si l'orifice était placé à son extrémité. Nous
« ne reviendrons pas sur les calculs qui donnent la valeur
« de cette pression ; il suffit de considérer la surface de
« l'orifice et de la comparer à celle de l'orifice de nos ca-
« nules pour en avoir une idée approximative et pour s'as-
« surer que cette pression est faible. D'un autre côté, avec
« le mandrin n° 1 on a un écoulement très lent. *Pression*
« *faible, et lenteur de l'écoulement*, telles sont les condi-
« tions indispensables pour ne pas déterminer la rupture
« des vaisseaux athéromateux de la muqueuse vésicale si
« friable chez les prostatiques à la troisième période.

« Après avoir fait le lavage de la vessie comme nous
« venons de le dire lentement, avec une pression faible,
« et sans jamais pratiquer une évacuation complète ; après
« avoir laissé dans cette cavité une certaine quantité d'eau
« boriquée tiède et retiré la sonde, on terminera en faisant
« un dernier lavage de l'urèthre.

« Tel est le procédé qui nous a donné le remarquable
« succès qu'il nous reste maintenant à faire connaître.

« OBSERVATION. — Pet... Jacques, 74 ans, plombier,
« entre le 7 janvier 1887 à l'hôpital de la Pitié, salle Ros-
« tan, n° 3.

« Bonne santé jusqu'en 1886 ; depuis longtemps déjà ce-
« pendant le malade était obligé de se lever plusieurs fois
« la nuit pour uriner, il y avait un retard de la miction et
« une diminution notable dans la force de projection du
« jet d'urine. Depuis un an environ, les besoins d'uriner
« étaient également fréquents le jour ; la quantité d'urine

« des 24 heures dépassait sensiblement la normale et le
« liquide était déjà un peu trouble.

« Vers le mois d'octobre 1886, les besoins d'uriner étaient
« tellement impérieux qu'il arrivait souvent au malade
« d'uriner dans son pantalon.

« Au mois de novembre il est pris de rétention complète
« et entre à l'Hôtel-Dieu dans le service de M. le professeur
« Richet. On le sonde facilement et on lui fait quelques
« lavages de la vessie, qui sont assez douloureux. Vers le
« huitième ou le dixième jour il survient une hématurie
« abondante après le cathétérisme. On cesse de sonder
« le malade, qui, pendant huit jours, continue à uriner du
« sang en assez grande quantité.

« Quinze jours après la première hématurie on pratique
« une seule fois le cathétérisme et l'on retire environ un
« verre d'urine. A partir de ce moment, on ne sonde plus
« le malade, bien qu'il éprouve une grande difficulté pour
« uriner, et huit jours plus tard on lui signe sa sortie. Il
« est à noter que ses urines contenaient toujours du pus.

« Rentré chez lui, son état continue à s'aggraver ; la po-
« lyurie augmente rapidement ainsi que la difficulté des
« mictions, et au bout de quinze jours ses jambes com-
« mencent à enfler. C'est au bout d'un mois environ, le
« 7 janvier, qu'il entre dans le service de M. Hutinel.

« A son entrée, le malade présente le tableau complet
« de l'asystolie ; les membres inférieurs sont très œdéma-
« tiés, l'ascite est considérable. Pas d'œdème de la face ni
« des membres supérieurs. Pas de souffle au cœur. Athé-
« rome. Le toucher rectal permet de constater une hyper-
« trophie notable de la prostate.

« Pendant trois semaines environ, le malade rend tous
« les jours dix à onze litres d'une urine, claire d'abord,
« puis trouble, d'aspect blanc grisâtre, laissant déposer
« au fond du bocal une assez grande quantité de pus. —

« Albumine en rapport avec le dépôt purulent. — Pas de
« sucre.   »

« Au bout de quelques jours, on peut reconnaître, grâce
« à une diminution considérable de l'ascite, que la vessie
« est distendue et forme une saillie très appréciable au-
« dessus des pubis.

« Le malade éprouve beaucoup de difficulté pour uriner.

« Lait, café, tod, quinquina.   »

« Un mois environ après son entrée, les phénomènes
« asystoliques avaient à peu près disparu; le malade pou-
« vait se lever et l'appétit était meilleur, mais les urines
« présentaient les mêmes caractères et étaient toujours
« abondantes (7 à 8 litres par jour).

« Le malade se maintient ainsi pendant quelques jours
« puis l'état général s'aggrave sans toutefois qu'il se ma-
« nifeste de nouveaux symptômes asystoliques : la langue
« devient sèche, la soif vive et continuelle, l'inappétence
« presque complète, puis il survient du délire, de l'agita-
« tion et une dyspnée assez intense. La polyurie persiste
« et bientôt apparaît de l'incontinence d'urine, d'abord
« nocturne, puis continue. Le 12 février, l'état général est
« déjà très mauvais.

« 4 mars. — Nous voyons le malade pour la première
« fois. Son état est extrêmement grave : il existe une
« dyspnée excessive, de gros râles trachéaux, qui rendent
« la respiration bruyante, du délire, de l'agitation, un
« tremblement nerveux; la langue, rouge et luisante sur
« les bords, est recouverte de fuliginosités sur la partie
« médiane; l'inappétence est complète, la soif, vive et
« continuelle : à chaque instant le malade cherche à s'em-
« parer de n'importe quel liquide qui se trouve placé près
« de lui; il existe une teinte jaunâtre des téguments;
« l'amaigrissement est considérable. La vessie forme au-
« dessus des pubis une saillie très appréciable. Il existe une
« incontinence d'urine continue.   »

« A l'auscultation, on ne trouve que quelques râles so-
« nores disséminés dans toute l'étendue des deux poumons
« en arrière et quelques râles sous-crépitants fins aux
« deux bases.

« Il n'y a pas d'œdème. On ne trouve pas de souffle au
« cœur. La température est à 37°.

« Avec l'aide de notre collègue et ami Méry, nous pro-
« cédons à l'évacuation de la vessie après avoir préala-
« blement fait le lavage de l'urèthre antérieur. Il est
« 5 heures du soir.

« Une sonde molle n° 16, parfaitement aseptique est
« très facilement introduite dans la vessie. Il s'écoule une
« urine claire un peu foncée. On interrompt le jet de temps
« en temps et aussitôt qu'il faiblit on cesse l'évacuation.
« Il ne s'est pas encore écoulé de pus à ce moment là, l'urine
« est restée claire ; la quantité retirée est de 800 gr.
« environ. Au moyen de l'appareil pour lavage de la vessie
« sans sonde muni de la canule n° 1 nous introduisons
« 200 gr. d'une solution saturée d'acide borique à 38° dans
« la cavité vésicale puis nous laissons s'écouler ce mélange
« d'urine et d'eau boriquée. On voit alors que le liquide
« qui s'écoule est trouble et est bientôt très épais. On
« cesse de nouveau l'évacuation pour introduire 200 gr.
« de solution boriquée et ainsi de suite. On fait passer
« ainsi 1500 gr. de ce liquide. A la fin il revient clair ;
« on en laisse 150 gr. environ dans la vessie. On fait un
« second lavage de l'urèthre.

« 5 mars. — La nuit a été beaucoup plus calme. Un ca-
« thétérisme le matin et un autre le soir.

« 6 mars. — La dyspnée est très légère, encore un peu
« de délire. La soif est moins vive. Le malade ne prend
« que du lait, il le boit avec plaisir. Deux cathétérismes ; il
« suffit d'un litre d'eau boriquée pour nettoyer la vessie.

« 7 mars. — Le malade n'a plus de délire ni de dyspnée,
« il peut nous raconter les accidents qu'il a eus lorsqu'on

« l'a sondé à l'Hôtel-Dieu. Il n'a plus d'incontinence, il
« peut uriner mais assez dificilement. Nous vidons com-
« plétement la vessie après la miction et nous retirons
« 500 gr. d'urine environ. La vessie ne se vide tout à fait
« qu'en trois fois au fur et à mesure que l'œil de l'instru-
« ment se rapproche du col. Le malade éprouve une légère
« douleur à la fin de cette évacuation ; un pus épais s'écoule
« en dernier lieu. Il suffit de 800 gr. d'eau boriquée pour
« nettoyer la vessie ; on en laisse 150 gr. à la fin. Deux
« cathétérismes.

« Le 8 le mieux continue ; la langue est humide, le ma-
« lade prend du lait, du bouillon, des potages. Deux cathé-
« térismes ; le pus continue à diminuer. Il n'y a plus de
« douleur à la fin de l'évacuation.

« Le 9 le malade peut se lever un peu. Deux cathété-
« rismes toujours suivis de lavages.

« Le 11 le malade va très bien ; il a pu marcher un peu.
« Il n'a presque plus soif ; l'appétit est bien meilleur ; il
« urine assez facilement mais il reste toujours 350 gr. d'urine
« environ après la miction. Le pus a notablement diminué.
« Même traitement.

« 13 mars. — Le malade se promène un peu dans la
« salle. Il urine encore 2 litres et demi dans les 24 heures ;
« il y a peu de pus au fond du bocal mais le liquide reste
« toujours légèrement trouble. La miction est plus facile.

« 15 mars. — Nous cessons de nous occuper du malade.
« C'est désormais un prostatique au deuxième degré qu'il
« suffit de sonder autant de fois que l'exige l'état de sa
« vessie. »

Je fis suivre cette observation des réflexions suivantes :

« Voilà donc un prostatique de 74 ans arrivé à la troi-
« sième période et dont l'état général était tellement grave
« que l'on se demandait le jour où nous avons commencé
« le traitement s'il passerait la nuit ; nous pratiquons le

« cathétérisme successif et rigoureusement antiseptique,
« et au bout de peu de jours le malade est en état de se
« lever. C'est une véritable résurrection. Au lieu de voir la
« cystite s'aggraver, comme c'est ordinairement la règle,
« on voit au contraire le pus diminuer de plus en plus.
« Malgré la fragilité des vaisseaux de la muqueuse vésicale,
« démontrée par les abondantes hémorrhagies qu'eut le
« malade l'an dernier, à l'Hôtel-Dieu, nous n'avons pas eu
« le moindre écoulement sanguin.

« C'est là, croyons-nous, une justification éclatante de
« l'opinion que nous avons émise au début de ce travail, à
« savoir que l'on doit toujours pratiquer le cathétérisme
« chez les prostatiques à la troisième période quel que soit
« leur état général, *à condition de prendre les précautions*
« *antiseptiques les plus rigoureuses.* Quand l'état général
« est grave, abandonner à eux-mêmes ces malheureux
« malades, c'est les vouer à une mort certaine et rapide.
« Que l'on suive donc le procédé antiseptique que nous
« venons de décrire et l'on ne tardera pas à enregistrer
« de nouveaux succès..... Si, malgré toutes les précautions
« que nous avons indiquées, il survenait une hématurie,
« nous croyons qu'il ne faudrait pas pour cela retirer la
« sonde sans faire de lavages; il faudrait au contraire net-
« toyer la vessie avec encore plus de soin et la débarrasser
« le plus complétement possible des microbes qu'elle ren-
« ferme. Il faudrait aussi, à notre avis, faire plusieurs
« lavages dans les 24 heures.

« Chez les prostatiques à la deuxième période, on sait
« que les premiers cathétérismes sont à peu près cons-
« tamment suivis d'une cystite aiguë. Eh bien, nous
« sommes persuadés qu'on pourrait éviter cet accident en
« suivant le procédé antiseptique que nous conseillons
« pour la troisième période. Au bout de quelques jours, il
« suffirait d'apprendre au malade à se servir d'une sonde
« aseptique.

« Chez les prostatiques à la première période, nous
« admettons, avec la majorité des auteurs, que l'on ne
« doit pas pratiquer le cathétérisme. Mais nous nous
« demandons si ces malades ne seraient pas soulagés par
« des lavages de la vessie sans sonde avec de l'eau bori-
« quée tiède. Chez les malades à la première période at-
« teints de cystite, il n'y a pas d'hésitation, c'est le meilleur
« moyen, croyons-nous, de faire rapidement disparaître
« cette redoutable complication. »

J'ai peu de chose à ajouter, Messieurs, à ce que j'écrivais
en 1887. Le procédé dont il s'agit réalise une asepsie directe et complète. Je constate que l'on n'a pas fait mieux
depuis cette époque. Jusqu'à présent, les recherches de
laboratoire n'ont réalisé, à ce point de vue, aucun progrès.
Elles ont été sans doute utiles à la science, mais les malades n'y ont rien gagné.

Un mois après la publication de mon travail, M. Guyon
fit imprimer dans les *Annales des maladies des organes
génito-urinaires* un nouvel article sur ce sujet. J'y retrou-
vai les mêmes préceptes qu'il avait formulés en 1885 :

« Pour ma part, j'ai adopté le parti de rester dans une
« expectation prudente toutes les fois qu'une alimentation
« réparatrice et appropriée, telle que le régime lacté qui
« d'ailleurs dans ces cas ne doit pas être exclusif, ne peut
« être supportée et que l'emploi méthodique des toniques
« et des eupeptiques, des frictions sèches ou stimulantes,
« des massages, d'un exercice pris dans de bonnes con-
« ditions, n'amène pas promptement une amélioration
« relative.....

« Si la préparation est complétement stérile, si le ma-
« lade, loin de réagir, va toujours s'affaiblissant, s'il ne
« tolère ni l'alimentation ni la médication, il est au moins
« inutile d'engager une partie perdue d'avance. »

Eh bien, le malade dont je venais de publier l'observation, que je vous rappelais il y a un instant, était dans ces conditions défavorables et pourtant le succès avait été complet.

Dans cet article, le savant professeur faisait cependant une part un peu plus large aux précautions antiseptiques. Il continuait, il est vrai, à « *habituer l'urèthre à subir le contact des instruments* » en introduisant des bougies tous les deux ou trois jours, *sans faire l'asepsie de l'urèthre*, et comme s'il s'agissait d'un rétrécissement à dilater ; il continuait également, lorsqu'il se décidait à pratiquer le cathétérisme, à n'injecter à la fin de la séance que 100 ou 150 gram. d'eau boriquée ; mais il ajoutait : « plus tard, « lorsqu'on ne se borne plus à retirer une faible quantité « d'urine, mais qu'on cherche à obtenir peu à peu l'éva- « cuation totale, il peut arriver que la vessie s'enflamme « et suppure, alors une simple injection n'est plus suffi- « sante, il faut pratiquer de véritables lavages. Il est né- « cessaire, en effet, de soustraire aussi complétement que « possible la muqueuse au contact de ses produits de sé- « crétion et de l'urine altérée que ces produits ne tardent « pas à rendre ammoniacale. Il ne faut cependant pas... ». « laisser entièrement ressortir et l'urine et le liquide in- « jecté..... aussitôt que la quantité de liquide équivalente « à celle qu'on a injectée est ressortie, il convient de sus- « pendre l'écoulement et de pousser une nouvelle injection ; « c'est ainsi qu'on arrive à substituer complétement la so- « lution antiseptique à l'urine..... En terminant chaque « lavage, il est nécessaire..... d'abandonner une dernière « injection qui représente pour elle une sorte de pansement. »

C'est précisément ce que j'avais écrit un mois aupa- ravant. Mais je ne veux pas insister ; je préfère vous faire remarquer que M. Guyon reconnaît lui-même qu'il peut se produire de la suppuration au bout de quelques jours, lorsqu'on a suivi le procédé qu'il recommande.

Dans le cas extrêmement grave que je vous ai cité, c'est

l'inverse qui s'est produit. La cystite s'est améliorée dés les premiers jours.

Enfin, M. Guyon faisait encore une recommandation. « En retirant l'instrument, disait-il, vous aurez soin de « laver le canal, de l'irriguer doucement avec la solution « dont vous aurez intentionnellement conservé pour cela « quelques grammes dans la seringue. Le canal est donc « lavé avec la solution antiseptique et comme vous aviez « pris au préalable soin de laver le méat et le gland, vous « avez opéré d'une manière vraiment aseptique.

« Vous n'avez eu cependant à observer que des précau- « tions simples, faciles à rigoureusement suivre et néan- « moins très efficaces. Si j'insiste, c'est que je considère « que la démonstration est faite par les cas particuliè- « rement accessibles aux effets des contaminations mi- « crobiennes et que la méthode antiseptique a, dans toutes « ses applications, une trop haute valeur pour que l'on ne « considère pas comme un devoir, quand on peut s'appuyer « sur l'expérience clinique, de la dégager de toutes les « superfluités qui pourraient éloigner de ces applications « les esprits les mieux préparés à se soumettre à ses lé- « gitimes exigences. »

Ainsi M. Guyon croyait avoir opéré d'une manière vrai- ment aseptique et il s'était servi d'une seringue, instrument qu'il est à peu près impossible de rendre aseptique. Pour préparer le canal, opération inutile, il s'était contenté de prendre une bougie aseptique et de laver le méat et le gland. Il n'avait oublié que l'urèthre; aussi la bougie avait-elle pour résultat de refouler dans la vessie les mi- crobes contenus dans le canal uréthral.

Il est vrai que dans les cas où il avait fait des injections, en retirant la sonde il avait lavé l'urèthre, mais voyez ce qui en était résulté. Le liquide déposé dans l'urèthre pos- térieur s'était écoulé dans la vessie : ce lavage avait donc repoussé dans le réservoir urinaire ce qui restait de pus

et de principes septiques dans la portion rétro-sphinctérienne du canal uréthral. Or, rejeter ainsi ces produits
septiques dans le réservoir urinaire après avoir pris beaucoup de peine pour le rendre aseptique est un non-sens
inexplicable.

L'habile chirurgien du service spécial de Necker trai-
tait de « *superfluités* » les précautions antiseptiques que
j'avais prises. Comment, Messieurs, peut-on parler de
superfluités quand il s'agit de précautions aussi simples
et que les malades sont exposés à d'aussi terribles dangers ! C'est grâce à ces superfluités cependant que j'avais
obtenu un succès éclatant dans un cas désespéré, dans un
de ces cas où M. Guyon conseille de « rester dans une
expectation prudente », sachant très bien ce qu'il en ad-
viendra, car il ajoute : « Rester inactif, c'est abandonner
« le malade à la marche inexorable des accidents. »

Comme réponse au savant professeur, je recueillis à la
fin de 1887, à l'hôpital de la Pitié, dans le service de mon
cher maître M. Troisier, une nouvelle observation que je
publiai dans le *Progrès médical*. La voici :

« Il s'agit d'un prostatique âgé de 56 ans qui, il y a deux
ans et demi environ, fut pris, après avoir éprouvé quelques troubles dans la miction, d'une incontinence d'urine
nocturne d'abord, puis bientôt nocturne et diurne. Malgré
cela il y avait plusieurs mictions volontaires dans les
24 heures. Ce malade consulta plusieurs médecins : aucun
n'osa le sonder ; on lui prescrivit simplement de l'iodure
de potassium. L'incontinence persista aussi bien le jour
que la nuit et le malheureux malade dut porter un urinal
en permanence. Les urines seraient restées longtemps
claires. Ce ne serait que vers le mois d'octobre 1887 qu'elles
auraient laissé déposer au fond du vase une grande quantité de pus. En même temps, elles auraient présenté une
odeur infecte. Les mictions, non douloureuses, seraient
aussi devenues plus fréquentes. Depuis le début de ces

divers accidents, l'appétit avait sensiblement diminué et était devenu irrégulier; il était survenu des alternatives de diarrhée et de constipation; le malade avait beaucoup maigri et ses forces s'étaient notablement affaiblies. Il n'avait jamais eu d'œdème, mais depuis le mois de novembre 1886 il éprouvait de la dyspnée et des palpitations quand il marchait ou essayait de monter un escalier.

Lorsque ce malade se présenta à la consultation, le 12 décembre 1887, il me raconta qu'il avait encore des mictions volontaires, qu'elles étaient même plus nombreuses depuis quelques semaines, mais que la nuit et même le jour son urinal se remplissait sans qu'il s'en aperçût. Ses urines contenaient une quantité considérable de pus; elles étaient alcalines et présentaient une odeur ammoniacale très prononcée. Je les examinai, après les avoir filtrées, d'après les procédés classiques : elles contenaient beaucoup d'albumine; il n'y avait pas de sucre. Le malade avait une dyspnée intense et se plaignait de palpitations. L'examen des poumons ne révéla que des signes d'emphysème. Les bruits du cœur n'étaient ni dédoublés, ni soufflants, mais ils étaient beaucoup plus fréquents qu'à l'état normal. Bien qu'il n'y eût pas d'élévation de température, on constatait 104 pulsations à la minute. Le pouls était assez régulier; il présentait cependant quelques intermittences. Les artères radiales paraissaient peu athéromateuses. L'état des voies digestives laissait beaucoup à désirer : la langue était saburrale; la bouche, pâteuse; l'appétit, très médiocre. Le malade présentait une maigreur assez prononcée et ses forces avaient tellement diminué qu'il avait de la peine à se rendre à son bureau.

Je n'hésitai pas à intervenir séance tenante. Voici comment j'opérai, comment j'opère ordinairement dans ces cas. Je prends ma sonde uréthrale à double courant. ....

Chez mon malade, qui ne voulut pas tout d'abord entrer à l'hôpital, je ne pus pendant neuf jours pratiquer de la sorte le cathétérisme qu'une seule fois dans les 24 heures. Cela suffit cependant pour faire disparaître l'odeur ammoniacale de l'urine, le pus et une grande partie de l'albumine, et pour diminuer considérablement l'incontinence. A ce moment le malade se décida à entrer à l'hôpital. Je pus alors le sonder deux fois par jour à 12 heures d'intervalle et continuer les injections intra-vésicales d'eau boriquée. Dès le lendemain, je vidai complétement sa vessie, qui contenait 750 gr. d'urine acide et nou albumineuse. Le troisième jour, l'incontinence avait complétement cessé ; il n'y avait pas de mictions volontaires, les deux cathétérismes suffisaient à assurer l'évacuation de l'urine. Le cinquième jour, le malade demandait à quitter l'hôpital. Il avait moins de dyspnée et de palpitations ; la langue était humide et l'appétit assez bon. Je lui avais appris à se sonder. Je lui conseillai de le faire quatre fois par jour, afin d'éviter plus sûrement l'incontinence. »

Je fis suivre cette observation des remarques suivantes :

« Sous l'influence d'un cathétérisme rigoureusement
« antiseptique, ou mieux aseptique, et grâce aux injections
« intra-vésicales d'eau boriquée tiède, l'état alcalin des
« urines, leur odeur infecte, le pus, l'albumine, l'inconti-
« nence d'urine, qui datait de deux ans et demi, ont donc
« disparu chez mon malade comme par enchantement, à
« mesure que l'état général s'améliorait. En présence de
« tels résultats, on comprend difficilement que certains
« chirurgiens refusent encore aujourd'hui d'intervenir et
« restent, de propos délibéré, simples spectateurs devant
« un état qui ne peut que s'aggraver et conduire plus ou
« moins rapidement le malheureux malade à une mort
« certaine, fatale. »

Je pourrais encore vous citer d'autres observations que j'ai recueillies, en 1888, dans le service de mon éminent maître M. Péan; mais cela nous entraînerait trop loin. Si j'ai déjà autant insisté, c'est pour bien vous montrer toute l'importance que présente cette grave question du cathétérisme chez les prostatiques et aussi parce que j'ai retrouvé dans les leçons publiées par M. Guyon sur ce sujet, en 1888, les moyens antiseptiques insuffisants qu'il préconisait en septembre 1887 (1).

Vous aurez donc soin, Messieurs, de ne pas vous en tenir à cette antisepsie incomplète. Vous suivrez rigoureusement le procédé que je vous ai indiqué et vous aurez la satisfaction d'éviter les accidents si graves que je vous ai décrits et sur lesquels les auteurs ont tant insisté. Vous vous rappellerez également que vous devez toujours intervenir à la troisième période, et intervenir immédiatement. Plus l'état général sera grave, plus vous devrez vous hâter, mais en redoublant de précautions de toutes sortes, surtout de précautions antiseptiques.

Ce n'est qu'au bout de quelques jours que vous viderez complétement la vessie et traiterez le malade comme s'il s'agissait d'un prostatique à la deuxième période. Je vous ai dit que chez mon premier malade deux cathétérismes dans les 24 heures suffisaient. En général, il sera bon d'en conseiller cependant trois ou quatre, afin de mieux éviter toute distension du réservoir urinaire.

Je vous engage, lorsque vous aurez à pratiquer le cathétérisme à la deuxième ou la première période, à prendre toujours les précautions antiseptiques que je vous ai décrites. En agissant ainsi, vous ne redouterez pas le cathétérisme; vous le pratiquerez sans crainte toutes les fois qu'il sera indiqué soit pour faire le diagnostic de la période de l'affection, soit pour pratiquer l'évacuation, si elle est nécessaire.

____

(1) Dans un article récent, M. Guyon a enfin reconnu l'utilité du lavage de l'urèthre.

A la première période, vous le ferez suivre d'un lavage de la vessie sans sonde, qui soulagera les malades, ainsi que je vous l'ai dit.

Depuis 1887, j'ai eu fréquemment à pratiquer le cathétérisme chez des prostatiques aux deux premières périodes de l'affection. J'ai toujours suivi ce procédé et j'en ai obtenu les meilleurs résultats. Il est du reste tellement simple qu'il serait impardonnable de n'y pas recourir quand on sait à quels dangers le cathétérisme insuffisamment aseptique expose ses malades.

Le traitement général ne diffère guère à la troisième période de celui que je vous ai déjà indiqué à propos de la période prémonitoire. Rappelez-vous seulement qu'il faut donner aux malades des aliments liquides ou demi-liquides : viande crue en purée, œufs, jus de viande, lait ; car la sécrétion salivaire est notablement diminuée. L'eau de Vichy, employée en rince-bouche et en gargarismes, pourra rendre des services. Les malades pourront même en boire un peu coupée d'eau-de-vie ou de vin.

Les frictions sèches et le massage doivent être continués. On les fera pendant que le malade est au lit.

HYPERTROPHIE DE LA PROSTATE

Traitement des Complications.

Messieurs,

Dans les leçons précédentes, j'ai supposé que le cathétérisme était facile à pratiquer soit dès le début du traitement, soit au bout de quelques jours. C'est en effet ce qui a lieu dans l'immense majorité des cas, surtout à la troisième période. Mais vous pourrez rencontrer des malades qui, malgré tous les artifices en usage, malgré même l'emploi prolongé de la sonde à demeure, n'arrivent pas à pouvoir se sonder ou se sondent si difficilement qu'ils sont à chaque instant menacés de ne point y réussir ou de faire des fausses routes (Guyon). Quelle est la conduite à tenir dans ces cas exceptionnels ? Vous n'avez que deux moyens à votre disposition : 1° créer à la région hypogastrique un urèthre contre-nature ; 2° tenter ce que l'on a appelé le traitement radical de l'hypertrophie de la prostate.

Pour créer un urèthre contre-nature, vous pouvez tout simplement faire la ponction sus-pubienne avec un gros trocart droit ou légèrement recourbé, comme celui de frère Côme, et remplacer, après l'opération, la canule par un tube d'argent adapté spécialement pour glisser au travers d'elle. On fixe ce tube au moyen d'un ruban et d'un bandage en T, et il doit rester en place au moins « jusqu'à « ce que la lymphe se soit épanchée sur les bords de la « plaie », dit M. Thompson. On le remplace ensuite par une sonde de gomme élastique, mieux tolérée par la vessie.

Un malade de Sir James Paget a été revu au bout de quinze ans : l'urine s'écoulait très bien au-dessus du pubis. Le malade portait un tube court et flexible. Bien d'autres malades ont pu vivre ainsi plusieurs années après une opération de ce genre.

M. Thompson a imaginé pour créer un urèthre contre-nature une sorte de ponction vésicale avec conducteur, qui permet de laisser un tube de caoutchouc à demeure dans la vessie.

L'instrument que l'habile chirurgien anglais a fait cons-truire dans ce but est une sonde métallique dont le bec re-courbé brusquement vient s'appliquer presque de lui-même, après l'introduction dans la vessie, contre la face postérieure de la symphyse pubienne, en refoulant la paroi antérieure du réservoir urinaire. Cette sonde est percée à son extré-mité antérieure.

Un stylet métallique, assez souple pour être placé dans la cavité de la sonde, en obture l'orifice au moyen d'un bouton renflé en olive, qui fait une légère saillie au dehors.

Après avoir introduit le cathéter dans la vessie, on fait immédiatement au-dessus de l'arcade pubienne une petite incision qui permet d'introduire le bout du doigt jusqu'à la ligne blanche. On sectionne cette dernière verticale-ment, puis on va à la recherche de l'extrémité de la sonde derrière la symphyse. On divise alors la paroi vésicale dans l'étendue strictement suffisante pour laisser passer le bout de l'instrument métallique. Il n'y a qu'à faire bas-culer en bas le manche de ce dernier pour en faire sortir le bec par la petite plaie vésicale.

On retire ensuite le stylet et l'on fait glisser dans l'ex-

trémité de la sonde devenue libre un tube de caoutchouc
d'un calibre un peu inférieur. Après l'ablation de la sonde,
le bout de ce tube baigne dans la vessie, et l'urine s'écoule
librement au dehors. Une plaque rigide, à laquelle est
adaptée l'extrémité externe du tube, permet de le maintenir en permanence dans sa position.

Ces deux procédés exposent à l'infiltration d'urine, qui
a été notée par M. Thompson et par M. Bœckel. D'un
autre côté, pour appliquer le procédé de M. Thompson, il
faut que l'on puisse encore introduire un cathéter dans la
vessie. Aussi, plusieurs chirurgiens préfèrent-ils, pour
créer un urèthre contre-nature, recourir à la taille hypogastrique, qui a l'avantage de permettre l'examen direct
de la vessie et de la prostate à l'aide du doigt, et qui
constitue le premier temps du traitement radical, si on le
croit possible chez le malade.

Sédillot est le premier qui ait pratiqué la taille hypogastrique dans ce but, en 1868. Le malade guérit et conserva une canule hypogastrique.

Deux opérés de Bœckel succombèrent, l'un le premier
jour, l'autre huit jours après l'opération.

En 1885, un opéré de Rohmer, de Nancy, guérit et conserva une canule hypogastrique.

Cette canule, au bout de quelques jours, est, paraît-il,
très bien tolérée.

M. Thompson a publié aussi, en 1887, les résultats heureux qu'il avait obtenus chez un prostatique à l'aide de la
taille hypogastrique suivie de la fixation d'un tube à demeure.

En 1888, le Dr Mac Guire (de Richmond) a publié aussi
deux résultats heureux. L'habile chirurgien américain
avait supprimé la canule et les malades entretenaient leur
fistule en y introduisant une bougie une fois par semaine.

La taille hypogastrique pratiquée dans le but d'établir
un urèthre contre-nature a été encore employée avec

succès par d'autres chirurgiens, mais dans des cas où des moyens plus simples auraient été peut-être tout aussi efficaces.

Voyons maintenant quels sont les moyens qui ont été proposés pour obtenir la *cure radicale* de l'hypertrophie de la prostate. Je ne vous parlerai pas des moyens médicaux. Je vous ai déjà dit qu'ils n'ont aucune valeur.

Parmi les moyens chirurgicaux, il en est également que je ne ferai que vous citer. Ainsi la compression, soit à l'aide de grosses sondes, soit avec les appareils de Physick, de Leroy (d'Etiolles), est aujourd'hui à peu près abandonnée. Elle ne saurait donner en effet aucun résultat appréciable. De plus, elle peut aggraver l'état des malades.

L'écrasement, la ligature, certains procédés d'excision, sont encore des moyens auxquels on n'a plus recours.

Les injections interstitielles de teinture d'iode sont également bien peu employées aujourd'hui.

Lorsqu'il s'agit d'une hypertrophie formant un obstacle transversal au niveau de l'orifice uréthro-vésical, les auteurs ont depuis longtemps pensé qu'il serait possible de l'inciser. Le *kiotome* de Civiale, l'*inciseur* de Mercier sont des instruments qui ont été imaginés dans le but d'inciser ces *valvules* du col, ces *barrières* uréthro-vésicales, comme on les a appelées. Ces auteurs en auraient obtenu quelques bons résulats. Cependant ces opérations ont été également peu à peu abandonnées d'une façon presque complète.

La section a été faite aussi à l'aide du galvano-cautère, mais ce procédé n'a guère été plus heureux que les précédents.

Il n'en est plus de même d'une méthode d'électrolyse que je vais maintenant vous indiquer et qui est encore employée aujourd'hui, avec quelques modifications. M. Tripier le premier, puis MM. Moreau Wolf et Chéron essayèrent de déterminer le retrait, l'atrophie du tissu prostatique hypertrophié à l'aide de courants continus appliqués de la façon suivante.

L'un des excitateurs, ordinairement celui qui est en rapport avec le pôle négatif, est placé dans le rectum en contact avec la face postérieure de la prostate, tandis que l'autre excitateur est appliqué sur le périnée.

M. Tripier place de préférence ce dernier excitateur dans la région prostatique de l'urèthre. Lorsqu'il ne peut pas l'introduire, il se sert d'un excitateur rectal à double olive métallique.

Ce dernier auteur a cité plusieurs observations de malades traités par cette méthode. Dans un cas, le résultat a été remarquable. Malheureusement le sujet était bien jeune (44 ans). Aussi M. Thompson ne peut-il admettre qu'il s'agissait là d'une véritable hypertrophie de la prostate. Il croit que le malade était simplement atteint d'une prostatite d'origine blennorrhagique.

En 1888, le Dr Casper a décrit à la *Société de Médecine berlinoise* le procédé suivant, qu'il avait appliqué chez quatre malades, procédé qui diffère peu de celui employé en 1882 par le Dr Biedert. L'électrode positive, en forme de plaque, était fixée sur la région vésicale. Une aiguille était mise ensuite en communication avec le pôle négatif de la batterie et enfoncée dans la face postérieure de la prostate. On avait soin de retirer en partie l'aiguille toutes les cinq minutes et de l'enfoncer dans une nouvelle direction. La durée de la séance était d'un quart d'heure. On employait 10 ou 20 milliampères.

L'auteur aurait obtenu une amélioration notable chez deux de ses malades.

L'électrolyse a été également employée par les chirurgiens américains; mais jusqu'à présent ce mode de traitement ne paraît avoir donné que des résultats fort incomplets. L'*exérèse* seule peut fournir des résultats sérieux. Grâce à l'antisepsie, une pareille opération a aujourd'hui ses indications. Voyons ce qui a été déjà fait dans ce but.

Fergusson pratiquant la taille périnéale recueillit un jour, après avoir sectionné la prostate, deux ou trois petits corps fibreux. Plus tard, Bryant observa le même fait : les tumeurs s'éliminèrent spontanément et le malade fut débarrassé à la fois de son calcul et de son hypertrophie de la prostate.

En 1885, le Dr Harrison (de Liverpool), a rapporté deux observations intéressantes (1). Dans un cas, il s'agissait d'un homme âgé qui depuis longtemps souffrait d'une hypertrophie de la prostate et de stagnation d'urine. Le cathétérisme était difficile à pratiquer. Un jour, on crut à l'existence d'un calcul vésical et on fit l'exploration à l'aide d'un lithotriteur. Cet examen fut difficile, et il fut suivi d'une hémorrhagie abondante et d'une cystite intense. Pendant dix jours, le malade fut très mal. Mais il se remit complétement et au bout de peu de temps, bien qu'on n'eût pas trouvé de calcul et qu'on n'eût fait par suite qu'une simple exploration, le malade urina facilement. Trois mois après cette intervention, le Dr Harrison constata qu'une sonde volumineuse pouvait être introduite facilement et que la vessie se vidait d'une façon complète. Il en conclut que le lithotriteur avait traversé le lobe médian, dont la partie supérieure avait été détruite.

Dans le second cas, il s'agit aussi d'un vieillard atteint d'hypertrophie de la prostate chez lequel le Dr Harrison constata, en pratiquant une boutonnière périnéale et en introduisant le doigt dans l'urèthre postérieur et la vessie, une fausse route faite quelques jours auparavant par un confrère qui avait sondé le malade ; cette fausse route, qui avait déterminé une hémorrhagie grave, pour laquelle il

(1) Liverpool, Méd. chir., juillet 1885.

était intervenu, siégeait à la base du lobe médian. La partie de ce lobe située au-dessus de la fausse route se rompit pendant l'exploration digitale et il en résulta un large trajet qui permettait désormais d'introduire facilement un instrument dans la vessie. Le Dr Harrison appliqua une canule et obtint la guérison au bout de quelques semaines. Le malade, qui vécut ensuite plusieurs années, n'éprouva plus le moindre trouble urinaire.

Ainsi, voilà deux malades chez lesquels les symptômes de l'hypertrophie de la prostate ont disparu après la destruction du lobe moyen de cette glande.

Mon éminent maître M. Péan est l'un des premiers chirurgiens qui aient pratiqué l'ablation du lobe moyen de la prostate par la voie sus-pubienne.

En 1887, le Dr Mac Gill a rapporté à la *Société clinique de Londres*, trois cas de guérison à la suite de la *prostatectomie*. Cet habile chirurgien avait aussi ouvert la vessie dans la région hypogastrique, puis il avait enlevé avec des ciseaux une portion de la prostate hypertrophiée.

L'un de ses malades n'urinait qu'à l'aide de la sonde depuis sept à huit mois. La miction spontanée fut rétablie par l'opération.

La même année, le Dr Schmidt publia deux observations d'extirpation du lobe moyen de la prostate à l'aide du galvano-cautère et après avoir préalablement pratiqué la taille hypogastrique (Centralblatt f. chirurgie 1887, n° 50). Chez les deux malades, le cathétérisme resta nécessaire.

En 1889, le même auteur a rapporté une observation heureuse. Il avait d'abord enlevé, par la taille hypogastrique, le lobe médian saillant, mais le résultat avait été insuffisant. Au bout de quatre semaines, il eut recours au procédé décrit par le Dr Harrison (de Liverpool), et employé par lui dans vingt cas. Ce procédé consiste à pratiquer une boutonnière périnéale par laquelle on dilate l'urèthre à l'aide des dilatateurs utérins, au besoin même avec des débridements au bistouri mousse. Chez son malade, le Dr Schmidt put introduire l'index dans la vessie, puis il plaça à demeure une sonde de femme. La miction volontaire se rétablit.

Chez un malade du Dr Buckston Browne, la *prostatectomie* sus-pubienne fit disparaître la rétention d'urine et tous les troubles vésicaux. Ce malade, âgé de 87 ans, avait très bien supporté l'opération.

Des cas heureux ont été également publiés, en 1889, par le Dr Kümmel (de Hambourg), et par le Dr Helferich. Ces deux habiles chirurgiens ont suivi la voie sus-pubienne.

Vous voyez, Messieurs, que la disparition des troubles urinaires après l'ablation du lobe moyen hypertrophié ne saurait plus être mise en doute. Or, cette ablation doit être surtout facile lorsqu'il s'agit de lésions semblables à celles que je vous ai montrées en vous décrivant l'anatomie pathologique de l'hypertrophie prostatique, lésions caractérisées par une petite tumeur pédiculée implantée sur le lobe moyen. Sur des pièces appartenant à l'ancienne collection de Mallez et sur une autre pièce que j'ai recueillie à l'hôpital Saint-Louis, vous vous rappelez que cette tumeur avait à peine le volume d'une noisette.

Vous avez vu que la guérison a pu encore être obtenue par l'ablation du lobe moyen dans des cas où il existait une hypertrophie générale de la glande. Il est vrai que parfois il a fallu faire en même temps des débridements au niveau des lobes latéraux, puis dilater l'urèthre dans la région prostatique. Ces faits montrent que c'est bien l'hypertrophie du lobe moyen qui joue le principal rôle dans la dysurie des prostatiques. On comprend donc que la plupart des chirurgiens aient choisi la voie sus-pubienne pour intervenir, puisque les lésions qu'il faut surtout atteindre siègent au niveau du col vésical. N'oubliez pas cependant que l'on a dû recourir dans quelques cas à une opération complémentaire par le périnée pour obtenir un succès complet.

Rappelez-vous encore que parfois la miction spontanée n'a pas reparu après ces opérations. L'atonie de la vessie paraît avoir été dans ces cas la cause qui a rendu impossible le retour de la miction.

Quoi qu'il en soit, lorsque le cathétérisme présente de très grandes difficultés, il est aujourd'hui logique de pratiquer la taille hypogastrique et de tenter la cure radicale de l'hypertrophie de la prostate par l'ablation du lobe moyen. Si l'atonie de la vessie, qui est si fréquente dans cette affection prostatique, ne permet pas d'obtenir une guérison complète, on pourra au moins, à l'aide de cette opération, rendre le cathétérisme facile. Enfin, si par exception l'introduction de la sonde présentait encore de notables difficultés, on laisserait persister une fistule sus-pubienne, on créerait en un mot un urèthre contre-nature. La taille hypogastrique n'aurait alors été que le premier temps de cette opération.

La *prostatectomie* sus-pubienne doit-elle être également employée lorsque le traitement palliatif peut être facilement appliqué? La plupart des chirurgiens répondent encore aujourd'hui par la négative. Tout en reconnaissant que cette opération peut amener parfois une amélioration considérable dans l'état du malade, M. Thompson n'est pas d'avis d'intervenir en pareille circonstance. Dans les cas anciens, l'atonie de la vessie neutraliserait les bons effets de l'opération.

Quant à M. Guyon, qui admet avec Civiale que l'atonie vésicale se montre beaucoup plus tôt encore, il est évident qu'il rejette aussi la cure radicale lorsque le traitement palliatif est facilement applicable.

Du reste, l'expression de *cure radicale* n'est pas ici bien exacte. Il faudrait, en effet, enlever toute la glande pour être sûr que plus tard il ne se produira pas de nouveaux obstacles à la miction, c'est-à-dire une hypertrophie des parties de la prostate qu'on aura laissées.

L'*infection vésicale* à la suite d'un cathétérisme mal pratiqué ne saurait être une indication de la *prostatecto-mie*, ce que ferait croire la première observation de Kümmel. Il suffit de faire dans ces cas un cathétérisme rigoureusement aseptique et de désinfecter la vessie à l'aide de lavages répétés. Il est parfaitement inutile, en général, de recourir à la taille hypogastrique pour obtenir la guérison. Je vais du reste vous dire en quelques mots quelle est la conduite à tenir dans les cas de *cystite* chez les prostatiques.

Le traitement général et le traitement local sont les mêmes qu'en dehors de cette complication. Mais le traitement de la cystite varie suivant la période de l'affection prostatique. A la première période, les auteurs conseillent surtout les balsamiques et la médication calmante. Voici ce que dit à ce sujet M. Guyon :

« Des lavements laudanisés, des cataplasmes lauda-
« nisés sur le ventre, des suppositoires opiacés, belladonés
« ou morphinés; les mêmes préparations administrées par
« la voie stomacale, de grands bains, enfin le santal ou la
« térébenthine aidés de tisanes de bourgeons de sapins ou
« de buchu, tels seront vos principaux moyens d'action.
« Si, malgré leur judicieux emploi, la guérison se fait at-
« tendre, vous pourriez en dernier ressort, avoir recours,
« comme dans les périodes suivantes, à un traitement plus
« direct. Vous utiliseriez tout d'abord les lavages de la
« vessie à l'acide borique, puis, au besoin, les injections
« de nitrate d'argent ou, si la vessie était particulièrement
« douloureuse et intolérante, les instillations. Mais je tiens
« surtout à appeler votre attention sur l'utilité de la médi-
« cation calmante sans intervention directe. Elle n'agit
« pas seulement, en effet, sur l'un des symptômes les plus
« pénibles de la maladie, sur la douleur, mais, de plus,

« elle exerce une influence très utile sur la maladie elle-
« même ; elle diminue la fréquence de la miction, et permet
« à l'organe malade un repos salutaire. »

Eh bien, Messieurs, vous avez aujourd'hui deux moyens
d'agir beaucoup plus rapidement, et d'une façon plus
simple et plus efficace contre la cystite qui complique la
période prémonitoire de l'hypertrophie de la prostate :
ce sont les injections intra-vésicales sans sonde de cocaïne
et les lavages vésicaux pratiqués sans sonde à l'aide de la
solution saturée et quelquefois sursaturée d'acide borique.
Je vous ai déjà dit que j'en avais obtenu d'excellents résultats. Je vous rappelle entre autres l'observation si intéressante de ce très distingué confrère que j'ai citée dans ma
communication à l'Académie des Sciences.

A la deuxième et à la troisième période, l'évacuation
méthodique de la vessie, avec toutes les précautions que
je vous ai indiquées, et les lavages boriqués constituent
les meilleurs moyens d'agir contre la cystite. Dans le cas
où il existe très peu de rétention, c'est-à-dire au début
de la deuxième période, vous pourrez encore faire les
lavages vésicaux sans sonde, mais en ayant bien soin de
vous rendre compte de la quantité de liquide que vous
injectez et de celle que rend le malade à chaque miction.
Dès que la rétention sera assez notable, il faudra employer
la sonde et injecter le liquide en suivant le procédé que je
vous ai décrit à propos du traitement de la troisième période. Il est bien entendu que vous ne pratiquerez le cathétérisme qu'après avoir rendu l'urèthre parfaitement
aseptique. L'antisepsie la plus rigoureuse est indispensable lorsque la vessie a été infectée.

Il arrive assez souvent que la solution boriquée a 4 °/₀
est insuffisante pour faire disparaître la cystite à ces périodes de l'affection. Il faut alors recourir aux solutions
sursaturées d'acide borique et aux solutions de nitrate
d'argent.

Pour peu que la suppuration soit accentuée, certains auteurs conseillent de recourir à la sonde à demeure.

Lorsque la douleur est vive, M. Guyon recommande d'employer la médication calmante qu'il a formulée pour la première période et que je vous ai rappelée. Si cette médication ne suffit pas, il conseille de faire la taille. « Enfin, dit-il, dans certains cas très exceptionnels, vous « serez autorisés, sous la pression de symptômes particu- « lièrement pénibles, tels que la douleur, à supprimer pour « quelque temps la vessie au point de vue fonctionnel en « l'incisant soit par la voie périnéale, soit par la voie hy- « pogastrique. »

Si vous vous décidiez à pratiquer une opération aussi grave, je crois que vous feriez bien de choisir la taille hy- pogastrique et de tenter la cure radicale de l'hypertrophie de la prostate.

Mais avant d'en arriver là je vous engage à employer encore la cocaïne. Bien que ce précieux médicament soit loin de donner à ces périodes d'aussi bons résultats qu'à la période prémonitoire, ce qui tient en grande partie, ainsi que je vous l'ai déjà dit, à l'usage de la sonde, il peut cependant produire un soulagement notable. Vous ferez donc l'anesthésie de l'urèthre avant de pratiquer le cathé- térisme, puis, lorsque vous aurez terminé le lavage de la vessie et que vous aurez retiré le cathéter, vous ferez une injection sans sonde de cocaïne dans le réservoir urinaire. Cette anesthésie devra être répétée plusieurs fois dans les 24 heures, si les douleurs sont très vives.

Lorsque les malades se sondent eux-mêmes, il survient parfois de l'uréthrite, qui peut rendre difficile l'introduc- tion de la sonde. Celle-ci devra être alors laissée à de- meure pendant quelques jours (Guyon).

Voyons maintenant quelle est la conduite à tenir dans les cas d'*hématurie*. Si l'écoulement sanguin est dû au cathétérisme, à une fausse route, en un mot si le siège de l'hémorrhagie est au niveau du canal uréthral, il faut placer une sonde à demeure. C'est le meilleur moyen d'arrêter l'écoulement sanguin et de prévenir les complications. Mais s'il s'agit de l'hématurie vraie, c'est-à-dire d'une hémorrhagie due à une solution de continuité de la muqueuse vésicale, il suffira souvent de vider la vessie moins rapidement et de ne retirer qu'une partie de l'urine contenue dans le réservoir urinaire pour éviter cette complication. Lorsqu'elle se produira, il faudra avoir bien soin de nettoyer complétement la vessie sans la vider en suivant le procédé dont je vous ai parlé à propos du traitement de la troisième période. Rappelez-vous qu'à cette période la première urine qui s'écoule est quelquefois claire alors que le liquide contenu dans le bas-fond vésical est très purulent. Dans les cas d'hématurie, il faut enlever toutes ces sécrétions pathologiques, afin d'éviter l'inoculation des produits septiques, inoculation rendue facile par la rupture des vaisseaux sanguins de la muqueuse vésicale. N'oubliez pas que c'est dans les cas d'hématurie que l'on a vu survenir des phénomènes infectieux suivis d'une mort extrêmement rapide. Vous ne sauriez donc prendre trop de précautions antiseptiques en pareille circonstance. Il ne peut être question de superfluités quand la vie des malades est exposée à de tels dangers.

L'hématurie cesse en général très rapidement sous l'influence des injections boriquées. Lorsque l'hémorrhagie persiste malgré ces injections, on a conseillé de se servir d'une solution de tannin à 1 ou 2 pour 100. Comme le tannin ne se décompose qu'à une température de 210 degrés environ, vous pourrez faire bouillir cette solution afin d'être sûrs d'employer un liquide aseptique.

L'hématurie est parfois tellement abondante que la vessie se remplit complétement de caillots qui s'opposent à l'écoulement de l'urine. Cet accident grave peut survenir chez des prostatiques qui se sondent déjà depuis longtemps. Il est parfois dû à l'existence d'une cystite pseudo-membraneuse ; dans d'autres cas, il est la conséquence de lésions fongo-vasculaires.

Lorsque l'hémorrhagie vésicale présente une telle gravité, il faut recourir à l'aspiration pour débarrasser la vessie des caillots qu'elle contient. Cette aspiration faite avec la seringue est parfois des plus laborieuses. M. Guyon pense qu'il peut être parfois indiqué d'opérer la fragmentation des caillots à l'aide du lithotriteur. Il se demande également si la taille hypogastrique ne rendrait pas un grand service en permettant l'enlèvement facile des caillots et surtout en offrant la possibilité d'agir directement sur les lésions de la muqueuse vésicale qui ont donné lieu à l'hémorrhagie. Malheureusement cet accident s'observe chez des malades dont l'affaiblissement est tellement prononcé qu'une intervention de ce genre ne pourrait, dit-il, dans l'immense majorité des cas, que précipiter le dénouement fatal.

Les moyens médicaux peuvent-ils être utiles dans les cas d'hématurie survenant chez les malades atteints d'hyperthrophie de la prostate ? On s'accorde généralement à reconnaître que c'est là une ressource des plus infidèles. Chez ces malades, les préparations d'ergotine, par exemple, employées même par la voie sous-cutanée, ne donnent le plus souvent aucun résultat bien appréciable.

Lorsque l'*infection générale* est venue s'ajouter à *l'infection locale*, par suite de la pénétration dans le sang des micro-organismes introduits dans la vessie, quelle est la conduite à tenir ? Il est bien difficile de lutter avec avantages contre un tel état, surtout s'il s'agit de cette forme d'infection suraiguë qui survient parfois à la troisième période après une hématurie plus ou moins abondante. Dans ces cas d'*infection foudroyante*, vous ne pouvez rien pour empêcher, je dirai même pour retarder la terminaison fatale. S'il vous est facile, dans la plupart des cas, d'éviter cette terrible complication, lorsqu'on ne vous appellera qu'après qu'elle se sera produite avec cette intensité, vous serez au contraire à peu près désarmés. N'oubliez pas, en effet, qu'il s'agit d'un organisme déjà profondément altéré, que ce sont des malades dont les reins sont souvent atteints depuis longtemps de lésions secondaires graves, auxquelles l'infection générale va ajouter de nouvelles lésions, qui réduiront encore considérablement les fonctions de ces organes si essentiels à la vie. Vous voyez, Messieurs, que l'on ne saurait prendre trop de précautions antiseptiques pour éviter d'aussi redoutables complications.

Dans les cas graves dont je viens de vous parler, votre premier soin devra être encore de nettoyer la vessie aussi complétement que possible, afin d'empêcher toute nouvelle inoculation. Vous prescrirez ensuite du sulfate de quinine, des boissons chaudes et stimulantes, telles que les infusions aromatiques additionnées d'eau-de-vie ou de rhum. Vous aurez recours aux purgatifs, ainsi qu'aux applications larges et répétées de ventouses sèches, de sinapismes. Certains auteurs ont même conseillé d'employer le jaborandi et la pilocarpine. En un mot, vous activerez surtout les sécrétions cutanées et intestinales, et vous viendrez en aide au système nerveux par un entretien ou une stimulation suffisante des forces du malade. M. Guyon pense que l'on doit aussi favoriser ou forcer pour ainsi dire l'action du filtre rénal. Il conseille d'exiger que les malades boivent fréquemment et consomment de deux à trois litres de tisanes ou de boissons par 24 heures. Mais, je vous le répète, vous ne pourrez espérer triompher ainsi de ces redoutables accidents que dans les cas de moyenne intensité.

Quant aux *lésions secondaires* que présentent les *reins* chez les malades atteints d'hypertrophie de la prostate, elles exigent le même traitement que les *néphrites* consécutives aux autres affections de l'appareil urinaire. Rappelez-vous seulement que le meilleur moyen d'éviter ces complications c'est de maintenir la vessie aseptique et de l'évacuer régulièrement. En effet, les micro-organismes arrivent ordinairement aux reins en suivant les uretères. D'autre part, la dilatation de ces organes, qui favorise l'infection des reins, est due surtout, ainsi que je vous l'ai dit à propos de l'anatomie pathologique, à la rétention d'urine.

J'ajouterai encore que vous ne devrez pas prescrire le régime lacté exclusif aux prostatiques atteints de néphrite chronique. Ces malades ont besoin des toniques. Aussi supportent-ils très bien les jus de viande, les œufs, les purées de viande, les alcooliques. Vous aurez soin de leur prescrire aussi les préparations de quinquina, qui devront être longtemps continuées. Les auteurs insistent avec raison sur ces particularités, qui ont une grande importance.

Il sera bon d'appliquer des révulsifs sur les régions rénales, de stimuler la peau à l'aide de frictions sèches ou aromatiques, du massage. Je vous indiquerai du reste plus longuement le traitement de ces néphrites lorsque je m'occuperai des affections rénales.

DES PROSTATITES

Messieurs,

L'inflammation de la prostate, ou *prostatite*, est une affection rare en dehors de toute inflammation préalable des parties voisines. C'est au contraire une complication que l'on rencontre assez souvent dans le cours de certaines maladies des voies urinaires. La prostatite peut affecter la forme *aiguë* ou la forme *chronique*. Occupons-nous d'abord de la forme *aiguë*.

Étiologie. — Rare chez les enfants, peu fréquente chez les vieillards, la prostatite aiguë s'observe surtout dans la période moyenne de la vie. Cela tient à ce que la blennorrhagie joue un rôle considérable dans l'étiologie de cette affection. La prostatite est en effet une complication fréquente de la blennorrhagie aiguë, mais en général elle présente, suivant M. Fournier, une faible intensité, de telle sorte qu'elle passe souvent inaperçue.

« Si les accidents prostatiques, ajoute l'éminent profes-
« seur, se développent parfois sans provocation aucune et
« par le seul fait de l'existence d'une blennorrhagie, il est
« plus habituel qu'ils se manifestent à l'occasion d'*excita-*
« *tions accidentelles* de l'urèthre. Or, ces excitations peu-
« vent reconnaître des causes diverses, parmi lesquelles
« on peut citer par ordre de fréquence :
« 1° En première ligne, les *excitations sexuelles* (coït,

« onanisme, pollutions accidentelles) et les *excès alcooli-*
« *ques.* Ces deux ordres de causes, en réveillant l'inflam-
« mation uréthrale, facilitent au plus haut point la produc-
« tion des phlegmasies prostatiques.

« 2° En second lieu, *l'usage prématuré de la médication*
« *dite suppressive.* Sur bon nombre de sujets, j'ai vu des
« prostatites être manifestement provoquées par l'usage
« ou l'abus d'injections pratiquées à une époque où l'irri-
« tation du canal ne pouvait qu'être accrue par l'emploi
« d'un semblable traitement. Pendant la période d'acuité,
« ces injections m'ont paru beaucoup plus dangereuses
« que les balsamiques, dont l'usage intempestif est cepen-
« dant considéré par plusieurs auteurs comme une cause
« très active de prostatite (Velpeau).

« C'est de même en augmentant l'irritation uréthrale
« qu'agissent les injections caustiques et le cathétérisme.

« 3° Enfin, les *fatigues* de toute sorte (marches exces-
« sives, danse, équitation); les efforts de défécation résul-
« tant d'une constipation prolongée, etc...

« L'acuité de la blennorrhagie ne paraît pas jouer le rôle
« de cause prédisposante. Très souvent la prostatite éclate
« dans le cours d'une chaudepisse d'intensité moyenne ou
« même assez légère, et cela, soit sans provocation aucune,
« soit à l'occasion d'un excès. De plus, ce n'est pas à la
« période d'augment, au début même de l'inflammation
« uréthrale, que les complications prostatiques se déve-
« loppent. Si, parfois on a pu les observer au sixième ou
« même au cinquième jour (Fabre) de l'écoulement uréthral,
« il est de règle qu'elles se manifestent au-delà de la pre-
« mière quinzaine, au plus tôt, et souvent beaucoup plus
« tard. »

Je vous ai déjà dit que mon excellent maître M. Horteloup a beaucoup insisté sur l'influence fâcheuse des injections. Il pense, ainsi que d'autres auteurs, que ces injections déterminent de la prostatite en produisant un

véritable traumatisme de l'urèthre postérieur. D'autres ont fait remarquer, avec raison, que les injections poussées avec force portent jusqu'au niveau de la prostate le pus ramassé dans l'avant-canal, d'où une véritable inoculation. Je vous ai montré, en vous parlant du traitement de la blennorrhagie, qu'il était logique d'admettre l'influence du traumatisme dans la pathogénie des accidents consécutifs aux injections uréthrales faites par le procédé classique, mais que c'est l'inoculation des produits septiques contenus dans l'urèthre antérieur qui joue le principal rôle.

Les auteurs sont fort embarrassés par un cas de prostatite suivie de mort cité par M. Guyon. Cette prostatite s'était développée à la suite d'une simple injection d'eau dans le canal après un coït suspect. Je trouve que ce fait unique brièvement rapporté n'a point la valeur qu'on a voulu lui accorder, qu'il ne permet nullement de conclure que chez ce malade « le *modus faciendi* de l'injection était « réellement seul en cause. » La seringue était-elle aseptique? Le liquide, dit-on, était de l'eau. Cela ne suffit pas. Etait-elle aseptique cette eau? Les voies urinaires étaient-elles absolument normales? L'urine ne contenait-elle pas des principes septiques? Voilà ce qu'il aurait fallu dire avant de conclure que le traumatisme dû à l'injection était la seule cause de l'infection purulente qui emporta le malade.

Les rétrécissements de l'urèthre sont encore une cause fréquente de la prostatite aiguë. Vous venez d'en observer un exemple à ma clinique. Tous les auteurs insistent sur cette cause. Vous savez en effet combien les parties de l'urèthre situées en arrière des rétrécissements à forme grave sont fréquemment le siège d'inflammation. Or, la prostate est le premier organe atteint par propagation.

Il est exceptionnel au contraire de voir la prostatite causée par l'extension d'une inflammation de la muqueuse du col vésical.

La prostatite par propagation peut être encore due aux hémorrhoïdes, à la rectite, aux fistules anales, à l'inflammation des vésicules séminales, etc. Mais ce sont là des causes rares qui déterminent d'abord l'inflammation du tissu cellulaire rétroprostatique.

Parmi les *causes directes*, je dois encore vous citer les calculs engagés dans l'urèthre postérieur, les sondes et les bougies à demeure, si l'on ne prend pas les soins antiseptiques nécessaires. Mais ce sont surtout les traumatismes qui méritent [d'être signalés : les plaies accidentelles de la prostate, les sections réglées de la taille périnéale, les fausses routes, les éraillures dues aux fragments de calculs qui s'engagent dans la région prostatique, l'uréthrotomie interne.

Je vous ai cité un cas de prostatite grave survenue à la suite de l'expulsion d'un petit calcul dur et à surface irrégulière.

La contusion, admise par certains auteurs, est rejetée par les autres.

Parmi les causes indirectes, on a cité le *froid*, la variole, les oreillons et l'infection purulente. Les prostatites dues à ces trois dernières causes sont désignées sous le nom de *prostatites métastatiques*.

Le lymphatisme, la scrofule, la diathèse rhumatismale favoriseraient, suivant les auteurs, l'inflammation de la prostate.

Anatomie et Physiologie pathologiques. — Les premiers stades de la prostatite ne sont pas très bien connus; il n'existe que deux autopsies faites l'une par Voillemier et l'autre par M. Thompson. Dans les deux cas, l'examen histologique fait défaut. Dans ces deux autopsies, la prostate était augmentée de volume; elle avait deux ou quatre fois le volume ordinaire, dit M. Thompson, qui a noté également une augmentation notable de la consistance de cette glande.

Voillemier dit que la prostate, dans le cas qu'il a observé, formait en arrière, du côté du rectum, deux tumeurs allongées du volume d'une noix, dont l'une, celle de droite, était un peu plus volumineuse que l'autre. Il a noté également des bosselures nombreuses et un changement de forme de la glande. « Les lobes latéraux, dit-il, formaient « deux tumeurs allongées, très proéminentes vers le « canal, un peu irrégulières, mamelonnées et recouvertes « d'une muqueuse fortement injectée. Celle du côté gauche « avait 45 millimètres de long et 23 millimètres de large « dans son milieu. Elle présentait une douzaine de bosse- « lures, dont quelques-unes très petites, assez régulière- « ment arrondies ou ovalaires, de volume variable, dont la « plus forte mesurait 8 millimètres de diamètre. Celle du « côté droit, plus irrégulière, avait 54 millimètres de long « et 22 millimètres dans sa plus grande largeur. Ses bos- « selures, difficiles à compter, étaient à peu près en même « nombre que celles de l'autre lobe, mais les principales « occupaient la partie antérieure de l'organe.....

« A partir du verumontanum jusqu'au col de la vessie, « l'urèthre était dévié; à gauche, cette déviation était « produite par les deux petits lobes prostatiques notés « par Morgagni et très bien décrits par Jarjavay, qui « siègent en arrière sur le col vésical..... Arrondis, sail- « lants, ces deux lobes avaient chacun un centimètre de « diamètre et formaient deux petites tumeurs indépen- « dantes l'une de l'autre ainsi que du lobe droit de la « prostate, mais déjetées vers ce dernier et accolées à son « extrémité postérieure. »

Dans les deux cas il y avait des altérations inflammatoires de la muqueuse de l'urèthre surtout marquées, dit Voillemier, dans la moitié postérieure. Dans les deux autopsies, on trouve notées également une congestion du

parenchyme de la glande. « La pression, dit M. Thompson,
« fait sourdre un fluide rougeâtre assez trouble, mélangé de
« lymphe épanchée, de sérum, de sang venant des capil-
« laires engorgés, de liquide prostatique et d'une très
« petite quantité de pus; c'est-à-dire que si l'on examine
« ce liquide au microscope, on aperçoit quelques globules
« de pus. »

Il s'agit, comme vous le voyez, de lésions peu graves.
Il n'est donc point surprenant que la prostatite aiguë
puisse se terminer par résolution, ce qui arrive souvent,
dit M. Thompson. M. le professeur Fournier croit même
que dans la grande majorité des cas c'est ainsi que se termine la prostatite aiguë. Elle peut cependant passer à
l'état chronique ou se terminer par suppuration.

Quel est le point de départ réel de la phlegmasie prostatique ? La plupart des auteurs ont décrit trois formes de
prostatites : la prostatite muqueuse, la prostatite glanduleuse et la prostatite parenchymateuse.

Se basant sur les faits de Lallemand et de Velpeau et
sur les résultats fournis par l'examen microscopique chez
un malade mort en 1879 dans son service, M. Guyon pense
que la lésion glandulaire est primordiale, qu'elle domine
absolument l'histoire des phlegmasies prostatiques. Il ne
conteste pas pourtant la possibilité d'une lésion interstitielle primitive. Il admet donc deux formes :

« 1° La prostatite glanduleuse ou catarrhale, caracté-
« risée par la réplétion inflammatoire des éléments glan-
« dulaires;

« 2° La prostatite phlegmoneuse interstitielle, presque
« toujours consécutive à la précédente, beaucoup plus ra-
« rement primitive et constituant l'origine vraie des abcès
« chauds de la prostate. »

Voyons donc, Messieurs, comment se présentent les
lésions lorsque la prostatite se termine par la suppuration.
L'aspect varie suivant les cas. Dans un premier groupe

de faits, les glandes sont dilatées et leurs orifices élargis laissent sourdre à la pression une quantité plus ou moins considérable de gouttelettes purulentes. Une observation de M. le professeur Peter est très intéressante à ce point de vue. « La pression, dit-il, faisait sortir par chacun des » orifices uréthraux une assez grande quantité de liquide « purulent; de la prostate incisée on faisait également « sourdre une série de gouttelettes de pus qui s'échappaient « manifestement de chacun des follicules prostatiques. Le « parenchyme de la glande n'était ni rouge, ni tuméfié. »

Lorsque la prolifération épithéliale, qui est rapide et qui porte à la fois sur l'épithélium du canal excréteur et sur celui des culs-de-sac, a été suivie de la régression de ces éléments, la masse épithéliale qui remplit la cavité des glandes ferait croire que celles-ci, suivant l'expression de Vidal (de Cassis), « ont été injectées avec de la cire. »

Ch. Robin a insisté beaucoup sur la nécessité d'examiner avec soin le liquide obtenu par l'expression de la prostate, afin d'éviter une erreur de diagnostic anatomo-pathologique. La composition et surtout la coloration physiologique du liquide prostatique normal pourraient faire croire à du pus, alors que le tissu glandulaire est parfaitement sain.

Une autre remarque importante que je crois devoir faire dès maintenant, a trait à l'indépendance relative des départements glandulaires. Velpeau a fait remarquer qu'il se passe dans la prostatite quelque chose d'analogue à ce que l'on observe dans les inflammations de la mamelle. A côté d'un groupe glandulaire en pleine suppuration, on en trouve un autre encore absolument indemne. Cette irrigularité des lésions, sans être absolue, est chose fréquente.

Dans une autopsie faite par M. Thompson la prostate fut trouvée presque complétement détruite. Or, on constata que les parties qui restaient encore paraissaient saines.

Dans un second groupe de faits, le parenchyme glandulaire présente encore de petits abcès isolés très nombreux, mais la sécrétion purulente siège autour ou dans l'interstice des grains glanduleux.

Dans d'autres cas, les petits abcès intra et extra-glandulaires se réunissent et forment une collection purulente qui envahit soit la plus grande partie d'un lobe, soit tout un lobe, soit même la prostate entière. Celle-ci ne forme plus alors qu'une vaste poche, à la partie supérieure de laquelle passe le canal de l'urèthre parfois indemne et disséqué par la suppuration (Civiale, Thompson).

Le pus des abcès prostatiques offre en général un caractère particulier : au lieu d'être crémeux, comme le pus ordinaire des abcès chauds, il est visqueux et adhérent ; il est souvent aussi mélangé de sang. Ces caillots sanguins proviennent parfois, suivant M. Thompson, de petites hémorrhagies à l'intérieur des culs-de-sac malades.

Les abcès siègent d'ordinaire au niveau des lobes latéraux. Il est tout à fait exceptionnel de les rencontrer dans la bande prostatique pré-uréthrale.

La cavité des abcès de la prostate est presque toujours anfractueuse ; on y trouve, comme dans les cavernes tuberculeuses, des brides cellulaires qui traversent la cavité purulente.

Il est bien rare que l'urèthre reste intact. Ce n'est que dans les cas où le foyer purulent n'a pas dépassé les limites d'une glandule que le pus est déversé dans l'urèthre par le canal excréteur. Lorsqu'il s'agit d'un abcès plus étendu, l'urèthre est détruit dans une étendue plus ou moins considérable. Ordinairement, l'orifice de communication de l'abcès avec le canal uréthral a des dimensions proportionnées à celles du foyer.

Lallemand a montré le premier que les canaux éjaculateurs peuvent présenter un certain nombre de lésions dans les cas de prostatite suppurée. L'orifice uréthral de ces canaux est quelquefois dilaté et ulcéré. La muqueuse qui les tapisse peut être rouge, tomenteuse et recouverte de petites ulcérations. Ces canaux sont parfois disséqués et baignent au milieu du pus. Ils peuvent être complétement détruits.

Il n'est pas rare de trouver également du pus dans les vésicules séminales.

Avec de telles lésions, il est surprenant que l'inflammation ne s'étende pas plus souvent jusqu'à l'épididyme. Je n'en ai pas trouvé cité un seul exemple par les auteurs. Peut-être a-t-on négligé de signaler ce fait dans les observations. Quoi qu'il en soit, cette lésion peut être observée. Je l'ai constatée chez le malade dont je vous ai déjà parlé. Le confrère qui l'avait soigné avant que je le visse me raconta que l'orchite, qui siégeait du même côté que le phlegmon iliaque, pour lequel j'avais été appelé, était survenue avant l'apparition de ce phlegmon. Cette orchite se termina assez rapidement par résolution.

Lorsque le pus de l'abcès prostatique se trouve en contact avec la capsule, celle-ci s'épaissit en général et se recouvre d'exsudats. Elle peut donc servir de barrière au pus, qui s'écoule le plus souvent dans l'urèthre. Il est cependant très fréquent de voir la suppuration franchir les limites de la loge aponévrotique et produire un véritable phlegmon autour de la prostate. Le phlegmon périprostatique peut se produire même dans des cas où il existe une communication de l'abcès avec le canal uréthral.

Ces collections purulentes situées autour de la prostate constituent une complication grave, qui mérite d'être décrite avec quelques détails.

Les abcès périprostatiques, signalés pour la première fois par Civiale, ont été surtout bien étudiés par Demarquay. Ils occupent l'espace celluleux qui sépare le rectum de de l'aponévrose prostato-péritonéale.

Il existe plusieurs formes de phlegmons péri-prostatiques. Celle que je viens de vous indiquer constitue le phlegmon par *diffusion*. Mais l'inflammation peut envahir simultanément la glande et le tissu périprostatique, c'est la *prostatite phlegmoneuse diffuse* (Guyon). Enfin la prostate peut être simplement hyperhémiée ou enflammée et cette lésion suffit pour déterminer un phlegmon périglandulaire. C'est le *phlegmon d'emblée*, que l'on a comparé aux phlegmons du petit bassin succédant à une simple métrite.

La première forme des phlegmons périprostatiques s'explique aisément, mais il n'en est plus de même des deux dernières variétés, surtout des phlegmons d'emblée. Les auteurs ont appliqué à la pathogénie de ces phlegmons les diverses théories émises sur l'origine des phlegmasies péri-utérines : la *théorie celluleuse*, c'est-à-dire la propagation par simple continuité de l'inflammation de la prostate au tissu cellulaire environnant ; la *théorie veineuse*, qui fait de la suppuration périprostatique un abcès périphlébitique, théorie justifiée par plusieurs autopsies ; enfin la théorie d'après laquelle ces phlegmons péri-glandulaires seraient dus à une *lymphangite périprostatique*. « Ce n'est là qu'une hypothèse, dit M. Guyon, puisqu'il « n'existe pas une seule autopsie démonstrative ; mais elle « me paraît très plausible lorsque la phlegmasie succède « au cathétérisme ou à toute autre manœuvre susceptible « d'offenser directement la muqueuse uréthro-prostatique. »

Pour M. Lannelongue, les abcès péri-prostatiques auraient leur point de départ dans les ganglions lymphatiques de cette région.

L'anatomie ne permet pas d'admettre cette hypóthèse. Les lymphatiques de la prostate se rendent, ainsi que je vous l'ai dit en étudiant la structure de cette glande, à des ganglions situés sur les parois de l'excavation pelvienne et non sur la face postérieure de la prostate. Il n'existe même pas de ganglions dans ce point, où siège au contraire

un riche plexus vers lequel convergent un grand nombre
de vaisseaux lymphatiques ayant pris naissance sur les
parois des glandes.

Lorsque l'inflammation de l'urèthre postérieur s'est
étendue à ces glandes, on comprend alors que les lymphatiques puissent s'enflammer et que la lymphangite
en gagnant le plexus situé sur la face postérieure de la
prostate puisse devenir le point de départ d'un phlegmon
périprostatique.

Symptômes. — Je vous ai dit que la prostatite, suivant
M. le professeur Fournier, passe souvent inaperçue, en
raison de sa faible intensité. Lorsque l'inflammation est
un peu plus accentuée, on constate cependant des symptômes assez caractéristiques : la miction est douloureuse
et notablement gênée ; la défécation est également douloureuse et accompagnée de ténesme rectal ; il existe un
endolorissement, une sensation de pesanteur au niveau
de la région périnéale. Tous ces symptômes augmentent
rapidement d'intensité : la miction devient de plus en plus
difficile, il survient même parfois de la rétention d'urine ;
le ténesme rectal est insupportable. Le toucher rectal fait
reconnaître une tuméfaction notable de la prostate, qui
présente encore une sensibilité anormale à la pression.

La marche de l'affection est essentiellement aiguë. Chez
certains malades, les accidents se montrent dès le lendemain d'un excès alcoolique ou vénérien et bientôt la
miction est très gênée. En revanche, sous l'influence du
traitement, ces symptômes disparaissent rapidement. En
trois ou quatre jours, le ténesme s'apaise, la miction redevient facile et la prostate reprend son volume normal.
Voilà, Messieurs, comment les choses se passent dans la
majorité des cas. M. Fournier donne à cette forme le nom
de *congestion prostatique.*

Mais chez un bon nombre de malades, les symptômes

sont beaucoup plus accusés et les accidents ne cèdent pas aussi rapidement. Il s'agit alors de la forme que M. le professeur Fournier décrit sous le nom de *prostatite vraie* ou *parenchymateuse*.

Dans ces cas, les malades éprouvent une sensation de brûlure profonde pendant la miction. Cette *douleur* s'accompagne d'une pesanteur singulière vers l'anus ; le périnée devient sensible au toucher ; les mouvements, la marche, les efforts de défécation, le croisement des jambes et bientôt même la position assise, réveillent ou augmentent les douleurs.

La *dysurie* est très pénible : l'urine n'est évacuée que que goutte à goutte et avec effort ; souvent la rétention est complète.

Le *ténesme rectal* est ordinairement violent ; les garde-robes sont accompagnées et suivies d'une douleur anale très vive ; il y a une sensation permanente de corps étranger, de matières fécales arrêtées au niveau de l'anus (Boyer). Les selles sont d'abord rares, puis il y a une constipation complète.

Le toucher rectal permet de constater que la prostate est extrêmement douloureuse, qu'elle est dure et augmentée de volume. Si la tuméfaction est générale, ce qui est fréquent, la glande a une forme carrée (Vidal). Lorsque le gonflement est partiel, la forme varie suivant qu'il porte sur l'un ou l'autre lobe ou sur une partie seulement de l'un des lobes. Les bosselures dont je vous ai parlé à propos de l'anatomie pathologique sont parfois faciles à sentir par le toucher rectal.

Mais dans cette forme, on ne constate pas seulement des symptômes locaux ; il existe aussi des symptômes généraux plus ou moins accentués : fièvre, soif, inappétence, insomnie, agitation, etc...

La fièvre est cependant peu intense dans la majorité des cas ; elle se caractérise par une élévation de température de 1 à 2 degrés ; l'ascension thermique est brusque. Il n'y a pas d'oscillations appréciables pendant les premiers jours de la maladie ; la défervescence est franche et rapide.

Dans certains cas de prostatites traumatiques, la température monte brusquement, atteint d'emblée un chiffre très élevé et inspire des craintes sérieuses. Cette température initiale excessive n'indique pas en général une gravité spéciale de l'affection. Cette fièvre intense du début traduit simplement un accès urineux développé sous l'influence de la cause déterminante (cathétérisme, injection poussée avec violence, etc...) Le traumatisme produit simultanément et la prostatite et l'accès urineux ; puis celui-ci cède et la fièvre habituelle de la prostatite reste seule avec tous ses caractères d'évolution thermique moyenne.

M. Guyon, qui insiste sur ces particularités, indique encore deux autres formes de la fièvre que l'on rencontre dans le cours de la prostatite aiguë. Je vous en parlerai bientôt.

Lorsque la prostatite apparaît dans le cours d'une blennorrhagie, ce qui est le cas ordinaire, l'écoulement uréthral diminue le plus souvent, surtout au début de la complication (Fournier).

Dans la forme de prostatite parenchymateuse que je viens de vous indiquer, la marche et la terminaison sont variables. Les accidents vont d'ordinaire en croissant pendant les premiers jours de la maladie et ils se prolongent avec toute leur intensité jusque vers le sixième, le huitième ou le dixième jour. Si l'affection se termine par résolution, la fièvre tombe à ce moment, les douleurs s'apaisent, la miction devient plus facile et le ténesme rectal disparaît. On constate en même temps, à l'aide du toucher rectal, que la prostate revient peu à peu à ses dimensions normales. En général, la résolution est complète dans l'espace de deux à trois septénaires. Velpeau a montré que parfois il persiste une induration de la glande. La blennorrhagie serait donc quelquefois l'origine d'engorgements chroniques de la prostate. Mais le plus souvent la résolution, bien que lente, est complète ; la tuméfaction et l'induration soit générale, soit partielle finissent par disparaître à la longue.

Voilà quelles sont la marche et la terminaison de l'affection chez la plupart des malades. Mais dans d'autres cas, heureusement assez rares, la prostatite se termine par suppuration. C'est la troisième forme clinique de cette affection, forme qu'il nous reste maintenant à étudier.

Lorsque la prostatite suit cette marche, les douleurs s'accroissent, la dysurie ou la rétention d'urine devient permanente ; la fièvre persiste. Puis, à un moment donné, les troubles généraux s'apaisent ; les douleurs se calment et à la tension gravative des premiers jours succèdent des élancements, ou mieux une sensation pulsatile caractéristique, qui, avec les petits frissons répétés qui l'accompagnent, dénote que la suppuration s'est établie.

Malgré cette détente subite, la rétention ou la simple dysurie persiste, parce que le pus, renfermé dans une coque fibreuse résistante, forme une tumeur qui continue à comprimer la région prostatique de l'urèthre.

Le toucher rectal fait reconnaître une augmentation de volume souvent considérable de la prostate avec une sensation de fluctuation plus ou moins franche suivant le siège exact de l'abcès. Parfois on trouve une tumeur périprostatique.

Lorsque le système veineux de la région participe à l'inflammation, lorsqu'il s'agit d'une prostatite pyohémique, la fièvre présente tous les caractères que l'on constate dans l'infection purulente ; mais les symptômes locaux restent les mêmes.

Les suppurations prostatiques et périprostatiques ont parfois une évolution insidieuse. « Il n'est pas rare, dit

« Civiale, de voir des abcès prostatiques, même considé-
« rables, ne causer pendant la vie que des sensations tel-
« lement vagues qu'on ne les soupçonne même pas, et
« qu'on ne les découvre qu'à l'autopsie. »

On observerait cette forme, suivant M. Guyon, chez les sujets qui souffrent de quelque affection ancienne des voies urinaires, d'un écoulement chronique de l'urèthre, par exemple. « Le malade éprouve brusquement, dit-il,
« un peu de pesanteur périnéale, l'émission du jet de
« l'urine devient plus difficile et provoque une cuisson plus
« ou moins vive dans le fond du canal; puis ces différents
« symptômes s'accentuent un peu, la dysurie augmente
« sans que les besoins d'uriner soient plus fréquents et
« l'apparition d'un léger frisson vient parfois signaler la
« formation du pus. Lorsque l'abcès occupe la partie la
« plus déclive de la glande, le toucher rectal le fait recon-
« naître; mais, s'il est situé plus profondément, sous la
« muqueuse uréthrale, par exemple, on ne peut que soup-
« çonner sa présence. Le cathétérisme vient souvent con-
« firmer le diagnostic, la sonde crève la petite poche;
« mais il arrive aussi que la collection se vide spontané-
« ment dans l'urèthre : un peu de pus, mélangé de sang,
« s'écoule par le canal, et si le fait n'est pas observé,
« l'abcès passe inaperçu.....

« Ces faits, très utiles à bien connaître, montrent qu'il
« est, pour ainsi dire, aussi urgent de toucher fréquem-
« ment la prostate des urinaires que d'ausculter le cœur
« des rhumatisants. »

Quelle que soit la forme qu'il présente, l'abcès, une fois formé, s'évacue après un temps variable, mais toujours assez long, en raison de la résistance des parois fibreuses qui circonscrivent le foyer, ou bien il est incisé par le chirurgien. Il se produit aussitôt un soulagement énorme; les douleurs disparaissent, la miction se rétablit, la défécation s'opère sans difficulté et la fièvre cesse complétement. Ce n'est que lorsque les abcès prostatiques se vident mal que la fièvre se prolonge plus ou moins longtemps. Elle est remarquable alors par les rémissions du matin et les ascensions du soir. Le chirurgien doit trouver dans cette forme de la fièvre les indications d'une intervention plus active (Guyon).

Mais, même dans les cas heureux, l'évacuation du pus continue quelques jours, puis le foyer revient sur lui-même; ses parois bourgeonnent, s'adossent et la *cicatrisation* est assurée. Cette terminaison s'observe surtout dans les foyers de petit volume.

Dans d'autres cas, par suite de la suppuration totale de la glande et de la communication établie avec les organes voisins, l'abcès se convertit en une véritable *caverne prostatique* où pénètrent soit les matières fécales, soit l'urine. Cette caverne, dont les parois sont en grande partie formées par la capsule fibreuse, laquelle, adhérente de toutes parts aux tissus voisins, n'est pas susceptible de se rétracter, a bien peu de tendance à s'oblitérer. Elle persiste donc et se tapisse même à sa face interne d'une membrane muqueuse de nouvelle formation, analogue à celle des trajets fistuleux. Si le contact des urines et des matières fécales ne donne lieu que rarement à des phénomènes inflammatoires, ce serait grâce à la présence de cette membrane.

Lorsque la caverne communique avec la vessie, l'urine séjourne en permanence dans cette cavité accidentelle, qui constitue une sorte de vessie supplémentaire. Si la caverne prostatique communique au contraire avec l'urèthre, l'urine ne pénètre dans la poche qu'au moment de la miction, et la pression sur le périnée après cet acte, provoque la sortie par le méat d'une certaine quantité d'urine mêlée de sang et de grumeaux purulents (M. Robert).

Cette terminaison peut prolonger la durée de la maladie de plusieurs mois, de plusieurs années; elle peut même créer une infirmité définitive. Que la caverne prostatique persiste avec une simple ouverture uréthrale, ou qu'elle communique en même temps avec le rectum ou le périnée, il n'est pas rare de la voir s'accompagner de suppurations interminables qui épuisent les malades et les conduisent à la mort après une longue période de souffrances et de cachexie.

Avant de vous citer les autres modes de terminaison, je dois revenir sur certaines particularités. Le plus souvent les abcès de la prostate s'ouvrent dans l'urèthre, soit spontanément, soit sous l'influence d'un effort (en général, il s'agit d'un effort de défécation), soit pendant le cathétérisme. Cette évacuation peut être tardive; dans les cas ordinaires cependant elle est assez rapide.

L'abcès une fois ouvert, l'écoulement du pus persiste pendant un certain temps. A chaque miction, le jet de l'urine chasse devant lui une quantité variable de pus et devient ensuite limpide. L'évacuation se produit aussi en dehors des mictions; elle est alors intermittente, suivant certains auteurs; elle a lieu tous les quarts d'heure, toutes les demi-heures. Les malades éjaculent pour ainsi dire le pus accumulé derrière le sphincter uréthral. Si l'on place une sonde à demeure, le pus s'écoule au contraire d'une façon constante entre les parois du canal et celles de l'instrument et vient sourdre au méat.

L'ouverture exclusive des abcès prostatiques dans l'urèthre comporte un pronostic bénin si elle est précoce. La guérison survient au bout de trois ou quatre semaines et la cavité prostatique se cicatrise. Le pronostic est plus grave si l'ouverture est tardive ou si le foyer prostatique est trop volumineux. Dans son intéressante thèse, M. Segond a relevé sept morts dont trois par infection purulente sur trente-cinq observations d'abcès avec ouverture uréthrale.

La guérison peut aussi être retardée par la cicatrisation

trop hâtive des lèvres de l'ouverture. Il y a alors des alternatives de réplétion et d'évacuation incomplète.

J.-L. Petit a signalé l'ouverture de certains abcès prostatiques dans la vessie. Mais ce mode de terminaison est rare.

Parfois le pus des abcès intraprostatiques traverse l'aponévrose prostato-péritonéale, ulcère la paroi de l'intestin et se déverse dans le rectum. Si le travail ulcératif s'effectue lentement, de solides adhérences s'établissent entre la capsule fibreuse de la prostate et la paroi rectale et la cicatrisation peut survenir assez rapidement.

Mais le plus souvent, il existe dans ces cas un phlegmon périprostatique plus ou moins étendu dont les symptômes prédominent et prennent une gravité spéciale. Quelle que soit la variété de ces phlegmons périprostatiques, si le chirurgien n'intervient pas activement, il faut redouter l'apparition d'accidents graves tels que la phlébite, la pyohémie ou les fusées purulentes lointaines.

Ces phlegmons ont été bien décrits par M. Guyon. C'est la description qu'il en a donnée que je vais surtout vous résumer.

Le pus du phlegmon périprostatique se collecte en arrière de la prostate, dans cette région à tissu cellulaire lâche et dépourvue de graisse qui sépare le rectum de la prostate et des vésicules séminales et les données de l'anatomie topographique modifient les différents chemins qui s'offrent au pus, lorsqu'il vient sortir de sa loge.

Si vous vous rappelez ce que je vous ai dit en vous parlant de la loge médiane de l'étage supérieur du périnée, lorsque je vous ai indiqué les rapports de l'urèthre postérieur, vous saurez que c'est en arrière, du côté de la paroi rectale, et aussi en avant et en bas que le pus trouvera une issue facile. Dans ce dernier cas, il pourra doubler la face postérieure de la prostate et gagner l'urèthre, à moins qu'une cavité intra-prostatique ne lui offre une voie plus directe encore vers le canal.

Voici les résultats qu'a obtenus M. Segond en analysant 77 observations :

64 fois le pus s'est fait jour par l'urèthre.
43 fois — — par le rectum.
15 fois — — par le périnée.
8 fois — — par la fosse ischio-rectale.
5 fois le pus s'est dirigé vers la région inguinale.
2 fois — — vers le trou obturateur.
1 fois — — vers l'ombilic.
1 fois — — vers la fesse par la grande échancrure sciatique.
1 fois — — vers le rebord des fausses côtes.
1 fois l'abcès s'est ouvert dans le péritoine.
1 fois la diffulsion a gagné la cavité prépréritonéale de Retzius.

D'où la classification en :

Cas fréquents habituels (ouvertures uréthrales et rectales ; fusées périnéales et ischio-rectales).

Cas rares (propagations ou fusées inguinales et obturatrices).

Cas exceptionnels (ouverture péritonéale ; propagations prépéritonéales, fusées vers l'ombilic, la grande échancrure sciatique et même vers les fausses côtes).

Lorsqu'il s'agit de *l'ouverture uréthrale*, le foyer périprostatique communique ordinairement avec une collection intraprostatique et le chemin se trouve tout tracé. Dans des cas exceptionnels, l'ouverture est simplement uréthrale : le pus gagne alors la région sphinctérienne en doublant la face postérieure de la prostate. Presque toujours le pus suit aussi dans ces cas une autre direction.

Lorsque *l'ouverture rectale* se fait en temps opportun, spontanément ou par incision, la guérison est en général assez rapide. S'il existe en même temps un abcès intra-prostatique, il peut se former une sorte d'abcès en double bouton de chemise, dont l'un des points rétrécis correspond à la paroi rectale perforée et l'autre à la portion détruite de l'aponévrose prostato-péritonéale.

L'ouverture simultanée dans le rectum et l'urèthre est souvent observée. Il existe alors une fistule uréthro-rectale qui peut persister indéfiniment. Le pus s'écoule beaucoup plus par le rectum que par l'urèthre. Les urines passent à chaque miction par l'anus en partie ou en totalité. On observe aussi parfois la sortie des gaz intestinaux par l'urèthre, mais il est exceptionnel de voir les matières fécales pénétrer dans l'abcès. Lallemand a noté dans un cas où les canaux éjaculateurs avaient été atteints qu'il se faisait chaque jour et sans érection préalable un écoulement de sperme.

Lorsque le pus fuse dans la fosse ischio-rectale, il donne naissance aux symptômes bien connus des abcès de la marge de l'anus. On peut se demander si dans certains cas il n'y a pas eu un adéno-phlegmon secondaire dont l'origine a été l'inflammation du ganglion situé sur la partie latérale et inférieure de l'excavation du bassin, ganglion auquel se rend une partie des lymphatiques de la prostate. C'est la question que je me suis posée en 1888, en opérant un malade de l'hôpital Saint-Louis.

Lorsque le pus gagne le périnée antérieur, il fuse au travers de la partie postérieure du ligament de Carcassonne. Cette partie de la loge rétro-prostatique présente une assez faible résistance.

Lorsque l'ouverture spontanée ou l'incision a lieu de bonne heure, la guérison s'obtient facilement. Mais dans les conditions inverses, les dégâts produits par la suppuration sont parfois considérables et le pronostic peut acquérir une gravité extrême.

Voilà pour les cas fréquents. Il est à remarquer que,

pour la plupart d'entre eux, la gravité du pronostic tient surtout à la nature des désordres locaux, à la destruction des tissus, aux modifications anatomo-pathologiques profondes qui accompagnent la formation des trajets fistuleux. La multiplicité des fistules est une circonstance particulièrement aggravante.

Passons maintenant aux cas rares et aux cas exceptionnels.

On a publié quelques exemples de fusées purulentes vers le trou obturateur et la région inguinale. Dans le cas très intéressant que j'ai déjà eu plusieurs fois l'occasion de vous citer, la fosse iliaque correspondante avait été aussi envahie.

En 1877, M. Faucon étudiant la péritonite et le phlegmon sous-péritonéal d'origine blennorrhagique, a émis l'opinion que ces deux complications doivent être considérées comme des effets éloignés de l'inflammation blennorrhagique propagée de l'urèthre au péritoine ou au tissu cellulaire sous-péritonéal par l'intermédiaire du canal déférent, des vésicules séminales ou de la prostate.

La riche vascularisation et l'extrême laxité du tissu cellulaire péridéférentiel doivent évidemment faciliter ces propagations. Il me semble cependant que le système lymphatique doit jouer un rôle prépondérant. Chez mon malade, qui a eu d'abord une orchite, ainsi que je vous l'ai dit, l'inflammation du canal déférent a bien précédé, il est vrai, le phlegmon iliaque. Je crois cependant que c'est l'inflammation du ganglion situé entre le trou obturateur et le détroit supérieur, ganglion qui reçoit, comme vous le savez, une partie des lymphatiques de la prostate, qui a été le point de départ des accidents. Cette théorie a été déjà soutenue du reste par plusieurs auteurs. Quoi qu'il en soit, la blennorrhagie n'était point en cause dans le cas dont je vous parle. L'étiologie était des plus nettes.

C'était l'issue d'un petit calcul qui avait déterminé tous ces accidents.

Parmi les exemples de cas exceptionnels, je vous citerai le fait suivant publié par M. Guyon :

« Soumis à l'uréthrotomie interne le 5 octobre 1872, le « malade présentait le 7 des symptômes de cystite aiguë « et le 16 des accidents généraux fébriles avec ballonne- « ment du ventre et sensibilité du flanc gauche. Ces symp- « tômes locaux allèrent en augmentant progressivement, « sans foyer de suppuration apparent, jusqu'au 11 novem- « bre, époque où l'on ouvrait une collection fluctuante à « deux travers de doigt au-dessus du rebord des fausses « côtes gauches, sur la ligne mammaire ; il sortit une « grande quantité d'un pus crémeux sans caractère parti- « culier. Un mois plus tard, sans que la première incision « se fût fermée, une nouvelle collection se montrait, mais « cette fois au périnée. Le malade mourait deux jours « plus tard, épuisé par la suppuration.

« A l'autopsie, on reconnut que le point de départ unique « de ces suppurations était une prostatite. »

Voici quelle avait été la marche de la suppuration :

« Le pus, dit M. Guyon, contournant le col de la vessie « sur sa droite, s'était porté en avant entre le col et la « symphyse. Là, il était remonté derrière les tendons des « muscles droits, en passant au-delà de la ligne médiane, « au-dessus de l'aine gauche. Puis, suivant les fibres du « tranverse et décollant les couches musculaires de la pa- « roi abdominale, *il avait gagné les insertions costales* de « ce muscle et formait, à leur niveau, une collection pu- « rulente dont l'incision avait fait sortir 560 grammes de « pus. »

Velpeau a encore signalé la gangrène comme terminai- son possible de la prostatite aiguë. Béraud a pensé qu'il se passe là les mêmes phénomènes que dans les phleg- mons sous-aponévrotiques. D'autres croient que la gan-

grène est due à l'infiltration d'urine dans le tissu prostatique.

Je vous rappelle que les malades sont exposés à la phlébite et à l'infection purulente. La phlébite périprostatique
serait même assez fréquente suivant certains auteurs.
Vous savez quelle est, en effet, la richesse vasculaire de
cette région et la structure spéciale de ces plexus veineux;
j'y ai beaucoup insisté en vous indiquant les rapports de
la portion rétro-sphinctérienne de l'urèthre.

L'infection purulente n'est point rare non plus; sur 23
cas de mort relatés par M. Segond dans sa thèse, 9 étaient
dus à cette complication.

Après l'infection purulente, les causes de la mort sont,
par ordre de fréquence, la suppuration prolongée, la péritonite et la pyélo-néphrite.

Mais la guérison est la terminaison de beaucoup la plus
fréquente. Sur 114 observations, M. Segond l'a trouvée
notée 70 fois. Dans 10 cas, il y a eu persistance des trajets
fistuleux. Parmi les 34 malades qui ont succombé, 11 sont
morts de lésions autres que celles provenant de l'affection
prostatique.

Le *pronostic* des suppurations prostatiques ressort des
divers faits que je viens de vous exposer. La gravité des
complications immédiates et l'incurabilité fréquente des
lésions consécutives seront surtout prises en considération. Même lorsque les malades guérissent, les trajets fistuleux qui succèdent à ces suppurations peuvent reculer
la guérison de 12 à 15 mois et plus. La *durée* est du reste
très variable. La durée moyenne de 51 jours qui a été indiquée n'a aucune valeur. Un phlegmon prostatique incisé
de bonne heure peut guérir en 12 jours.

Vous devez encore savoir que l'atrophie de la prostate
n'est point rare et qu'elle entraîne parfois à sa suite des
troubles du côté des voies spermatiques : douleur aiguë
pendant l'éjaculation, oblitération des conduits éjacula-

teurs. Cette atrophie peut être telle que la glande soit réduite à deux mamelons du volume de deux gros pois.

On a encore noté pendant la convalescence un léger degré d'incontinence d'urine.

Dans les deux premières formes de la prostatite aiguë que je vous ai décrites, formes qui comprennent la grande majorité des cas, la guérison a toujours lieu. Dans la première, elle est complète; dans la seconde, au contraire, il persiste parfois une induration de la glande. Le *pronostic* est donc bien moins grave que lorsque la prostatite se termine par suppuration.

VINGT-DEUXIÈME LEÇON

Diagnostic et Traitement de la Prostatite aiguë.

Messieurs,

Le diagnostic de la prostatite aiguë est en général facile. Au début, pendant les quarante-huit premières heures, on peut cependant hésiter entre la cystite et la simple congestion prostatique. Mais le besoin fréquent et impérieux d'uriner, la douleur à la fin de la miction, les caractères de l'urine permettront de reconnaître la cystite. Du reste, le toucher rectal lèvera toujours facilement les doutes.

La prostatite pourrait être plus facilement confondue avec la cowpérite. Lorsque l'inflammation ne frappe qu'une des glandes de Cowper, je vous ai déjà dit que le gonflement siège au périnée et qu'il est constamment latéral. Le diagnostic est donc facile dans ce cas. C'est plutôt avec la péri-cowpérite, comme l'a fait remarquer M. le professeur Fournier, que la prostatite pourrait être confondue. Le toucher rectal permettra cependant de trancher la question. Le diagnostic est surtout basé en effet sur les renseignements qu'il fournit. Le toucher rectal, ainsi qu'on l'a dit avec juste raison, est aussi indispensable dans le diagnostic des affections de la prostate que le toucher vaginal dans le diagnostic des affections génitales de la femme. On peut y combiner avec avantage la palpation hypogastrique.

L'inflammation des vésicules séminales se reconnaîtra par la présence d'une ou deux tumeurs oblongues, résistantes, douloureuses, situées au-dessus de la prostate. Le sperme serait rouillé, sanglant, dans cette affection.

L'ouverture vésicale d'un abcès prostatique pourrait faire commettre une erreur de diagnostic si l'on n'examinait pas attentivement le malade, parce que dans ce cas le pus est mélangé intimement avec l'urine, comme s'il provenait d'une lésion de la vessie ou de la partie supérieure de l'appareil urinaire. Mais rappelez-vous que c'est là un fait exceptionnel. L'abcès s'ouvre en général dans l'urèthre et le pus s'écoule d'une façon intermittente entre les mictions. Il se produit comme une sorte d'éjaculation.

Les abcès chauds de la prostate seront faciles à distinguer des suppurations tuberculeuses de cet organe. Dans ce dernier cas, la marche de l'affection est bien différente, puis il existe presque toujours des lésions tuberculeuses concomitantes des vésicules séminales ou des épididymes.

Lorsque les kystes de la prostate deviennent le siège de phénomènes inflammatoires, le diagnostic exact serait presque impossible.

Passons maintenant au diagnostic des formes que peut présenter la prostatite. « Au début, dit M. le professeur « Fournier, il est souvent difficile de décider si l'on a af- « faire à une congestion simple ou à une inflammation « véritable de la prostate. Ce diagnostic ne peut être établi « que par la marche des accidents. C'est seulement quand « la phlegmasie s'est nettement constituée qu'elle sera « reconnue à la violence des douleurs périnéales, à l'inten- « sité des troubles fonctionnels et notamment du ténesme « rectal, à la réaction fébrile, enfin à la tuméfaction plus « volumineuse et à la sensibilité plus vive de la glande. »

Lorsque la prostatite s'est terminée par suppuration, c'est le toucher rectal qui permettra de reconnaître la collection purulente et les différentes particularités qu'elle peut présenter.

Quand il s'agit d'une caverne pleine de pus, la fluctuation est manifeste. Les pressions qu'on exerce sur sa face rectale font refluer par l'urèthre le pus contenu dans le foyer. Si la caverne communique avec l'urèthre, l'urine qui s'y accumule pendant la miction la distend puis elle s'échappe goutte à goutte. En pénétrant avec l'extrémité d'une sonde dans cette poche, on a la sensation, dit M. Guyon, d'une cavité trop petite pour être la vessie, trop spacieuse pour n'être que l'urèthre dilaté. L'urine y est trouble et odorante alors que celle contenue dans la vessie conserve assez souvent ses caractères normaux.

Les trajets fistuleux sont diagnostiqués à l'aide des injections colorées et des explorations faites avec des stylets. L'issue de l'urine par le rectum ou par le périnée pendant la miction permet également de faire le diagnostic. Il y a parfois issue de gaz et même de matières fécales par le canal de l'urèthre.

Maintenant nous devons nous demander s'il est possible de distinguer la périprostatite de la prostatite. M. Thompson regarde ce diagnostic comme impossible. M. Le Dentu pense qu'il n'a peut-être pas l'importance qu'on a voulu lui donner. M. Guyon croit au contraire qu'au point de vue du pronostic et du traitement il faut savoir reconnaître le phlegmon périprostatique. Dans cette affection, la tumeur phlegmoneuse qui fait saillie dans le rectum serait toujours plus étendue que dans la prostatite simple ; elle paraîtrait plus près de la muqueuse rectale dont la souplesse a disparu. Les limites de la glande sont effacées, tandis qu'il est toujours possible de retrouver ces limites dans l'abcès intra-prostatique. C'est un empâtement diffus, une plaque phlegmoneuse qu'on a sous le doigt dans les cas de phlegmons périprostatiques. Ce dernier caractère serait pathognomonique.

Traitement. — Le traitement varie suivant la forme que présente la prostatite. S'il s'agit d'une congestion simple, des soins hygiéniques et quelques antiphlogistiques suffisent pour la faire disparaître : repos au lit, grands bains tièdes prolongés, cataplasmes, onctions belladonées. On conseille également les boissons émollientes. Vous savez, en effet, que dans la majorité des cas la prostatite est consécutive à la blennorrhagie et que c'est l'inflammation de la muqueuse de l'urèthre postérieur qui est le point de départ de l'inflammation prostatique. Vous savez aussi qu'il n'est point rare de voir les malades atteints à la fois de prostatite et de cystite. On comprend donc que les auteurs conseillent les boissons émollientes, afin de diminuer l'irritation de la muqueuse uréthro-vésicale et d'agir ainsi indirectement sur l'inflammation de la prostate. S'il n'existe pas de gêne notable dans la miction, on peut cependant intervenir d'une façon plus efficace en faisant avec de l'eau boriquée chaude un lavage de l'urèthre antérieur, puis un lavage de la vessie sans sonde. La douleur, si elle est un peu vive, pourra être calmée à l'aide d'une solution de chlorhydrate de cocaïne injectée sans sonde dans l'urèthre postérieur.

Dans la prostatite vraie, parenchymateuse, il faut intervenir plus énergiquement et dès le début afin d'éviter, si cela est possible, la terminaison par suppuration. Presque tous les auteurs insistent sur l'importance des émissions sanguines locales dans cette forme de l'inflammation prostatique. On appliquera donc au périnée 15 à 20 sangsues et l'on pourra répéter cette émission sanguine locale deux ou trois fois, suivant les cas (Fournier). En général, les phénomènes inflammatoires s'amendent aussitôt.

Les applications de sangsues sur la face postérieure de la prostate, conseillées par Bégin, sont aujourd'hui abandonnées. Elles sont difficiles et elles présentent des inconvénients.

Les grands bains coup sur coup, prolongés d'une à deux heures, pourront encore rendre des services.

M. Reclus préconise le traitement abortif de la prostatite aiguë par l'eau chaude. Il aurait obtenu des résultats
merveilleux avec les lavements chauds à 55 degrés combinés à des applications périnéales chaudes.

Ce traitement doit être douloureux, car, ainsi que l'ont
fait remarquer certains auteurs, bien des malades ne
supportent même pas l'introduction d'une canule dans
l'anus. C'est même pour cette raison que l'on conseille,
pour lutter contre la constipation, qui est habituelle, soit
que le malade ne puisse aller à la selle, soit qu'il redoute
les douleurs qui accompagneraient la défécation, c'est
pour cette raison, dis-je, que l'on conseille d'employer les
purgatifs doux, l'huile de ricin par exemple, de préférence
aux lavements, qui seraient très douloureux.

L'emploi intrarectal de la glace a été préconisé par
M. Jullien. C'est une méthode qui me paraît avoir été bien
peu appliquée. Elle présente encore plus d'inconvénients
que l'emploi de l'eau chaude.

Pour calmer les douleurs, qui sont parfois intolérables,
les uns conseillent des quarts de lavements laudanisés et
camphrés, les autres des suppositoires opiacés, belladonés.
Mais tous ces moyens exagèrent l'éréthisme douloureux
de la région ano-rectale ; aussi la plupart des auteurs préfèrent-ils recourir à l'usage interne du chloral, à la dose
de 2 à 5 grammes par 24 heures, de la belladone, médicaments qui n'ont pas l'inconvénient de constiper, comme
l'opium et ses dérivés. On peut encore appliquer sur le
périnée des pommades calmantes contenant de l'extrait
de jusquiame, de belladone, de ciguë, etc. Les injections
sous-cutanées de chlorhydrate de morphine pourront dans
certains cas rendre des services.

Je crois que l'on pourrait aussi sans inconvénients employer localement les solutions de chlorhydrate de cocaïne,
à condition de faire uriner préalablement le malade, dé

nettoyer ensuite l'urèthre antérieur et de faire enfin sans sonde l'injection calmante dans l'urèthre postérieur.

La rétention d'urine, si fréquente lorsque la prostatite est arrivée à un certain degré, oblige à recourir au cathétérisme. Il est même bon de ne pas attendre pour le pratiquer que la rétention soit complète. Dès que l'on voit le malade n'uriner que goutte à goutte, il faut le sonder.

Avant d'introduire la sonde, il faut avoir bien soin de faire le lavage continu de l'urèthre antérieur avec une solution boriquée à 4 %, car, ne l'oubliez pas, il existe presque toujours de l'uréthrite blennorrhagique. Après avoir vidé la vessie, vous y injecterez de l'eau boriquée, afin de la débarrasser complétement du pus qu'elle peut contenir. En général, vous répéterez le cathétérisme, comme le conseille M. Fournier, plutôt que de laisser une sonde à demeure.

Les malades ne doivent pas être sondés avec des instruments métalliques. Il faut employer les sondes en caoutchouc ou les sondes en gomme.

Les sondes coudées en gomme, que l'on désigne ordinairement sous le nom de sondes à béquilles, pourront rendre des services. Elles devront être employées sans mandrin. Si elles ne passent pas, vous pourrez essayer avec un mandrin, mais ne pas trop insister. Il vaut mieux recourir à la ponction hypogastrique capillaire avec aspiration.

Lorsque le médecin est appelé trop tard ou que les différents moyens thérapeutiques que je viens de vous indiquer ont été insuffisants pour arrêter la marche de l'affection, en un mot lorsque la prostatite s'est terminée par suppuration, quelle est la conduite à tenir?

Tous les auteurs reconnaissent qu'une intervention chirurgicale est nécessaire. Mais tandis que les uns la veulent précoce et même prématurée (Lallemand), les autres au contraire, M. Thompson par exemple, pensent « qu'il faut « être bien édifié sur l'existence d'une collection purulente

« avant de se décider à faire une tentative pour l'évacuer
« par une ouverture artificielle. »

M. Guyon est d'avis qu'il faut inciser au premier indice
de suppuration, sans attendre la fluctuation complète.

. « Attendre la fluctuation vraie pour intervenir, c'est,
« dit-il, inciser trop tard. Du côté du rectum, le premier
« indice de suppuration se traduira par cette sensation de
« dépressibilité spéciale, analogue à celle que donnerait
« un petit carré d'étoffe mal tendu sur un cadre rigide.
« C'est un petit point mou, que la pulpe du doigt rencontre
« en explorant la plaque dure du phlegmon ou la convexité
« non moins résistante de la prostate enflammée. La pro-
« pagation périnéale se révélera au doigt par l'extension
« des limites inférieures de l'empâtement périprostatique,
« au-dessous du niveau de l'aponévrose moyenne. L'in-
« tensité du point douloureux prérectal sera de même très
« significative, et, lorsqu'il existe en même temps de l'œ-
« dème périnéal, on ne doit conserver aucun doute. Quant
« aux sensations perceptibles par le cathétérisme, elles se
« réduisent à la notion d'une sorte de rénitence kystique
« difficile à bien apprécier. L'état général du malade, l'a-
« cuité des douleurs, l'apparition des petits frissons et
« surtout les caractères de la fièvre, devront, à leur tour,
« contribuer au diagnostic.

« Il est difficile de préciser davantage, et la détermina-
« tion plus absolue du moment où l'intervention s'im-
« pose reste question d'initiative personnelle et de tact
« chirurgical. »

Pour atteindre les collections purulentes qui siègent
dans la prostate ou dans le tissu périprostatique, les chirurgiens suivent ordinairement l'une des trois voies suivantes : l'urèthre, le rectum, le périnée.

On n'a eu que bien rarement l'occasion d'ouvrir volontairement un abcès par la voie uréthrale. En général, cette
ouverture s'est produite accidentellement pendant le ca-

thétérisme. Vous savez aussi que l'ouverture spontanée est fréquente.

Si l'on a la certitude qu'un abcès prostatique fait saillie dans l'urèthre et que l'exploration de la face postérieure de la prostate reste absolument négative, on peut provoquer volontairement l'ouverture dans ce canal de la façon suivante. On introduit dans l'urèthre une sonde métallique. Lorsqu'on est arrivé derrière le pubis, au niveau de l'obstacle, on fait quelques efforts pour entrer dans la vessie, et l'on ouvre la poche purulente. Lorsque cette rupture offre des difficultés, on a conseillé d'employer une manœuvre très simple. Tandis qu'avec le doigt introduit dans le rectum on pousse la prostate d'arrière en avant, de manière à la faire saillir du côté de l'urèthre, on pratique le cathétérisme avec l'autre main. La sonde ne tarde pas à être arrêtée par la saillie que fait la prostate, et il suffit de la presser contre l'obstacle pour qu'elle pénètre dans l'abcès (Voillemier et Le Dentu).

Velpeau a proposé de remplacer la sonde cylindrique par une sonde conique, lorsque les parois de l'abcès présentent trop de résistance. Mais la plupart des chirurgiens pensent au contraire, qu'il est bon de ne point employer pour cette opération un instrument conique, qui serait dangereux.

Les abcès de la prostate qui proéminent dans la vessie, sont rares et difficiles à reconnaître. Dans un cas, J.-L. Petit put en déterminer l'ouverture en renversant le bec de la sonde comme pour aller chercher un calcul dans le bas-fond de la vessie.

Si le pus se porte vers le rectum et que la fluctuation soit perçue d'une façon bien nette, c'est dans ce point qu'il faut faire l'ouverture de l'abcès prostatique. Voici comment la plupart des auteurs conseillent de pratiquer cette opération :

Le malade, couché sur le dos, est placé en travers de

son lit. Le chirurgien, debout entre les jambes du malade, introduit dans le rectum, après l'avoir enduit de vaseline, l'index de la main gauche de façon que la pulpe du doigt soit tournée en haut. Il recherche le point où la fluctuation est la plus nette ; il explore aussi les parties voisines pour reconnaître le siège des artères rectales, dont les pulsations sont faciles à sentir, afin d'éviter de les blesser. Lorsqu'il a bien choisi le point où il doit faire l'incision, l'opérateur prend un bistouri droit rendu aseptique et dont la pointe, cachée dans une boulette de cire, est encore limitée par quelques tours d'une bandelette de diachylon qui entoure toute la partie reculée de la lame. Il glisse ce bistouri à plat sur la pulpe de l'index gauche jusqu'au point où il veut faire l'incision. Il abaisse alors le manche et relève la pointe que l'extrémité du doigt pousse et dirige ; il fait ainsi une incision d'environ deux centimètres. Le pus s'écoule et il ne reste plus qu'à nettoyer le rectum.

Les auteurs insistent sur la possibilité d'une hémorrhagie grave à la suite de l'incision par la voie rectale.

MM. Guyon et Le Dentu en ont cité des exemples. Dans un cas de M. Guyon, l'hémorrhagie fut assez abondante pour faire tomber en quelques heures la température axillaire de 39° à 36°.

A quoi peut tenir une hémorrhagie aussi abondante? Une veine hémorrhoïdaire peut donner issue, dit-on, à une quantité fort considérable de sang; mais il est probable, ajoute-t-on, que dans ces cas l'hémorrhagie était d'origine artérielle. Les artères de la région sont très grêles cependant. On en convient, mais on fait remarquer que si elles sont incapables de fournir une hémorrhagie durable à l'état normal, elles peuvent se distendre sous l'influence du processus inflammatoire et donner lieu alors à une hémorrhagie sérieuse.

Eh bien, Messieurs, tout ceci est secondaire. De telles hémorrhagies sont surtout la conséquence d'une mauvaise pratique. Qu'ont fait MM. Guyon et Le Dentu pour arrêter le sang chez leurs opérés ? Ils ont fait le tamponnement du rectum. Il est vraiment surprenant que d'aussi habiles chirurgiens français ne connaissent pas mieux les procédés d'hémostase.

Sachez que le premier soin du chirurgien doit être de bien voir son champ opératoire. S'il le voit nettement, il n'a pas le droit de perdre une quantité notable de sang dans la région dont il s'agit. Je me rappelle avoir vu mon éminent maître M. Péan, *grâce au pincement des vaisseaux*, enlever un rectum en totalité sans faire une seule ligature et l'opérée ne perdre qu'une petite quantité de sang. Or, MM. Guyon et Le Dentu font une simple incision de deux centimètres et ils ont une hémorrhagie extrêmement grave. Il est vrai qu'ils ont recours aux anciens procédés d'hémostase.

Si donc vous suivez le procédé aveugle indiqué par les auteurs pour ouvrir les abcès de la prostate au niveau du rectum, et qu'il survienne une hémorrhagie, n'oubliez pas que vous devez examiner de suite votre incision, afin de voir d'où vient le sang et de *pincer* le vaisseau qui a été sectionné.

Dans les phlegmons périprostatiques, c'est en général par la voie rectale que l'on a l'habitude d'intervenir.

Lorsque le pus des abcès prostatiques ou périprostatiques se dirige du côté du périnée, il est indiqué de faire l'incision à ce niveau. Celle-ci doit être pratiquée avec une certaine hardiesse, dit M. Thompson, sur la ligne médiane, dans la direction bien connue de la prostate. « L'index de « la main gauche est introduit dans le rectum ; puis avec un « bistouri droit, long et étroit, dont le tranchant est tourné « en haut, on divise le raphé à 18 millimètres environ en « avant de l'anus, dans la direction connue de la tumeur, « et l'on agrandit très légèrement l'incision en haut, de « façon à frayer au pus un passage facile. La profondeur

« jusqu'à laquelle il faut pénétrer ne saurait être moindre
« de 3, 5 à 5 centimètres; une incision moindre de 3 centi-
« mètres et demi serait probablement inutile, et, partant,
« sans effet et dangereuse. »

Lorsque l'incision des abcès de la prostate est faite de
bonne heure, la guérison survient d'habitude au bout de
quinze jours ou trois semaines, quelle que soit la voie que
l'on ait suivie pour donner issue au pus. Mais c'est l'incision par le rectum et surtout par le périnée qui paraît
donner les meilleurs résultats. Dans un cas où il avait
incisé le périnée, Demarquay a vu la guérison survenir
en huit jours. Si le lieu d'élection de l'ouverture des abcès
prostatiques est subordonné, dans une certaine mesure, aux
indications du cas particulier que l'on traite, il ne faut donc
pas oublier que l'incision périnéale présente de réels
avantages. Aussi a-t-on conseillé d'y recourir toutes les
fois que ce mode d'intervention est possible, surtout lorsqu'il s'agit d'un abcès volumineux qui se développe en
pleine glande ou qui se diffuse, ou bien encore dans les
cas graves et invétérés, caractérisés par la présence de
clapiers, de véritables cavernes prostatiques communi-
quant avec l'urèthre par une ouverture insuffisante pour
permettre le libre écoulement du pus et la cicatrisation
des foyers purulents.

Tout en reconnaissant que l'incision périnéale permet
d'agir antiseptiquement, M. Guyon reproche à ce procédé
d'exposer à l'hémorrhagie et à la persistance d'une
fistule.

La fistule est en effet à craindre, mais l'hémorrhagie
peut être évitée si l'on sait faire le pincement des vaisseaux.

Lorsqu'il existe des fusées purulentes, il faut faire le
plus vite possible des incisions au niveau des points où
elles sont constatées.

Les complications qui peuvent se montrer du côté des

reins, de la vessie, du rectum, etc... seront traitées par les moyens thérapeutiques appropriés à chacune de ces complications.

Il faut encore avoir soin, après avoir incisé les abcès prostatiques de surveiller la marche de l'affection. Si la guérison des trajets périnéaux et rectaux tardait un peu à s'effectuer on ferait quelques injections irritantes dans ces trajets.

Dans les cas où l'abcès s'est ouvert dans l'urèthre, on a noté que la pénétration de l'urine dans la cavité de l'abcès ne présente pas ordinairement trop de dangers. Aussi plusieurs auteurs conseillent-ils de ne pas pratiquer le cathétérisme et de ne point laisser de sonde à demeure.

Chez un malade dont l'abcès s'était ouvert dans l'urèthre, qui avait en même temps de la cystite et dont la vessie se vidait, je me suis bien trouvé des injections intra-vésicales sans sonde faites après avoir rendu l'urèthre aseptique.

Lorsque les malades ne vident pas complétement leur vessie, il faut mettre une sonde à demeure et faire quelques lavages vésicaux avec la solution d'acide borique à 4 %.

Si l'ouverture de l'abcès est insuffisante, la suppuration se prolonge et la fièvre persiste. Il faut alors se hâter d'élargir le trajet rectal ou périnéal.

Lorsqu'une fistule vraie s'est constituée, ce qui se produit sous l'influence de causes diverses, quels sont les moyens qui permettent d'obtenir la guérison ? Ces moyens varient suivant la variété de fistules que l'on est appelé à traiter. Les fistules rectales ou périnéales qui ne communiquent pas avec l'urèthre rentrent dans la catégorie des fistules ano-rectales borgnes et doivent être traitées comme telles. Mais ce sont des cas rares. Presque toujours la fistule communique avec l'urèthre et l'on a affaire à une fistule uréthro-périnéale, ou à une fistule uréthro-rectale.

Pour obtenir la guérison de ces deux variétés de fistules,

il faut empêcher l'urine de pénétrer dans ces trajets fistuleux et en même temps modifier leurs parois afin d'en obtenir la cicatrisation.

Pour remplir la première indication, il faut recourir à la sonde à demeure ou au cathétérisme intermittent, suivant les cas. Quelquefois cela suffit pour obtenir l'oblitération de la fistule. M. Thompson cite même un cas de guérison d'une fistule uréthro-rectale survenue au bout de six semaines en faisant simplement uriner le malade couché sur le ventre.

On a cité encore des cures définitives survenues chez des malades qui avaient eu soin de comprimer les trajets pendant la miction avec les doigts, avec un ballon de caoutchouc...

Le plus souvent il faut, pour obtenir la guérison, modifier les fistules, soit à l'aide d'injections iodées ou de la cautérisation, soit en employant les incisions. On doit alors débrider les trajets fistuleux, mettre à nu et racler les parois des clapiers, comme je vous l'ai dit en vous parlant des fistules urinaires que nous avons déjà étudiées. Mais n'oubliez pas qu'assez souvent les fistules uréthro-périnéales consécutives aux abcès de la prostate persistent quoi qu'on fasse et les malades restent condamnés à une infirmité définitive.

Les fistules uréthro-rectales sont encore bien plus difficiles à guérir. La cautérisation n'a chance de réussir dans ces cas que si la fistule a de petites dimensions.

Lorsque l'ouverture est large, on a eu quelquefois recours à de véritables autoplasties (1).

Les fistules uréthro-périnéales et surtout uréthro-rectales consécutives aux suppurations de la prostate sont donc très difficiles à guérir. Les malades conservent souvent leur infirmité. C'est là un inconvénient sérieux de l'ou-

(1) Congrès de chirurgie, Paris 1889.

verture par le rectum ou le périnée des abcès prostatiques.
Eh bien, ne peut-on pas, au moins dans certains cas,
suivre une autre voie? Voici le procédé qui m'a été indiqué par mon éminent maître M. Péan et que j'ai employé
avec succès, en 1888, chez un malade de l'hôpital Saint-
Louis.

Le rectum ayant été vidé, une sonde étant introduite
dans l'urèthre et le champ opératoire étant rendu aseptique, on fait sur l'une des parties latérales de la région
anale une incision verticale ou courbe. On décolle le rectum et l'on se dirige vers la face postérieure de la prostate,
ou plutôt vers l'union de la face postérieure de cette glande
avec sa face latérale correspondante, c'est-à-dire que l'on
s'éloigne autant que possible du rectum, que l'on refoule
du reste du côté opposé. De temps en temps, on pratique
le toucher rectal pour bien voir où se trouve la collection
purulente. En même temps avec un doigt de l'autre main
placé dans l'incision on s'assure que celle-ci est faite dans
une bonne direction. L'incision des parties superficielles
est faite largement pour bien voir les parties profondes
que l'on incise, mais la plaie doit être de moins en moins
étendue à mesure que l'on se rapproche de la prostate. On
a donc ainsi une sorte d'infundibulum. Lorsqu'on est arrivé sur l'abcès on l'ouvre avec le bistouri, puis on a soin
de bien nettoyer le foyer et les parties voisines avec une
solution de sublimé à 1/1000. Il faut faire cette injection
avec précaution, afin de ne pas envoyer la solution dans
l'urèthre et la vessie, si l'abcès s'est déjà ouvert dans le
canal uréthral.

Chez mon malade, il s'agissait d'un abcès siégeant au
niveau du lobe droit de la prostate. Il existait un peu
d'empâtement sur le bord droit de l'anus. Il était donc
tout indiqué d'opérer de ce côté. Je pus suivre facilement
le procédé que je viens de vous décrire et la guérison fut
très rapide.

On pourrait reprocher à ce mode d'ouverture des abcès prostatiques d'exposer aux hémorrhagies. Ce n'est plus là aujourd'hui une objection sérieuse. Avec le pincement des vaisseaux, on n'a rien à craindre si l'on a bien soin de prendre les précautions que je vous ai indiquées. En effet, malgré la profondeur de la plaie, si on lui donne la forme infundibuliforme, on voit nettement le champ opératoire. Or, je vous le répète, quand on voit bien les parties où porte le bistouri, il est facile de placer une pince hémostatique sur un vaisseau, s'il a été sectionné. Seulement il faut recourir ici aux longues pinces dont se sert M. Péan, à cause de la profondeur de la plaie.

Il est à noter que ce procédé permet de réaliser une antisepsie complète. D'autre part, il n'est pas douteux que dans les cas où l'abcès communique en même temps avec l'urèthre, l'urine a bien moins de tendance à s'écouler par une voie latérale que par la voie directe que lui offrent l'incision rectale et l'incision périnéale. La persistance d'une fistule me semble donc moins à craindre avec ce procédé qu'avec ceux ordinairement suivis par les auteurs. Il est bien évident qu'il ne saurait être employé dans tous les cas, mais je crois qu'il sera bon d'y recourir toutes les fois que les autres procédés ne présenteront pas d'indications absolues.

De la Prostatite chronique.

Voilà, Messieurs, une affection dont il est bien difficile, dans l'état actuel de la science, d'exposer nettement l'histoire. Les lésions que présente le tissu prostatique dans la forme chronique de l'inflammation de la prostate sont encore incomplétement connues. D'un autre côté, la plupart des symptômes de cette affection diffèrent peu de ceux que l'on constate dans d'autres maladies des organes génito-urinaires. Enfin, l'affection paraît exister bien rarement seule : l'urèthre postérieur, la vessie, les vésicules séminales sont souvent atteintes en même temps que le tissu prostatique, d'où une confusion regrettable dans les symptômes indiqués par les différents auteurs. C'est ainsi par exemple que vous trouverez notés dans certaines descriptions de la prostatite chronique des symptômes qui appartiennent à la cystite ou à l'uréthrite postérieure.

Etiologie. — Tantôt la prostatite chronique succède à la forme aiguë, tantôt elle se développe d'emblée. Les causes qui peuvent la déterminer sont les mêmes que pour la prostatite aiguë. Je n'y reviens donc pas. Je vous rappelle simplement que la blennorrhagie joue un rôle considérable dans cette étiologie. C'est donc entre 20 et 40 ans que vous rencontrerez surtout la prostatite chronique. Bien que fort rare chez le vieillard, elle peut coexister chez lui avec l'hypertrophie de la glande.

Anatomie pathologique. — Les notions que l'on possède sur l'anatomie pathologique de la prostatite chronique se réduisent encore aujourd'hui à fort peu de chose. Parmi les auteurs modernes, M. Thompson est celui qui a le plus étudié cette question. Suivant l'habile chirurgien anglais, tantôt les dimensions de la prostate n'auraient subi aucune modification, tantôt le volume de la glande serait plus considérable qu'à l'état normal, tantôt au contraire il y aurait un certain degré d'atrophie du tissu prostatique. Ce tissu présenterait une diminution notable de consistance, une friabilité évidente en même temps qu'une certaine spongiosité. Les glandes seraient gorgées d'un liquide trouble, parfois strié de quelques filets de sang, que la pression des doigts chasse aisément des culs-de-sac glandulaires et des canaux excréteurs dilatés. M. Thompson a trouvé encore parfois de petits abcès dont le volume ne dépassait pas celui d'un pois. Il n'en a constaté qu'un ou deux chez le même sujet. Dans d'autres cas il a vu l'utricule prostatique remplie de pus.

Dans une autopsie, M. Le Dentu a pu noter un aspect aréolaire de la prostate. A sa partie antérieure existaient trois ou quatre petites cavernes du volume d'un pois et remplies de muco-pus.

Quant aux suppurations chroniques avec destruction de la glande, je ne ferai que vous les citer. Je vous en ai déjà parlé dans la dernière leçon, à propos de la forme insidieuse des abcès de la prostate.

Symptômes. — Les suintements ou écoulements uréthraux constituent un des symptômes les plus importants de la prostatite chronique. Mais on est loin de s'entendre sur la nature de ces écoulements. « Autant d'auteurs, au-« tant d'opinions », dit M. Le Dentu.

M. Guyon insiste surtout sur la *modalité de l'écoulement*, qui ne se fait pas par gouttelettes successives, mais qui arrive par une sorte de petite éjaculation, d'où les plus grandes dimensions des taches qu'on trouve sur la chemise des malades. Il rappelle, fait noté déjà par les auteurs, que c'est souvent *pendant les efforts de défécation* que le liquide apparaît au méat. La pression directe de la prostate avec le doigt introduit dans le rectum provoque également l'issue du liquide à l'extérieur. On peut alors recueillir cette sécrétion et l'examiner au microscope.

M. Thompson préfère recueillir le liquide pendant la miction, en faisant uriner le malade dans deux verres, dont le premier ne contient que peu d'urine mélangée à la sécrétion pathologique située dans l'urèthre prostatique.

Le moyen indiqué par M. Thompson pour recueillir le liquide que l'on veut examiner au microscope me paraît être celui qui expose le moins à l'erreur, mais il faut prendre certaines précautions préalables si l'on désire n'avoir que la sécrétion contenue dans la région prostatique. Il faut pratiquer avant la miction le lavage continu de l'urèthre antérieur. Je vous rappelle que j'ai montré, dès 1886, que ce lavage préalable est indispensable lorsque l'urèthre présphinctérien est en même temps le siège d'une inflammation chronique. Ce lavage continu fait avec ma sonde uréthrale à double courant est le seul moyen qui permette de nettoyer d'une façon simple, rapide et complète le cul-de-sac du bulbe sans être exposé à pénétrer dans l'urèthre postérieur.

Lorsqu'il s'agit simplement d'une *prostatorrhée*, on ne doit trouver au microscope que des leucocytes, des sympections et surtout des granulations graisseuses fines en grande abondance. Ce sont ces dernières qui différencient, suivant les auteurs, la *prostatorrhée* de l'*uréthrite* postérieure.

Il sera bon, du reste, de faire plusieurs examens et de recueillir même le liquide suivant les deux procédés que je vous ai indiqués.

Le *toucher rectal* permet de constater dans un certain nombre de cas que la pression au niveau de la prostate détermine une sensation douloureuse. On trouve encore parfois une augmentation de volume de la glande ; mais l'irrégularité dans sa forme est exceptionnelle (Thompson). On a noté quelquefois des zones indurées.

Les troubles de la miction et de l'éjaculation considérés par certains auteurs comme dus à la prostatite chronique doivent au contraire être rapportés suivant les autres à des lésions concomitantes des vésicules séminales, de la vessie et de l'urèthre postérieur.

Ordinairement, les malades se plaignent d'une sensation de poids et de plénitude, parfois même de vives douleurs au périnée ou aux environs de l'anus, lesquelles peuvent être passagères ou permanentes, mais qui augmentent presque toujours sous l'influence de la marche, de la position assise prolongée et des secousses de la voiture.

Les fonctions génitales sont médiocres et les manifestations nerveuses et mentales sont variées. M. Guyon insiste beaucoup sur l'influence fâcheuse qu'aurait cette affection sur le moral des malades.

Diagnostic. — Le diagnostic sera surtout basé sur l'écoulement de liquide prostatique et sur les signes fournis par le toucher rectal.

La cystite, l'uréthrite postérieure et la prostatite chronique existeraient souvent simultanément ainsi que je vous l'ai dit. Dans ces cas, il est difficile de faire un diagnostic précis en l'absence de tout changement de volume de la prostate.

L'examen microscopique permettra de reconnaître facilement la spermatorrhée.

La tuberculose de la prostate se différencie aisément de la prostatite chronique. Mais si les deux affections existent simultanément, il faudra chercher du côté des vésicules séminales et des épididymes pour voir s'il n'existe pas au niveau de ces organes des noyaux tuberculeux. Il faudra encore examiner la vessie, les reins et surtout les poumons.

Les états névropathiques à localisations périnéales douloureuses seront reconnus à l'absence d'écoulement et de symptômes du côté de la prostate.

Pronostic. — La prostatite chronique serait difficile à guérir, suivant certains auteurs. Pour M. Guyon, elle ne présenterait de gravité que par les troubles nerveux et intellectuels qui l'accompagnent. Aussi recommande-t-il de rassurer les malades et de soigner leur état général autant que l'état local.

Il est cependant possible que certaines blennorrhées tenaces soient dues à une prostatite chronique. On a bien accusé les lésions glandulaires d'être la cause des uréthrites chroniques limitées à l'urèthre antérieur. Or, pourquoi certaines uréthrites postérieures rebelles ne seraient-elles pas sous la dépendance de lésions chroniques des glandes prostatiques? Celles-ci ne sont-elles pas de véritables glandes uréthrales? Pour ma part, je suis tenté de croire que la prostatite chronique joue un rôle important dans ces cas de blennorrhées rebelles que je viens de vous rappeler.

Traitement. — Le traitement général varie suivant les cas. On prescrira donc tantôt les amers, les ferrugineux; tantôt les iodures, l'huile de foie de morue; tantôt l'hydrothérapie.

Comme traitement local, on a préconisé les lavements frais ou chauds, suivis de suppositoires contenant de l'onguent mercuriel, de l'iodure de potassium, de l'iodoforme. On a conseillé des cautérisations de l'urèthre prostatique avec le nitrate d'argent (Lallemand); des révulsifs sur le périnée (Thompson, Tilden, Watson); des courants continus sur la prostate (Tripier, Chéron, Moreau-Wolf, etc.)...

M. Guyon conseille les instillations de nitrate d'argent. « Il faut, dit-il, pour avoir des succès, ne pas craindre

« d'augmenter les doses, aller jusqu'à l'emploi de solutions
« contenant 2, 3 et même 4 et 5 % de nitrate d'argent. »

Je crois qu'il est préférable d'appliquer à cette affection
le traitement que je vous ai indiqué à propos de l'uréthrite postérieure, qui, ne l'oubliez pas, existe très souvent
en même temps que la prostatite. Vous ferez donc uriner
le malade, puis, après avoir fait l'asepsie de l'urèthre antérieur, vous injecterez sans sonde dans la vessie une
solution boriquée chaude à 4 %. Vous répéterez plusieurs
fois ces injections dans la même séance et vous modifierez
ainsi la muqueuse uréthro-prostatique. S'il existe de la
cystite, celle-ci sera améliorée également par ces lavages.
En tous cas, vous détruirez la cause de la prostatite et
vous agirez aussi bien sur le tissu de la prostate que par
les lavements chauds.

Si l'eau boriquée ne suffit pas pour obtenir la guérison,
vous emploierez les solutions de nitrate d'argent, mais à
doses faibles, en général dix ou quinze centigrammes pour
cent grammes d'eau distillée.

Voici, je vous le répète, comment il faut opérer, si vous
ne voulez agir que sur l'urèthre avec la solution de nitrate
d'argent. Vous faites d'abord des injections intra-vésicales
sans sonde d'eau boriquée, puis vous laissez 150 grammes
de ce liquide dans le réservoir urinaire. Vous prenez alors
l'appareil à cocaïne et vous injectez sans sonde dans
l'urèthre postérieur cinq grammes de la solution de nitrate d'argent que vous avez choisie.

Comme très souvent l'urèthre antérieur est en même
temps atteint d'inflammation chronique, vous pourrez le
laisser imprégné de la solution de nitrate d'argent. Si vous
craigniez une irritation, vous pourriez au contraire laver
cette portion du canal aussitôt après l'injection avec une
solution d'acide borique.

Vous avez pu voir à ma clinique un malade atteint
surtout d'uréthrite postérieure chronique que j'ai guéri

en suivant ce procédé, qui a l'avantage d'être bien moins douloureux que le procédé des instillations. De plus, il permet d'agir en même temps sur toute l'étendue de la muqueuse uréthro-vésicale, si souvent atteinte dans les cas de prostatite chronique d'origine blennorrhagique, variété, je vous le répète, de beaucoup la plus fréquente.

Dans la prochaine leçon, je commencerai l'étude des maladies de la vessie.

DE LA CYSTITE

Messieurs,

La *cystite* ou inflammation de la vessie est la plus fréquente des affections vésicales. C'est une maladie que tout médecin qui s'adonne à l'exercice de la médecine générale peut rencontrer souvent dans sa pratique. Elle présente de nombreuses variétés et son traitement a été longtemps des plus compliqués.

Grâce aux recherches que j'ai faites sur ce sujet, la thérapeutique de la cystite est aujourd'hui d'une extrême simplicité. Autant l'antisepsie directe et rigoureuse des voies urinaires m'a permis de simplifier le traitement des rétrécissements de l'urèthre, autant le lavage de la vessie sans sonde et l'emploi du *chlorhydrate* et du *nitrate* de cocaïne m'ont permis de transformer la thérapeutique de la cystite. Voilà quelles sont les raisons qui m'engagent à commencer l'étude des affections vésicales par la description de la cystite.

L'inflammation de la vessie se présente sous des aspects très variés, qui ont été classés de façons différentes par les auteurs qui se sont occupés de cette affection. Les uns se sont basés pour cette classification sur l'étiologie; d'autres, sur l'anatomie pathologique ou la symptomatologie; enfin il en est qui se sont contentés de décrire une forme *aiguë* et une forme *chronique*. Il est certain que l'étude de la cystite est complexe et que la description méthodique, claire et complète de cette affection présente de réelles difficultés.

Faut-il, imitant certains auteurs, consacrer d'abord une description spéciale à chacune des principales variétés, puis faire une étude d'ensemble de l'affection ? Je ne le crois pas. On s'expose ainsi fatalement à des redites inutiles sans donner plus de clarté à la description.

Faut-il au moins décrire à part la forme *aiguë* et la forme *chronique ?* Je ne le pense pas, parce qu'on s'expose encore à des redites en suivant cette méthode et que le traitement est aujourd'hui sensiblement le même dans les deux cas. C'est là en somme le point capital, qui mérite d'être bien mis en évidence. Je vous répète que ce traitement est actuellement d'une extrême simplicité et qu'il diffère peu dans les différentes variétés de cystite. Je me bornerai donc à la description générale de cette affection, mais j'aurai soin, chemin faisant, de vous indiquer les particularités qui caractérisent chacune de ses principales variétés.

Anatomie pathologique. — Dans la grande majorité des cas, la muqueuse vésicale est le siège unique des altérations inflammatoires. Quelquefois cependant la couche musculaire et le tissu conjonctif participent à l'inflammation. Cette limite même peut être franchie : le péritoine et le tissu cellulaire périvésical sont atteints par le processus inflammatoire. On a donné à chacun de ces trois dégrés des lésions anatomo-pathologiques un nom spécial : *cystite proprement dite* ou *muqueuse; cystite interstitielle; péricystite.*

On a rarement l'occasion d'étudier à l'autopsie les lésions anatomo-pathologiques de la *cystite aiguë.* C'est en effet une affection qui présente ordinairement peu de gravité. On a pu cependant faire quelques examens nécroscopiques et en s'aidant de l'expérimentation sur les animaux on est arrivé à donner une description plus ou moins exacte des lésions qui se produisent dans la cystite aiguë.

Il y a d'abord une injection des vaisseaux de la muqueuse. Cette injection est tantôt générale et uniforme, tantôt elle ne se montre que par places, sous forme de plaques vasculaires à contours irréguliers. Parfois on note seulement un pointillé rougeâtre dont les fines arborisations sont surtout confluentes au niveau du col, du trigone, du bas-fond et spécialement autour des orifices des uretères, suivant certains auteurs.

Sous l'influence de cette congestion, la muqueuse est épaissie, boursouflée.

Assez souvent on voit sous cette membrane ainsi modifiée de véritables ecchymoses d'un rouge vif au centre, moins accentué à la périphérie, ecchymoses punctiformes ou étalées sur une surface plus ou moins étendue, mais qui varie en général de 1 à 2 centimètres de diamètre. Ces hémorrhagies occupent surtout les points que je vous indiquais tout à l'heure à propos des arborisations.

Suivant quelques auteurs la congestion n'occupe pas seulement la muqueuse ; certains vaisseaux du muscle vésical sont également distendus par le sang.

Les cellules épithéliales de la vessie se gonflent, présentent une multiplication de leurs noyaux et tombent dans la cavité vésicale. La muqueuse est bientôt recouverte dans ses parties déclives d'une substance que l'on a cru longtemps être du mucus. On y trouve ensuite du pus.

Parmi les lésions de la cystite aiguë, MM. Cornil et Ranvier ont décrit des vésicules saillantes, que l'on rencontrerait surtout au niveau du trigone et autour du col vésical.

Voilà quelles seraient les lésions dans la majorité des cas de cystite aiguë. Après la guérison, il ne persiste aucune altération.

Quelquefois la muqueuse est recouverte partiellement ou dans sa totalité de fausses membranes. Dans un cas publié par Vidal (de Cassis), les dimensions de ces fausses membranes variaient de la largeur d'une pièce de 50 centimes à celle de la moitié d'une carte à jouer. Les unes étaient molles, grisâtres, parsemées de taches hématiques ; les autres, plus volumineuses, offraient une densité plus grande et plus d'élasticité ; elles ressemblaient à la couenne d'un caillot sanguin. La muqueuse offrait les traces d'une violente inflammation ; elle ressemblait à la conjonctive dans l'ophthalmie blennorrhagique. Je reviendrai bientôt sur les caractères de ces fausses membranes.

Les lésions de la cystite aiguë peuvent suivre une évolution plus grave que celle dont je viens de vous parler, évolution qui aboutit à des altérations persistantes. Il y a infiltration embryonnaire de la muqueuse et de la tunique musculaire. Les parois vésicales augmentent notablement d'épaisseur. On trouve de petites exulcérations consécutives à la formation de petits abcès vésiculeux superficiels dont le contenu s'est vidé dans la cavité vésicale. Parfois les ulcérations sont plus étendues, par suite du voisinage de deux ou plusieurs abcès.

L'état villeux de la muqueuse a été noté dans quelques observations.

Dans des cas qui paraissent exceptionnels il existe entre les différentes tuniques du réservoir urinaire de véritables abcès circonscrits ou étalés en nappe. On a même noté dans certains cas d'inflammation très intense de la vessie les lésions propres aux phlegmons et abcès de la cavité de Retzius.

On a encore cité dans la cystite aiguë des plaques gangréneuses. Cette lésion est rare ; elle se montre à peu près exclusivement à la suite des traumatismes, après l'accouchement par exemple, lorsque la tête fœtale a été retenue longtemps dans l'excavation pelvienne.

Avant de vous décrire les lésions de la forme chronique, je dois vous faire remarquer que la cystite soit aiguë, soit chronique, est presque toujours accompagnée de l'inflammation de l'urèthre postérieur. M. Guyon admet même que ce fait est constant. « Si à ces premières notions « anatomo-pathologiques, dit-il, nous ajoutons celle que « l'étude attentive de la clinique nous a toujours révélée, « à savoir la coïncidence constante de l'uréthrite posté- « rieure et de la cystite, nous comprendrons que les phéno- « mènes caractéristiques de cette inflammation soient « particulièrement accentués au niveau même de l'entrée « dans la vessie. On fait sans doute plus souvent qu'il ne « conviendrait le diagnostic de « cystite du col », mais « nous voyons cependant qu'aussi bien au point de vue de « la diagnose que du traitement, il y a lieu de tenir le « plus grand compte de cette localisation principale et « qu'il ne faut pas oublier qu'en réalité il y a des *uréthro-* « *cystites* et non pas seulement des cystites. L'inflamma- « tion s'étend plus ou moins loin, pénètre à une profondeur « plus ou moins grande, mais elle n'abandonne pas pour « cela ni l'urèthre prostatique, ni l'entrée de la vessie; « elle y conservera ses localisations principales. »

Vous ne devez pas oublier en effet que c'est principale- ment au niveau du col vésical et du trigone que les lésions sont le plus accentuées chez presque tous les malades atteints de cystite. Cette remarque est importante au point de vue de la symptomatologie de l'inflammation de la vessie.

Voyons maintenant quelles sont les lésions de la *cystite chronique*. On n'a pas rencontré ici les difficultés que je vous ai signalées à propos de la cystite aiguë. On a sou- vent eu l'occasion en effet d'examiner à l'amphithéâtre des vessies atteintes d'inflammation chronique. Aussi l'anatomie pathologique de la cystite chronique est-elle aujourd'hui assez bien connue.

Parmi les lésions que l'on constate au niveau de la vessie à l'autopsie des malades atteints de cystite chronique, il en est qui sont dues surtout à la cause qui a déterminé la cystite : rétrécissement, hypertrophie de la prostate, etc... C'est là une particularité importante que je vous indique dès maintenant et sur laquelle je reviendrai plus tard.

Comme dans la cystite aiguë, la membrane muqueuse est le siège principal et presque exclusif des lésions. Ces altérations de la muqueuse sont du reste à peu près les seules qui soient en grande partie indépendantes de la cause qui a déterminé la cystite.

La coloration que présente dans la cystite chronique la tunique interne de la vessie est très variable. Parfois elle diffère peu de celle que l'on constate à l'état normal, mais habituellement elle est gris ardoisé ou rouge grisâtre. Au milieu de cette coloration uniforme, on constate des plaques noirâtres dues à la transformation des suffusions sanguines sous-muqueuses; des plaques rouges ecchymotiques, disséminées les unes et les autres de distance en distance. On les rencontre surtout au niveau du trigone, puis du bas-fond, qui sont presque toujours du reste le siège des lésions les plus accusées dans les affections vésicales.

Dans d'autres cas plus rares, la muqueuse est d'un rouge qui varie du sombre au clair. On y trouve de nombreuses arborisations vasculaires.

La muqueuse est ordinairement épaissie, comme boursouflée, villeuse, surtout au voisinage du col, au niveau du trigone. Elle est alors peu adhérente à la couche sous-jacente.

Elle paraît au contraire atrophiée si la vessie est distendue, si sa couche musculaire est très hypertrophiée.

La consistance de la muqueuse est toujours altérée. Souvent molle, friable, elle se laisse facilement déchirer par l'ongle ou racler par un instrument demi-tranchant. Si l'on examine au microscope le produit du raclage, on y constate des cellules épithéliales remplies de granulations, des éléments du chorion de la muqueuse et du pus.

Telles sont les lésions que présente la muqueuse vésicale dans les cas ordinaires de cystite chronique.

A un degré plus avancé, on trouve en même temps soit des productions de tissus normaux (fausses membranes, granulations, villosités, excroissances), soit des altérations destructives (desquamation épithéliale, ulcération, gangrène, pouvant déterminer la perforation de la vessie).

Etudions d'abord les fausses membranes, dont la présence a suffi pour faire admettre une variété de cystite que l'on a désignée sous les noms de *cystite pseudomembraneuse, cystite membraneuse.*

Je vous ai dit que l'on rencontre parfois ces fausses membranes dans la cystite aiguë. C'est aussi pendant la recrudescence d'une cystite chronique qu'on les voit ordinairement apparaître,

Les *fausses membranes* ont une forme et une étendue variables. Parfois, elles sont disséminées en petits îlots de quelques millimètres à un ou deux centimètres de large. Mais ordinairement elles forment de larges plaques à bords plus ou moins réguliers.

Les fausses membranes recouvrent parfois la muqueuse entière d'une couche uniforme. Elles constituent un sac entier, une sorte de vessie membraneuse incluse dans le réservoir urinaire et offrant l'apparence de la muqueuse séparée des couches sous-jacentes. Dans d'autres cas plus fréquents, elles forment autour des orifices des urtères un petit anneau de deux ou trois millimètres de large. On les rencontre surtout au niveau du bas-fond et de la paroi postérieure de la vessie.

La couleur des fausses membranes est habituellement jaunâtre au début. Chez une malade de l'hôpital Saint-Louis, dont l'observation se trouve dans ma thèse, les exsudats expulsés pendant la miction présentaient cette coloration avec quelques points rosés.

Au bout de quelques jours, les fausses membranes seraient en général d'un gris jaunâtre. Parfois, elles présentent une couleur d'un gris ardoisé ou verdâtre comme la muqueuse. J'ai observé un cas de ce genre à l'hôpital Saint-Louis, chez un vieillard à la fois prostatique et rétréci qui était entré dans le service de mon excellent maître M. Péan avec une cystite extrêmement intense.

La consistance et l'épaisseur des fausses membranes sont très variables. Tantôt elles s'écrasent à la moindre pression, tantôt elles présentent assez de consistance pour qu'on puisse les arracher dans une assez grande étendue sans les rompre.

Quelquefois elles représentent une mince membrane presque transparente : dans d'autres cas au contraire elles ont une épaisseur de plusieurs millimètres.

Les fausses membranes sont plus ou moins adhérentes. Au début, cette adhérence est assez prononcée en général, mais bientôt elle diminue et les fausses membranes se séparent spontanément. Leur face adhérente est irrégulière, plus ou moins anfractueuse, tandis que la face libre est habituellement lisse.

Ces fausses membranes sont constituées non par des couches multiples stratifiées mais par une seule couche plus ou moins épaisse et de cohérence uniforme.

Suivant M. Guyon, elles seraient toujours « *infiltrées de* « *dépôts phosphatiques et calcaires* plus abondants du côté « de la face adhérente. Ces dépôts se font tantôt sous « forme de très fine poussière, tantôt sous forme de sable « ou de grains faciles à reconnaître par le toucher, tantôt « enfin sous forme de petites plaques. »

Cette infiltration manquait complétement chez la malade dont j'ai cité l'observation dans ma thèse. Il ne faut donc pas la considérer comme constante.

Les fausses membranes n'existent pas seulement au niveau de la vessie. Certains auteurs en ont trouvé dans les uretères, les bassinets, les calices et dans l'urèthre. On en a constaté sur la muqueuse vaginale chez des malades auxquelles on avait fait la taille vésico-vaginale.

Quelle est la nature de ces fausses membranes? Des opinions absolument contradictoires ont été émises à ce sujet par les auteurs anciens. Les uns pensaient qu'il s'agissait d'un simple *exsudat fibrineux* ; les autres y voyaient au contraire une véritable *exfoliation* de la muqueuse vésicale. Grâce à l'examen histologique, on sait aujourd'hui qu'il s'agit d'une fausse membrane fibrineuse plus ou moins comparable à celles que l'on observe dans les affections inflammatoires des séreuses. Il n'y a nulle trace de la muqueuse vésicale. Ces fausses membranes sont parfois infiltrées de cristaux, de bactéries. Dans les deux cas que j'ai observés à l'hôpital Saint-Louis, les fausses membranes, examinées dans le laboratoire de M. le prof. Cornil par mon ami et ancien collègue d'internat le Dr Nicolle, présentaient nettement ces caractères d'exsudat fibrineux. On y trouvait aussi des globules rouges et des globules de pus, mais aucune trace de la muqueuse vésicale. Dans un cas, l'aspect macroscopique était tel qu'on aurait pu croire pourtant à une exfoliation de cette muqueuse. Les fausses membranes ressemblaient à des lambeaux de tissu cellulaire sphacélé.

Dans certains cas, il existe cependant une *exfoliation* vraie de la paroi vésicale, seulement il ne s'agit plus alors d'un produit d'exsudation, mais bien d'une véritable *gangrène.*

Tantôt ce sont de simples lambeaux membraneux irréguliers, à bords déchiquetés, dont l'une des faces est lisse, tandis que l'autre est creusée d'aréoles ; tantôt ce sont des sacs entiers formés soit par la muqueuse seule, soit par la muqueuse doublée d'une partie de la musculeuse. Dans quelques cas, la membrane détachée comprenait toute l'épaisseur de la paroi vésicale y compris le péritoine.

Cette véritable exfoliation de la paroi vésicale s'observe surtout chez la femme, dans les cas de rétroversion de l'utérus gravide ou à la suite d'un accouchement laborieux. On l'a observée cependant chez l'homme, et chez la femme en dehors de la grossesse.

Les *granulations* siègent habituellement au niveau du trigone et sur le bas-fond. Elles sont en général assez fines ; parfois elles atteignent le volume de grains de chénevis.

Les *villosités* se présentent sous la forme de filaments grêles de quelques millimètres de longueur. Elles forment ordinairement de petits îlots. On en trouve d'isolées. C'est au niveau du trigone et du bas-fond qu'on les rencontre. Suivant certains auteurs, on trouverait les villosités surtout dans les cas de cystite blennorrhagique.

Voici, suivant M. Guyon, quelle serait leur structure :
« Habituellement on a trouvé dans ces deux cas, sur un
« chorion muqueux offrant les lésions de la cystite chro-
« nique, de petits prolongements constitués par un axe
« central recouvert d'une couche d'épithélium. L'axe est
« formé de fibres conjonctives fines entremêlées d'élé-
« ments embryonnaires. Les vaisseaux dilatés du chorion
« ne pénètrent pas dans ces villosités. *La couche épithé-*
« *liale est formée de cellules cylindriques plus ou moins*
« *modifiées, absentes sur plusieurs points ; çà et là on*
« *trouve encore quelques cellules aplaties.* Ce point est
« d'une importance capitale, car il sépare nettement la
« production villeuse du véritable papillome, dont le revê-
« tement épithélial est toujours épais et disposé en plu-
« sieurs couches. »

Les *excroissances* ont un volume qui varie de celui d'un

grain de blé au volume d'une petite noisette. Elles sont largement implantées sur la muqueuse avec laquelle elles font corps pour ainsi dire. Leur surface est grenue, framboisée. Leur couleur est rouge ou rosée. Elles présentent parfois des points hémorrhagiques. Leur consistance est assez grande.

Les excroissances sont d'apparence fongueuse et elles contiennent des vaisseaux. C'est en effet une sorte de saillie vasculaire coiffée par la muqueuse. Les vaisseaux qu'on trouve dans leur épaisseur sont volumineux. Ces excroissances fongo-vasculaires peuvent contribuer à expliquer les hématuries qui sont quelquefois observées dans les cystites chroniques (Guyon). On trouverait ces excroissances surtout dans les cystites chroniques de longue durée.

Les *ulcérations* sont rares en dehors de la cystite tuberculeuse. Le plus souvent il s'agit de simples exulcérations consécutives à ces petits foyers vésiculaires qui soulèvent l'épithélium et dont je vous ai parlé à propos de la cystite aiguë. Quelquefois elles succèdent à l'ouverture d'un abcès interstitiel.

Les ulcérations siègent habituellement dans la région du bas-fond. Elles ont parfois des dimensions considérables; leur diamètre peut être de plusieurs centimètres. Leurs bords sont nettement taillés et la muqueuse saine qui les entoure se distingue facilement des tissus qui en constituent le fond.

Quelquefois ce n'est pas seulement la muqueuse qui est ulcérée, mais aussi la tunique musculaire. La paroi vésicale peut même être complétement détruite. Ordinairement l'ulcération est unique dans ce cas et elle présente une certaine analogie avec l'ulcère simple de l'estomac, d'où le nom d'*ulcère perforant chronique* de la vessie.

Ces perforations spontanées ont été signalées pour la première fois par Mercier, qui les a trouvées surtout au niveau des cellules. Elles seraient dues à la stagnation d'une urine altérée et particulièrement irritante.

Mais occupons-nous de la lésion qui produit habituellement les ulcérations de la vessie, c'est-à-dire de la tuberculose.

Les lésions tuberculeuses de la vessie sont les mêmes que dans les autres organes et leur évolution ne diffère point de celle que vous avez apprise en étudiant la tuberculose des muqueuses bronchique et intestinale, par exemple. Il se forme d'abord sur la muqueuse vésicale des granulations grises. Celles-ci deviennent peu à peu jaunâtres, puis elles se ramollissent à leur centre, s'ouvrent et donnent enfin lieu à des ulcérations.

Les tubercules de la vessie ont été depuis longtemps mentionnés, puis très bien étudiés au point de vue anatomo-pathologique. Les travaux de Bayle (an XI), de Laënnec(1819),John Howship,Larchier,Ammond de Dresde, Bermond de Montpellier, Boyer, Cruveilhier, Rayer, Barthez et Rilliet, Andral, Louis, Dufour, Lebert, Liouville, Guyon ; plusieurs observations présentées à la Société anatomique dans ces dernières années; de nombreuses planches dans les atlas de Rayer, Virchow, Lancereaux ont largement contribué à faire connaître les lésions de la cystite tuberculeuse.

« Les granulations grises ou demi-transparentes consti-
« tuent, dit M. Guyon, dans l'appareil urinaire comme
« dans toutès les autres parties de l'économie, la lésion
« initiale de la tuberculose.Les plus petites sont à peine
« visibles à l'œil nu, les plus grosses ont le volume de
« grains de chénevis. Elles sont plus ou moins nombreuses;
« parfois nettement séparées les unes des autres, d'autres
« fois confluentes, réunies en masses plus ou moins com-
« pactes et saillantes, assez comparables aux follicules
« agminés de la fièvre typhoïde. De consistance ferme,
« elles donnent au doigt promené à leur niveau la sensa-

« tion d'une surface grenue. Elles ont, en effet, pour ori-
« gine, ainsi que le démontrent les recherches de M. Clado,
« la muqueuse elle-même et particulièrement la partie du
« tissu muqueux qui est en contact avec l'épithélium de la
« vessie, en d'autres termes les couches les plus super-
« ficielles.

« Histologiquement constituée par des éléments anato-
« miques embryonnaires, la granulation se distingue, vous
« le savez, des tissus inflammatoires par un arrangement
« particulier : une zone centrale granuleuse, une zone pé-
« riphérique de petites cellules à gros noyaux qui se con-
« tinue sans ligne de démarcation tranchée avec les tissus
« environnants. Bientôt le point central de chacune des
« granulations devient blanchâtre et opaque, puis ce point
« grossit peu à peu et finit par envahir la totalité du tu-
« bercule. La granulation grise du début devient la gra-
« nulation jaune, à contenu caséeux. Souvent alors les
« granulations se présentent sous forme d'élevures à som-
« met blanchâtre, à base indurée et entourée d'une auréole
« rougeâtre. Ce sont des saillies comparables aux pustules
« varioliques ou aux follicules hypertrophiés de l'intestin.
« Tantôt acuminées, tantôt ombiliquées, elles peuvent être
« entourées d'une sorte de bourrelet induré.

« Enfin, le tubercule se ramollit de plus en plus et finit
« par s'ouvrir et s'évacuer en laissant à sa place une ulcé-
« ration. Alors si les granulations sont isolées, on trouve
« une muqueuse criblée de petits pertuis plus ou moins
« profonds. Mais, bien qu'une semblable disposition ait
« été signalée, je dois dire qu'elle est exceptionnelle. Il
« est de règle que les granulations soient confluentes et
« donnent lieu, après leur fonte caséeuse, à des ulcérations
« multiples, réunies par leurs bords et offrant en général
« des dimensions qui varient de celles d'une pièce de
« 20 centimes à celles d'une pièce de 5 francs en argent.
« Quelquefois même elles se réunissent les unes aux

« autres de manière à constituer de larges plaques ulcérées,
« occupant jusqu'à la moitié de la surface interne de la
« vessie. Leurs bords sont presque toujours taillés à pic,
« comme à l'emporte-pièce, le plus souvent ils ne font
« aucune saillie, quelquefois cependant ils sont légèrement
« élevés au-dessus de la muqueuse environnante. Leur
« contour est souvent arrondi, d'autrefois irrégulier, ce
« qui tient à leur mode de formation par réunion de plu-
« sieurs petites ulcérations voisines. Le fond est parfois
« de couleur rosée et tranche alors assez nettement avec
« la muqueuse, qui est grisâtre ou ardoisée; plus ordinai-
« rement il est jaunâtre et fait penser aux plaques de
« favus. La profondeur de ces ulcérations est très variable;
« souvent elles sont très superficielles et offrent absolu-
« ment l'apparence des ulcérations de l'herpès génital.
« D'autrefois elles sont plus profondes. Il est rare toutefois
« qu'elles dépassent l'épaisseur de la muqueuse. Cela se
« voit pourtant, mais à titre exceptionnel. On en a vu
« même gagner en profondeur toute l'épaisseur de la paroi
« vésicale et communiquer avec des abcès développés
« autour de la vessie.

« En effet, longtemps avant que les tubercules ne soient
« arrivés à cette phase ultime de leur évolution, ils ont
« provoqué autour d'eux des lésions inflammatoires se-
« condaires du côté de la muqueuse ou même de la tunique
« musculaire et quelquefois de la couche celluleuse péri-
« vésicale. A la tuberculose, qui est primitive, s'ajoute la
« cystite.....

« La muqueuse enflammée offre l'aspect ordinaire de la
« cystite. Sa teinte est grisâtre, ardoisée, parfois rouge
« en de certains endroits, vascularisée ou même d'appa-
« rence ecchymotique. La tunique musculaire épaissie est
« ordinairement rétractée, de sorte qu'on trouve en général
« une vessie petite, ratatinée derrière le pubis et quelque-
« fois réduite au volume d'un œuf. Enfin lorsque la couche

« celluleuse périvésicale s'enflamme, ce qui n'arrive guère
« que dans les cas où l'infiltration tuberculeuse s'est
« étendue en profondeur, toute la paroi vésicale est dure,
« lardacée, presque cartilagineuse. Il peut même se former
« autour de la vessie de véritables phlegmons qui, suivant
« leurs sièges, peuvent fuser en différents sens, tantôt
« vers l'ombilic en suivant la cavité de Retzius, tantôt
« vers le rectum ou le vagin, tantôt vers le périnée. Ces
« complications phlegmoneuses peuvent laisser après elles
« des trajets fistuleux qui donnent passage à l'urine. Mais
« je ne vous cite que pour mémoire ces éventualités, qui
« sont absolument rares.

« Les différentes lésions que je viens de vous décrire :
« granulations grises, granulations jaunes, ulcérations et
« altérations inflammatoires secondaires, se rencontrent
« d'habitude simultanément lorsqu'on a l'occasion de pro-
« céder à l'autopsie. Cependant, on a pu, dans certains cas
« peu fréquents, ne trouver que des granulations grises, la
« mort étant survenue avant l'évolution complète de la
« lésion tuberculeuse et par le fait d'une maladie intercur-
« rente. Mais lorsqu'on rencontre des ulcérations, il est
« bien exceptionnel qu'on ne trouve pas en même temps
« dans leur voisinage des lésions moins avancées, granu-
« lations jaunes ou même grises qui rappellent ce qu'on
« observe si fréquemment dans les ulcérations tubercu-
« leuses de la langue. C'est ainsi par exemple qu'on trouve
« souvent à l'autopsie une ou plusieurs ulcérations offrant
« l'aspect de favus et, dans la zone qui les entoure, des
« granulations multiples, comme des graines de semoule
« entourées d'un lacis vasculaire, le tout supporté par un
« fond épaissi et lardacé.

« Ces diverses lésions ne sont pas dipersées au hasard
« dans toute la cavité vésicale. Elles ont une localisation
« particulière qui offre une grande importance pour l'inter-
« prétation des phénomènes cliniques. Presque toujours on

« les rencontre au niveau du trigone, au voisinage de
« l'embouchure des uretères, au pourtour du col vésical.
« Elles affectent donc, chose remarquable, la même loca-
« lisation qu'une multitude d'autres lésions et en particulier
« les tumeurs de la vessie. Lorsqu'elles sont étendues à
« toute la surface de l'organe, c'est dans ces points qu'elles
« sont à la fois plus nombreuses, plus anciennes et plus
« avancées dans leur évolution. Ainsi, une même vessie
« peut offrir à la fois toutes les lésions de la tuberculose à
« ses diverses périodes : granulations grises, granulations
« jaunes, petites ulcérations isolées, superficielles, ulcéra-
« tions confluentes polycyliques, plus ou moins profondes.
« Mais les granulations grises se verront surtout au som-
« met et sur la surface antérieure. Plus bas et près de la
« face postérieure on trouvera les granulations jaunes.
« Enfin au voisinage du col, les ulcérations d'autant plus
« étendues et plus profondes qu'elles en sont plus rappro-
« chées.

« Toutefois, bien que la tuberculose urinaire ait pour
« siège de prédilection la vessie, et, dans la vessie, le
« voisinage du col, elle ne se cantonne pas exclusivement
« dans cet organe. Presque toujours elle exerce en même
« temps son action sur les organes contigus, l'urèthre
« d'une part, le rein et l'uretère d'autre part. »

Je ne vous décrirai point les lésions tuberculeuses que
l'on peut rencontrer dans ces organes chez les malades
atteints de cystite tuberculeuse. Je vous rappellerai seulement que c'est presque toujours l'urèthre postérieur qui
est le siège des tubercules lorsque ceux-ci existent dans
le canal uréthral. La région pénienne et surtout la fosse
naviculaire et le méat sont généralement épargnés.

Mais je tiens à insister sur la marche de l'infection tuberculeuse dans le système génito-urinaire. C'est là un
point très important, qu'il est bon de bien connaître pour
instituer un traitement rationnel de la cystite tuberculeuse.

Si le rein est le premier organe atteint, il est évident que l'on doit renoncer à pratiquer des opérations graves dans le seul but d'obtenir une guérison définitive de la tuberculose vésicale. Or, c'est malheureusement ce qui existe presque toujours. Cayla, qui a étudié cette question dans son intéressante thèse, a formulé en effet les conclusions suivantes :

« Dans le système génito-urinaire, c'est l'appareil urinaire « qui est le premier envahi par la tuberculose. L'infection « se fait par le courant sanguin.....

« Les données de l'anatomie pathologique et les résultats « fournis par l'expérimentation nous permettent de for- « muler les deux lois suivantes relatives à la marche de « l'infection tuberculeuse, dans les deux systèmes res- « pectifs.

« 1re Loi. Dans les conditions normales de la circulation « (peut-être même toujours), l'infection bacillaire suit le « courant de l'urine..... »

Ainsi la tuberculose vésicale est presque toujours une tuberculose secondaire. Le rein est d'abord atteint ; ce n'est que plus tard que la vessie est inoculée. Ce fait est admis aujourd'hui par la grande majorité des auteurs. Retenez-le bien. Vous verrez toute l'importance qu'il présente lorsque nous nous occuperons du traitement de la cystite tuberculeuse.

Telles sont, Messieurs, les principales particularités que je tenais à vous signaler à propos des ulcérations dans la cystite.

La *gangrène* qui n'atteint que la muqueuse vésicale constitue la deuxième forme de la cystite membraneuse. Je vous l'ai décrite ; je n'y reviens donc pas.

Je me borne également à vous rappeler que la gangrène peut frapper toutes les couches qui constituent la paroi vésicale. C'est ordinairement à la suite d'une compression violente que l'on voit survenir cette forme grave, qui est la cause des fistules vésico-vaginales. Mais il s'agit en général d'accidents aigus.

Lorsque l'inflammation s'est transmise aux plans sous-jacents à la muqueuse, c'est-à-dire lorsqu'il existe une *cystite interstitielle*, on constate ordinairement un épaississement notable des parois vésicales, dont la consistance a augmenté et est proportionnelle à l'importance et à l'ancienneté des lésions. Les parois vésicales peuvent atteindre plus d'un centimètre d'épaisseur. La capacité vésicale est tellement diminuée par suite de la rétraction des parois ainsi altérées que la vessie arrive parfois à ne contenir qu'une très faible quantité de liquide, à peine 20 grammes dans certains cas. Vous venez de voir qu'il en est parfois ainsi dans la cystite tuberculeuse. Suivant certains auteurs, cette diminution de la capacité vésicale s'observerait surtout chez des rétrécis, et chez ceux, dit M. Guyon, qui ont de larges trajets fistuleux. De telle sorte que la facilité particulière avec laquelle la vessie arrive à se vider paraît avoir, dit-il, une influence sur la diminution de sa capacité.

On observe encore parfois cette diminution considérable de la capacité anatomique de la vessie dans certains cas de cystite blennorrhagique chronique douloureuse.

On peut aussi la rencontrer dans la cystite des prostatiques, mais le plus souvent on trouve au contraire dans cette variété une augmentation de la capacité vésicale due à la lésion prostatique.

L'épaississement des parois vésicales est dû à l'hypertrophie des fibres musculaires et surtout à l'augmentation du tissu conjonctif. Dans certains cas, l'infiltration tuberculeuse y prend également une large part.

De ces trois lésions, l'augmentation du tissu conjonctif seule est la conséquence de la cystite. L'hypertrophie de la couche musculaire est due à la cause même de la cystite : rétrécissement de l'urèthre, hypertrophie de la prostate.

La prolifération conjonctive diminuant la puissance contractile de la vessie rend donc encore plus précaire le fonctionnement du réservoir urinaire chez les prostatiques. Cette conséquence de l'inflammation chronique de la vessie mérite, comme vous le voyez, d'être retenue.

Mais ce ne sont pas les seules lésions que l'on peut rencontrer dans la cystite chronique. Il peut encore se former des collections purulentes sous la muqueuse, dans l'épaisseur de la couche musculaire et même en dehors d'elle. Les abcès vésicaux peuvent siéger sur tous les points de la vessie ; mais Civiale a montré qu'ils se développaient surtout dans la région antéro-supérieure de l'organe.

Les abcès de la cystite chronique dépassent rarement le volume d'un pois. Le plus souvent ils sont petits ; leur volume est même parfois microscopique.

Bien qu'on ait vu exceptionnellement certains abcès interstitiels siégeant même exclusivement dans la couche musculaire de la vessie, atteindre le volume du pouce, lorsqu'on rencontre la muqueuse décollée par une collection purulente dans une étendue de plusieurs centimètres, il faut toujours chercher s'il n'existe pas en même temps de la péricystite. On trouve parfois en effet de véritables abcès en bouton de chemise. L'une des collections purulentes est extra-vésicale, et l'autre siège dans l'épaisseur des parois du réservoir urinaire.

Mais ce sont là des cas rares. Ordinairement, la *péricystite* n'est pas suppurée. Lorsque les altérations du tissu conjonctif vont au-delà des parois de la vessie et atteignent la couche celluleuse qui l'enveloppe de toute part, elles ne sont quelquefois que partielles. C'est au niveau du bas-fond, au voisinage du pubis, qu'elles siègent de préférence. Jean (1) a trouvé dans un cas une masse fibreuse du volume d'un œuf au voisinage du pubis.

____

(1) Thèse de doctorat, Paris 1879.

Certains épaississements partiels d'aspect lardacé sont quelquefois disséminés çà et là, même près du sommet.

Parfois, au contraire, l'induration inflammatoire du tissu conjonctif peut constituer autour de la vessie une coque complète.

Dans d'autres cas, l'inflammation ayant envahi le péritoine y a déterminé des lésions analogues à celles que produisent les métrites et les ovarites. Des exsudats celluleux réunissent par des adhérences anormales les organes pelviens et la vessie; parfois on trouve agglutinés dans une masse commune le rectum, l'intestin grêle, la vessie et d'épaisses fausses membranes lardacées, véritables néoplasies inflammatoires, qui remplissent la cavité du petit bassin. Des abcès chroniques se forment parfois au milieu d'elles, de même que dans les couches de tissu conjonctif extérieures au péritoine (Voillemier et Le Dentu).

Dans certains cas où la cystite a longtemps existé à l'état chronique, il peut se produire une véritable lipomatose, déterminant même dans des cas rares, il est vrai, une sorte d'enfouissement graisseux de la vessie. Ordinairement, la couche graisseuse pathologique a peu d'épaisseur et elle occupe de préférence les faces latérales et la face postérieure. Elle n'est que l'augmentation de la couche cellulo-adipeuse normale; par suite elle est immédiatement superposée à la tunique musculeuse entre les faisceaux de laquelle elle envoie quelques cellules. Mais, comme le font remarquer certains auteurs, cette dégénérescence, qui peut acquérir au niveau du rein une grande importance, est en général peu accusée au voisinage de la vessie. Cependant la couche musculaire du réservoir urinaire peut être affaiblie par cette surcharge graisseuse.

Telles sont les différentes lésions anatomo-pathologiques que l'on peut rencontrer dans la cystite à ses différents degrés et dans ses diverses variétés. Je ne vous décrirai

point aujourd'hui les lésions que l'on constate dans la cystite due aux tumeurs vésicales. Les particularités qu'elle
présente tiennent uniquement à la nature de ces néoplasmes et font par suite partie de leur histoire. Je ne vous
en parlerai donc qu'en vous décrivant les différentes variétés des tumeurs de la vessie.

VINGT-QUATRIÈME LEÇON

SYMPTOMES DE LA CYSTITE

Messieurs,

Avant de vous décrire les symptômes de la cystite, je vous rappelle que dans la grande majorité des cas l'inflammation est limitée à la muqueuse vésicale. Je dois donc commencer par vous indiquer la symptomatologie de la *cystite proprement dite* ou *cystite muqueuse*.

Qu'il s'agisse de la forme *aiguë* ou de la forme *chronique*, on constate dans la *cystite muqueuse* trois symptômes principaux : la fréquence des mictions, la douleur, la présence du pus dans l'urine.

Les besoins d'uriner sont parfois très *fréquents*. S'ils sont en même temps *impérieux*, ce qui arrive souvent, les malades ne peuvent plus quelquefois les prévenir, d'où l'incontinence dont ils se plaignent. Mais ce n'est là qu'une fausse incontinence, comme j'ai eu soin de vous le dire en vous décrivant les symptômes de l'hypertrophie de la prostate.

Dans d'autres cas au contraire, le nombre des mictions n'est pas sensiblement augmenté. Civiale a surtout noté cette particularité chez des malades atteints de cystite chronique. N'oubliez pas que c'est pourtant dans cette forme que l'on rencontre aussi parfois des mictions extrêmement fréquentes. Je vous parlerai longuement de ces faits en vous décrivant les diverses variétés que présente la cystite. Aujourd'hui, je me borne à vous signaler la grande variabilité qu'offre la *fréquence* des mictions.

La *douleur* présente également de très grandes variations. Certains auteurs font remarquer avec raison qu'elle est en relation exacte avec la fréquence des mictions, abstraction faite des nerveux et des polyuriques. La fréquence résulte, en effet, de la sensation du besoin d'uriner, sensation qui est subordonnée, ainsi que je vous l'ai dit en vous décrivant la physiologie de la vessie, à la *sensibilité* et à la *contractilité* de cet organe. Or, lorsque le réservoir urinaire est enflammé, sa muqueuse est plus sensible, ses parois musculaires sont moins élastiques ; elles réagissent donc plus vite, d'où la production plus rapide du besoin d'uriner et par suite la diminution de la *capacité physiologique* de la vessie, en un mot la *fréquence* des mictions.

Les malades éprouvent ordinairement une sensation plus ou moins pénible au-dessus du pubis, sensation qui est surtout marquée immédiatement avant la miction. Cette douleur peut s'irradier au périnée, aux aines, vers la région des reins. Pendant la miction, elle irradie surtout le long de la verge et jusqu'à l'extrémité du gland. La miction une fois accomplie, le malade est soulagé parfois ; mais dans d'autres cas l'émission des dernières gouttes d'urine est extrêmement douloureuse. Elle peut même se compliquer de contractions anales, d'efforts violents et déterminer des crises intenses, qui se répètent et rendent intolérable la situation des malades.

Plusieurs auteurs, entre autres Civiale, ont noté que la miction peut pendant toute sa durée être très douloureuse lorsque les malades expulsent des dépôts muqueux ou glaireux. Il leur semble qu'un liquide corrosif parcourt le canal. L'urine est en général très ammoniacale dans ces cas. Il est encore à noter que cette douleur uréthrale pendant la miction n'est pas toujours accompagnée de besoins fréquents d'uriner.

Mais à côté de ces cystites chroniques très douloureuses vous en rencontrerez qui sont à peu près complétement indolentes. Enfin, il existe entre ces deux extrêmes, que l'on peut rencontrer aussi dans la cystite aiguë, une foule d'intermédiaires.

Etudions maintenant la *douleur provoquée*, qui est un symptôme de premier ordre, parce qu'il est absolument pathognomonique, suivant M. Guyon. « La sensibilité « morbide, dit-il, n'a d'autre facteur que la cystite. Toutes « les fois que vous en constaterez les caractères propres, « vous aurez, par cela même, tranché, d'une façon irréfu- « table, le diagnostic de l'inflammation vésicale. »

La sensibilité de la vessie peut être étudiée à l'aide de la palpation hypogastrique isolée ou combinée au toucher vaginal chez la femme, et au toucher rectal chez l'homme. Elle peut l'être encore par l'injection d'un liquide tiède dans sa cavité ou par l'intermédiaire d'un instrument qui détermine, par l'attouchement de sa surface interne, le degré de sa sensibilité au contact.

La palpation hypogastrique isolée détermine assez souvent une douleur assez vive, qui, dans certains cas, aurait pu faire croire, suivant les auteurs, à l'existence d'une péritonite. Mais chez un certain nombre de malades on ne détermine ainsi une véritable douleur qu'en retirant brusquement la main après avoir exercé une pression aussi profonde que possible.

Le toucher vaginal ou rectal isolé ou mieux combiné à la palpation hypogastrique est un meilleur moyen d'explorer la sensibilité de la vessie. On presse avec le doigt à différents degrés sur la face inférieure du réservoir urinaire. On recourbe au besoin le doigt en crochet et l'on comprime la vessie derrière le pubis.

Je me hâte d'ajouter qu'il est inutile d'insister sur la

recherche du degré exact de cette sensibilité. Ces manœuvres ne sont pas en effet sans inconvénients. Je vous conseille même de ne jamais recourir à la distension vésicale ni à l'introduction d'un instrument dans la vessie pour rechercher sa sensibilité au contact. « Si je me suis
« imposé ces règles, dit M. Guyon, c'est que je sais d'une
« façon certaine que les contacts n'ont d'autre inconvé-
« nient que la sensation qu'ils déterminent, tandis que la
« douleur toujours plus violente que détermine la tension
« peut avoir sur les reins le retentissement le plus fâ-
« cheux. »

Je ne puis admettre cette opinion de l'habile chirurgien de Necker. Dans les cas graves, l'introduction seule d'une sonde est très douloureuse. Le contact de cet instrument avec le col vésical et avec la paroi postérieure de la vessie est parfois des plus pénibles. Or, ces phénomènes douloureux, quoi qu'en dise M. Guyon, peuvent avoir les mêmes conséquences fâcheuses que lorsqu'ils sont produits par la distension vésicale. Enfin, cette précision dans le diagnostic est aujourd'hui complétement inutile. Lorsqu'on croyait que la *cystite* dite *douloureuse* ne pouvait guérir que par la taille hypogastrique ou par la taille vésico-vaginale, il était logique de chercher à poser un diagnostic très précis. Mais aujourd'hui nous savons qu'il n'est nullement besoin de faire la section du corps de la vessie pour triompher de ces cas graves de cystite. C'est un fait que j'ai surabondamment démontré dans ma thèse. Puisque le traitement ne peut tirer aucun bénéfice de ces manœuvres irritantes, qui aggravent parfois notablement l'état des malades, il est logique de n'y plus recourir. Vous ne suivrez donc pas le conseil de M. Guyon, même lorsqu'il dit : « Vous rencontrerez des cas où l'exploration par contact
« ou par pression ne vous fournira pas de démonstration
« décisive. C'est à ces cas qu'il convient de réserver la
« recherche de la sensibilité par la mise en tension. »

N'oubliez pas, en effet, que c'est là le meilleur moyen de rendre très douloureuse la cystite qui ne s'est encore manifestée que par une légère douleur.

L'examen de l'urine présente une grande importance chez les malades atteints de cystite. Tous les auteurs y ont insisté. Ce liquide peut contenir de l'albumine, du sang, du pus. On note encore souvent un changement de réaction. La transformation ammoniacale n'est point rare non plus, surtout dans certaines formes de cystite chronique. Mais le sang, l'albumine, la transformation ammoniacale peuvent manquer pendant toute la durée de l'affection, tandis que la présence du pus est constante. Comme le fait très justement remarquer M. Guyon, *il ne peut y avoir cystite sans sécrétion de pus*. Celui-ci peut cependant manquer dans les urines dès le début des accidents inflammatoires. C'est un fait démontré par la clinique et par l'anatomie pathologique expérimentale de la cystite aiguë. Les urines laissées au repos pendant quelque temps montrent simplement un dépôt floconneux plus ou moins trouble, qui peut atteindre plusieurs centimètres de hauteur dans le vase qui les contient. On désigne d'habitude ce dépôt sous le nom de mucus, expression fausse au point de vue scientifique, car Méhu a montré que la *mucine* n'existe pas dans l'urine. On a cependant conservé en clinique cette expression de mucus pour désigner le dépôt que je viens de vous indiquer. Au microscope on n'y trouve pas ou très peu d'éléments figurés. Ce dépôt ne contient pas non plus d'albumine. Les urines conservent leur acidité.

Mais bientôt ce liquide laisse déposer d'emblée une couche blanchâtre formée de pus ou de muco-pus. La réaction de l'urine devient à ce moment alcaline, ou tout au moins neutre.

Si vous recueillez l'urine dans plusieurs verres pendant la miction, comme je vous l'ai dit en vous parlant du diagnostic de la prostatite chronique, vous constatez que ce liquide ne contient pas la même quantité de pus au commencement, au milieu ou à la fin de la miction. Parfois le pus n'existe même en quantité appréciable qu'au moment de la miction ou au commencement et à la fin de l'émission de l'urine.

M. Guyon fait à ce sujet les remarques suivantes : « La « constatation de quantités différentes de pus correspon- « dant au commencement, au milieu et à la fin de la pro- « jection de l'urine hors de la vessie, offre, vous le com- « prenez, un très réel intérêt. On peut légitimement « admettre que le fond du canal, que l'entrée même de la « vessie d'une part, que son bas-fond d'autre part, qui « normalement se vide le dernier, ont été les points où la « sécrétion leucocytique s'est surtout accumulée. Vous « pouvez d'ailleurs le constater *de visu* en regardant les « malades uriner. Vous est-il permis de conclure de ces « faits à d'exactes localisations des lésions? Jusqu'à un « certain point seulement. Il est évident que le premier « jet, lorsqu'il est fortement chargé, témoigne de la sup- « puration particulièrement abondante de l'urèthre profond « et même de la région du trigone où se localisent, avec « prédilection, les lésions dues à l'inflammation, mais le « pus qui charge les dernières parties de l'urine peut avoir « gagné les points déclives, c'est-à-dire le bas-fond, aussi « bien lorsqu'il a été sécrété au niveau du col que dans le « corps de la vessie. Une cystite, dont les lésions princi- « pales seraient encore réparties à l'entrée de la vessie, « pourrait donc, si la sécrétion est abondante, permettre « de trouver du pus dans le troisième verre. N'est-ce pas « d'ailleurs à la fin de la miction, dans les cystites blen- « norrhagiques aiguës et récentes..... que vous voyez les « derniers efforts d'expulsion déterminer la sortie du pus « entraîné seulement en partie par le premier jet? Les no- « tions fournies par le partage des mictions ne peuvent

« donc se substituer à l'anatomie pathologique, et fournir
« à elles seules la preuve des localisations principales de
« l'inflammation ; mais elles s'ajoutent à ses enseignements
« pour en confirmer l'exactitude, et aider, dans une cer-
« taine mesure , à leur démonstration , même sur le
« vivant. »

Je vous rappelle que la cystite est fréquemment accompagnée d'uréthrite postérieure. L'urine du premier verre
peut donc contenir une quantité notable de pus sans que
le col vésical et le trigone présentent des lésions inflammatoires très accusées.

Dans la cystite blennorrhagique, il y a encore une autre
cause d'erreur. Le premier jet d'urine contient en effet
tout le pus qui se trouve dans l'urèthre antérieur et particulièrement dans le cul-de-sac du bulbe. Mais il est facile
aujourd'hui, grâce au lavage continu de l'urèthre antérieur, de nettoyer complétement cette région du canal
avant de faire uriner le malade.

La quantité de pus contenu dans l'urine est très variable.
Parfois elle est très faible ; dans d'autres cas au contraire,
surtout dans la cystite chronique, cette quantité est considérable. Enfin il y a une foule d'intermédiaires.

Les caractères que présente l'urine, l'aspect des dépôts
qui se forment au fond des vases qui la renferment ont été
minutieusement étudiés par les auteurs, entre autres par
Mercier et Civiale. Tantôt on ne découvre qu'un nuage
léger, suspendu au milieu du liquide ou formant de petits
filaments presque imperceptibles : il s'agit alors de mucus
ou de muco-pus et d'une phlegmasie au début. Tantôt au
contraire l'urine qui surnage a les caractères de celle qui
n'a rien perdu de ses qualités normales , mais par l'agitation elle se mêle au dépôt et prend un aspect laiteux. Quant
au dépôt lui-même, il est d'une couleur grise ou cendrée ;
il est grumeleux et il se réunit au fond du vase par le
repos et le refroidissement. Quelquefois il y adhère ; il

forme sur les parois du vase une couche blanchâtre. Ce dépôt est en général formé par du pus.

Dans d'autres cas, il s'agit d'une masse gluante, visqueuse, tellement adhérente aux parois du vase que l'on a parfois de la peine à l'en détacher, même en renversant le vase. Ces mucosités glaireuses peuvent être extrêmement abondantes. Souvent elles forment à peu près la moitié du liquide expulsé. Un malade de Barthez en aurait rendu une masse du poids de quinze livres en trente-six heures.

Les malades ont parfois beaucoup de peine à rendre ces matières glaireuses qui interceptent le passage de l'urine. Des exemples en ont été cités par Chopart, Civiale.....

Ces sécrétions d'aspect muco-purulent se rencontrent surtout dans la cystite chronique, à laquelle elles ont fait donner le nom de *catarrhe vésical*.

Rayer a montré que très souvent cette matière visqueuse est due à la transformation du pus que sécrète la muqueuse vésicale par l'action de l'ammoniaque. Il a fait remarquer en effet que les urines glaireuses sont toujours ammoniacales au moment de l'émission; que les urines purulentes, acides au moment de l'émission, prennent de la viscosité en devenant ammoniacales, par suite de leur exposition à l'air libre; qu'enfin on peut transformer immédiatement une urine purulente en urine glaireuse en y ajoutant une certaine quantité d'ammoniaque.

Je ne veux point aborder aujourd'hui l'étude de la transformation dans la cavité vésicale de l'urée en carbonate d'ammoniaque. Je vous rappelle seulement que la cystite joue un rôle important. « Il me paraît hors de contesta-« tion, dit M. Guyon, que la cystite préexiste à l'introduc-« tion du ferment et qu'elle est indispensable à la produc-« tion de la fermentation;.....

« Le degré et la durée de cette fermentation sont en « général en rapport avec l'intensité des phénomènes in-

« flammatoires. Cependant, vous rencontrerez des cystites
« graves sans fermentation des urines. Dans ces cas, la
« quantité d'urine est exagérée et la polyurie, en dimi-
« nuant la proportion de l'urée déjà faible chez les malades
« sérieusement atteints, empêche la fermentation. Il faut,
« en effet, pour que ce phénomène se produise, que le fer-
« ment rencontre un aliment dans les sécrétions albumi-
« noïdes qui sont le fait de la cystite et une suffisante
« quantité de matériaux décomposables qui sont fournis
« par l'urée. »

Comment reconnaîtrez-vous que le dépôt contenu dans
l'urine est formé par du pus? L'examen microscopique est
le meilleur moyen à employer pour éviter toute erreur. Je
vous engage à y recourir toutes les fois que vous le pourrez.

Le procédé indiqué par Rayer, et si souvent employé, a
cependant une certaine valeur. Je vous rappelle qu'il consiste à transformer le pus en une masse visqueuse à l'aide
de l'ammoniaque. Malheureusement ce procédé est assez
souvent inapplicable, parce que le dépôt que l'on trouve
dans l'urine a déjà cet aspect, comme je viens de vous le
dire. Il est parfois difficile de savoir dans ce cas s'il s'agit
de muco-pus ou tout simplement de mucus.

Je me borne à vous citer ces deux procédés. Je ne puis
entrer en effet dans les détails de tous les moyens physiques ou chimiques qui ont été proposés pour la recherche
du pus dans les urines.

L'*albumine* que l'on trouve dans ce liquide chez les malades atteints exclusivement de cystite, est due à la présence du pus ou du sang ; elle est proportionnelle à leur
quantité.

L'emploi des trois verres pendant la miction montre,
lorsqu'il y a de l'*hématurie* dans le cours de la cystite, à
quel moment de l'émission de l'urine a lieu l'écoulement
sanguin. Dans les cas très aigus, le *sang* apparaît en gé-

néral à la fin de la miction, pendant les efforts excessifs que détermine le double ténesme vésico-anal. La quantité expulsée est quelquefois considérable chez certains malades atteints de cystite blennorrhagique aiguë. Cette hématurie paraît due à la déchirure des vaisseaux situés au niveau du col et des régions antérieures de la vessie, déchirure qui se produit sous l'influence des contractions vésicales.

Ces mêmes hématuries peuvent être observées sans phénomènes douloureux exagérés, en dehors de l'état aigu. Parfois le sang est mélangé aux urines; dans ces cas, il vient le plus souvent du corps de la vessie. C'est également le siège des hématuries qui se produisent parfois à la fin d'une trop brusque évacuation de l'urine, dans les cas de rétentions aiguës, par exemple, ou encore chez les prostatiques à la troisième période. Ce sont des faits que je vous ai déjà signalés. Je n'y insiste donc pas.

On trouve encore dans l'urine des malades atteints de cystites des micro-organismes variés, coques et bactéries diverses. Clado en a compté une douzaine de variétés et il a parfaitement décrit, en 1886, sous le nom de *bactérie septique de la vessie*, le microbe le plus important, celui que l'on doit le plus craindre au point de vue des complications qui peuvent survenir dans le cours de la cystite.

Depuis cette époque, d'autres auteurs, qui ont cru devoir donner un nouveau nom à cette bactérie, ont montré que 15 fois sur 35 la *bactérie septique de la vessie* peut exister seule dans l'urine.

Parfois on aurait vu au contraire ce liquide présenter une culture presque pure de staphylococcus aureus en grande abondance. Mais, après la *bactérie septique de la vessie*, le micro-organisme le plus à redouter serait le streptocoque.

C'est la pénétration dans le sang de ces divers microbes

quidonne lieu à la fièvre urineuse et qui détermine parfois
des accidents foudroyants.

Dans les cas de cystite tuberculeuse et de cystite blennorrhagique, on peut trouver dans l'urine soit le bacille
de Koch, s'il s'agit de la tuberculose, soit le gonococcus
de Neisser, si la cystite est d'origine blennorrhagique.
Dans ce dernier cas, il est bon de recueillir non seulement
le pus contenu dans la vessie, mais encore celui qui se
trouve dans l'urèthre.. Je reviendrai sur ces différentes
particularités à propos du diagnostic de la cystite blennorrhagique.

Tels sont les principaux symptômes que l'on constate
dans la *cystite muqueuse* ou *cystite proprement dite*. Aucun
d'eux n'a par lui-même de valeur pathognomonique, mais
leur association ne permet pas l'erreur.

Dans quelques cas, on constate aussi de la rétention
d'urine. C'est surtout dans la cystite blennorrhagique
aiguë qu'on a noté ce symptôme. Peut-être y a-t-il en
même temps de la prostatite. Cependant tous les auteurs
admettent que la cystite seule peut être une cause de rétention. Il est bien entendu que chez les prostatiques, c'est
en général l'inverse qui a lieu. L'évacuation incomplète
de l'urine précède la cystite et n'en est point par suite la
conséquence.

Il est généralement admis aujourd'hui que la *cystite
ordinaire*, la *cystite muqueuse* ne s'accompagne point de
fièvre, même lorsqu'elle présente la plus grande intensité. Lorsque l'on constate chez un malade atteint de cystite muqueuse une élévation de température, on peut être
sûr qu'il est survenu une complication. Très souvent il
s'agit de lésions rénales aiguës.

Les autres symptômes généraux, la soif, l'inappétence,
l'abattement, l'insomnie, par exemple, sont ordinairement
peu accusés. La cystite chronique douloureuse a cependant
un retentissement très marqué sur l'économie. J'y re-

viendrai en vous décrivant cette variété importante de l'affection que nous étudions.

La *cystite interstitielle* est presque toujours précédée de l'inflammation de la muqueuse vésicale. Le malade présente donc d'abord tous les symptômes de la *cystite muqueuse*. Certains auteurs pensent que la rétention d'urine qui se montre parfois dans le cours de la cystite aiguë est due à une cystite interstitielle compliquant la cystite muqueuse. Ainsi MM. Voillemier et Le Dentu, après avoir indiqué le spasme du sphincter vésical et la parésie ou la paralysie des fibres musculaires du corps de la vessie consécutive à une violente inflammation de sa muqueuse comme causes possibles de cette rétention, ajoutent aussitôt : « Nous croyons, pour notre part, que cette cause de « rétention d'urine doit être rare et en corrélation avec la « cystite interstitielle, qui n'est certes pas la variété la « plus commune. »

La fréquence des mictions est encore exagérée par l'apparition de la cystite interstitielle, car à la diminution de la capacité physiologique de la vessie vient ainsi s'ajouter la diminution de sa capacité anatomique. Celle-ci est bien plus grave que la première. La diminution de la capacité physiologique n'est que temporaire en effet, tandis que la diminution de la capacité anatomique due à la cystite interstitielle est trop souvent définitive. Rappelez-vous que M. Guyon a cité des cas dans lesquels la capacité de la vessie avait tellement diminué sous l'influence de la cystite interstitielle chronique, que le réservoir urinaire, au moment de l'autopsie, pouvait à peine contenir 20 gr. de liquide.

Je vous ai dit que l'on admet aujourd'hui que la cystite muqueuse, la cystite ordinaire, ne donne jamais lieu à des accidents fébriles. Lorsque la cystite interstitielle se termine par suppuration, on peut voir au contraire apparaître des symptômes généraux graves : fièvre intense, vomissements, insomnie, agitation, délire.

Parfois les symptômes généraux sont bien moins accentués; on note simplement dans le cours d'une cystite chronique des frissons légers et une fièvre persistante.

Dans d'autres cas, il existe en même temps de la *péricystite*, affection dont je vais vous dire quelques mots.

Les abcès *périvésicaux* secondaires peuvent se rattacher à une phlegmasie de la vessie, de l'utérus, des vésicules séminales ou du canal déférent. Mais ils peuvent aussi être primitifs. Dans un un cas de cette dernière variété cité par M. Le Dentu l'abcès périvésical, qui siégeait à la région hypogastrique, avait succédé à un coup de pied reçu par le malade à l'hypogastre quelques jours auparavant.

Les suppurations périvésicales secondaires siègent aussi très fréquemment en avant de la vessie. Elles « sont re-« marquables, dit M. Le Dentu, par l'empâtement en « plaque qu'elles déterminent dans la région hypogas-« trique, et par les troubles de la miction qui apparaissent « fréquemment dès le début. C'est ordinairement une « rétention d'urine, reconnaissant sans doute la même « cause que celle qui suit les opérations pratiquées aux « environs de la vessie ou même à une grande distance, « sur les membres inférieurs ou sur le tronc, rétention « d'urine d'ordre réflexe due généralement à une sorte de « stupeur vésicale; mais nous admettrions très volontiers « comme explication de cet accident, le spasme uréthro-« vésical, pour les cas où le col se trouve englobé dans le « foyer de l'inflammation.

« Nous avons à peine besoin d'ajouter que la tuméfac-« tion est accompagnée de douleur et de fièvre. Nous rap-« pellerons que la fluctuation n'est pas toujours aisée à « sentir, alors même que l'abcès renferme une quantité « notable de pus. La phlegmasie donne lieu quelquefois à

« des symptômes de péritonite et d'occlusion intes-
« tinale.

 « M. Guyon, M. Vallin ont vu chacun un phlegmon de
« cette sorte terminé par résolution. Ordinairement la
« suppuration a lieu, et elle se fait jour à l'hypogastre,
« dans les aines, dans le rectum, dans la cavité péritonéale.

« . . . .

« L'indication principale du traitement est l'ouverture du
« foyer dès que la présence du pus est reconnue.....

 « Une des conséquences possibles des inflammations
« périvésicales consiste dans la production d'adhérences
« entre la vessie et les organes voisins, non pas seule-
« ment dans un point limité, mais dans une étendue
« considérable. Ce fait, qu'on trouve mentionné çà et là
« dans des observations anciennes ou récentes, n'a peut-
« être pas suffisamment attiré l'attention des chirurgiens,
« au point de vue des troubles de la miction qui peuvent
« résulter de ces dispositions anormales. Le réservoir
« urinaire doit forcément être gêné dans sa rétraction;
« d'où la stagnation de l'urine et le développement inévi-
« table d'une cystite chronique rebelle. Nous avons même
« vu chez une femme... l'air pénétrer dans la vessie, toutes
« les fois qu'on y avait introduit une sonde et qu'après
« avoir exercé une forte compression sur l'hypogastre on
« cessait cette compression. Alors un gargouillement fa-
« cile à constater indiquait à n'en pas douter, que la vessie
« aspirait de l'air qui se mélangeait à l'urine, et comme
« la sonde n'était pas noircie par le contact de ce mélange,
« il était bien certain qu'il ne s'agissait pas de gaz formés
« dans le réservoir urinaire.

 « L'inertie vésicale qu'on observe en pareil cas peut ne
« pas tenir uniquement aux adhérences; elle s'expliquerait
« en partie par la dégénérescence des fibres musculaires
« due à l'inflammation du tissu conjonctif ou séreux voisin.
« Cette remarque nous est inspirée par l'efficacité des in-

« jections sous-cutanées d'ergotine, que nous avons cons-
« tatées chez la malade dont nous venons de parler. Il
« n'en reste pas moins vrai pour nous que les adhérences
« périvésicales ont joué chez elle un grand rôle dans la
« rétention d'urine.

« Sur une des pièces que nous avons déposées au musée
« Dupuytren, on voit des adhérences qui unissent la face
« antérieure de la vessie au péritoine de la région hypo-
« gastrique.

« Dans ce cas, le traitement comporte une double indi-
« cation : combattre ce qui reste d'inflammation dans les
« tissus péri-vésicaux, stimuler la vessie paresseuse..... »

Je me borne aujourd'hui à vous citer l'opinion de
M. Le Dentu. Je reviendrai sur ces faits en vous parlant
de la cystite chez la femme.

La *marche*, la *durée*, la *terminaison* de la cystite proprement dite ou muqueuse sont très variables; elles
dépendent surtout de la cause qui a donné naissance à la
cystite. Si celle-ci est consécutive à un rétrécissement de
l'urèthre, à un calcul, elle guérit en général très vite aussitôt que la cause a disparu. La cystite tuberculeuse a
souvent au contraire une durée indéfinie, parce qu'on ne
ne peut pas en supprimer la cause. Je vous ai dit que
presque toujours les reins sont primitivement atteints par
la tuberculose. Or, vous pouvez guérir une poussée de
cystite tuberculeuse, mais bientôt il se fait une nouvelle
inoculation.

La cystite consécutive à l'hypertrophie de la prostate
est souvent très tenace. Or, c'est la variété la plus fréquente de la *cystite chronique*, celle que l'on a surtout
décrite sous le nom de *catarrhe vésical* et qui inspire tant
de terreur aux malades. Ceux-ci considèrent en effet cette
expression de *catarrhe vésical* comme synonyme d'affection
incurable et grave. C'est là une exagération; il est possible

aujourd'hui, grâce à un traitement rationnel, de triompher le plus souvent de ces cas graves.

La cystite aiguë guérit fréquemment en quelques jours, si l'on sait employer d'une façon convenable le traitement direct ou local. Quant à la cystite chronique, elle a une durée toujours plus longue.

Le *pronostic* est très variable. Il est aussi subordonné aux causes que je viens de vous indiquer; mais il dépend encore des complications, surtout des complications rénales. Certains malades peuvent cependant vivre long-temps avec une cystite chronique accompagnée de lésions rénales, à condition que la cystite ne passe pas à l'état aigu.

Ce qu'il y a à craindre surtout, Messieurs, je vous l'ai déjà dit, c'est la pénétration dans la circulation des micro-organismes contenus dans l'urine, pénétration souvent consécutive à une intervention mal dirigée. Il se produit alors parfois des accidents foudroyants. On peut donc dire que les malades atteints de cystite ne meurent pas de cette affection, mais qu'ils meurent très bien de ses com-plications.

Le *pronostic* de la cystite interstitielle est en général grave. Il en résulte souvent, ainsi que je vous l'ai dit, une diminution permanente, définitive, de la capacité anato-mique de la vessie.

La forme suppurée présente une gravité sur laquelle il est inutile d'insister.

La *péricystite* est grave par les suppurations que l'on constate fréquemment et par les adhérences auxquelles elles donnent naissance, adhérences qui peuvent gêner considérablement les fonctions de cet organe. Mais n'ou-bliez pas que ces deux dernières formes de l'inflammation vésicale sont rares.

Quant au pronostic général de la *cystite proprement dite ou muqueuse*, sachez qu'il a aujourd'hui beaucoup perdu de sa gravité, grâce aux progrès que j'ai réalisés dans l'application du traitement local ou direct de cette affection, traitement le seul logique, celui que l'on doit toujours employer en thérapeutique, lorsqu'il est applicable. Le *lavage de la vessie sans sonde* et les injections intra-vésicales *sans sonde* de *chlorhydrate* et de *nitrate* de *cocaïne* ont en effet considérablement diminué la gravité de la cystite, dont la guérison est obtenue aujourd'hui dans la grande majorité des cas avec une extrême rapidité.

Dans la prochaine leçon, je commencerai l'étude des nombreuses variétés que présente la cystite muqueuse, ou cystite proprement dite.

DE LA CYSTITE. — VARIÉTÉS

Messieurs,

Je crois devoir adopter pour l'étude des variétés que présente la cystite une classification basée surtout sur l'étiologie. Je suivrai donc d'une façon générale celle qui est indiquée par Civiale dans son *Traité sur les maladies des organes génito-urinaires*.

Je commencerai par étudier la cystite que l'on observe chez les malades atteints d'hypertrophie prostatique. C'est une variété que vous rencontrerez souvent. D'autre part, l'étude complète que je viens de faire de l'hypertrophie de la prostate me permettra d'abréger les considérations auxquelles donne lieu la cystite des prostatiques.

Cystite consécutive à l'hypertrophie de la prostate. — Je vous ai dit combien est grave chez les malades atteints d'hypertrophie prostatique l'introduction dans la vessie de microbes pathogènes. Ces micro-organismes trouvent dans cette affection un milieu des plus favorables à leur développement, à leur pullulation. On rencontre ici en effet la stagnation de l'urine et des altérations de la paroi vésicale dont les conséquences varient de la congestion simple à une hématurie plus ou moins abondante. Voilà pourquoi le cathétérisme insuffisamment aseptique est si souvent suivi chez les prostatiques de l'inflammation de la muqueuse vésicale. Or, le cathétérisme s'impose chez ces malades dès que le réservoir urinaire est devenu impuissant à se débarrasser de son contenu. C'est un fait, vous vous le rappelez, sur lequel j'ai beaucoup insisté. Il n'est donc point surprenant que la cystite soit si fréquente chez les malades atteints d'hypertrophie de la prostate et qu'elle soit en général une complication précoce de cette affection. Bien que les conditions soient moins favorables, on peut même la voir apparaître dès la période prémonitoire, à la suite d'une exploration vésicale faite avec des précautions antiseptiques insuffisantes.

Je vous rappelle que toutes les causes de congestion de la vessie, causes que je vous ai longuement énumérées en étudiant l'hypertrophie prostatique, favorisent l'apparition de la cystite.

Quant au rétrécissement de l'urèthre, que l'on rencontre parfois chez les prostatiques, il a sur l'évolution de la cystite une influence variable suivant l'âge du malade au moment où s'est formé ce rétrécissement. Quand la stricture apparaît à l'âge adulte, elle provoque, vous le savez, une hypertrophie de la tunique musculaire de la vessie, hypertrophie favorable aux prostatiques, parce qu'elle permet au réservoir urinaire de lutter plus longtemps contre l'obstacle qu'apporte à la miction l'augmentation de volume de la prostate. Elle éloigne donc la période de rétention et par suite elle constitue une condition défavorable à l'apparition de la cystite.

Lorsque le rétrécissement de l'urèthre ne se montre au contraire qu'à un âge avancé, chez des malades déjà plus ou moins atteints d'hypertrophie de la prostate, les conditions sont inverses. C'est un nouvel obstacle à la miction ajouté à celui qui existait déjà. Il ne peut donc que favoriser l'apparition de la cystite. « Ce n'est donc qu'à la con-« dition d'être survenu dans l'âge adulte, dit M. Guyon, ce

« qui est d'ailleurs la règle, que le rétrécissement peut
« vraiment rendre service aux prostatiques. »

La cystite que l'on constate chez les malades atteints
d'hypertrophie de la prostate peut se présenter sous la
forme aiguë ou sous la forme chronique; mais chez la
plupart des malades elle débute par des symptômes peu
accusés : elle est chronique d'emblée. La douleur est
presque nulle; c'est à peine s'il existe au début de la miction une sensation un peu désagréable. La fréquence des
mictions n'est guère plus grande non plus qu'avant l'apparition de la cystite. Il existe au contraire dans l'urine
une quantité notable de pus; la cystite se traduit surtout
par le trouble des urines.

Si la maladie est abandonnée à elle-même, cet état peut
persister des semaines et des mois sans modifications
appréciables. Cependant les urines ont tendance à devenir
de plus en plus troubles et à subir la transformation ammoniacale. L'odeur devient alors forte et fétide, le dépôt
visqueux, adhérent, la miction plus douloureuse. Il
se produit aussi fréquemment des concrétions phosphatiques, qui impriment bientôt une recrudescence plus ou
moins marquée à l'inflammation de la vessie et à tout
l'ensemble de ses manifestations.

La transformation ammoniacale s'accuse habituellement de plus en plus, si l'on n'intervient pas, car il existe
presque toujours une rétention d'urine incomplète, laquelle
favorise d'une façon très notable, comme l'a montré M. le
prof. Bouchard, la pullulation du ferment qui transforme
l'urée en carbonate d'ammoniaque.

Parfois la cystite débute au contraire par des accidents
plus ou moins aigus. Les mictions sont très fréquentes et
douloureuses, les urines contiennent une quantité considérable de pus.

« Ce début franchement aigu peut être observé, dit
« M. Guyon, à toutes les périodes de l'état prostatique,

« soit spontanément, soit sous l'influence du cathétérisme.
« Mais vous le rencontrerez particulièrement chez les con-
« gestifs de la première période, qui auront pris froid ou
« se seront livrés à des excès, chez ceux de la seconde
« période dont la rétention est méconnue et dont la vessie
« ne se vide partiellement qu'au prix de violents efforts,
« enfin chez les malades de la troisième période, à vessie
« longtemps distendue qu'on soumet d'emblée à l'évacua-
« tion rapide et complète.

« C'est dans ce dernier cas que la poussée aiguë de
« cystite offre le plus grand danger. Elle se propage en
« effet très facilement par les uretères dilatés et béants
« jusqu'au rein, qui lui-même est plus ou moins profondé-
« ment altéré et se trouve incapable de supporter ce for-
« midable surcroît de lésions aiguës. »

Je vous rappelle que les accidents généraux graves et
parfois mortels que l'on observe dans ces cas ne sont pas
seulement dus à la cystite ni à la néphrite, mais bien à la
pénétration dans le système circulatoire des éléments
microbiens contenus déjà dans la vessie ou introduits par
le cathétérisme qui a précédé ces accidents foudroyants.
J'ai beaucoup insisté sur ces faits en vous décrivant le
traitement de la troisième période de l'hypertrophie prostatique. Je me borne donc aujourd'hui à vous les rappeler.

A la période prémonitoire et à la seconde période, la
cystite aiguë ne présente pas ordinairement une aussi
grande intensité. Au bout d'un temps plus ou moins long,
les douleurs deviennent moins vives, les mictions, moins
fréquentes et les urines moins troubles. « Mais il est rare,
« dit M. Guyon, que la guérison complète soit obtenue.
« Presque toujours la maladie passe à l'état chronique et
« se perpétue quels que soient les moyens qu'on mette en
« œuvre. Elle s'éternise aussi parce que, je le répète, elle
« s'installe sur des tissus dégénérés dont les lésions pré-

« existantes affectent naturellement une marche non
« régressive, mais progressive. »

Il y a encore une raison capitale, Messieurs, à cette
persistance de la cystite. C'est que les malades arrivés à
la seconde période sont obligés de se sonder eux-mêmes.
Or, ils ne prennent souvent aucune précaution antiseptique ou des précautions tout à fait insuffisantes. A chaque
cathétérisme, il se produit donc une nouvelle infection du
réservoir urinaire.

La forme aiguë de la cystite ne s'observe pas seulement
comme première manifestation de l'inflammation vésicale
chez les malades atteints d'hypertrophie de la prostate.
Elle se montre encore fréquemment dans le cours de la
cystite chronique. Après un début indolent, insidieux, on
assiste à des poussées aiguës parfois très violentes et qui
peuvent reparaître à intervalles variables sous l'influence
des causes que je vous ai indiquées. Je vous rappelle que
l'on observe même parfois chez les prostatiques la forme
qui a été désignée sous le nom de cystite chronique douloureuse, forme qui n'est, vous le savez, que la persistance indéfinie de l'état aigu. Or, presque toujours elle
succède à la forme indolente et chronique. Il est rare
qu'elle apparaisse d'emblée chez les malades dont la
prostate est augmentée de volume. Les souffrances qu'elle
détermine rendent la vie insupportable aux malheureux
malades qui en sont atteints. Ce sont des faits connus depuis longtemps, sur lesquels les auteurs ont beaucoup
insisté et que je vous ai déjà indiqués en traitant des
complications de l'hypertrophie de la prostate.

Vous voyez que le *pronostic* de la cystite des prostatiques présente en général une certaine gravité, qui est
due à ce que la cause principale ne peut être supprimée et
à ce que la vessie est continuellement exposée à une
nouvelle infection.

Cependant lorsque l'hypertrophie de la prostate n'est

encore qu'à la première période, le pronostic de la cystite est aujourd'hui bénin. Cette affection convenablement traitée disparaît alors en quelques jours.

Cystite chez les rétrécis. — Presque tous les auteurs ont considéré la cystite comme une complication très fréquente des rétrécissements de l'urèthre. Civiale a fait remarquer qu'un rétrécissement même considérable peut persister longtemps sans être compliqué de cystite si les contractions vésicales sont assez énergiques pour chasser complétement l'urine. Mais lorsque la vessie, au lieu de s'hypertrophier, reste dans les conditions ordinaires, si même ses parois ne s'appauvrissent pas, ce qui arrive, dit-il, plus fréquemment qu'on ne l'a pensé, la cystite ne tarde pas à apparaître. Elle résulte alors non seulement de la fatigue de l'organe, mais encore du séjour prolongé de l'urine.

C'est aussi l'avis de M. Guyon. « On arrive bien vite, « dit-il, à reconnaître que cette complication n'est pas, « tant s'en faut, la conséquence nécessaire de la diminution « du calibre de l'urèthre. On peut, au contraire, affirmer « qu'à moins de causes particulières, elle ne se montre « qu'à une période avancée de la maladie, alors que les « obstacles se sont accrus par le fait d'une étroitesse ou « d'une rigidité plus grandes du canal, ou par suite de « l'insuffisance de la contractilité vésicale ; mais il est vrai « de dire que, dans ces conditions, elle devient une com- « plication habituelle.

« L'apparition de la cystite chez les rétrécis est donc, « en règle très générale, un *phénomène tardif.* »

Revenant ensuite, à propos de la nature du rétrécissement, sur le rôle que joue dans l'apparition de cette complication l'insuffisance de la contractilité vésicale, il ajoute : « En effet, suivant que le tissu cicatriciel qui le « constitue est d'origine blennorrhagique ou traumatique,

« son évolution rétractile est plus ou moins rapide, et ce
« fait a la plus grande importance au point de vue de
« l'hypertrophie défensive de la tunique musculaire de la
« vessie. Un rétrécissement qui se forme lentement, comme
« cela est habituel après la blennorrhagie, donne à cette
« hypertrophie, tout aussi nécessaire à la vessie que celle
« du cœur dans les affections cardiaques, le temps de s'é-
« tablir et de lutter victorieusement contre l'obstacle. Au
« contraire, les rétrécissements traumatiques, par la
« rapidité souvent extraordinaire de leur évolution, peuvent
« plus facilement surprendre la vessie, avant qu'elle se soit
« préparée à la résistance. Or, Messieurs, c'est là un fait
« capital au point de vue des accidents et notamment de
« la cystite, l'influence de la vessie est prédominante dans
« l'acte de la miction..... Aussi rencontrerez-vous des ma-
« lades chez lesquels la miction s'accomplit dans des con-
« ditions en apparence normales et qui cependant ont le
« canal étroit. Ils ont une bonne vessie et restent exempts
« d'accidents tant que sa force contractile, suffit à l'effort
« que lui impose l'état du canal. Mais que la contractilité
« vienne à faiblir ou qu'elle ait été primitivement insuf-
« fisante, les accidents, et en particulier la cystite, ne
« tarderont pas à entrer en scène.

« Aussi, à côté de cette influence propre à la nature du
« rétrécissement, dois-je vous signaler celle de l'âge et
« celle de la constitution. Les sujets qui sont parvenus à
« la vieillesse ou encore ceux qui sont sous le coup d'une
« débilité naturelle ou acquise, offrent dans tous leurs or-
« ganes, et en particulier dans leur vessie, des conditions
« beaucoup plus défectueuses pour la lutte et la résistance.
« Il y a de vieux rétrécis dont la vessie, plus ou moins
« atone, se comporte comme celle d'une catégorie assez
» nombreuse de prostatiques. Sa puissance de réaction
« n'est pas en rapport avec le travail à produire. Malgré
« certains efforts elle devient vite incapable de suffire à sa

« tâche, se vide mal, se laisse progressivement distendre
« et la cystite apparaît.

« C'est, en effet, au moment où la vessie vaincue ne
« parvient plus à se vider complétement que l'apparition
« de la cystite est le plus imminente. Déjà le seul fait du
« surcroît de travail..... entraînait facilement un dévelop-
« pement exagéré des vaisseaux et par cela même un état
« congestif habituel dans les parois de l'organe. A plus
« forte raison cette congestion peut-elle avoir lieu lorsque
« survient l'évacuation incomplète de l'urine dont je vous
« ai tant de fois signalé et démontré l'influence congestive.
« Aussi l'apparition spontanée de la cystite, dans ces con-
« ditions, se conçoit-elle aisément. Loin d'être rare, elle
« est alors très fréquente et presque inévitable, tandis
« qu'elle ne s'était pas montrée malgré bien des conditions
« capables de la favoriser, tant que le muscle vésical avait
« suffit à ses fonctions. L'insuffisance fonctionnelle de la
« vessie, quelle qu'en soit la raison, est donc la cause pré-
« disposante ou efficiente la plus ordinaire de la cystite
« chez les rétrécis. »

M. Guyon dit même :

« Elle (la cystite) peut avoir lieu sans aucune cause oc-
« casionnelle ou déterminante, et sous la seule influence
« des modifications survenues dans l'état physiologique
« de la vessie, dans la vascularisation de ses parois, par
« le fait de l'obstacle à l'écoulement des urines. »

Je ne puis admettre, Messieurs, cette opinion de l'habile
chirurgien de Necker. La congestion me paraît incapable
de faire naître seule la cystite. D'un autre côté, cette pré-
tendue cystite spontanée me semble bien plus rare que ne
le dit M. Guyon. En interrogeant avec soin les rétrécis
atteints d'inflammation de la vessie, on apprend presque
toujours que la cystite a été précédée de cathétérismes ou
de tentatives de cathétérisme. Souvent ce n'est pas le
médecin qui a fait ces tentatives, c'est le malade lui-

même ou un ami du malade. Aucune précaution antiseptique n'a été prise et la vessie s'est trouvée infectée. Elle l'a été d'autant plus facilement qu'elle se trouvait dans des conditions très favorables au développement des micro-organismes.

Mais même dans les cas où il n'y a pas eu de cathétérisme on peut expliquer l'apparition de la cystite par l'infection de l'urine contenue dans le réservoir urinaire. Vous savez combien il est fréquent de rencontrer chez les rétrécis dont la stricture est très serrée une blennorrhée plus ou moins accusée. Cette suppuration est due, vous vous le rappelez, aux lésions du canal en arrière du rétrécissement. Or, je vous ai dit que l'urèthre est parfois tellement dilaté en arrière des strictures que le sphincter uréthral et le sphincter vésical sont forcés, d'où l'incontinence d'urine chez certains rétrécis. Dans ces conditions les micro-organismes qui se trouvent en arrière du rétrécissement peuvent donc pénétrer avec la plus grande facilité dans la vessie, où leur pullulation est favorisée par l'évacuation incomplète du réservoir urinaire.

Il n'est pas douteux, du reste, que les microbes pathogènes qui se rencontrent dans l'urèthre, même chez les sujets sains, peuvent pénétrer dans le réservoir urinaire chez les rétrécis bien longtemps avant que les lésions que je viens de vous rappeler aient atteint cette gravité. Si la vessie se vide complétement et sans trop d'efforts ils peuvent ne produire aucune lésion : le milieu n'est pas favorable à leur développement. Dans les conditions opposées, au contraire, la cystite est à peu près fatale.

Enfin dans des cas, peut-être moins rares qu'on ne le croit, certains micro-organismes qui ont pénétré dans le torrent circulatoire et qui sont passés dans l'urine par le rein peuvent produire l'infection vésicale.

Vous voyez donc que la cystite spontanée des rétrécis est loin d'être aussi fréquente que le dit M. Guyon. Il est même permis de se demander aujourd'hui si elle existe.

Poursuivant l'étude étiologique de la cystite chez les rétrécis, M. Guyon ajoute : « La cystite ne survient pas « seulement à la période ultime des rétrécissements. Gé- « néralement tardive, elle peut cependant apparaître avant « que la vessie devienne insuffisante, avant qu'il y ait ré- « tention incomplète. Alors l'état congestif entretenu par « les efforts de la miction est toujours la grande cause « prédisposante. Mais, pour produire la poussée inflam- « matoire, l'addition d'une cause déterminante qu'il est « ordinairement facile de surprendre, est presque toujours « nécessaire. C'est ainsi qu'on peut très nettement cons- « tater l'influence d'un refroidissement, d'un excès de « boisson ou de femme, d'un simple cathétérisme, d'une « nouvelle blennorrhagie. Ces causes peuvent agir tantôt « directement, tantôt par l'intermédiaire d'une crise pas- « sagère de rétention.

« Parmi elles, je crois devoir signaler particulièrement à « votre attention l'influence du contact des instruments « avec la muqueuse uréthrale ou vésicale. Ce contact, alors « même qu'il est effectué avec la plus grande modération, « peut être cause de cystite, mais le nombre des mauvaises « chances augmente à mesure que ce contact est prolongé « ou forcé. C'est ainsi qu'on peut voir la sonde à demeure, « après l'uréthrotomie, déterminer de la cystite chez ceux « qui n'en avaient pas auparavant. Mais cette cystite est « très passagère ; elle cesse aussitôt après l'ablation de la « sonde. Il en est de même pour la bougie à demeure em- « ployée comme moyen de dilatation. Presque toujours, « sous son influence, on voit augmenter la fréquence des « mictions et le trouble des urines, mais ces symptômes « s'amendent spontanément et rapidement dès que la « bougie est enlevée.

« Ce n'est pas seulement la dilatation permanente qui « peut être cause des complications inflammatoires du

« côté de la vessie, c'est aussi la dilatation temporaire. Il
« suffit de vouloir introduire un numéro un peu trop serré
« pour provoquer divers accidents : un accès urineux, une
« crise de rétention ou une poussée de cystite. L'emploi
« des instruments, aussi bien pour le diagnostic que pour
« le traitement, exige donc un dosage très attentif sous
« peine de complications plus ou moins sérieuses. »

« .... Toute rétention étant, vous le savez, cause de
« congestion, est merveilleusement apte à transformer en
« inflammation un état congestif préexistant. »

Je n'insisterai pas, Messieurs, sur l'erreur qu'a commise M. Guyon dans l'interprétation des faits dont il
s'agit. Je vous ai montré en vous décrivant le traitement
des rétrécissements de l'urèthre que la cystite est due
dans ces cas à un défaut d'antisepsie. Un « contact mo-
« déré des instruments avec la muqueuse uréthrale ou vé-
« sicale » ne peut déterminer une inflammation de la
vessie qu'en introduisant dans le réservoir urinaire des
microbes pathogènes.

A propos de la dilatation permanente, je vous ai dit
combien la pratique de M. Guyon est défectueuse sur ce
point. Je n'y reviens donc pas. Je me contente de vous
répéter que la cystite est toujours le fait dans ces cas
d'une antisepsie insuffisante, et que pour éviter cette complication vous devez prendre toutes les précautions que
je vous ai indiquées en traitant des rétrécissements de
l'urèthre.

La *symptomatologie* de la cystite des rétrécis présente
quelques particularités qui méritent d'être notées.

Lorsqu'on recueille l'urine dans trois verres, non seulement les premiers jets sont plus chargés de pus que le
reste de l'urine, ce qui est habituel, mais ce fait est encore
plus accusé chez les rétrécis que chez la plupart des autres
malades atteints de cystite. La raison en est facile à comprendre. Elle a été très bien exposée par M. Guyon : « Le

« canal, dit-il, se dilate en arrière de l'obstacle et souvent
« il devient, en ce point, le siège d'une inflammation
« chronique dont les produits de sécrétion sont naturelle-
« ment entraînés au début de la miction. Il peut même
« arriver que cette uréthrite, exclusivement localisée à la
« partie dilatée du canal, en arrière de l'obstacle, donne
« lieu à une abondante sécrétion de pus, sans s'étendre
« aucunement à la vessie. Il n'y a pas cystite, mais sim-
« plement uréthrite en arrière de l'obstacle. »

Il est rare que la cystite des rétrécis offre à signaler,
suivant les auteurs, de fortes proportions de pus. Lorsque
la sécrétion purulente est abondante, il y a lieu de craindre
des lésions concomitantes des uretères, des bassinets, des
reins.

La transformation ammoniacale des urines s'observe
assez souvent dans la cystite des rétrécis, d'après M. Guyon, qui fait remarquer que l'on en trouve presque toujours l'explication dans le séjour à demeure d'une sonde
ou d'une bougie, ou dans l'introduction difficile ou défectueuse d'un instrument quelconque.

Je vous rappelle qu'on peut éviter cette transformation
ammoniacale en prenant les précautions antiseptiques que
je vous ai indiquées lorsque je me suis occupé du traitement des rétrécissements.

La cystite que l'on observe chez les rétrécis présente
une remarquable bénignité. Lorsque le rétrécissement est
dilaté, que la voie de l'urine est devenue libre, l'affection
disparaît d'elle-même, dit Civiale. « Ce n'est que de loin
« en loin, ajoute-t-il, qu'on rencontre des cas dans lesquels
« d'anciens rétrécissements uréthraux, trop longtemps
« négligés, finissent par déterminer des catarrhes persis-
« tants plus ou moins aigus, et d'autant plus graves qu'on
« ne peut faire cesser subitement la cause qui les entre-
« tient. C'est alors qu'on voit survenir ces cystites pro-
« fondes, dans lesquelles l'inflammation s'empare de tous

« les tissus qui forment les parois vésicales, et dont la
« terminaison est trop souvent funeste. »

C'est également l'opinion de la plupart des auteurs, et
entre autres de M. Guyon, qui fait remarquer en outre que
cette variété de la cystite a une marche assez régulière
mais peu de tendance à guérir sous la seule influence du
repos. Pour l'habile chirurgien de Necker, le meilleur
moyen de la faire disparaître rapidement c'est de pratiquer l'uréthrotomie interne. Dans les cas où il existe de
l'ammoniurie, qui est toujours, dit-il, l'expression d'une
certaine intensité de la cystite, cette influence de l'uréthrotomie interne est encore plus manifeste. M. Guyon
cite même à l'appui de cette opinion l'observation d'un
malade chez lequel il pratiqua deux uréthrotomies internes,
la première ayant été insuffisante pour faire disparaître
l'ammoniurie et par suite la cystite.

Je ne veux pas aborder aujourd'hui, Messieurs, l'étude
du traitement de la cystite chez les rétrécis ; mais je dois
à propos du *pronostic* de cette affection vous rappeler que
l'uréthrotomie interne est inutile pour en obtenir la guérison, même dans les cas les plus graves. C'est un fait
que je vous ai démontré en étudiant les rétrécissements
de l'urèthre. Sachez donc que, grâce aux progrès réalisés
dans le traitement des strictures uréthrales, la cystite des
rétrécis est aujourd'hui une affection encore beaucoup
plus bénigne que les auteurs ne l'ont pensé jusqu'à
présent.

Cystite blennorrhagique. — La cystite, suivant M. le
professeur Fournier, est un accident très commun de la
blennorrhagie aiguë. Lorsqu'il n'y a pas de manœuvres
directes sur le canal, cathétérismes, injections, elle ne
se manifeste jamais dans les premiers jours de l'écoulement. C'est après deux ou trois semaines au plus tôt
qu'elle se produit, souvent aussi à une époque plus éloi-

gnée du début, et dans le cours même d'écoulements déjà
chroniques. Ces particularités s'expliquent par la marche
habituelle de la blennorrhagie, qui s'étend successivement,
comme vous le savez, de la fosse naviculaire au cul-de-sac
du bulbe, où elle n'arrive que progressivement. Elle rencontre alors dans le sphincter uréthral un obstacle qui
l'arrête et heureusement l'empêche, dans le plus grand
nombre des cas, de gagner l'urèthre postérieur et la vessie. Mais lorsque la blennorrhagie a franchi la région
sphinctérienne de l'urèthre, il est bien rare que la vessie
ne soit pas atteinte.

M. Guyon a surtout insisté sur la fréquence relative de
la cystite blennorrhagique consécutive à une simple goutte
militaire datant de plusieurs mois ou même de plusieurs
années. Il serait assez fréquent aussi, dit-il, de rencontrer
des malades chez lesquels la cystite reconnaît pour cause
une uréthrite latente postérieure.

« Depuis longtemps, l'observation clinique m'a démon-
« tré la fréquence de cette *apparition tardive* des cystites
« blennorrhagiques ou de leurs *récidives à une époque*
« *éloignée du début*, même sans nouvelle poussée d'uré-
« thrite et je n'ai cessé d'en signaler des exemples...
« Les malades qui n'offrent plus trace d'uréthrite posté-
« rieure, ceux qui ne conservent aucun filament, aucun
« grumeau dans l'urine du premier jet, cessent d'être sous
« le coup de ces complications tardives; ils n'ont plus à
« prendre de précautions particulières. Mais au contraire,
« toutes les fois qu'il existe de l'uréthrite postérieure,
« alors même qu'elle ne se révélerait spontanément par
« aucun signe, et en particulier par aucun écoulement, le
« malade reste indéfiniment prédisposé. Il porte en lui le
« germe de poussées nouvelles de cystite qui pourront tôt
« ou tard se développer à la faveur de causes occasion-
« nelles diverses et parfois insignifiantes. Cela est d'au-
« tant plus compréhensible que nous avons aujourd'hui la

« preuve de la nature infectieuse de la blennorrhagie. »

D'où la classification suivante dans l'époque d'apparition de la cystite blennorrhagique :

1° Exceptionnellement dès les premiers jours, à la suite de manœuvres directes sur le canal : cathétérismes, injections;

2° Généralement, vers la troisième ou la quatrième semaine;

3° Plus rarement à une période quelconque et parfois très tardive de l'uréthrite chronique ;

4° Enfin, après guérison apparente de l'inflammation uréthrale, comme complication d'une uréthrite latente postérieure.

Dans la grande majorité des cas, la cystite blennorrhagique se développerait, d'après M. Fournier, *sans provocation aucune*. L'observation clinique démontre, dit-il, que très souvent des accidents de cystite éclatent chez des sujets placés dans les meilleures conditions hygiéniques, suivant avec exactitude un traitement rationnel, ne faisant aucun excès, s'astreignant même à un repos relatif, etc...

Ce n'est pas à dire cependant, comme le fait remarquer l'éminent professeur, que diverses circonstances étiologiques ne puissent provoquer le développement de la maladie. Toutes les causes occasionnelles que je vous ai citées en vous décrivant la prostatite blennorrhagique ont également une influence incontestable sur la production de la cystite. Ce sont des *excitations diverses de l'urèthre* ou des *fatigues générales* : reprise prématurée des rapports sexuels, onanisme, pollutions, excès alcooliques, marches forcées, équitation, danse, exercices violents, efforts de toutes sortes. Les diurétiques (le nitre spécialement), les balsamiques pris en excès, ne seraient pas non plus, suivant certains auteurs, sans avoir quelque influence sur la production de la maladie. Le traitement suppressif prématuré, les injections irritantes ou caustiques, le cathété-risme, méritent encore d'être cités.

Plusieurs observations, recueillies à l'hôpital du Midi par mon excellent maître M. Horteloup, démontrent que le cathétérisme n'est pas toujours suivi de cystite. Lorsque la blennorrhagie est limitée à l'urèthre antérieur et que le cathétérisme est pratiqué dans le but d'évacuer la vessie, c'est-à-dire lorsqu'il y a rétention d'urine, la cystite ne serait même jamais provoquée par l'introduction de la sonde. Je vous engage cependant à ne pas trop vous y fier. Vous ferez bien de pratiquer préalablement le lavage continu de l'urèthre antérieur. De cette façon, vous serez au moins sûrs de ne pas infecter la vessie.

Les injections mal faites se placent au contraire au premier rang des causes qui peuvent provoquer la cystite. Tous les auteurs sont d'accord sur ce point. Ces injections poussées avec énergie et à pleine seringue peuvent franchir le sphincter uréthral et repousser dans l'urèthre postérieur et même dans la vessie le pus contenu dans la région antérieure du canal et surtout dans le cul-de-sac du bulbe.

Suivant M. Guyon, la plupart des causes que je viens de vous indiquer ne peuvent agir en général que si elles sont favorisées par une *prédisposition spéciale* qui tient à la constitution des sujets, à leur état diathésique. Cette prédisposition pourrait même souvent à elle seule, et sans l'aide d'aucune autre circonstance, rendre compte des propagations profondes de la blennorrhagie.

Les états pathologiques qui pourraient modifier l'évolution de la maladie seraient essentiellement représentés par le rhumatisme et la tuberculose. Mais les tempéraments scrofuleux et lymphatiques, dit M. Guyon, sont également pour les complications blennorrhagiques, un terrain de prédilection.

Le froid et l'humidité favoriseraient l'apparition de la cystite blennorrhagique.

On a fait remarquer qu'aussi bien dans sa forme aiguë que dans sa forme chronique, la blennorrhagie n'influence pas d'une façon particulière la vessie des rétrécis.

Les auteurs ne s'entendent pas sur la *nature* de l'affection ordinairement désignée sous le nom de cystite blennorrhagique. Pour les uns, les accidents que l'on désigne ainsi sont bien de nature inflammatoire. Pour les autres au contraire, il s'agit simplement d'un ensemble de troubles nerveux. Ainsi M. Diday, par exemple, se demande s'il ne s'agit pas d'un spasme ou d'une contracture du col, d'une simple cystalgie.

M. Guyon fait remarquer que parmi toutes les raisons qui ont été invoquées en faveur de la cystalgie, l'absence de la sécrétion purulente a seule une valeur incontestable.

« Si elle était bien démontrée, dit-il, elle constituerait, « en faveur de la nature non inflammatoire de la maladie, « un très puissant argument.

« Mais en réalité cet argument fait défaut. Sans doute, « si on l'examine dans le vase où on l'a recueillie une « grande quantité d'urine, le liquide paraît clair et trans- « parent, il semble qu'il ne contienne aucun produit de « sécrétion. Si au contraire on procède avec plus de mé- « thode à cette recherche, si on a soin de recueillir dans « deux ou trois verres à expérience l'urine d'une seule « miction, on constate dans tous les cas sans aucune ex- « ception, que les premiers jets au moins sont chargés de « pus. Ce fait, qu'il est si facile de vérifier, suffit ample- « ment pour trancher la question et ne permet de conserver « aucun doute sur la nature inflammatoire de la maladie.

« Je pourrais d'ailleurs invoquer encore à l'appui de « cette opinion l'origine des accidents qui relèvent très

« manifestement de la propagation d'une phlegmasie évi-
« dente.

« Je pourrais aussi ajouter que la présence très habi-
« tuelle du sang à la fin des mictions, témoigne avec force
« dans le même sens en donnant la preuve qu'il existe, au
« niveau du col vésical, une congestion intense.

« On ne manquera pas toutefois d'objecter que c'est le
« pus recueilli par le lavage du canal tout entier que le
« premier jet apporte dans le premier verre. D'autre part,
« il est des cystites si passagères que l'on peut se deman-
« der comment la sécrétion du pus aurait le temps de
« s'élaborer.

« Il ne faut donc pas repousser trop précipitamment les
« faits invoqués par M. Diday. Ils existent et méritent
« d'être examinés très attentivement. Mais ils sont, à mon
« avis, beaucoup plus explicables par la congestion que
« par l'état nerveux.

« Habituels sont néanmoins les cas où une quantité très
« notable de pus fournit la démonstration très nette de
« l'inflammation, pourvu, je le répète, qu'on apporte à sa
« recherche la méthode nécessaire et qu'on examine à
« part l'urine du premier jet. Cette constatation a d'autant
« plus d'importance que le plus habituellement l'écoule-
« ment est devenu peu intense et que, malgré la fréquence
« des mictions, le pus se retrouve dans chacune. »

L'habile chirurgien de Necker, vous le voyez, n'est pas
éloigné d'affirmer dans tous les cas la nature inflammatoire de l'affection que nous étudions. Mais il est gêné
pour en faire la démonstration par le pus contenu dans
l'urèthre antérieur. On peut objecter en effet, comme il le
dit, que c'est le pus recueilli par le lavage de l'urèthre que
le premier jet d'urine apporte dans le premier verre. Eh
bien, Messieurs, j'ai montré, dès 1886, que cette cause
d'erreur peut être facilement évitée. Il suffit pour cela de
pratiquer le lavage continu de l'urèthre antérieur avant de

faire uriner le malade. Le pus que l'on trouve ensuite dans le premier verre ne peut venir que de l'urèthre postérieur et de la vessie. S'il existe en quantité notable, il est logique de penser qu'il a cette double origine. Or, depuis que j'ai eu recours à ce procédé pour élucider cette question de la nature de l'affection dont nous nous occupons, j'ai toujours trouvé dans le premier verre une quantité notable de sécrétions pathologiques. Donc, sans nier l'existence de la cystalgie dans le cours de certaines blennorrhagies, il faut reconnaître qu'elle est extrêmement rare. Dans l'immense majorité des cas, il s'agit bien d'une affection inflammatoire, d'une véritable cystite.

On a encore beaucoup discuté pour savoir si la cystite blennorrhagique pouvait s'étendre à la muqueuse du corps de la vessie, ou si elle était toujours limitée à la région du col vésical. D'autre part, le Dr Leprévost a soutenu dans sa thèse que la cystite blennorrhagique classique n'était autre chose qu'une uréthrite postérieure.

Cette question de la *localisation exacte de la maladie* a perdu actuellement toute son importance. Qu'il s'agisse, en effet, d'une cystite du col, d'une cystite du corps de la vessie ou d'une simple uréthrite postérieure, le traitement est aujourd'hui à peu près le même. Voyons cependant, au point de vue purement scientifique, quels sont les points où siègent exactement les lésions dans l'affection désignée sous le nom de cystite blennorrhagique.

Tout d'abord, il est aujourd'hui bien démontré qu'il existe toujours de l'uréthrite postérieure chez les malades atteints de cystite blennorrhagique. Il s'agit donc en réalité d'une *uréthro-cystite*.

Lorsqu'on ne trouve du pus que dans le premier verre, faut-il en conclure, comme l'a fait le Dr Leprévost, qu'il s'agit simplement d'une uréthrite postérieure? Nullement. Voici du reste les remarques que fait à ce sujet M. le professeur Guyon. « Il est donc difficile de conclure de la

« constatation de l'uréthrite postérieure chez les malades
« qui sont atteints de cystite blennorrhagique, que les
« lésions qui la déterminent sont seulement uréthrales.....
« la présence souvent exclusive du pus dans le premier
« jet ne peut permettre d'affirmer que la sécrétion qu'il
« entraîne soit purement uréthrale..... La recherche des
« localisations de la sensibilité serait beaucoup plus pro-
« bante..... Je n'ai pas constaté cette opposition de la sen-
« sibilité vive de l'urèthre postérieur et de la quasi insen-
« sibilité de la vessie que signale l'auteur distingué dont
« je discute les opinions.

« Mais en dehors même de cette étude si intéressante
« de la provocation directe de la sensibilité vésicale, l'ob-
« servation nous a depuis longtemps appris que l'uréthrite
« postérieure avait une physionomie clinique très dis-
« tincte de celle qui caractérise la cystite. Il me paraît
« donc difficile d'attribuer à l'uréthrite postérieure les
« symptômes de l'inflammation de la vessie.

« L'uréthrite postérieure, alors même qu'elle est fran-
« chement aiguë, ne donne pas lieu aux symptômes si
« particuliers qui caractérisent la cystite blennorrhagique.
« Toutes les fois que nous voyons une orchite ou une
« prostatite compliquer la blennorrhagie, nous avons cli-
« niquement la preuve qu'il existe une uréthrite postérieure
« plus ou moins aiguë. Cependant nous savons bien que
« ces complications ne s'accompagnent pas des troubles
« fonctionnels habituels à ce que nous désignons sous le
« nom de cystite blennorrhagique. C'est à peine si on note
« passagèrement des envies d'uriner un peu plus fré-
« quentes; et encore ce signe fait-il défaut dans un très
« grand nombre de cas. La propagation de la blennorrhagie
« à l'urèthre postérieur peut même être à ce point silen-
« cieuse que souvent elle passe inaperçue jusqu'à ce qu'elle
« soit mise en évidence ou par l'exploration..... ou par
« l'épreuve du traitement. L'uréthrite postérieure existe

« donc sans s'accompagner des symptômes de la cystite du
« col, ce qui déjà suffirait pour démontrer que les deux
« affections ont une existence indépendante et ne se con-
« fondent pas.

« L'histoire du traitement de la cystite blennorrhagique
« nous fournit encore d'autres arguments de très haute
« valeur à l'appui de la même opinion.

« D'autre part, les autopsies, quoique rares, peuvent
« nous permettre de constater quelquefois *de visu* le siège
« en même temps que la nature des lésions. »

Tous les auteurs admettent que l'inflammation blennorrhagique du corps de la vessie est beaucoup moins commune que celle qui se localise plus ou moins au voisinage
du col. Mais, suivant la remarque très juste de M. Guyon,
un seul fait suffit pour démontrer que l'inflammation
blennorrhagique du corps de la vessie existe incontestablement. C'est la présence dans l'urine d'une grande
quantité de pus aussi bien dans le dernier verre que dans
le premier. « Lorsque, dit-il, par suite de l'extension de
« la blennorrhagie, la totalité de l'urine, du commence-
« ment à la fin de la miction, offre un trouble très marqué,
« et cela n'a rien d'exceptionnel, il est bien évident que ce
« n'est plus seulement la zone voisine du col qui est en
« cause, mais que le corps de la vessie lui-même est
« intéressé. Il y a plus, l'inflammation blennorrhagique
« peut s'étendre plus haut encore et gagner les uretères,
« les bassinets et le parenchyme rénal. »

Je dois ajouter que cette cystite du corps de la vessie me
paraît très fréquente dans l'inflammation blennorrhagique
chronique. Dans tous les cas que j'ai observés, j'ai noté
qu'après le lavage continu préalable de l'urèthre antérieur,
si l'on faisait uriner les malades dans trois verres, il y
avait du pus dans chacun de ces vases.

Du reste l'anatomie pathologique montre que dans la
cystite chronique blennorrhagique, les lésions existent le

plus souvent sur toute l'étendue de la muqueuse vésicale. Mais elles sont surtout accusées, il est vrai, au niveau du col, du trigone et du bas-fond.

Certains auteurs, entre autres M. Guyon, ont insisté aussi sur ce fait qu'il existe fréquemment des végétations dans cette variété de la cystite chronique. On a vu la région du col, le trigone, et le bas-fond tapissés de petites végétations fongueuses et rougeâtres, très nombreuses, pressées les unes contre les autres et formant une sorte de gazon touffu qui masquait l'orifice des uretères sans les obstruer.

Quant à l'anatomie pathologique de la cystite blennorrhagique aiguë, elle n'est pas encore connue.

Ce que je viens de vous dire au sujet de la nature, du siège et des lésions de la cystite blennorrhagique peut donc se résumer de la façon suivante. La cystite blennorrhagique est autre chose qu'une uréthrite postérieure aiguë ; mais elle s'accompagne toujours d'uréthrite postérieure. Elle est essentiellement une cystite du col ; elle s'étend fréquemment au trigone et au bas-fond de la vessie. Dans la forme chronique, elle se généralise à l'organe tout entier. Elle peut se propager par les uretères jusqu'à la substance rénale.

Dans les cas graves et anciens, il existe souvent de nombreuses végétations surtout accusées au niveau du col, du trigone et du bas-fond vésical.

Au point de vue *symptomatique*, la cystite blennorrhagique offre les plus grandes différences d'intensité. Il est des cas tellement bénins qu'ils peuvent presque passer inaperçus. Les cas les plus sérieux au contraire se présentent parfois avec une telle gravité que certains chirurgiens se voyant impuissants à calmer d'aussi terribles souffrances se sont décidés à pratiquer la taille hypogastrique chez ces malheureux malades, dont la situation est véritablement des plus lamentables. Chaque miction est pour eux une torture ; elle est suivie des épreintes les plus pénibles avec irradiations douloureuses dans le périnée, la verge, le bas-ventre, les testicules. Les plus grands efforts n'aboutissent d'ailleurs qu'au rejet d'une très petite quantité d'urine, dont les dernières gouttes sont constituées par du sang pur. L'angoisse vraiment cruelle qui succède à chaque miction se prolonge après elle et s'atténue très lentement. Aussi n'a-t-elle pas eu le temps de se calmer que déjà de nouveaux besoins reparaissent absolument impérieux et irrésistibles. On rencontre des malades qui urinent ainsi tous les quarts d'heure et même toutes les cinq minutes. Il en résulte qu'ils sont complétement privés de sommeil et d'appétit et qu'ils dépérissent à vue d'œil. On les trouve sans cesse dans la posture de la miction, poussant des plaintes, le visage anxieux, congestionné, inondé de sueur. Et cependant au milieu de ces manifestations si effrayantes, la fièvre fait complétement défaut (Guyon).

Je m'empresse d'ajouter que l'on peut aujourd'hui procurer à ces malades un soulagement rapide et même la guérison à l'aide de procédés beaucoup plus simples et moins dangereux que la taille hypogastrique.

Mais les cas de cystite blennorrhagique de beaucoup les plus fréquents, ce sont ceux de moyenne intensité. Chacun des symptômes, sans être très accentué, s'accuse nettement et cela presque d'emblée, c'est-à-dire dans l'espace de quelques heures à partir du début.

Il y a du *ténesme vésical* consistant en des envies d'uriner fréquentes et impérieuses. La miction est douloureuse, et la sensation de douleur éclate à *l'instant où les dernières gouttes sont évacuées*. Il se produit alors une sorte d'épreinte convulsive des plus pénibles.

Aux dernières gouttes d'urine se mêle le plus souvent une certaine quantité de pus ou de sang. Lors de la miction, l'urine s'écoule d'abord claire, puis elle se trouble, et les dernières gouttes sont constituées par un liquide laiteux, blanc jaunâtre, souvent mêlé de sang et assez semblable aux déjections dysentériques ; quelquefois aussi du sang pur est évacué vers la fin de la miction (Fournier).

Tous les auteurs insistent sur la fréquence de l'hémorrhagie terminale. Il est assez rare qu'elle fasse défaut. Dans certains cas, le sang rejeté est abondant. Il paraît mélangé à la presque totalité de l'urine. Mais ce sont toujours les dernières gouttes qui en sont le plus chargées. Ces particularités sont surtout bien apparentes lorsqu'on fait uriner les malades dans trois verres. Lorsque l'hématurie est abondante, il peut arriver que le premier jet contienne un caillot allongé qui représente le sang resté dans le canal après la dernière miction.

Suivant les auteurs, on n'aurait jamais vu la vessie se remplir de caillots, comme on l'observe dans certaines autres variétés de cystite.

Je vous rappelle que le plus souvent on ne trouve le pus que dans l'urine du premier verre, lorsqu'il s'agit de la cystite blennorrhagique aiguë. Il est encore fréquent d'en rencontrer à la fois dans le premier et dans le troisième verre.

Enfin dans d'autres cas, surtout lorsqu'il s'agit de la cystite blennorrhagique chronique, la totalité de l'urine est chargée de pus en proportions plus ou moins fortes. En général, il n'y a plus alors d'hématurie terminale.

La disparition de l'uréthrite pendant la cystite n'est qu'apparente, suivant certains auteurs. En effet, l'écoulement uréthral reparaît avec son abondance première dès que la cystite est guérie (Fournier).

On peut observer chez certains malades atteints de cystite blennorrhagique tantôt de la *rétention* d'urine, tantôt de l'*incontinence*. Mais dans ce dernier cas, il s'agit d'une fausse incontinence. Les besoins d'uriner sont tellement impérieux que l'urine s'échappe malgré les efforts que font les malades pour la retenir. Ce sont des cas rares. Ordinairement les besoins d'uriner, tout en étant très impérieux, permettent encore aux malades de résister quelques instants aux sollicitations de la vessie.

La rétention complète d'urine est également exceptionnelle dans la cystite blennorrhagique. Quant à la rétention incomplète, qui a été quelquefois signalée, elle me paraît souvent due à une prostatite concomitante.

Certains auteurs avaient pensé que la rétention complète était due à une congestion, à une turgescence du col vésical amenant l'obstruction de l'orifice interne de l'urèthre. On a fait remarquer que si l'on pratique le cathétérisme avec une bougie exploratrice, la boule est arrêtée au niveau de la région membraneuse, puis qu'une fois la résistance du sphincter uréthral vaincue elle pénètre sans difficulté dans la vessie. La main n'éprouve aucune résistance au niveau du col vésical. Cet orifice paraît béant, dit mon excellent maître M. Horteloup, qui fait remarquer aussi qu'il est rare d'avoir à sonder deux fois le malade. Lorsque le passage de la sonde, dit-il, a combattu mécaniquement le phénomène réflexe du canal, ce phénomène ne se reproduit plus. Il s'agit en effet d'une contracture du sphincter uréthral, contracture que provoquent si facilement par acte réflexe toutes les irritations du col de la vessie.

Il existe au contraire une parésie de ce sphincter dans les cas d'incontinence dont je vous ai parlé tout à l'heure. Or, pourquoi observe-t-on tantôt la rétention et tantôt l'incontinence, c'est-à-dire tantôt le spasme et tantôt la parésie de ce sphincter ? « Il est assez difficile de le dire « avec précision, fait remarquer M. Guyon, mais depuis « longtemps le fait nous était connu. Si la loi de Stokes « nous a appris que les muscles sous-jacents aux muqueuses « enflammées sont le plus souvent paralysés nous savons

« aussi qu'ils peuvent, dans certains cas, être surexcités
« et contracturés. »

Je vous ai dit, à propos du calcul de la résistance du sphincter
uréthral, que c'est la parésie qui est de beaucoup la plus
fréquente ; mais elle est rarement assez prononcée pour
donner lieu à l'incontinence. Je vous rappelle que c'est en
effet chez des malades atteints de cystite blennorrhagique
que j'ai trouvé la plus faible résistance du sphincter
uréthral.

Les *phénomènes généraux* qu'on observe dans la cystite
blennorrhagique sont dus uniquement à la douleur, à l'excitation nerveuse et à l'insomnie. Il n'y a jamais de
fièvre.

La *marche* est variable. Dans certains cas, la cystite
n'a qu'une durée très éphémère ; elle se dissipe au bout
de quelques jours ou même de quelques heures.

Le plus souvent la maladie se prolonge davantage et
dure une quinzaine de jours. « Après un temps variable,
« dit M. Fournier, il se produit un amendement marqué
« dans l'intensité des symptômes : le ténesme s'apaise, les
« épreintes deviennent moins fréquentes et moins doulou-
« reuses ; les urines cessent d'être sanguinolentes, puis
« deviennent de moins en moins chargées de pus ; la
« miction se rétablit dans ses conditions normales, et fina-
« lement tout rentre dans l'ordre. »

Il n'est point rare cependant de voir la cystite blennorrhagique passer à l'état chronique et présenter une ténacité désespérante. Parfois elle se présente même sous la
forme à laquelle on a donné le nom de *cystite douloureuse*.
Elle peut dans ces cas déterminer la mort si l'on ne se
hâte pas de recourir à un traitement rationnel.

Le *pronostic* de cette affection est donc sérieux, non
seulement en raison de la facilité des récidives, du passage à l'état chronique, et de la difficulté d'obtenir dans
ces cas une guérison bien radicale (Guyon), mais encore

par l'intensité que présentent les symptômes chez certains malades. Lorsque la cystite blennorrhagique atteint un vieillard ayant une grosse prostate, par exemple, les douleurs deviennent effrayantes et donnent à la maladie une véritable gravité (Nélaton).

Mais vous devez bien savoir que les progrès réalisés dans la thérapeutique de la cystite ont notablement atténué cette gravité du pronostic. Si l'on a recours dès le début à un traitement logique, l'affection est toujours bénigne. A la période chronique, on obtient également un soulagement rapide dans presque tous les cas, quelles que soient l'intensité et l'ancienneté de la cystite blennorrhagique.

VINGT-SIXIÈME LEÇON

DE LA CYSTITE. — VARIÉTÉS

Cystite tuberculeuse.

Messieurs,

La tuberculose vésicale est une maladie relativement fréquente. Après la blennorrhagie, c'est la cause de beaucoup la plus fréquente des cystites que l'on observe chez les adolescents et les adultes.

Les granulations tuberculeuses ne déterminent au début que des phénomènes congestifs, dont l'hématurie est souvent la conséquence. Ce n'est que plus tard, à la période d'état de l'affection, que l'on voit apparaître la cystite.

Dans d'autres cas, au contraire, il existe préalablement une inflammation de la vessie, due le plus souvent à la blennorrhagie. Les granulations tuberculeuses se développent et la cystite, au lieu de marcher vers la guérison, augmente d'intensité et affecte alors la forme ordinaire de la cystite tuberculeuse.

Dans le premier cas, on peut dire qu'il s'agit d'une cystite tuberculeuse *primitive*, et dans le second groupe de faits, d'une cystite tuberculeuse *secondaire*.

Mais ce n'est point ordinairement ce que l'on entend par ces expressions. Pour les auteurs, la cystite tuberculeuse *primitive* est celle qui constitue une des premières manifestations de la tuberculose chez le malade que l'on observe. Par contre, on donne le nom de cystite tuberculeuse *secondaire* à celle qui survient comme une complication plus ou moins tardive chez des sujets déjà tuberculeux.

Je vous ai dit, en vous décrivant l'anatomie pathologique de la cystite, que la tuberculose de l'appareil urinaire débute toujours ou presque toujours par le rein. La cystite tuberculeuse *primitive* des auteurs n'existe donc pas ou elle est excessivement rare.

Voilà un fait très important que je tenais à préciser dès le début de cette étude.

Suivant M. Guyon, la tuberculose urinaire serait exceptionnelle chez les vrais phthisiques. « Consultez vos souve-
« nirs, dit-il, et vous reconnaîtrez qu'il est exceptionnel de
« voir les vrais phthisiques présenter, à un moment quel-
« conque, des manifestations tuberculeuses du côté de la
« vessie. Il est de règle, au contraire, que les sujets at-
« teints de tuberculisation urinaire n'offrent absolument
« aucune lésion pulmonaire ou seulement des lésions très
« insignifiantes et qui ne méritent en aucune façon d'en-
« trer en parallèle avec celles de la vessie. Les exceptions
« sont rares. J'ajouterai même que la maladie évolue com-
« plétement d'habitude, sans offrir aucune tendance à la
« généralisation, sans cesser d'être une tuberculose locale.
« C'est là, précisément, l'un des caractères auxquels la
« cystite tuberculeuse doit la plus grande partie de son
« intérêt clinique. Il n'en serait plus de même si elle était
« ordinairement précédée ou accompagnée du cortège
« symptomatique de la phthisie pulmonaire. »

Cette remarque de l'habile chirurgien de Necker est juste. On est frappé de la constitution robuste que présentent certains sujets atteints de cystite tuberculeuse. Je crois cependant que les phthisiques sont plus souvent atteints de cystite tuberculeuse que ne le pense M. Guyon. Cette opinion est basée sur les faits que j'ai observés pendant mon internat dans le service de mon excellent maître M. Troisier. C'est en effet dans les services de médecine qu'on peut le mieux étudier cette question. Or, j'ai rencontré assez souvent la cystite tuberculeuse dans les cas de phthisie pulmonaire. Chez la plupart de ces malades, les symptômes sont légers. Cependant il n'est point rare de voir la douleur atteindre une grande intensité. La première cystite tuberculeuse que j'ai traitée, et avec succès, par le lavage de la vessie sans sonde affectait cette forme grave. L'observation de ce malade, recueillie en 1886, dans le service de mon excellent maître M. Blum, a été publiée, en 1887, dans les *Archives générales de Médecine*.

Il est fréquent au contraire de rencontrer chez les malades atteints de cystite tuberculeuse des lésions semblables dans les organes génitaux, dans le système osseux. La cystite tuberculeuse, dit M. Guyon, n'est point cependant primitive dans le sens absolu de cette expression. « Elle n'est pas primitive parce que, bien souvent, les « sujets qui en sont atteints présentent comme manifes- « tation antérieure ou concomitante, guérie ou non, quelque « affection osseuse, articulaire ou autre, de nature scro- « fuleuse ou tuberculeuse ; elle n'est pas primitive parce « que, dans la très grande majorité des cas, il est déjà « possible de rencontrer dans l'épididyme, le cordon et « surtout les vésicules séminales ou la prostate, des noyaux « indurés caractéristiques, lorsque se produisent les pre- « miers symptômes du côté de la vessie. Ces coïncidences « de lésions tuberculeuses en d'autres points de l'écono- « mie et particulièrement dans l'appareil génital, sont « même bien plus souvent antérieures que consécutives. « Elles n'en ont que plus d'intérêt au point de vue clinique. « Aussi, les retrouverons-nous très utilement à l'occasion « du diagnostic, lorsque nous serons en présence de dif- « ficultés plus ou moins sérieuses. L'existence ou l'absence

« de toute manifestation extravésicale et surtout, je le
« répète, dans la sphère génitale, sera de nature à exercer
« une très légitime influence sur notre jugement. »

La cystite tuberculeuse apparaît le plus souvent de 15
à 40 ans, c'est-à-dire dans l'adolescence et l'âge adulte.
On l'a signalée quelquefois chez des enfants de 5 ans,
4 ans et même 3 ans et demi. Elle est également exceptionnelle dans la vieillesse. On l'aurait pourtant rencontrée à un âge très avancé, à 97 ans, dans un cas.

La cystite tuberculeuse serait plus fréquente chez
l'homme que chez la femme. Cette dernière, suivant certains auteurs, ne serait atteinte que dans le tiers des cas.

Les causes prédisposantes de la cystite tuberculeuse
sont les mêmes que celles de la tuberculose en général. Il
faut donc tenir compte des antécédents personnels ou hé-
réditaires. « Des accidents strumeux dans l'enfance, con-
« jonctivites, abcès froids, adénopathies, ou des bron-
« chites faciles, fréquentes et prolongées, et à plus forte
« raison, certaines lésions osseuses ou articulaires déno-
« tent, dit M. Guyon, un terrain général évidemment
« favorable au développement de toutes les formes de la
« tuberculose.

« Mais la notion de quelques troubles urinaires plus ou
« moins fugitifs, plus ou moins inexpliqués (fréquence
« sans douleur, besoins impérieux, incontinence), surve-
« nus longtemps auparavant, dans l'enfance, a tout autant
« d'importance, si ce n'est davantage. Ils indiquent non
« plus une prédisposition générale, mais une prédisposi-
« tion locale. Ils sont la preuve que la vessie est le [locus
« *minoris resistentiæ*], l'organe prédestiné à la localisa-
« tion de la diathèse. »

L'infection tuberculeuse de la vessie est singulièrement
favorisée par l'inflammation de cet organe. Vous savez,
en effet, que dans sa thèse d'agrégation, M. Hanot a admis cette influence de l'inflammation : « S'il résulte, dit-il,

« de toutes ces observations que l'inflammation a le pou-
« voir de déterminer l'apparition du tubercule, il s'ensuit
« comme corollaire inéluctable que l'inflammation doit
« activer le développement du tubercule déjà formé. L'en-
« semble de ces faits ne permet pas sans doute de poser
« en loi que le tubercule ne puisse se développer que sur
« un terrain préparé par le processus phlegmasique ordi-
« naire, qui serait le premier stade de l'inflammation spé-
« cifique, de telle sorte que l'évolution tuberculeuse se ferait
« en deux temps, avec la possibilité que cette évolution
« se dissocie parfois à ce point que le second stade ne suc-
« cède au premier qu'à un intervalle plus ou moins éloigné.
« Mais s'il est bien vrai que le tubercule est apte à germer
« d'emblée, sans l'avertissement préalable d'un processus
« phlegmasique, nous exceptons bien entendu le processus
« phlegmasique constitutionnel du tubercule lui-même ; il
« n'en reste pas moins établi que parmi les causes occa-
« sionnelles de la tuberculose, il faut placer l'inflammation
« et sur un très bon rang. »

Toutes les causes capables de déterminer la cystite
favoriseront donc le développement des tubercules dans
la vessie chez les individus en puissance du bacille de
Koch. C'est ainsi qu'on a vu la cystite tuberculeuse avoir
pour point de départ une cystite cantharidienne et surtout
une cystite blennorrhagique. Ces derniers cas sont assez
nombreux ; ils ont fait dire à certains auteurs que la blennorrhagie peut être considérée comme une *pierre de touche*
pour beaucoup d'organismes.

Mais très souvent la tuberculose vésicale n'est point
précédée de l'inflammation de cet organe. A peine trouve-
t-on parfois les influences banales citées dans toutes les
variétés de tuberculose locale ou générale. Le principal
des caractères étiologiques de la cystite tuberculeuse est,
comme l'a fait justement remarquer M. Guyon, de survenir spontanément, c'est-à-dire en l'absence de toutes les

causes habituelles de cystite. « Au point de vue du diag-
« nostic, ajoute-t-il, il est donc de la plus haute importance
« de ne pas oublier que toute cystite survenue sans cause
« appréciable ou suffisante doit être suspecte. De même,
« toute cystite qui se prolonge sans motif ou plutôt sans
« lésion qu'on puisse reconnaître et déterminer, et qui
« se montre réfractaire à l'action des traitements est, elle
« aussi, presque sûrement tuberculeuse. »

Nous devons nous demander maintenant quelle est la
porte d'entrée du bacille de Koch, qui vient ainsi s'im-
planter dans la vessie et y déterminer une inflammation
spéciale. Certains auteurs ont pensé que la contagion directe par le bacille pénétrant par l'urèthre à la suite du
coït était possible. C'est Cohnheim le premier qui a considéré comme « au moins admissible qu'un homme puisse
« pendant le coït avec une femme atteinte de tuberculose
« utérine, contracter lui-même une tuberculose uréthrale...»

Quelques années plus tard, en 1883, M. le professeur
Verneuil défendit la même opinion, qui a été également
soutenue depuis cette époque par MM. Fernet, Richard,
etc...

Cette théorie de l'infection tuberculeuse par la muqueuse
uro-génitale a été combattue par MM. Guyon et Reclus.
« Je ne puis m'empêcher, dit M. Guyon, de tenir le plus
« grand compte des faits très démonstratifs qui sont ab-
« solument défavorables à la nouvelle théorie.

« Tout d'abord je vous signalerai les cas assez nombreux
« où des sujets atteints de tuberculose urinaire, enfants en
« très bas âge, adolescents ou même adultes, ne se sont
« jamais livrés au coït (M. le Dr Boursier rapporte dans sa
« thèse huit observations, que je lui ai communiquées, de
« tuberculose vésicale chez de très jeunes filles). On ne
« saurait, pour eux, invoquer la contagion directe.

« D'autre part, si on a publié des cas de contagion ma-
« trimoniale de la tuberculose pulmonaire, je n'ai, pour ma

« part, connaissance d'aucun cas positif de tuberculose
« génito-urinaire communiquée par un époux à l'autre. J'ai
« cependant suivi, pendant de longues années, des hommes
« atteints de tuberculose urinaire et qui n'ont, à aucun mo-
« ment, communiqué leur affection à leur femme.

« Enfin, je suis frappé de la rareté des lésions tubercu-
« leuses dans l'urèthre antérieur. Et cependant, si la cys-
« tite tuberculeuse avait fréquemment une origine véné-
« rienne, on verrait, sans aucun doute, le mal s'installer
« d'abord dans les régions antérieures de l'urèthre, gagner
« ensuite progressivement le cul-de-sac du bulbe et la ré-
« gion prostatique, pour s'étendre de là, comme les affections
« blennorrhagiques, tantôt à la vessie et au rein, tantôt
« aux vésicules séminales et aux épididymes. On pourrait
« suivre pas à pas le bacille de Koch, comme le gonococ-
« cus de Neisser, dans toute l'étendue de l'appareil uro-
« génital en commençant par l'urèthre antérieur. Or,
« l'anatomie pathologique nous apprend que dans la tuber-
« culose urinaire, cette partie du canal est presque tou-
« jours indemne et, dans tous les cas, beaucoup moins
« sérieusement atteinte que la région prostatique ou le
« col de la vessie. La tuberculose génitale elle-même ne
« débute pas par des lésions uréthrales, mais par des lé-
« sions de l'épididyme et surtout des vésicules séminales.
« Cela résulte d'une multitude d'observations recueillies
« par un grand nombre d'auteurs différents qui n'avaient
« à défendre aucune idée préconçue. On ne saurait donc
« admettre une uréthrite tuberculeuse plus ou moins ana-
« logue à l'uréthrite blennorrhagique avec toutes les ex-
« tensions dont cette dernière est capable. »

Cayla, après avoir noté que l'on a déjà fait le procès à
la théorie de l'infection par les voies génitales et urinaires,
fait les remarques suivantes :

« Dans les cas publiés, dit-il, nous pensons qu'il y a
« lieu de séparer la tuberculose génito-urinaire de l'homme

« de celle de la femme. Il ne répugne pas à l'idée d'ad-
« mettre qu'un malade tuberculeux-urinaire puisse, dans
« les rapports sexuels, amener des bacilles tuberculeux
« dans le vagin et l'utérus, où ils pourront s'inoculer. Il
« est démontré que le sperme peut contenir des bacilles,
« et ils peuvent trouver dans le vagin ou l'utérus les con-
« ditions nécessaires à une inoculation, la chaleur, le
« contact suffisamment prolongé.

« Dans l'urèthre de l'homme, au contraire, les conditions
« sont des plus défavorables ; déposé sur une muqueuse
« sur laquelle il ne s'inocule que très difficilement, balayé
« constamment par le liquide urinaire, il lui manque les
« conditions que l'on observe dans tous les points de l'or-
« ganisme où l'inoculation se produit, ce que l'on trouve
« dans les sommets des poumons, dans le tube digestif, le
« contact prolongé.

« L'on ne saurait induire de ce fait que la blennorrhagie
« suit une marche ascensionnelle, qu'il peut en être de
« même pour le bacille tuberculeux.

« La virulence, la pullulation du gonococcus de Neiser,
« son affinité pour les muqueuses uréthrale et conjonc-
« tivale sont telles que l'on ne peut conclure de la marche
« de l'un à celle de l'autre.

« Nous nous rangeons donc du côté des auteurs qui
« pensent que l'infection tuberculeuse chez l'homme ne
« se fait pas par la voie génitale.

« Nous ne saurions admettre ce mode de propagation,
« car nous avons la conviction que la tuberculose débute
« toujours par les parties profondes.

« Si l'on nous demandait comment nous comprenons
« l'apparition de la tuberculose dans les organes urinaires,
« nous dirions : pour nous, l'infection tuberculeuse est gé-
« nérale, le parasite circule dans le sang, c'est par là qu'il
« est transporté jusqu'au rein, ainsi que l'a démontré

« R. Durand-Fardel ; comme le dit Cohnheim , la tuber-
« culose uro-génitale est une maladie d'excrétion. »

Voici du reste l'opinion de ce dernier auteur :

« La tuberculose uro-génitale, dit Conheim, serait une
« maladie d'excrétion ; le virus, quel que soit d'ailleurs le
« point par où il a pénétré, circule dans les liquides de
« l'organisme et est excrété par les reins, comme le sont
« d'ailleurs la plupart des substances étrangères mises en
« liberté dans le sang ou charriées par lui et comme le sont
« pareillement les parcelles de cinabres, les gouttelettes
« graisseuses, les globules de lait et les bactéries punc-
« tiformes ou filiformes ; les glomérules sont, le fait n'est
« pas douteux, le siège de ce processus. Le virus pénètre
« ainsi dans les voies urinaires et partout où il trouve
« occasion d'adhérer aux tissus et d'y séjourner, il peut
« devenir le point de départ du développement des tuber-
« cules. Le plus souvent ce développement se manifeste
« d'abord dans les canalicules ouverts des pyramides,
« dans les calices. »

Je vous rappelle, Messieurs, que le D' Cayla a montré
dans son intéressante thèse que l'infection tuberculeuse
débute par le rein et suit le courant de l'urine. N'oubliez
pas cette particularité importante.

Tous ces faits vous permettent de comprendre pourquoi
le siège du tubercule vésical est primitivement dans la
muqueuse elle-même et non dans le tissu sous-muqueux.
Vous savez que M. Guyon insiste beaucoup sur cette origine superficielle du tubercule vésical, qui reste superficiel pendant toutes les premières périodes de son évolution.

Ces faits rendent compte également du rôle que peut
jouer l'inflammation vésicale dans l'apparition de la cystite
tuberculeuse. L'expérience de Max Schuller montre en
effet le mécanisme de cette auto-inoculation. Vous connaissez cette expérience. On contusionne la jointure d'un
chien ou d'un lapin ; une arthrite traumatique simple se

développe ; mais si l'on injecte en même temps, dans les bronches de l'animal, des crachats tuberculeux, les follicules types apparaissent bientôt dans les bourgeons de la synoviale enflammée ; c'est une arthrite tuberculeuse qui se développe. Il s'agit d'une manifestation localisée de la tuberculose.

Je vous ai déjà décrit, Messieurs, les lésions anatomo-pathologiques de la tuberculose vésicale ; je n'y reviens donc pas. J'aborde immédiatement l'étude de l'*évolution clinique* de la cystite tuberculeuse.

Avec M. le prof. Guyon, je distinguerai dans l'histoire symptomatique de cette affection deux périodes principales : 1° celle du début ou *période prémonitoire*, où il n'y a probablement que des granulations grises ou jaunes plus ou moins confluentes mais encore sans cystite ; 2° une *période d'état* ou *confirmée*, où les premiers troubles, de nature congestive, ont fait place à des accidents inflammatoires.

Dans la plupart des cas, la *période initiale* ou *prémonitoire* est inaugurée par la *fréquence de la miction*. Ces envies fréquentes d'uriner peuvent passer d'abord inaperçues, mais comme elles sont tout aussi prononcées la nuit que le jour et souvent même davantage, particularité que l'on constate chez tous les congestifs, elles ne tardent pas à éveiller l'attention des malades. La fréquence de la miction paraît augmenter en effet par le décubitus horizontal, par la chaleur du lit et le sommeil.

Les auteurs ont noté également que divers mouvements peuvent provoquer les envies d'uriner. Celles-ci surviennent par exemple lorsque le malade quitte la position horizontale pour la verticale, lorsqu'il se penche en avant ou lorsqu'il marche.

La fréquence est variable ; la miction se répète toutes les deux heures, toutes les heures, toutes les vingt minutes et quelquefois toutes les dix minutes. On rencontre en effet des malades chez lesquels ce symptôme, encore isolé cependant de toute autre manifestation, acquiert une intensité tout à fait invraisemblable et ne laisse goûter aucun repos aux malheureux patients.

Les besoins d'uriner ne sont pas seulement fréquents; ils sont encore impérieux : aussi n'est-il pas rare que les malades n'ayant pas le temps de prendre le vase souillent leurs vêtements. Il s'agit alors de cette fausse incontinence que j'ai déjà eu plusieurs fois l'occasion de vous signaler.

Quelquefois cependant, chez les enfants en particulier, il peut arriver, alors même que les intervalles des mictions se comptent par plusieurs heures, que l'incontinence se produise exclusivement la nuit, pendant le sommeil, qu'elle soit inconsciente et puisse être prise pour la véritable incontinence infantile. C'est là un fait qu'il est bon de se rappeler.

L'*hématurie* est encore un symptôme que l'on observe fréquemment dès le début de la cystite tuberculeuse. Elle est en effet souvent précoce, *prémonitoire*, spontanée. « Elle constitue, dit M. Guyon, comme l'hémoptysie dans « la tuberculose pulmonaire, un signe avant-coureur qui « peut devancer de longtemps, quelquefois de plusieurs « mois, la plupart des autres manifestations. On ne peut « pas dire cependant qu'elle soit isolée de tout autre symp- « tôme, car elle est toujours précédée, ou tout au moins « accompagnée des envies fréquentes d'uriner. L'asso- « ciation de ces deux symptômes augmente notablement « leur valeur séméiologique. La fréquence des besoins est « par elle-même indicative de la nature de l'hématurie. »

Au début, l'hématurie est ordinairement peut abondante. Chez certains malades, elle consiste simplement en quelques gouttes de sang qui sont rendues à la fin de la miction. Dans d'autres cas, la quantité de sang est un peu plus abondante, elle donne à l'urine, pendant toute la durée de son émission une teinte rosée ou rougeâtre. Mais il est exceptionnel de voir se former dans la vessie des caillots assez abondants pour apporter obstacle à la miction. En général, l'hématurie n'est pas abondante ni très durable.

Un autre caractère important que présentent les hématuries prémonitoires de la tuberculose c'est qu'elles ne relèvent d'aucune cause appréciable. Elles s'observent tout aussi bien la nuit, pendant le décubitus horizontal, que sous l'influence des fatigues physiques, une marche, une course en voiture. Le mouvement ne paraît pas avoir d'influence sur leur apparition, et d'autre part le repos même absolu n'en favorise guère la suppression. Ces hématuries se prolongent souvent, quoi qu'on fasse, plusieurs jours ou plusieurs semaines.

Bien différentes, comme vous le voyez, de celles qui apparaissent chez les calculeux, elles présentent au contraire une grande analogie avec les hématuries des néoplasmes. Mais tandis que ces dernières, comme le fait remarquer M. Guyon, vont toujours en augmentant et en se rapprochant à mesure que la maladie progresse, les hématuries prémonitoires de la tuberculose vésicale, qui ne sont jamais abondantes, diminuent au contraire et dans leur fréquence, et dans leur durée, de telle sorte qu'il n'est pas rare de les voir disparaître complétement lorsque l'affection se trouve définitivement constituée, nouvelle analogie avec les hémoptysies de la tuberculose pulmonaire.

C'est au moment où les hématuries deviennent ainsi plus courtes et plus rares qu'apparaît la douleur. Celle-ci ne s'installe guère même qu'avec la cystite, dont elle annonce très souvent l'apparition. Cependant la douleur peut également apparaître de bonne heure, dans la période prémonitoire. Mais alors elle consiste seulement en quelques sensations plus ou moins fugitives, plus prononcées peut-être à la fin des mictions et encore de peu d'importance (Guyon).

Tels sont les symptômes ordinaires de la période

initiale de la tuberculose vésicale. Ils sont dus à l'apparition des granulations tuberculeuses et aux phénomènes congestifs qui en sont la conséquence nécessaire. Ces derniers étant, par leur nature même, assez instables, bien qu'ils aient pour cause une lésion qui persiste et qui les entretient, on comprend que les symptômes qui les traduisent offrent des variations notables. Certains malades éprouvent même des accalmies assez marquées pour croire que leur guérison sera bientôt complète. Mais ces accalmies ne sont point constantes et lorsqu'elles se produisent elles sont rarement de longue durée.

La période prémonitoire manque nécessairement lorsque la tuberculose vésicale apparaît dans le cours d'une cystite d'une autre nature, blennorrhagique le plus souvent, cantharidienne, etc...

La *durée* de la période initiale est très variable. Souvent très courte, elle se prolonge parfois plusieurs mois.

Lorsque la *période d'état* est constituée, un nouveau symptôme s'ajoute à ceux que je viens de vous indiquer : c'est la présence du pus dans les urines. Cette sécrétion pathologique est l'analogue de l'expectoration dans la phthisie pulmonaire. Elle ne survient en effet qu'au moment où les granulations ramollies se sont ouvertes et ont provoqué des accidents secondaires de nature inflammatoire. Mais elle survient fatalement; le plus souvent même elle est précoce. De toutes les lésions néoplasiques de la vessie, c'est incontestablement la tuberculose à laquelle la cystite se trouve le plus inévitablement liée (Guyon).

La quantité de pus contenue dans l'urine est variable. Au début de la période d'état, elle est parfois si faible qu'elle peut passer inaperçue. Le pus se mélange en effet si intimement à l'urine qu'il est difficile de reconnaître sa présence si on se borne à examiner ce liquide aussitôt après la miction. L'expérience des trois verres est très utile dans ce cas. La présence du pus est facile à constater au bout d'un moment, surtout dans l'urine du premier verre.

Parfois l'urine est manifestement trouble et au premier aspect on reconnaît qu'elle est purulente. Il y a alors du pus dans les trois verres; quelquefois cependant le milieu de la miction est à peine purulent; ce sont les dernières gouttes d'urine qui contiennent le plus de pus.

En général la suppuration n'est abondante dans la cystite tuberculeuse qu'au moment où les reins, les calices, les bassinets présentent des lésions étendues. N'oubliez pas que la cystite tuberculeuse est toujours ou presque toujours secondaire. La tuberculose débute par le rein. Aussi les deux périodes que j'ai admises, avec M. le prof. Guyon, pour la description de la symptomatologie de la cystite tuberculeuse ne sont-elles pas rigoureusement exactes. Il est probable que si l'on examinait avec soin l'urine des malades considérés comme n'étant encore qu'à la période prémonitoire, on y trouverait souvent une petite quantité de pus due au ramollissement et à l'élimination de quelques granulations tuberculeuses ayant leur siège dans le rein. J'ai déjà vu un certain nombre de ces malades. Or, j'ai toujours trouvé dans leur urine une quantité appréciable de pus.

Je crains fort que cette symptomatologie de la *période prémonitoire* décrite par M. Guyon, et que je viens de vous résumer, ne soit basée en grande partie sur des idées théoriques et sur le simple examen des urines fait par les malades. Il est certain qu'au début de l'affection si vous interrogez les malades, ils vous répondront invariablement qu'il n'y a point de dépôt dans leur urine, qui est très belle au contraire. Eh bien, faites vous-mêmes cet examen et avec grand soin, vous verrez qu'il y existe du pus, quelquefois même en quantité assez notable. J'en ai eu, Messieurs, un exemple des plus remarquables il y a quelques semaines. Un confrère de province m'adresse son fils pour des troubles vésicaux qui l'inquiètent et dont il ne saisit pas bien la signification. Je demande quel est l'état des urines : on me répond qu'elles ne présentent rien d'anormal. Je ne me contente pas de cette appréciation; j'examine moi-même ce liquide et j'y trouve du pus en quantité notable. Il s'agissait d'une cystite tuberculeuse.

Ces remarques étant faites, je reviens à l'étude de la suppuration dans la cystite tuberculeuse.

Les auteurs ont fait remarquer que le pus, quelle que soit sa quantité, ne devient presque jamais visqueux. Cela tient à ce qu'il ne subit pas la transformation ammoniacale. L'urine des malades atteints de cystite tuberculeuse ne contient souvent en effet qu'une faible quantité d'urée, condition qui s'oppose à la fermentation.

Quant à cette faible proportion d'urée, elle est due à ce que la nutrition est souvent languissante chez ces malades, au moins à une certaine période, et à la polyurie, qui est habituelle.

Lorsque la *polyurie* se montre au début de la cystite tuberculeuse, les urines, après le repos, sont ordinairement claires, pâles, limpides; mais plus tard, lorsqu'il existe des lésions rénales avancées, les urines sont troubles, jaunâtres. Ce sont les *urines rénales;* c'est la *polyurie trouble* de M. Guyon.

Dans le premier cas, la polyurie se présente ordinairement par crises plus ou moins durables. Les malades rendent parfois trois litres et plus d'urine dans les 24 heures. Ces crises durent parfois plusieurs mois de suite. On peut les rencontrer à toutes les périodes de la maladie.

Cette forme de la polyurie s'expliquerait, suivant M. Guyon, par l'irritation réflexe que provoquent du côté du rein non seulement les lésions variées de la muqueuse vésicale, mais encore la fréquence des mictions. Ainsi à la suite de violentes crises de douleurs vésicales, on observe fréquemment des recrudescences de cette polyurie limpide.

Il est probable que les lésions rénales jouent un rôle au moins aussi important que la fréquence des mictions dans cette forme de polyurie. Il ne faut pas croire en effet que l'on trouve toujours la polyurie trouble dans les cas où le rein est altéré, surtout lorsqu'il s'agit de lésions tuberculeuses peu avancées de cet organe.

Je vous ai déjà dit que les hématuries deviennent à la fois plus rares et moins abondantes à mesure qu'évolue la cystite tuberculeuse. En général, c'est à peine si l'on rencontre de temps en temps, à une période un peu avancée de l'affection, quelques caillots dans le dépôt purulent de l'urine. Parfois on n'y trouve qu'un léger nuage muqueux rougi par le sang qu'il tient en suspension, ou bien encore on distingue au milieu du dépôt qui se forme dans le verre à expérience des stries sanguinolentes. Quant aux hématuries abondantes et prolongées, on ne les observe plus que très exceptionnellement. Dans les périodes avancées de la maladie, elles tendent même à disparaître complétement, bien que ce soit alors qu'existent les ulcérations les plus larges et les plus profondes.

Si l'on examine au microscope le dépôt contenu dans l'urine des malades atteints de cystite tuberculeuse, on peut y trouver non seulement les globules du pus et du sang, mais encore les cellules épithéliales des reins, des uretères ou de la vessie, et même des tubes rénaux.

L'examen bactériologique de ce dépôt peut faire constater la présence du *bacille de Koch*, considéré aujourd'hui, vous le savez, comme absolument caractéristique des produits tuberculeux. C'est donc le signe pathognomonique de la tuberculose urinaire. Sa constatation offre une importance capitale dans les cas douteux. Mais la recherche de ce bacille est habituellement longue. Il arrive souvent qu'on ne trouve quelques-uns de ces micro-organismes dans une lamelle qu'après en avoir examiné un très grand nombre. Le Dr de Gennes a conseillé de recueillir principalement pour cet examen, le dépôt qui se forme dans l'urine des derniers jets. C'est donc surtout dans l'urine du dernier verre qu'il faut chercher les bacilles. Il est bon également de faire un grand nombre de préparations.

Si la la présence de ce bacille a une valeur positive absolue, vous voyez que son absence ne permet nullement de conclure qu'il ne s'agit pas d'une cystite tuberculeuse. Du reste, ce micro-organisme peut faire complétement défaut dans l'urine, alors même qu'il s'agit bien d'une tuberculose urinaire. En effet, on ne peut rencontrer le bacille de Koch qu'à partir du moment où les granulations se sont ramollies et ont déversé leur contenu dans l'urine. Lorsqu'on le trouve dans ce liquide, on peut donc en conclure que l'affection est de nature tuberculeuse et qu'elle est arrivée à la phase des ulcérations.

La *fréquence* de la miction s'exagère notablement à la *période d'état;* elle devient même parfois extrême.

Je vous ai dit que la *douleur,* suivant M. Guyon, n'apparaît en général qu'à la *période confirmée.* Elle se manifeste avant la miction; puis le premier jet d'urine cause une sorte de déchirement auquel succède, pendant tout le reste de l'évacuation, une sensation de brûlure dans tout l'urèthre. Parfois cette sensation est plus accentuée au niveau du gland. La douleur arrive au paroxysme au moment où la miction se termine. Elle est parfois extrêmement vive. Lorsque je vous décrirai la *cystite* dite *douloureuse,* j'aurai soin de vous dire qu'il s'agit souvent en effet dans cette variété, de malades atteints de tuberculose urinaire. Mais il faut convenir que ces grands états douloureux sont pourtant exceptionnels. En général, les symptômes sont beaucoup moins accusés.

Dans l'intervalle des mictions, la souffrance se calme

peu à peu, mais il reste presque toujours derrière le pubis une sensation de gêne, de pesanteur ou de brûlure, qui irradie souvent vers le périnée, l'anus, l'ombilic. Cette sensation s'accentue sous l'influence des mouvements brusques, d'une course en voiture, par exemple, et quelquefois simplement par la marche ou même la station verticale, ce qui pourrait faire croire qu'il s'agit d'un calcul vésical.

Dans certains cas cependant, la douleur disparaît complétement dans l'intervalle des mictions.

Le spasme du *sphincter uréthral*, ainsi que je vous l'ai dit en étudiant la physiologie de l'urèthre, est très fréquent chez les malades atteints de cystite tuberculeuse. Il est dû aux lésions localisées au voisinage du col, lésions qui le déterminent par action réflexe. Il se traduit au moment de la miction par l'issue plus ou moins difficile de l'urine, qui exige parfois de violents efforts. La rétention complète ou incomplète n'est même pas très rare. M. Guyon a vu dans quelques cas la rétention incomplète s'accompagner de distension vésicale.

On observe quelquefois dans la cystite tuberculeuse l'*incontinence vraie*, qui se produit sans être annoncée par aucune sensation, et par suite ne peut être prévenue. Parfois il s'agit, mais bien rarement, d'une incontinence par regorgement, comme chez certains prostatiques. Le plus souvent, l'incontinence tient à la destruction par fonte tuberculeuse de la région prostatique. L'urine s'accumule dans cet espace anfractueux, puis elle glisse à travers la région sphinctérienne fatiguée ou détruite. Il est à noter que cette dernière forme d'incontinence peut disparaître par suite de la cicatrisation des cavernes prostatiques et de la réapparition de la tonicité du sphincter uréthral.

Je ne vous dirai qu'un mot, Messieurs, des *signes physiques* dont parlent les auteurs. La *blennorrhagie tuber-*

culeuse, sur laquelle Ricord a insisté, est presque niée par M. Guyon, qui ne l'aurait jamais observée.

Les *excroissances polypiformes* du méat chez la femme que certains auteurs ont voulu considérer comme des lésions secondaires analogues aux excroissances que MM. Peter et Krishaber ont signalées dans la laryngite tuberculeuse, ne paraissent avoir aucune valeur séméiologique.

Quant à la recherche de la *douleur provoquée*, elle présente ici plus d'inconvénients que dans n'importe quelle autre variété de cystite. M. Guyon est le premier à reconnaître que l'explorateur à boule, par exemple, provoque ordinairement une vive douleur dans la traversée prostatique et surtout au col vésical. Il faut donc renoncer à la recherche de ce symptôme. Le diagnostic peut être fait sans cela. Enfin n'oubliez pas que la cystite tuberculeuse a une tendance fâcheuse à se présenter sous la forme à laquelle on a donné le nom de *cystite douloureuse*. Evitez donc avec soin les moindres causes d'irritation de la muqueuse uréthro-vésicale chez les malades atteints de tuberculose urinaire.

La *marche* de la cystite tuberculeuse varie suivant qu'elle évolue chez un malade déjà atteint ou non de tuberculose pulmonaire.

Lorsque l'appareil urinaire est seul envahi par le bacille de Koch, il s'agit souvent d'individus paraissant jouir d'une excellente santé. C'est alors que l'on peut observer les deux périodes que je vous ai indiquées tout en formulant certaines réserves sur l'exactitude absolue de cette classification des symptômes.

Dans ces cas, la maladie reste parfois longtemps stationnaire; elle peut se prolonger un grand nombre d'années sans exercer un retentissement très fâcheux sur l'état général. M. Guyon aurait observé des cas où la durée totale de l'affection n'avait pas été moindre de 5, 10, 15 et même 20 années.

Pendant ce temps, on peut observer, sous l'influence du traitement, des rémissions, des périodes d'accalmie qui donnent au malade les apparences de la guérison. Mais le plus souvent, il ne s'agit que d'une trêve momentanée de durée variable. Les troubles vésicaux reparaissent sans cause ou sous l'influence d'une fatigue quelconque. La maladie finit en général par déterminer plus ou moins rapidement la cachexie urinaire. Les forces diminuent peu à peu, progressivement, l'amaigrissement augmente, les reins se désorganisent de plus en plus, et la mort survient le plus souvent par épuisement, par empoisonnement urineux, par urémie. La mort par phthisie pulmonaire serait au contraire exceptionnelle, suivant certains auteurs.

Lorsque la cystite tuberculeuse survient chez des malades atteints déjà de tuberculose pulmonaire, la marche est beaucoup plus rapide. Les symptômes vésicaux aggravent l'état précaire du malade et contribuent ainsi à la terminaison fatale, avant même que les lésions soient très avancées. Dans ces cas, la mort est surtout due aux lésions des organes primitivement atteints.

Je vous rappelle qu'il existe plus souvent qu'on ne l'admet des formes légères de cystite tuberculeuse chez les phthisiques.Or, dans ces cas, si l'on sait appliquer un traitement rationnel, les symptômes pénibles disparaissent très vite et la mort ne paraît pas sensiblement hâtée par cette complication.

Le *pronostic* de la cystite tuberculeuse est grave, comme vous le voyez. Lorsque l'appareil urinaire est atteint secondairement, la gravité tient surtout aux lésions des autres organes; la cystite peut cependant hâter notablement la mort. Quelquefois, je vous le répète, elle ne paraît avoir au contraire qu'une légère influence sur la terminaison fatale,

Lorsque l'appareil urinaire est le premier atteint, le pronostic est nécessairement moins grave. Mais si les accalmies sont alors possibles, si la durée de l'affection peut être longue, on ne doit guère compter sur des guérisons définitives. Certains auteurs croient cependant en avoir observé quelques cas.

Mais le pronostic de la cystite tuberculeuse n'est pas seulement grave parce que les malades qui en sont atteints sont voués à une mort plus ou moins rapide; il l'est encore par l'intensité trop souvent considérable que présentent les phénomènes douloureux dans cette variété de cystite. Il faut avoir observé quelques-uns de ces cas graves pour se faire une juste idée des souffrances horribles qu'éprouvent ces malheureux malades. Ils préfèrent mourir, disent-ils, que de continuer à mener une aussi misérable existence. On le comprend : la mort serait certainement préférable à de pareilles tortures.

Eh bien, Messieurs, à ce point de vue, le *pronostic* a perdu aujourd'hui toute sa gravité. Grâce aux progrès que j'ai réalisés dans le traitement de la cystite tuberculeuse, ces douleurs atroces peuvent être rapidement calmées maintenant à l'aide de procédés simples. J'ai en effet toujours réussi, jusqu'à présent, à calmer la douleur dans la cystite tuberculeuse, même dans les cas les plus graves. C'est là un des plus beaux résultats que j'aie obtenus dans mes recherches sur la thérapeutique des affections des voies urinaires. C'est aussi l'une des plus douces satisfactions qu'il m'ait été donné d'éprouver dans le cours de ces intéressantes recherches.

DE LA CYSTITE. — VARIÉTÉS

Cystite chez les Calculeux.

Messieurs,

La cystite que l'on observe chez les calculeux est tantôt *primitive* et tantôt *secondaire*.

Dans le premier cas, il s'agit ordinairement d'une cystite rebelle et invétérée sous l'influence de laquelle il s'est formé un calcul de nature phosphatique. Vous savez en effet que l'urine contient normalement du phosphate de chaux, qui est maintenu à l'état de dissolution par l'acidité physiologique du liquide. Or, ce phosphate a la plus grande tendance à se précipiter dès que l'urine, pour une cause ou pour une autre, devient alcaline. Lorsque la cystite s'accompagne de la transformation ammoniacale des urines, il se précipite donc divers phosphates et en particulier du phosphate ammoniaco - magnésien. Ces phosphates précipités sont agglutinés par le pus que l'ammoniaque transforme, ainsi que je vous l'ai dit, en une masse visqueuse, plus ou moins épaisse et adhérente. L'augmentation de volume de ces calculs se fait souvent avec une rapidité surprenante.

Il est à noter que parfois le noyau de ces calculs descend tout formé des régions supérieures de l'arbre urinaire qui ont été envahies par l'inflammation.

Les formes de la cystite qui favorisent le plus la production des calculs phosphatiques sont principalement les cystites invétérées auxquelles on a donné le nom de catarrhe de la vessie et qui s'accompagnent très habituellement de la transformation ammoniacale des urines. Le catarrhe des prostatiques à la deuxième période occupe le premier rang. C'est incontestablement de toutes les formes de la cystite celle qui prédispose le plus à la formation et à la récidive des calculs phosphatiques, surtout lorsqu'elle vient, sous une influence quelconque, à passer momentanément à un état plus aigu.

Les autres formes de cystite produisent beaucoup moins souvent ces calculs phosphatiques, parce qu'elles sont loin de présenter au même degré les conditions qui favorisent la transformation ammoniacale des urines.

Mais la forme la plus importante de la variété de cystite que l'on observe chez les calculeux, c'est la forme secondaire. Dans ce dernier cas, le calcul vésical constitue l'affection primitive. Il est d'origine rénale, de consistance dure et formé le plus ordinairement d'acide urique, d'urates ou d'oxalates. Les caractères physiques qu'il présente ont quelque influence sur l'inflammation vésicale consécutive à la présence de ce corps étranger dans le réservoir urinaire.

Les dispositions du malade, dit Civiale, ont cependant sous ce rapport une bien plus grande importance. « En « effet, on voit des sujets, ajoute-t-il, n'offrir aucune trace « de catarrhe vésical, même à la dernière période de l'af-« fection calculeuse, lorsque la pierre a pris un grand vo-« lume, ou qu'il y en a plusieurs, et que la santé générale « a déjà reçu de fortes atteintes. D'autres, au contraire, « en sont attaqués dès les premiers moments de l'exis-« tence du calcul. »

Pour un certain nombre d'auteurs, la cystite serait au contraire la conséquence inévitable du développement des calculs. Telle est l'opinion de MM. Chauvel, Thompson, Le Dentu et Voillemier, Follin et Duplay.

M. Guyon a montré que cette dernière opinion est inexacte. Sur 28 malades qu'il a observés à ce point de vue, neuf seulement avaient de la cystite; sept fois elle a été fort bénigne et s'est bornée à un léger trouble de l'urine et à quelques douleurs de la miction; deux fois seulement elle a présenté une assez grande intensité; il s'agissait d'hommes âgés, dont l'un avait une prostate extrêmement volumineuse. « Cette série, ajoute-t-il, prise au hasard, « représente exactement ce que vous montrera la pra- « tique..... Si je ne m'en tiens pas seulement à ces statis- « tiques partielles, et si j'interroge mes souvenirs, si je « tiens compte de l'observation de chaque jour, j'ai la no- « tion très nette que, dans la majorité des cas, les calculs « de la vessie ne déterminent que des poussées de cystites « tardives, légères et d'abord de courte durée. »

Cette opinion de Civiale et de M. Guyon est aujourd'hui admise par la plupart des chirurgiens. Il ne faut pas oublier cependant que la présence d'un calcul dans la vessie est une cause prédisposante très active de cystite. Toutes les circonstances qui provoquent sa locomotion déterminent un véritable traumatisme de la paroi vésicale. Aussi les auteurs insistent-ils sur l'influence fâcheuse d'une trop longue marche, d'une course prolongée en voiture. Mais ils font remarquer en même temps que la suppression de ces influences, c'est-à-dire le repos complet, ne tarde pas à ramener l'état de choses antérieur. Ainsi on voit assez souvent des calculeux présenter à l'occasion d'une locomotion exagérée de véritables poussées de cystite qui se dissipent très rapidement. Il est vrai que cette disparition rapide s'observe de moins en moins à mesure que ces poussées de cystite se renouvellent.

Le cathétérisme explorateur est encore une cause de cystite chez les calculeux. « Il agit aussi, dit M. Guyon,

« par l'exagération du contact. On a prétendu en outre
« qu'il était apte à porter dans la vessie divers microbes,
« à provoquer par leur intermédiaire la transformation
« ammoniacale et par suite la cystite.

« Malgré leur très évidente influence, l'*introduction des*
« *microbes* ne suffit pas pour déterminer la transformation
« ammoniacale. Il faut d'autres conditions que j'ai bien des
« fois signalées. »

Sans nier l'influence du traumatisme qui peut être produit par l'exploration, il faut convenir qu'il est loin d'avoir
l'importance que lui accorde M. Guyon. Le rôle des microbes au contraire est capital. Si vous prenez des précautions antiseptiques rigoureuses, vous n'avez guère à
craindre la cystite à la suite de votre exploration.

Il en est de même pour la préparation du canal. « La
« pierre étant reconnue, dit M. Guyon, on peut encore pro-
« voquer la cystite en procédant à la *préparation du canal.*
« Vous n'êtes pas sans savoir qu'il est de règle, depuis
« Civiale, de préparer le canal au passage des instruments.
« Peu de temps avant l'opération on fait quelques séances
« de cathétérisme à intervalles de 48 heures, avec des
« bougies coniques à bout olivaire. Il n'est pas très rare,
« surtout lorsque la vessie est depuis longtemps calcu-
« leuse, de voir la cystite survenir sous la seule influence
« de cette légère cause occasionnelle. Aussi la préparation
« du canal doit-elle être faite avec de très grandes pré-
« cautions et pour peu que le canal soit perméable, j'ai,
« depuis quelques années, pris l'habitude d'y renoncer. »

Eh bien, Messieurs, c'est là une erreur, je vous le répète. Les accidents dont parle M. Guyon sont dus à une
antisepsie incomplète. Si vous pratiquez le cathétérisme
en prenant toutes les précautions antiseptiques que je
vous ai indiquées lorsque je vous ai décrit le traitement
des rétrécissements de l'urèthre, vous ne déterminerez
point de cystite. Je vous engage également à faire l'anes-

thésie de tout l'urèthre à l'aide du chlorhydrate de cocaïne.

Si j'insiste, c'est que cette question présente une réelle importance. Il est toujours avantageux de pouvoir introduire, pour broyer le calcul, un lithotriteur d'un certain volume. Or, si le calibre de l'urèthre est insuffisant, il faut bien préalablement dilater le canal. Pour peu que ce dernier soit perméable, M. Guyon renonce à cette préparation. C'est un tort, à mon avis, puisqu'elle ne présente aucun inconvénient, si l'on a soin de prendre les précautions dont je viens de vous parler.

« Mais ce sont les *tentatives de préparation de la vessie*
« qui sont le mieux faites, ajoute l'habile chirurgien de
« Necker, pour aller au-devant de cette complication.
« Certains chirurgiens, en effet, trouvant la vessie trop re-
« venue sur elle-même, ont voulu la dilater progressivement
« par des injections, dans le but de rendre plus faciles, au
« moment de l'opération, les manœuvres intra-vésicales. Je
« ne sais si l'on a pu souvent se livrer impunément à de
« semblables tentatives. Ce qu'il y a de certain, c'est que j'ai
« eu de sérieux échecs et que j'ai rencontré, pour ma part,
« plusieurs malades sur lesquels ces injections faites par
« d'autres chirurgiens avaient déterminé des accidents
« graves et de longue durée, et entraîné par suite un
« ajournement très regrettable de l'opération. Si vous
« n'avez pas oublié tout ce que nous avons appris au sujet
« de la sensibilité de la vessie à la distension, vous n'au-
« rez aucune peine à comprendre en vertu de quel méca-
« nisme ces injections préparatoires de la vessie pro-
« voquent la cystite. La vessie, lorsqu'elle a besoin d'être
« préparée, ne peut l'être que par le repos et les calmants,
« à moins que l'on n'ait affaire à des malades qui depuis
« longtemps n'évacuent pas bien leur réservoir urinaire. »

C'est encore là une erreur absolue. La préparation de la vessie ne présente aucun danger si l'on sait employer un procédé rationnel. De plus, les injections intra-vésicales convenablement faites peuvent donner à ce point de vue d'excellents et rapides résultats. Il est possible que l'on détermine de la cystite en employant les anciens procédés d'injection, d'abord parce qu'on risque d'introduire de la sorte des microbes pathogènes dans la vessie, et ensuite parce qu'on distend en effet les parois vésicales. Mais si l'on fait les injections intra-vésicales *sans sonde*, en suivant rigoureusement le procédé que je vous ai indiqué, et si l'on a soin de faire l'anesthésie de la muqueuse uréthro-vésicale à l'aide d'une *solution de chlorhydrate de cocaïne* introduite *sans sonde* dans le réservoir urinaire, les résultats sont bien différents. La diminution de la capacité physiologique de la vessie est due, chez les malades dont il s'agit, à l'irritation produite par le calcul. Pour obtenir l'augmentation de cette capacité physiologique du réservoir urinaire, il faut donc chercher à calmer la vessie et non à la distendre mécaniquement.

C'est en agissant de la sorte que j'ai obtenu un succès rapide et complet chez le malade que vous revoyez de temps en temps à la clinique et auquel j'ai fait la lithotritie, en 1888, à l'hôpital Saint-Louis, dans le service de mon excellent maître M. Péan. Ce malade avait à son entrée à l'hôpital une irritation vésicale extrême due en partie à de la cystite. Grâce aux injections intra-vésicales sans sonde de chlorhydrate de cocaïne et d'eau boriquée tiède, cette irritation disparut en quelques jours. Au bout de 24 heures, il y avait une amélioration notable dans l'état du malade. Mais l'urèthre était également insuffisant chez ce calculeux. Or, je pus très rapidement commencer la dilatation et la préparation du canal fut obtenue avec autant de facilité que celle de la vessie.

Voilà, Messieurs, des faits importants que vous devez bien retenir et qu'il était bon d'opposer à ceux indiqués par M. le prof. Guyon.

Quant au rôle de la rétention d'urine dans l'apparition de la cystite chez les calculeux, voici ce que dit à ce sujet l'habile chirurgien de Necker. « C'est de la même manière « qu'agit la *rétention d'urine* lorsqu'elle survient chez les « calculeux. Or, elle peut se produire sous diverses in-« fluences : longue course en voiture, refroidissement, « engagement d'un gravier dans le canal. De même que « les injections forcées, elle amène un surcroît de conges-« tion qui suffit, dans ces vessies prédisposées, pour faire « éclater une poussée plus ou moins intense de cystite.

« C'est probablement aussi en provoquant l'afflux exa-« géré du sang vers les organes viscéraux que se fait sen-« tir l'action très réelle des *refroidissements généraux* ou « *partiels.* »

N'oubliez pas que dans les cas de rétention, on pratique le cathétérisme. Or, c'est encore l'introduction dans la vessie de microbes pathogènes qui joue ici le rôle capital, d'autant plus que les conditions sont alors très favorables au développement de ces micro-organismes. Vous devrez donc redoubler de précautions antiseptiques dans les cas dont il s'agit pour éviter de provoquer une cystite.

Les manœuvres opératoires de la *lithotritie* étaient encore, il y a quelques années, une cause assez fréquente de cystite chez les calculeux. Aujourd'hui tous les auteurs s'accordent à reconnaître que cette complication est exceptionnelle, grâce aux modifications heureuses apportées à la lithotritie par Bigelow. L'emploi du chloroforme, la prolongation des séances et les manœuvres évacuatrices ont en effet complétement changé les conditions dans lesquelles se trouve le réservoir urinaire après l'opération.

Autrefois, lorsqu'on avait recours aux séances courtes et multiples sans chloroforme, on abandonnait dans la vessie les débris de la pierre qu'on avait broyée. Ces débris plus ou moins anguleux étaient parfois d'un volume assez considérable. A l'irritation produite par les manœuvres s'ajoutait donc bientôt celle du contact de ces fragments, contact beaucoup plus offensif que ne l'était auparavant celui du calcul tout entier. Il n'était pas rare non plus d'observer l'engagement et l'arrêt de fragments plus ou moins volumineux dans l'urèthre, d'où une rétention d'urine plus ou moins accusée. Aussi l'infection vésicale était-elle suivie de poussées de cystite parfois difficiles à faire disparaître.

Aujourd'hui, le chloroforme permet de prolonger les séances et de pousser le broiement jusqu'à la pulvérisation du calcul. L'évacuation en est donc facile, soit par les seuls lavages, soit à l'aide de l'aspiration, d'où la rareté de la cystite consécutive à la lithotritie.

« Cela ne veut pas dire, fait remarquer M. Guyon, qu'on « ne rencontre pas quelquefois des malades chez lesquels « la cystite reconnaît exclusivement pour cause les ma- « nœuvres opératoires. Mais alors ces manœuvres ont « été, la plupart du temps, particulièrement difficiles et « laborieuses, ou bien la vessie était éminemment prédis- « posée à s'enflammer, en raison de l'âge des sujets, par « le fait des *modifications séniles survenues dans la struc-* « *ture des parois vésicales.* »

Ces remarques sont justes, mais je crois que souvent le rôle capital est joué encore dans ces cas par les microbes pathogènes introduits dans la vessie pendant les ma- nœuvres opératoires. C'est un fait qu'il faut toujours avoir bien présent à la mémoire. N'oubliez donc pas que la litho- tritie, plus que toute autre opération pratiquée sur les voies urinaires, exige une antisepsie des plus rigoureuses.

« Quel que soit le rôle de chacune des diverses causes « que nous venons de passer en revue, conclut M. Guyon, « il n'est pas douteux que la cystite chez les calculeux soit « plutôt l'exception que la règle, et que la vessie présente « souvent une tolérance très remarquable et de très longue « durée à l'égard de ces corps étrangers. Mais cela n'est

« pas toujours aussi heureux pour les malades qu'on serait
« tenté de le croire au premier abord. Toute pierre qui
« séjourne dans la vessie est destinée fatalement à aug-
« menter de volume. Lorsque la cystite fait complétement
« défaut et que les urines sont parfaitement claires, l'aug-
« mentation se fait, il est vrai, très lentement. Mais, en
« revanche, le calcul est infiniment plus dur et plus résis-
« tant, de sorte qu'il peut cesser d'être justiciable de la
« lithotritie, au grand détriment des malades, qui peuvent
« n'avoir plus alors d'autre ressource que la taille.

« Il ne faut pas croire, d'ailleurs, que les gros calculs
« amènent la cystite plus facilement que les petits. C'est
« plutôt le contraire qui a lieu et cela se conçoit : les gros
« calculs, en vertu même de leur volume et de leur poids,
« jouissent d'une mobilité beaucoup moindre sous l'in-
« fluence de la locomotion du malade, soit qu'ils s'arc-
« boutent par leurs extrémités sur deux parois opposées,
« soit qu'ils se constituent, au niveau du bas-fond, une
« sorte de loge dont ils ont grand'peine à sortir. Au con-
« traire, les petits et les moyens calculs se meuvent avec
« plus de facilité et peuvent devenir beaucoup plus offen-
« sants. »

La symptomatologie de la cystite que l'on observe chez
les calculeux présente quelques particularités qui méritent
d'être notées.

La miction s'accompagne chez un certain nombre de ces
malades de *poussées du côté du rectum*. Ces efforts sont
parfois si violents et si douloureux, disent les auteurs,
qu'ils pourraient faire croire à une affection de l'anus ou
du rectum.

Il est encore à noter que cette variété de cystite est
susceptible d'acquérir une excessive intensité. Si la plupart des calculs vésicaux sont en effet faciles à supporter
avant l'apparition de la cystite, il n'en est plus de même
dès que cette dernière s'est installée. Ils deviennent alors

très irritants pour la vessie, dont ils augmentent singulièrement l'inflammation après l'avoir provoquée.

M. Guyon, qui insiste sur ce fait, a soin d'ajouter que
c'est alors surtout que l'on voit facilement apparaître la
transformation ammoniacale des urines. Mais cette transformation est rare. Par contre, elle est susceptible d'acquérir une intensité toute particulière, intensité qui est
elle-même en rapport, dit-il, avec celle de la cystite, puisqu'elle naît, grandit, persiste, s'atténue et disparaît en
même temps qu'elle et sous les mêmes influences. Par le
fait d'une simple course en voiture, on verrait, suivant
l'habile chirurgien de Necker, certains calculeux présenter
des poussées aiguës de cystite avec ammoniurie tellement
accusée que les urines abandonnent au fond du vase un
dépôt glaireux, filant, très adhérent, et souvent très considérable. « Et, malgré ce violent orage, ajoute-t-il, il suffit
« parfois de quelques jours de repos et d'un traitement
« calmant, sans destruction du calcul, pour éteindre la
« cystite et ramener les urines à l'acidité. De tels faits ne
« sont-ils pas un éloquent témoignage du rôle prépondé-
« rant que joue la cystite dans la genèse de la transfor-
« mation ammoniacale ? Ils n'infirment pas la théorie
« microbienne, mais démontrent que l'influence des germes-
« ferment est subordonnée à celle du terrain que fournit
« la cystite. »

La *marche* de la cystite chez les calculeux est variable.
« Tantôt, dit Civiale, ce n'est qu'accidentellement et par
« crises plus ou moins éloignées que l'urine entraîne, pen-
« dant quelques jours, des mucosités ; tantôt, au contraire,
« et surtout lorsque la maladie est ancienne, le liquide se
« montre habituellement catarrhal. Dans l'un et l'autre
« cas, la quantité, la couleur, la consistance et la nature
« du dépôt présentent des différences à l'infini. »

M. Guyon insiste particulièrement sur la première forme.
« Ce qui constitue vraiment, dit-il, au point de vue clinique,

« la caractéristique de la cystite calculeuse, c'est la *marche*
« qu'elle présente. Elle procède *par crises, par accès,*
« comme d'ailleurs les symptômes propres aux calculs et
« ces accès se montrent sous l'influence de tout ce qui peut
« être cause de locomotion rapide et répétée du corps
« étranger : longues marches, courses, sauts et surtout
« trajets en voiture sur des mauvais pavés..... les symp-
« tômes de la pierre, avant la cystite, exaspérés par le
« mouvement, s'atténuent au point de disparaître dans
« l'espace de quelques heures sous l'influence du repos ;
« lorsque la cystite est survenue, elle est plus lentement,
« mais encore très nettement modifiée, du moins au début,
« par les mêmes alternatives : sous l'influence du repos et
« du mouvement, elle a une remarquable tendance à
« s'améliorer ou à s'aggraver. Ce n'est qu'à une période
« avancée et lorsque déjà le calcul a pris un volume con-
« sidérable que la cystite, non seulement persiste, mais
« augmente chaque jour d'intensité, alors même que le
« malade observe un repos complet. »

Lorsqu'il s'agit de la *cystite primitive* que l'on observe
chez les calculeux, voici en général quelle est la marche
de l'affection. A peine formées, les concrétions phosphatiques impriment à l'inflammation vésicale une recrudescence notable. De plus, aux symptômes de la cystite,
s'ajoutent ceux du calcul. Les grands mouvements deviennent de plus en plus pénibles. La fin de la miction
s'accompagne de poussées violentes du côté du rectum.
Par le fait des mouvements, il survient des hématuries.
Si le malade est également atteint d'une hypertrophie de
la prostate ayant déterminé une rétention d'urine, forme
la plus fréquente de la cystite primitive des calculeux, il
est obligé de se sonder beaucoup plus souvent. Lorsqu'il
retire la sonde, le malade ressent ordinairement une douleur plus ou moins vive.

Ces symptômes s'accentuent en général de plus en plus,

car le calcul, ainsi que je vous l'ai dit, augmente rapidement de volume. Vous savez également qu'il s'accroît
avec d'autant plus de rapidité que la cystite est plus intense.

Le *pronostic* de la cystite que l'on observe chez les calculeux varie suivant qu'il s'agit de la forme primitive ou
secondaire. Dans ce dernier cas, il n'offre pas habituellement de gravité. La cystite tend à guérir spontanément
et en peu de jours après la destruction ou l'extraction du
calcul. Tous les auteurs sont d'accord sur ce point. Quelquefois cependant la cystite persiste après l'opération.
« Ce cas est moins rare, dit Civiale, qu'on ne serait tenté
« de le penser, d'après le silence presque absolu des au-
« teurs, et cette persévérance du catarrhe exerce, eu égard
« à la récidive de l'affection calculeuse, une puissante
« influence, sur laquelle j'ai appelé l'attention. »
Avec les ressources de la thérapeutique actuelle, ces cas
doivent disparaître ou devenir tout à fait exceptionnels.

Dans la forme primitive, au contraire, la cystite, disent
les auteurs, persiste bien souvent après la destruction du
calcul. Cela se conçoit. Le *pronostic*, dans ces cas, dépend
en effet bien moins de la présence d'un corps étranger
dans la vessie que de la cause qui a déterminé et qui entretient la cystite.

Cystite consécutive aux tumeurs de la vessie. —
Cette variété de cystite, désignée aussi sous le nom de
cystite des néoplasiques, n'a guère été décrite que par
Civiale et par M. Guyon. Ce sont les descriptions de ces
deux auteurs que je vais surtout vous résumer.

La principale cause prédisposante de cette cystite serait
une congestion plus ou moins intense de toute la muqueuse
vésicale, congestion qui aurait été observée chez des malades qui n'avaient pas encore de cystite et que l'on avait
opérés par la voie suspubienne.

Une autre cause prédisposante incontestable, mais rare, c'est la rétention d'urine. Si la tumeur s'implante au voisinage du col, ou si elle est assez mobile pour s'y appliquer pendant que l'urine s'écoule, elle peut en effet apporter un obstacle plus ou moins sérieux à la miction. Mais les conditions anatomiques qui permettent ces difficultés mécaniques sont peu fréquentes, aussi la rétention est-elle une complication rare des néoplasmes.

Suivant M. Thompson, la nature de la tumeur aurait la plus grande importance au point de vue de l'apparition de la cystite. Ainsi la douleur, qui accompagne habituellement la cystite, serait précoce et représenterait ordinairement le premier symptôme dans les tumeurs malignes, tandis que dans les tumeurs bénignes l'hématurie apparaîtrait la première et ne serait qu'ultérieurement suivie de douleur.

« L'histoire du cancer, en général, ne vient pas, dit
« M. Guyon, à l'appui de cette manière de voir. L'obser-
« vation très attentive des cas assez nombreux de cancers
« de la vessie que j'ai rencontrés ne confirme pas non plus
« les assertions du chirurgien anglais. Il m'a semblé que
« les néoplasmes bénins ou malins étaient sensiblement
« égaux en présence de la cystite. Les uns et les autres y
« prédisposent puissamment mais plus ou moins, suivant
« que la congestion est plus ou moins intense et surtout,
« suivant que l'implantation se fait plus ou moins près du
« col, de manière à rendre l'évacuation difficile ou incom-
« plète. »

La corrélation admise par certains auteurs entre l'ulcération des tumeurs de la vessie et l'apparition de la cystite, est également rejetée par l'habile chirurgien de Necker. « Je ne crois pas davantage, dit-il, que l'exis-
« tence ou l'absence d'*ulcérations* ait par elle-même une
« influence incontestable sur le développement de la cys-
« tite..... Il est bien évident que c'est à la période où

« peuvent se produire les ulcérations, c'est-à-dire à une
« période toujours très avancée que la cystite préparée
« par tant de circonstances prédisposantes a le plus de
« chances d'avoir fait son apparition. Il est également bien
« certain a *priori*, que les produits de sécrétion d'une tu-
« meur ulcérée peuvent être nuisibles par leur contact.
« Mais encore faudrait-il, avant de rapporter la cystite à
« l'ulcération, avoir observé des faits nettement démons-
« tratifs. Pour ma part, sur une trentaine de malades
« que j'ai opérés..... je n'en ai trouvé qu'un seul dont la
« tumeur fût ulcérée. Dans ces cas, il y avait cystite,
« mais cette cystite avait été la première manifestation
« de la maladie; il est bien difficile d'admettre qu'elle ait
« été provoquée par l'ulcération d'une tumeur restée com-
« plétement latente auparavant. Du reste, dans six autres
« cas où la cystite s'était montrée soit dès le début même
« de l'affection (3 cas), soit à une période plus ou moins
« avancée (3 cas), j'ai pu très facilement m'assurer, avant
« de procéder à l'extirpation du néoplasme, que sa surface
« ne présentait aucune ulcération. Je crois donc pouvoir
« admettre qu'il n'existe pas de corrélation entre l'ulcé-
« ration des tumeurs de la vessie et l'apparition de la
« cystite. Tout au plus le fait de l'ulcération peut-il être
« considéré comme une nouvelle cause prédisposante
« ajoutée à celles que je vous ai déjà fait connaître. »

En l'absence de toute provocation, il est cependant très
habituel de voir les néoplasmes parcourir de longues
phases de leur existence sans offrir cette complication,
dont la cause déterminante la plus importante est incontestablement le *cathétérisme* (Guyon).

Le cathétérisme évacuateur et le cathétérisme explorateur seraient également à redouter. On aurait vu de
violentes poussées de cystite succéder à l'exploration la
plus simple et en apparence la plus inoffensive. Or, l'apparition de la cystite inaugure chez ces malades une

phase nouvelle très douloureuse. Elle transforme du jour au lendemain la situation du malade, en substituant à des accidents pénibles, mais supportables, un état douloureux d'une intensité souvent excessive.

Le cathétérisme évacuateur, alors même qu'il est pratiqué avec la sonde en caoutchouc vulcanisé, peut également déterminer l'inflammation de la vessie.

Il est évident que c'est encore à l'introduction de microbes pathogènes dans le réservoir urinaire qu'est due cette influence fâcheuse du cathétérisme. Vous ne sauriez donc prendre trop de précautions antiseptiques en sondant ces malades.

Pour M. Guyon, les crises passagères de rétention, dont peuvent être cause les hématuries abondantes qui s'accompagnent de la formation de caillots dans la vessie, seraient aussi une des causes déterminantes de la cystite. « Elle peut survenir, dit-il, par le seul fait des difficultés « de la miction et des efforts extraordinaires qu'elle « exige. »

La cystite ne se manifeste, suivant Civiale, que lorsque la maladie organique primitive a pris un grand développement. « J'ai assez souvent observé, dit M. Guyon, des « phénomènes précoces de cystite pour ne plus être disposé à professer, comme je l'ai fait tout d'abord, que « la cystite des néoplasiques est toujours tardive. L'observation réitérée des faits me confirme cependant que « l'apparition *tardive ou provoquée* est bien la règle. »

La cystite que l'on observe chez des malades atteints d'une tumeur vésicale, présente au point de vue symptomatique plusieurs particularités importantes. Ainsi les douleurs qu'elle provoque sont souvent très vives. Cette forme de cystite éclate fréquemment avec une très grande intensité. C'est le fait qui frappe le plus quand on la voit succéder au cathéthérisme. La miction peut devenir alors d'une fréquence extrême et se répéter toutes les dix minutes, toutes les cinq minutes et même plus souvent. Elle est excessivement douloureuse. Certains malades éprouvent des souffrances tellement vives qu'ils en arrivent aux idées de suicide.

Dans certains cas cependant la cystite débute par des symptômes légers qui s'accusent ensuite peu à peu, mais sans présenter une trop grande intensité.

Un autre caractère important de cette variété de cystite c'est sa tendance à persister indéfiniment sans aucune atténuation et même en s'aggravant. Mais souvent l'intensité des symptômes est tellement prononcée qu'elle n'est pas compatible avec une longue survie. Pourtant il n'est pas rare, surtout chez les hommes relativement jeunes et vigoureux, de voir les accidents, même les plus atrocement douloureux, se prolonger plusieurs mois.

Cette règle de la persistance indéfinie de la cystite chez les néoplasiques n'est pas toujours absolue. On peut voir parfois certaines poussées intenses de cystite se calmer peu à peu et même disparaître complétement sans aucune intervention chirurgicale, sous l'influence de moyens purement médicaux et quelquefois spontanément.

Chez un malade de l'hôpital Saint-Louis atteint de cancer de la vessie et que j'ai observé, en 1888, dans le service de mon excellent maître M. Péan, je pus, à l'aide des lavages vésicaux, améliorer assez rapidement l'inflammation du réservoir urinaire.

Cette variété de cystite s'accompagne très habituellement d'*hématuries* fréquentes et abondantes. Vous savez que ce symptôme appartient déjà primitivement à l'affection néoplasique et qu'il en est pour ainsi dire la manifestation la plus caractéristique. L'addition des phénomènes inflammatoires ne peut qu'augmenter cette tendance hémorrhagique de la maladie. Parfois cependant les hématuries ne deviennent pas sensiblement plus abondantes au moment où survient la cystite ; on peut même les voir se suspendre en pleine poussée inflammatoire.

La cystite que l'on observe chez les malades atteints d'une tumeur vésicale donne encore lieu à des altérations particulières de l'urine, lesquelles varient suivant la période plus ou moins avancée à laquelle est arrivée la tumeur.

Au début, ces altérations ne présentent en général rien de spécial : les urines sont plus ou moins troubles ; elles abandonnent dans le vase un dépôt purulent d'épaisseur variable et peuvent, suivant les cas, subir la transformation ammoniacale. Plus tard, ce dépôt devient souvent très abondant, très épais, tandis que le liquide est au contraire en très petite quantité. C'est alors surtout que l'on peut observer cette odeur repoussante qui rend insupportable l'habitation des lieux où on laisse séjourner l'urine. C'est une odeur particulièrement fétide qui rappelle celle des macérations de pièces anatomiques. Les anciens auteurs la considéraient, mais à tort, comme appartenant exclusivement au cancer de la vessie.

L'*évolution* de la cystite consécutive aux tumeurs de la vessie varie suivant que le néoplasme peut ou non être détruit ou enlevé. Dans le premier cas, la cystite, comme le fait remarquer Civiale, disparaît d'elle-même. Si la lésion organique persiste au contraire, la cystite suit toutes les variations qu'entraînent les différentes phases de la maladie : elle s'aggrave en général progressivement. Cette aggravation est parfois très rapide ; dans ces cas la cystite compromet immédiatement l'existence des malades, ainsi que je vous l'ai dit, par l'excessive intensité de la douleur.

Lorsque la cystite est compatible avec la vie, elle passe ordinairement à l'état chronique. Mais, suivant la remarque fort juste de M. Guyon, elle diffère complétement de la plupart des autres variétés du catarrhe vésical, celui que l'on rencontre chez les prostatiques, par exemple. Au lieu d'être indolente, comme on l'observe fréquemment dans ce dernier cas, elle ne cesse presque jamais d'être fort douloureuse. Elle persiste indéfiniment avec toute l'acuité du début alors même qu'elle est devenue chronique par sa durée. Cependant on a observé quelquefois la guérison de la cystite dans les cas où l'intervention chirurgicale n'a pas supprimé le néoplasme; elle a disparu sous la seule influence du traitement approprié à la cystite. Malheureusement ces faits paraissent exceptionnels. Dans le cas de cancer de la vessie dont je vous ai parlé j'obtins une notable amélioration de la cystite.

Le *pronostic*, comme vous le voyez, est en général subordonné à la nature et à l'étendue de la tumeur. Si une intervention chirurgicale permet d'en débarrasser le malade la cystite présente un pronostic bénin; dans les conditions opposées, la guérison est rarement obtenue. La cystite hâte même très souvent la mort.

Cystite cantharidienne. — A l'exemple de Nélaton, je décrirai à part les accidents vésicaux dus à l'action des cantharides, bien qu'il s'agisse d'une véritable cystite pseudo-membraneuse.

Indiquée dans le mémoire publié, en 1710, par Baglivi, la cystite cantharidienne n'a été bien démontrée que par Morel-Lavallée, dont les travaux sur ce sujet ont été publiés en 1844. Depuis cette époque, tous les observateurs qui se sont occupés de cette question, entre autres Andral et Bouillaud, n'ont fait qu'étendre et confirmer les résultats des recherches de Morel-Lavallée. Bouillaud a fait en même temps connaître l'albuminurie dans l'empoisonnement cantharidien et il en a donné l'explication en montrant que les reins, dans ces cas, sont injectés. Il a fait également remarquer que les bassinets sont enflammés et couverts de fausses membranes.

La poudre cantharidienne peut agir sur la vessie soit qu'elle ait été introduite dans l'estomac, soit qu'elle ait été simplement appliquée à la surface de la peau pour déterminer la vésication.

Cette variété de cystite est rare. On ne l'observe guère que chez certains sujets prédisposés ; il en est qui présentent à ce point de vue une susceptibilité des plus remarquables.

Le siège du vésicatoire ne paraît exercer aucune influence sur le développement de la cystite cantharidienne; mais il est probable, comme le fait remarquer Nélaton, que l'intensité de l'inflammation, à part toutefois la prédisposition individuelle, est en rapport avec la largeur de l'exutoire.

Les *symptômes* d'irritation vésicale due à l'action des cantharides apparaissent très rapidement. C'est en effet au bout d'un espace de temps qui varie de quatre à huit heures, que l'action des cantharides se montre avec une intensité variable. Lorsque l'inflammation est légère, les malades éprouvent des envies fréquentes d'uriner, ils ressentent une légère douleur au méat immédiatement après l'expulsion de la dernière goutte d'urine. Ce liquide est mélangé à de petites boulettes molles constituées par des pseudo-membranes ; il n'y a pas de fièvre ; quelquefois même les symptômes ne présentent pas assez de gravité pour attirer l'attention. Mais on voit chez d'autres malades les accidents se montrer avec plus d'intensité. Ils accusent des épreintes au périnée, une douleur très vive au méat urinaire, des envies extrêmement fréquentes de rendre l'urine, qui ne sort qu'en très petite quantité et à intervalles très rapprochés. La douleur de l'extrémité de l'urèthre cesse dès que la vessie est vide pour reparaître aussitôt que quelques gouttes d'urine sont versées dans les uretères; les fausses membranes qui sortent avec l'urine forment parfois une masse assez volumineuse pour

agir comme corps étranger, distendre l'urèthre et même
rester engagées dans le canal : dans ce dernier cas, on
trouve quelquefois au méat l'extrémité du rouleau consti-
tué par la pseudo-membrane. Il y a de la fièvre, de l'agitation (Nélaton).

Suivant le même auteur, la marche de l'affection est
en général assez rapide : les accidents se calment ordinairement au bout de quelques heures; il est assez rare
que la maladie dépasse douze heures.

Mais si l'empoisonnement cantharidien se répète, il peut
survenir des accidents formidables. Tout l'appareil urinaire est du reste irrité par la cantharide. Ainsi le rein
est souvent atteint, même dans les formes légères; il
existe en effet presque toujours de l'albumine dans l'urine.
Parfois ce liquide est sanguinolent.

Le *pronostic* est ordinairement peu grave, parce que la
cause est presque toujours un vésicatoire, que l'on s'empresse d'enlever aussitôt que l'on est prévenu des accidents.
Chez une malade observée par Vidal (de Cassis), la mort
paraît cependant avoir été causée par la violence de l'inflammation vésicale (Nélaton).

Il est probable que ce sont plutôt les lésions rénales
concomitantes et la maladie que l'on avait cherché à combattre à l'aide des vésicatoires, qui, dans ce cas, ont déterminé la mort.

Il est bien entendu que si l'absorption des cantharides
est répétée, la mort peut en être la conséquence; mais
alors, je vous le répète, ce sont les lésions rénales concomitantes qui jouent le principal rôle dans la terminaison
fatale.

Je vous rappelle que c'est parfois à la suite d'une cystite
cantharidienne que se manifestent les accidents dus à la
tuberculose vésicale. M. Guyon dit à ce sujet : « Il est un
« point que je dois signaler à votre attention, c'est le rôle
« très important que peut jouer le cantharidisme chez

« les individus prédisposés. Vous avez pu voir dernière-
« ment, au n° 13 de la salle Saint-Vincent, un malheureux
« jeune homme de dix-neuf ans, qui s'était présenté à nous
« avec tout l'ensemble des manifestations de la tuberculose
« urinaire. L'étude clinique ne permettait de conserver
« aucun doute sur la nature de sa maladie, et d'ailleurs
« l'autopsie n'a point tardé à fournir au diagnostic la con-
« firmation la plus complète. Eh bien, c'est à l'occasion d'un
« vésicatoire dont l'action avait porté sur la vessie, que ce
« sujet, évidemment prédisposé, avait inauguré la série
« de ses troubles urinaires. Les accidents qui se sont en-
« suite perpétués ne conservaient aucun des caractères du
« cantharidisme qui leur avait servi de cause occasionnelle.
« Ils étaient beaucoup moins en rapport avec cette cause
« qu'avec le terrain spécial offert par le malade.

« Ce n'est pas seulement au point de vue de la tuber-
« culose urinaire que le cantharidisme peut jouer ce rôle
« fâcheux de cause occasionnelle. Il peut être tout aussi
« préjudiciable pour d'autres malades prostatiques, néo-
« plasiques, etc..., chez lesquels l'appareil urinaire est en
« quelque sorte le lieu de moindre résistance. Dans ces
« conditions, une cystite développée à l'occasion d'un vé-
« sicatoire peut, au lieu de se dissiper rapidement d'elle-
« même, devenir le point de départ d'accidents intermi-
« nables. »

Je vous ai dit, en vous décrivant la cystite tuberculeuse,
que cette influence fâcheuse de la cystite cantharidienne
sur l'évolution de la tuberculose vésicale ne présente rien
de spécial. Toute inflammation de la vessie a la même
influence nuisible à ce point de vue. Ainsi la cystite blennorrhagique, par exemple, est assez souvent suivie d'accidents tuberculeux. Chez les malades en puissance du bacille
de Koch, toute cause qui affaiblit le rôle protecteur de l'épithélium vésical, favorise, je vous le répète, l'infection du
réservoir de l'urine. Peut-être le cantharidisme est-il ce-

pendant plus particulièrement à redouter à ce point de vue, parce que son action porte sur toute l'étendue de l'appareil urinaire.

Cystite membraneuse. — En vous décrivant l'anatomie pathologique, je vous ai dit que la cystite membraneuse présente *deux variétés*. Dans le plus grand nombre des cas, il s'agit d'un *exsudat fibrineux* plus ou moins comparable à celui des fausses membranes que l'on observe dans les affections inflammatoires des séreuses. Dans d'autres cas, au contraire, les membranes sont dues à une véritable exfoliation d'une partie ou de la totalité de la paroi vésicale. Les lambeaux membraneux contiennent parfois, en effet, jusqu'au revêtement péritonéal.

En dehors des accidents cantharidiens que nous venons d'étudier, on constate que presque tous les malades présentent, avant l'apparition des fausses membranes, depuis un temps variable, les symptômes d'une cystite plus ou moins intense. C'est tout à coup, sous une influence quelconque, que la cystite passe à un état plus aigu et s'accompagne bientôt de l'expulsion plus ou moins pénible de lambeaux membraneux de dimensions variables.

La nature de cette cystite antérieure varie. Broca pensait que la cystite tuberculeuse expose particulièrement à la formation des pseudo-membranes. Pour M. Guyon, cette variété de l'inflammation vésicale s'observerait au contraire presque toujours chez les prostatiques ou chez les malades qui ont un obstacle quelconque à l'issue de l'urine, un calcul uréthral par exemple.

Grâce aux perfectionnements apportés à la taille et à la lithotritie, la cystite membraneuse est aujourd'hui très rare à la suite de ces opérations, qui autrefois en étaient des causes assez fréquentes.

« *La recrudescence d'une cystite préexistante*, dit M. Gu-« *yon, surtout lorsqu'elle s'accompagne de rétention, son*

« *passage* à *l'état ammoniacal*, voilà cliniquement les con-
« ditions les plus ordinaires de la formation des mem-
« branes dans la vessie. Ce sont à peu près les seules que
« nous observions chez l'homme et chez la femme en de-
« hors de la grossesse et de l'accouchement; alors il s'agit
« le plus souvent de pseudo-membranes.

« Il est une autre catégorie de faits; on les a observés
« chez la femme en état de *grossesse*, soit du troisième au
« cinquième mois, lorsqu'il y a *rétroversion de l'utérus*,
« soit à la suite d'*accouchements laborieux*, lorsque la tête
« fœtale est restée longtemps arrêtée dans l'excavation.
« Dans ces cas, les productions membraneuses sont, non
« pas toujours, comme on l'a prétendu (Pinard et Varnier),
« mais le plus ordinairement, de vraies membranes cons-
« tituées par la muqueuse vésicale doublée ou non d'une
« couche plus ou moins épaisse de la tunique musculaire
« et quelquefois même de l'enveloppe péritonéale.

« Ces accidents, lorsqu'ils surviennent après l'accouche-
« ment, sont probablement, comme le pensent les auteurs
« que je viens de citer, la conséquence de la compression
« exercée sur les artères qui se distribuent à la vessie, et
« qui toutes sont obligées de passer entre la tête fœtale et
« la paroi osseuse du bassin.

« Mais lorsqu'ils sont liés à la rétroversion de l'utérus
« gravide, leur mécanisme a donné lieu à des opinions
« différentes. Les uns ont pensé (Depaul) que la rétention
« d'urine était le fait initial et que la vessie distendue re-
« foulait en arrière le corps de l'utérus et le faisait bascu-
« ler dans l'excavation sacrée. A l'appui de cette opinion
« pourraient être invoquées les observations dans les-
« quelles l'évacuation régulière de la vessie par la sonde
« a suffi pour amener la guérison, non seulement de l'af-
« fection vésicale, mais encore de la rétroversion. La plu-
« part admettent que c'est la rétroversion de l'utérus qui
« inaugure la série des accidents. Le col utérin porté en

« avant détermine de la rétention d'urine, puis de la cys-
« tite et enfin, lorsque cette dernière est très intense, la
« mortification et l'exfoliation de la paroi vésicale. Pour
« élucider l'influence de la rétention et des cathétérismes
« répétés, May s'est livré sur des chiens à quelques expé-
« riences qui paraissent démontrer que la rétention incom-
« plète, intermittente, et l'emploi irrégulier de la sonde ont
« plus d'influence que la rétention complète.

« MM. Pinard et Varnier.....qui ont analysé et très judi-
« cieusement commenté le plus grand nombre des obser-
« vations publiées en France et à l'étranger, pensent que
« ni la rétention d'urine, ni les cathétérismes répétés, ni
« la cystite ne suffisent à expliquer la gangrène et l'exfo-
« liation; il faut attribuer le rôle principal, comme à la
« suite des accouchements laborieux, à la compression
« exercée par l'utérus rétroversé sur les vaisseaux de la
« vessie et cela en vertu de leurs rapports avec la paroi
« osseuse de l'excavation pelvienne et de leur mode de
« distribution.....

« Je ne puis souscrire sans réserve à l'opinion exprimée
« par M. Pinard..... Je pense qu'il revient toujours une
« part très importante à l'élément inflammatoire, qui est
« lui-même causé, entretenu ou exaspéré par la rétention.
« Ainsi nous pouvons comprendre que l'exfoliation puisse
« être observée chez l'homme aussi bien que chez la
« femme, enceinte ou non. Nous trouvons en effet, la trace
« des lésions inflammatoires très accusées sur toutes les
« pièces examinées au microscope, même sur celles.....où
« le lambeau comprenait toute l'épaisseur de la paroi vé-
« sicale. Elles sont également très prononcées dans le cas
« de MM. Pinard et Varnier. Quel que soit donc le méca-
« nisme en vertu duquel l'inflammation conduit à l'exfo-
« liation (théories de Dolbeau, de Schatz, etc.), le point
« de départ me paraît toujours être une extrême intensité
« des phénomènes inflammatoires. »

Vous voyez, Messieurs, qu'en dehors de la cystite cantharidienne, la cystite membraneuse n'est pas une affection primitive. La formation et l'expulsion des membranes est toujours précédée d'une cystite aiguë, le plus souvent surajoutée à une cystite chronique, et compliquée de rétention complète ou incomplète.

Cette variété de cystite n'a de *symptomatologie* propre, en général, que lorsque les membranes détachées obstruent l'urèthre ou la sonde, et surtout lorsqu'elles sont expulsées. Cependant, une fétidité particulière des urines peut, ainsi que le fait remarquer M. Guyon, servir de signe de présomption.

Dans certains cas, aussi rares dans l'une que dans l'autre forme de cystite membraneuse que je vous ai indiquées, il se produit des hématuries plus ou moins abondantes, qui reparaissent à chaque miction, pendant un ou plusieurs jours.

Suivant M. Guyon, ce n'est point par le fait d'une séparation membraneuse, d'une perte de substance, mais sous la seule influence de l'intensité des phénomènes congestifs que se produit cette hématurie.

Les urines sont toujours troubles, très chargées de pus, et elles subissent au plus haut point, disent les auteurs, la transformation ammoniacale. Elles exhalent, suivant leur expression, une *forte odeur de macération anatomique*, et, à leur contact, on voit les sondes d'argent noircir comme au contact des émanations sulfureuses. Cette odeur, particulièrement fétide, serait précoce et constante.

Dans un des cas que j'ai observés à l'hôpital Saint-Louis, cette odeur fétide de l'urine manquait complétement, ainsi que la transformation ammoniacale. Cette observation est citée dans ma thèse.

Les muqueuses exposées au contact irritant de cette urine, celles du méat, du gland, des grandes lèvres et même celle du vagin, si l'on a fait la taille vésico-vaginale, sont parfois enflammées et recouvertes d'un exsudat blanchâtre pseudo-membraneux.

L'expulsion des membranes avec les urines constitue le symptôme le plus caractéristique de la variété de cystite que nous étudions. Il suffit à lui seul pour établir absolument le diagnostic. Parfois ce sont des pellicules très minces, peu étendues ; d'autres fois, ce sont des lambeaux épais et larges. Il peut même arriver que ce soit un sac entier qui se trouve rejeté en bloc.

Ces membranes rendent la miction difficile ; elles déterminent même parfois de la rétention d'urine. Lorsqu'elles offrent une certaine largeur, elles ne peuvent plus en effet traverser l'urèthre qu'en s'enroulant en cylindre ou en fuseau, ce qui n'a pas toujours lieu. Si elles forment un peloton trop volumineux, le jet d'urine qui les entraîne est brusquement interrompu; il ne reprend que si les débris membraneux se déplacent, sous l'influence d'un changement de position du malade, par exemple. Lorsque les membranes se sont engagées dans l'urèthre par une extrémité relativement amincie, tandis que leur partie principale forme dans la vessie une masse volumineuse, le canal est obstrué et la rétention est en général complète. On peut quelquefois extraire ces membranes chez la femme à l'aide de tractions modérées. Si elles adhèrent au niveau du col, elles peuvent n'être expulsées qu'au bout d'un ou de plusieurs jours.

Dans ces cas de rétention, le cathétérisme ne permet souvent de retirer que peu ou pas d'urine, parce que le bec de la sonde se coiffe de débris membraneux qui ne permettent pas au liquide de passer. Si le jet se produit, il ne tarde pas à être brusquement arrêté. Chez d'autres malades, si l'urine ne s'écoule pas, cela tient à ce que la sonde s'insinue entre le sac et la paroi vésicale.

Quelle que soit la cause de la rétention, on observe

bientôt toute la série des accidents généraux qui caractérisent l'empoisonnement urineux.

Mais dans un bon nombre de cas l'expulsion des fausses membranes se fait facilement, soit en une seule fois, soit en plusieurs jours, par fragments plus ou moins volumineux. La guérison peut alors être rapidement observée. Parfois il y a cependant un retour passager des accidents dus à ce que de nouveaux lambeaux se détachent. Leur expulsion est bientôt suivie d'une guérison définitive.

Cette terminaison heureuse peut s'observer non seulement dans les cas de pseudo-membranes, mais encore lorsqu'il y a eu gangrène et exfoliation partielle ou totale de la paroi vésicale. On a cité des observations de guérison dans des cas où il existait sur la membrane expulsée un vaste lambeau de péritoine.

Certains auteurs ont vu la cystite membraneuse être suivie de la formation d'un calcul vésical.

Mais la mort est encore trop souvent la conséquence de cette variété de cystite, même lorsqu'il s'agit de la forme pseudo-membraneuse.

La terminaison fatale est due à différentes causes. Parfois il y a rupture de la vessie et mort par péritonite suraiguë.

Dans d'autres cas, les lésions inflammatoires qui portent sur toute l'étendue de l'appareil urinaire jouent un grand rôle dans la terminaison fatale, mais celle-ci est surtout due à l'infection. C'est là en effet la cause principale. On comprend quels dangers fait courir aux malades la rétention dans le réservoir urinaire de tous ces produits sphacélés, putréfiés, et celle d'une urine dans laquelle pullulent les microbes les plus redoutables que l'on puisse rencontrer dans les voies urinaires.

Lorsque ces débris membraneux sont expulsés, et que l'on peut désinfecter la vessie, la guérison a les plus grandes chances d'être obtenue. En effet, les auteurs ne signalent qu'un seul cas de mort après l'expulsion des membranes, mais dans ce cas les lésions étaient considérables. Le lambeau comprenait une large surface péritonéale.

Le *pronostic*, vous le voyez, est grave, surtout lorsqu'il s'agit de la forme membraneuse. Les lésions, dans ces cas, peuvent être en effet extrêmement étendues. Si l'expulsion des produits membraneux peut avoir lieu, le pronostic présente cependant beaucoup moins de gravité.

DE LA CYSTITE. — VARIÉTÉS

Cystite chez la Femme.

Messieurs,

La cystite est plus rare chez la femme que chez l'homme. Civiale a fait remarquer que l'inflammation de la vessie est cependant plus fréquente chez la femme qu'on ne l'avait cru avant lui. « On s'est peu occupé, dit-il, du ca-
« tarrhe vésical chez les femmes. Plusieurs motifs se sont
« réunis pour amener cette négligence. D'abord, à raison
« de dispositions organiques plus favorables, on observe
« plus rarement chez la femme que chez l'homme les alté-
« rations morbides et les troubles fonctionnels, tant de la
« vessie que de l'urètre, dont le catarrhe est la consé-
« quence. En second lieu, la plupart des femmes ne se
« soumettent qu'à la dernière extrémité aux investigations
« locales, et quelques-unes mêmes gardent un silence
« obstiné sur les souffrances qu'elles éprouvent du côté de
« l'appareil génito-urinaire.
« Cependant, les femmes sont plus sujettes au catarrhe
« vésical qu'on ne le pense généralement. Cette affection
« a même quelquefois chez elles un caractère désespérant
« d'opiniâtreté. Je l'ai observée à tous les âges, et dans
« toutes les conditions de la vie sociale. »
Pour M. Guyon, l'inflammation de la vessie serait aussi plus fréquente chez la femme que ne l'ont pensé

certains auteurs. « La cystite, dit-il, est réellement plus
« rare dans le sexe féminin ; cela me paraît devoir être
« imputé à plusieurs circonstances dont les plus impor-
« tantes sont : 1° la fréquence beaucoup moindre des af-
« fections blennorrhagiques, due elle-même à la différence
« des conditions sociales ; 2° la rareté des complications
« vésicales de la blennorrhagie chez la femme, alors même
« que l'urèthre, ce qui serait très commun, est intéressé ;
« 3° l'absence des causes de rétention, et, par suite, de
« cystite que constituent chez l'homme les rétrécissements,
« à peu près inconnus chez la femme, et l'hypertrophie de
« la prostate.

« Mais, soustraite à ces diverses influences, la femme
« n'en reste pas moins exposée à la cystite tuberculeuse,
« à la cystite néoplasique, à la cystite calculeuse. D'un
« autre côté, si elle a le précieux avantage de ne point
« avoir de prostate, et d'être par conséquent à l'abri de
« tous les troubles urinaires dont cette glande est la cause
« dans le sexe masculin, si elle échappe également aux
« rétrécissements de l'urèthre et à leurs conséquences,
« elle possède, en revanche, un utérus dont les nombreuses
« variations physiologiques ou pathologiques retentissent
« de la façon la plus manifeste sur les fonctions vésicales.

« Il faut toutefois reconnaître que les cystites qui dé-
« rivent de l'utérus ne sauraient être mises numérique-
« ment en parallèle avec celles qui reconnaissent pour
« cause l'hypertrophie de la prostate ou les rétrécisse-
« ments uréthraux. »

L'*étiologie* présente dans cette variété de cystite plusieurs particularités qui méritent d'être notées. Voyons
surtout quel rôle joue l'utérus dans cette étiologie.

La cause prédisposante la plus importante de la cystite
que l'on observe chez la femme, c'est une congestion de la
vessie liée à des états physiologiques et pathologiques de
l'utérus.

Les phénomènes congestifs dont ce dernier organe est si souvent le siège se transmettent en effet très facilement à la vessie. Vous savez quelles étroites connexions les artères utérines ont avec celles du réservoir urinaire. Vous vous rappelez également que Gillette a démontré que le système veineux de la vessie, très développé chez la femme, présente des communications multiples avec celui de l'utérus. Il n'est donc point surprenant, comme l'ont fait remarquer certains auteurs, entre autres le docteur Eug. Monod, que des connexions anatomiques aussi étroites, portant à la fois sur les artères et sur les veines, aient parfois une influence manifeste sur la physiologie et la pathologie de ces deux organes. Mais tandis que la matrice paraît ne subir qu'assez faiblement l'influence de la vessie, celle-ci au contraire est souvent très influencée par l'état de l'utérus. Les vaisseaux de ce dernier organe sont en effet beaucoup plus importants que ceux du réservoir urinaire. D'autre part, ils sont pendant les règles et au cours de la grossesse, le siège d'un afflux sanguin énorme, qui n'a point son équivalent du côté de la vessie, même dans les états pathologiques (Guyon).

Ce retentissement sur le réservoir urinaire d'un état congestif de l'utérus est facile à constater. Les envies d'uriner ne sont-elles pas en effet notablement plus fréquentes et parfois un peu douloureuses au début des époques menstruelles ? Dans certains cas, ces phénomènes sont même précurseurs ; ils annoncent la prochaine apparition des règles.

Le Dr Chenet a montré en outre que, toutes choses égales, ces troubles vésicaux, variables avec les femmes, sont plus accusés chez les multipares, et surtout chez les multipares dont l'utérus est resté gros, en état plus ou moins marqué de subinvolution, c'est-à-dire dans les cas où la congestion de l'utérus est plus prononcée.

La ménopause exerce une influence comparable à celle

des règles. Vous savez qu'il peut se produire à ce moment des phénomènes congestifs dans toutes les régions du corps, phénomènes qui sont beaucoup plus fréquents et plus prononcés dans les organes péri-utérins que partout ailleurs.

Mais c'est surtout pendant la grossesse, cela se conçoit, que l'on constate ce retentissement de l'utérus sur la vessie. Vous savez quel énorme développement acquièrent alors les vaisseaux artériels et veineux de l'utérus, de ses annexes et même des organes voisins, le vagin et la vulve en particulier. Aussi, voit-on souvent survenir des envies fréquentes d'uriner dans les premières semaines de la conception, longtemps avant que le développement de l'utérus puisse devenir une cause de compression pour la vessie. Quelquefois, lorsque la congestion vésicale est plus prononcée, à la fréquence des mictions s'ajoute de la dysurie ou de la douleur.

Le Dr Eug. Monod, qui a fait des recherches sur ce sujet, a constaté que ces troubles vésicaux existaient au début de la grossesse dans un quart des cas.

« Chez les jeunes femmes, dit Civiale, les rapports con-
« jugaux, l'abus du coït... agissent quelquefois sur la
« vessie, de manière à y favoriser, si ce n'est à y provo-
« quer, le développement d'une phlegmasie chronique... »

Les affections inflammatoires ou organiques de l'utérus produisent également dans un très grand nombre de cas un retentissement plus ou moins marqué sur la vessie. Aussi, toutes les fois que l'on se trouve, chez la femme, en présence de troubles urinaires dont la pathogénie semble obscure doit-on, comme l'a fait observer Barnes, diriger ses recherches du côté de l'utérus.

Dans tous les cas que nous venons d'examiner, il s'agit d'une action dynamique de l'utérus sur la vessie, c'est-à-dire d'une propagation de l'hyperhémie de l'un à l'autre de ces organes. Dans un second groupe de faits, que nous allons maintenant étudier, c'est mécaniquement que le réservoir urinaire se trouve influencé. Il y a compression de cet organe.

Lorsque cette compression gêne simplement l'expansion du réservoir urinaire, qu'elle se borne à diminuer sa capacité, sans déterminer de rétention d'urine, il n'en résulte guère que des besoins plus fréquents d'uriner. Mais il arrive très souvent que l'état de l'utérus qui détermine la compression de la vessie produit en même temps une congestion plus ou moins considérable de cet organe, d'où des troubles bien plus graves.

A propos de la cystite membraneuse, je vous ai dit aussi que la compression produite par la tête du fœtus sur le bas-fond de la vessie, dans les cas de dystocie, peut déterminer jusqu'à du sphacèle. On a vu encore les mêmes désordres succéder à une application du forceps. Tous ces faits ont été depuis longtemps signalés par les accoucheurs.

Il est à noter cependant qu'en dehors des accouchements laborieux, la compression de la vessie sans rétention ne présente en général aucune gravité : elle constitue simplement une cause prédisposante de la cystite. Elle peut aussi gêner considérablement le traitement direct de l'inflammation vésicale. Je vous en ai cité un exemple remarquable en vous décrivant la physiologie de l'urèthre chez la femme. Il s'agissait dans ce cas, vous vous le rappelez, d'une compression de la vessie par une tumeur fibreuse de l'utérus.

Lorsque la compression s'accompagne de rétention, la vessie se congestionne encore beaucoup plus facilement que dans les cas où cette complication ne se produit pas. La rétention n'est pas toujours complète. Dans les premiers temps de la grossesse, par exemple, on peut constater cette forme lente, insidieuse, souvent méconnue, de la rétention incomplète que je vous ai décrite en étudiant l'hypertrophie de la prostate. Cette forme de rétention peut même s'accompagner de la distension de la vessie, qui remonte parfois jusqu'à l'ombilic et au-dessus. Il peut se produire dans ces cas de l'incontinence par regorgement. On a vu exceptionnellement cette forme insidieuse de la rétention chez la femme être suivie de la rupture de la vessie.

On comprend combien ces distensions exagérées prédisposent à la cystite.

La compression sans rétention peut être produite par toutes les affections utérines déterminant une augmentation de volume considérable de cet organe : tumeurs fibreuses, sarcomes volumineux de l'utérus. Mais on l'observe surtout pendant les derniers mois de la grossesse et particulièrement au moment de l'accouchement.

L'antéversion et surtout l'antéflexion sont encore des causes de compression sans rétention, laquelle peut aussi être observée dans les cas de phlegmons péri-utérins, lorsque ceux-ci immobilisent la matrice et l'appliquent plus ou moins intimement contre la face postérieure de la vessie.

La compression avec rétention est produite le plus souvent par la rétroversion ou la rétroflexion de l'utérus. Le corps de la matrice bascule dans ce cas en arrière, du côté du rectum, tandis que le col, dirigé vers la symphyse pubienne, aplatit ou dévie le canal uréthral.

Bien que ces phénomènes puissent survenir dans le cas de vacuité de l'utérus, on les observe surtout pendant la grossesse et presque toujours vers le troisième ou le quatrième mois.

Telles sont les différentes causes prédisposantes de la cystite chez la femme. Elles agissent, ainsi que je vous l'ai dit, en déterminant des phénomènes congestifs du côté de la vessie. Voyons maintenant quelles en sont les causes déterminantes.

« *En dehors de la grossesse*, dit M. Guyon, l'afflux san-
« guin qui se produit dans tous les organes de l'excava-
« tion pelvienne, soit au moment des règles, soit à l'époque
« de la ménopause, soit dans le cours des affections in-
« flammatoires de l'utérus, place la vessie en imminence
« morbide. Dans ces conditions, que l'une des causes plus
« ou moins banales dont nous avons maintes fois, chez
« l'homme, constaté l'influence, intervienne, le froid, par
« exemple, ou bien des excès de boisson, de coït, une ré-
« tention accidentelle et la cystite pourra se produire.
« Souvent même on la voit survenir en dehors de toute
« cause occasionnelle et on ne peut incriminer que les
« conditions prédisposantes. »

Je vous ai déjà dit, Messieurs, surtout en vous parlant
de la cystite chez les rétrécis, que cette manière de voir
ne peut être aujourd'hui admise. La congestion de la muqueuse vésicale, dans l'état actuel de la science, ne peut
être considérée comme suffisante pour expliquer l'apparition de la cystite. La brièveté de l'urèthre chez la femme
facilite singulièrement la pénétration directe dans la vessie
des microbes pathogènes. Ceux-ci, inoffensifs dans les
conditions ordinaires, peuvent déterminer au contraire la
cystite lorsque le réservoir urinaire est soumis à l'influence des causes prédisposantes que nous venons d'étudier. Mais, me direz-vous, est-il démontré que ce soient
les micro-organismes de la vulve et du vagin qui pénètrent ainsi dans la vessie? Il est incontestable que cette
question mérite de nouvelles recherches. Cependant, vous
devez savoir que certains auteurs affirment avoir trouvé
dans le vagin, chez des femmes qui ne présentaient aucune affection des voies urinaires, la bactérie que Clado
a décrite sous le nom de bactérie septique de la vessie.
Ces auteurs l'ont encore trouvée dans les portions profondes du vagin chez des malades dont les urines contenaient cette bactérie à l'état de pureté. Mais dans ces

derniers cas, on peut supposer que l'inverse a eu lieu, que c'est le vagin qui a été infecté par l'urine contenant ce microbe pathogène.

La cystite peut apparaître à des époques variables de *la grossesse*. Ainsi on peut la voir survenir tout à fait au début de la gestation, vers le troisième ou le quatrième mois, à la fin de la grossesse et après l'accouchement.

L'apparition de la cystite dans les premiers temps de la grossesse a été surtout signalée par le Dr Eug. Monod. Suivant cet auteur, elle serait assez fréquente. Je n'ai rien de spécial à vous indiquer sur les causes déterminantes de cette variété de cystite. Mais je crois devoir faire dès maintenant une remarque assez importante. Jusqu'à présent, j'ai toujours noté de la vaginite granuleuse dans les cas de cystite liée exclusivement à la grossesse. J'ai trouvé surtout cette vaginite très prononcée chez trois malades de l'hôpital de la Pitié. Dans ces trois cas, on a pu constater qu'il ne s'agissait point d'une vaginite blennorrhagique. Chez ces trois malades, la cystite était aussi survenue plusieurs semaines après le début de la vaginite granuleuse.

La cystite qui apparaît vers le troisième ou le quatrième mois de la grossesse peut ne pas présenter, au point de vue étiologique, d'autres particularités que celles dont je viens de vous parler. Mais il ne faut pas oublier que la rétroversion de l'utérus est fréquente dans cette variété de cystite. La compression joue donc ici un rôle important. Rappelez-vous qu'elle peut aller jusqu'à produire la gangrène des parois vésicales. Dans les cas moins graves, le cathétérisme a dû fréquemment jouer un rôle considérable dans l'apparition de la cystite en introduisant dans le réservoir urinaire des microbes pathogènes. Or, vous savez que le cathétérisme est souvent nécessaire dans ces cas, la malade ayant une rétention plus ou moins complète.

La cystite qui apparaît vers la fin de la grossesse a été observée et signalée depuis longtemps par les auteurs. Les causes qui la déterminent sont celles que je vous ai déjà indiquées. Je n'y insiste donc pas.

J'arrive maintenant à la cystite qui survient après l'accouchement ou l'avortement, c'est-à-dire à la cystite post-puerpérale d'Eug. Monod ou postpartum de Boissard.

La cystite peut apparaître après un accouchement parfaitement normal ou après un avortement à marche régulière. C'est un fait aujourd'hui bien connu, mais qui paraît avoir longtemps passé inaperçu. « On chercherait vaine-
« ment dans ces ouvrages, dit le Dr Eug. Monod, la des-
« cription nette d'une cystite, vulgaire par ses symp-
« tômes, grave par sa désolante ténacité, survenant en
« dehors de toute cause traumatique ou de toute compres-
« sion locale, à la suite d'un accouchement ordinaire. »

Pour M. Hervieux, qui a discuté la nature et les causes de cette variété de cystite, l'inflammation de la vessie serait due à l'action spécifique d'un principe toxique, principe qui ne serait autre que le poison puerpéral.

M. Guéneau de Mussy a pensé qu'il s'agissait d'une fissure du col vésical. C'est aussi l'opinion de Spiegelberg, de Simon de Heidelberg, d'Emmet. « Quant à moi, dit
« M. Guyon, je ne me sens pas encore suffisamment édi-
« fié par les faits qui précèdent. Je pense qu'il n'est pas
« rare de trouver au pourtour du col, et dans la partie
« profonde du canal, des surfaces granuleuses, plus ou
« moins étendues, qui ne sont ni des ulcérations ni des
« fissures. C'est une simple altération inflammatoire de
« la muqueuse, qui est fréquente dans les cystites chro-
« niques, au voisinage du col, et il n'y a rien d'extraordi-
« naire à ce qu'elle empiète sur la partie profonde de
« l'urèthre, car chez la femme comme chez l'homme, la
« cystite s'accompagne presque toujours, comme je l'ai
« démontré, d'uréthrite profonde. »

Pour l'habile chirurgien de Necker, il s'agit donc bien d'une véritable cystite. Quant à sa cause déterminante, ce serait un surcroît de congestion ; les microbes n'y joueraient qu'un rôle secondaire. « Je dirai seulement, « ajoute-t-il, que si l'influence parasitaire mérite d'être « prise en grande considération, je la crois subordonnée « à celle des autres conditions que je viens de vous « rappeler. »

Un auteur allemand, M. Bumm, a constaté, en 1886, dans l'urine de nouvelles accouchées atteintes de cystite, la présence d'un diplococcus spécial, qui serait le même microbe que d'autres auteurs ont signalé dans les lochies. Introduit dans la vessie des animaux, il en a provoqué l'inflammation. Mais l'expérience n'a réussi que dans les cas où le rôle protecteur de l'épithélium avait été amoindri en pratiquant une contusion de la vessie.

C'est donc bien la pénétration de micro-organismes dans la vessie qui constitue la cause déterminante de la cystite que l'on observe après l'accouchement ou l'avortement. Ces microbes pathogènes y pénètrent spontanément ou ils y sont introduits par le cathétérisme.

Toutes les autres causes indiquées par les auteurs, et que je viens de vous rappeler, ne sont que des causes prédisposantes, mais dont l'importance est néanmoins considérable. La contusion vésicale, par exemple, en amoindrissant le rôle protecteur de l'épithélium, joue, comme vous l'avez vu par les expériences de M. Bumm, un grand rôle dans la pathogénie de la cystite consécutive à l'accouchement. L'influence de cette cause était très nette chez une malade que j'ai observée, en 1887, à l'hôpital Tenon, dans le service de mon excellent maître M. Bar. La cystite avait débuté après un tamponnement du vagin : on n'avait pas pratiqué le cathétérisme. Il est encore à noter que cette femme n'eut aucune autre complication. Voilà donc un exemple de pénétration spontanée des microbes pathogènes dans la vessie, dont l'infection fut favorisée par une contusion vésicale plus prononcée que celle qui se produit dans les accouchements ordinaires.

Au point de vue *symptomatique*, la cystite que l'on observe chez la femme ne diffère pas sensiblement de celle que nous venons d'étudier chez l'homme. Elle présente cependant quelques particularités cliniques importantes qui ont trait à son évolution, à sa durée, à sa terminaison.

La cystite est fréquemment influencée par les règles. Elle devient plus aiguë à ce moment pour revenir ensuite à son état antérieur. Cette recrudescence, qui se traduit surtout par une augmentation du nombre des mictions et de la douleur, s'observe particulièrement dans les différentes formes de cystite chronique, quelles qu'en soient les causes et la nature. Signalé par West, ce fait clinique a été bien mis en évidence par Laugier et par son élève Bernardet.

La ménopause exerce également une influence fâcheuse sur la cystite, qui présente alors une très grande ténacité. Civiale, qui a noté ce fait, s'exprime de la façon suivante. « Ces sortes de catarrhes, dit-il, généralement chroniques, « mais quelquefois aussi plus ou moins aigus, présentent « beaucoup de variétés. Ce qui les distingue surtout, c'est « la résistance qu'ils opposent à tous les moyens indirects « de traitement. »

Lorsque la cystite apparaît pendant la grossesse, au début surtout, c'est généralement, disent certains auteurs, une affection bénigne, qui ne s'accompagne pas d'accidents très pénibles, mais qui peut cependant devenir une cause d'avortement. Si celui-ci survient, provoqué ou non par la cystite, la guérison est bientôt obtenue.

Il y a d'assez nombreuses exceptions à cette règle formulée par les auteurs. Il suffit de lire certaines observations pour voir que la cystite, même au début de la grossesse, peut présenter une grande ténacité. Vous pourrez rencontrer même pendant la grossesse la variété de cystite dite douloureuse. J'en ai publié une observation remarquable dans ma thèse.

Lorsque la cystite se montre après l'accouchement, elle offre ordinairement beaucoup plus de gravité, même quand il s'agit d'une cystite consécutive à un accouchement normal (Eug. Monod).

« Non seulement elle (la cystite postpartum) est plus « aiguë, dit M. Guyon, plus pénible par tout l'ensemble de « ses manifestations, mais elle a beaucoup plus de ten- « dance à passer à l'état chronique et à persister avec une « ténacité désespérante. Quelquefois elle empêche la « marche et entrave complétement la vie active des ma- « lades. J'ai le souvenir d'avoir soigné et guéri une dame « qui est restée dix-huit mois sans pouvoir marcher. On « observe donc chez la femme des cystites infiniment plus « rebelles et plus graves que celles que l'on rencontre dans « l'autre sexe. »

Je vous rappelle que c'est surtout chez la femme que l'on observe la véritable cystite membraneuse. En vous décrivant cette variété grave de l'inflammation vésicale, je vous ai dit combien les lésions étaient parfois étendues.

Le *pronostic* de la cystite chez la femme est donc en général grave. La gravité tient surtout à ce que cette variété de cystite est très tenace et parfois excessivement intense. Quant aux cas de cystite membraneuse, ils sont heureusement rares.

Je crois devoir insister encore sur certains faits que je vous ai déjà signalés à propos de l'anatomie pathologique et de la symptomatologie de la cystite : je veux parler de ces adhérences dues à de la péricystite et qui agglutinent dans une masse commune, la vessie, l'utérus, les annexes de l'utérus et les autres organes pelviens. Je vous ai dit que dans un cas cité par M. Le Dentu, l'air pouvait pénétrer dans la vessie pendant le cathétérisme, lorsqu'on retirait brusquement la main après avoir comprimé l'hypogastre.

Dans d'autre cas, il semble que la vessie ne puisse plus se distendre, qu'elle se trouve limitée par des adhérences qui la fixent aux organes voisins et même à la paroi abdominale. J'ai observé dernièrement un cas de ce genre; il s'agissait d'une cystite chronique consécutive à des accidents inflammatoires du petit bassin survenus après un accouchement, il y a plusieurs années. J'ai pu faire disparaître la douleur pendant la miction; les urines sont devenues également à peu près normales, mais la fréquence des mictions persiste. L'utérus n'est pas encore normal. Il s'agit peut-être, me direz-vous, d'une cystite interstitielle ayant amené une diminution de la capacité anatomique de la vessie. C'est possible; mais l'histoire de cette malade, certains symptômes me font penser qu'il doit y avoir des adhérences.

Par contre, un traitement rationnel permet de guérir parfois chez la femme des cystites chroniques que l'on pourrait croire incurables en se basant sur l'ancienneté de la maladie et sur les chances d'une cystite interstitielle concomitante. J'en ai eu, en 1889, un exemple des plus intéressants chez une malade qu'avait bien voulu me confier mon excellent maître M. Péan. Cette malade avait une cystite qui avait débuté en 1885. Quand je commençai le traitement, la malade urinait encore tous les quarts d'heure, toutes les dix minutes, le jour; la nuit, elle restait au plus une demi-heure sans uriner. Les urines contenaient une quantité notable de pus; la miction était peu douloureuse. Sous l'influence des lavages de la vessie sans sonde, la cystite s'améliora, la capacité de la vessie augmenta peu à peu et au bout de deux mois la malade ne se levait plus la nuit pour uriner; le jour, le nombre des mictions était normal. Depuis cette époque la guérison se maintient. Il est à noter que je n'ai employé chez cette malade que la solution boriquée à 4 %.

Il ne s'agissait donc probablement dans ce cas que d'une diminution de la capacité physiologique de la vessie. Il est aussi à remarquer que chez cette malade l'utérus et ses annexes étaient sains. Vous voyez, Messieurs, qu'il ne faut pas s'exagérer la gravité de la cystite chronique chez la femme ; lorsqu'il n'y a pas de cystite interstitielle, ni d'adhérences consécutives à une péricystite, quand l'utérus est normal, un traitement logique vous donnera une guérison complète et durable.

Lorsqu'il existe une lésion de l'utérus qui entretient la cystite, ce qu'il faut toujours rechercher, il est bien évident que la guérison n'a chance alors d'être observée, en général, qu'après la disparition de l'affection utérine. Le pronostic, dans ce cas, est donc en partie subordonné à cette dernière affection. Cependant un traitement direct convenablement appliqué vous permettra encore souvent de soulager et même de guérir ces malades alors que la lésion utérine persiste. Rappelez-vous l'observation si intéressante à ce point de vue de la malade dont je vous ai parlé à propos de la physiologie de l'urèthre.

Donc les progrès que j'ai réalisés dans le traitement direct de l'inflammation vésicale ont encore notablement atténué la gravité du pronostic de la cystite que l'on observe chez la femme. Vous savez du reste combien le lavage de la vessie sans sonde est facile chez elle, les difficultés qu'il m'a fallu vaincre chez l'homme n'existant pas chez la femme. On peut répéter à ce sujet qu'il suffisait presque d'y penser.

Cystite chez les enfants. — On ne trouve guère cette variété de cystite signalée que par Civiale. « Le catarrhe « vésical, dit-il, a été moins étudié encore chez les en-

« fants que chez les femmes. Cependant il n'est pas rare aux
« premiers âges de la vie.....

« C'est surtout chez les enfants scrofuleux et rachitiques
« que j'ai observé le catarrhe chronique..... Quant aux ca-
« ractères de la phlegmasie, il ne m'ont rien offert de
« spécial. J'ai seulement remarqué que la maladie était
« fort insidieuse, en ce sens que ses symptômes avaient, la
« plupart du temps, peu d'intensité, surtout au début.
« Peut-être, cause-t-elle moins de douleurs qu'aux autres
« époques de la vie. Les mucosités sont moins abondantes,
« et leur passage à travers l'urèthre paraît occasionner
« des cuissons moins vives. Quelquefois, la phlegmasie
« persiste pendant plusieurs années, sans que l'urine
« devienne puriforme. Cependant il arrive une époque où
« ce liquide prend une couleur lactescente et dépose une
« matière granuleuse, de couleur grise. Alors, la consti-
« tution du sujet a déjà reçu de profondes atteintes, et le
« dépérissement est rapide.....

« Dans l'enfance, comme aux autres époques de la vie,
« la phlegmasie vésicale est souvent provoquée, entre-
« tenue, exaspérée par l'irritation du rectum et surtout
« par la présence des vers. C'est une circonstance à
« laquelle le praticien doit avoir égard..... A cet âge,
« la nature a plus de ressources; aussi n'est-il pas rare
« de voir revenir à la santé des malades qui semblaient
« voués à une mort certaine. Cependant, il arrive que
« toutes les ressources de l'art échouent, même employées
« de la manière la plus méthodique, et alors les enfants
« succombent dans un état complet de marasme. »

Il semble, comme vous le voyez, que ce soit surtout la
cystite tuberculeuse que Civiale ait observée chez les
enfants. La description qu'il en donne se rapporte en effet
assez bien à cette variété de cystite.

Cystite douloureuse. — La dénomination de cystite douloureuse, ainsi que je l'ai fait remarquer dans ma thèse, ne se rapporte pas à une variété de cystite bien nette, bien précise. La douleur est, vous venez de le voir, un symptôme ordinaire, banal, de l'inflammation vésicale.

« Ce qui caractérise cette variété de cystite, dit M. Guyon,
« ce n'est pas seulement l'exagération du symptôme dou-
« leur, c'est sa longue durée, sa continuité sans la moindre
« accalmie sérieuse, sa résistance à tous les moyens clas-
« siques de traitement. Ce qui la caractérise encore, c'est
« la rétraction douloureuse de la vessie, rétraction, il est
« vrai, purement physiologique, par simple contracture du
« muscle vésical, et non pas anatomique, mais entraînant
« cependant au plus haut point l'intolérance fonctionnelle
« de l'organe. Dans ces conditions d'intensité et de durée,
« la douleur domine complétement la situation, elle laisse
« bien loin derrière elle toutes les considérations étio-
« logiques et réclame impérieusement des moyens spé-
« ciaux de traitement. En un mot, c'est un être à part,
« c'est une véritable entité morbide, malgré la multipli-
« cité de ses origines. Tandis que pour l'excès du pus, du
« sang, ou pour la transformation ammoniacale, c'est la
« maladie avant tout que nous avons à soigner, ici, en
« présence de l'exagération du symptôme douleur, c'est
« moins la maladie que sa manifestation que nous devons
« avoir en vue. Il ne suffit pas, en effet, d'instituer le trai-
« tement que réclament la nature et la cause de la maladie.
« Il est de toute nécessité d'agir en outre par des moyens
« spéciaux contre l'élément douleur. »

Vous voyez, Messieurs, combien est vague la définition de la cystite douloureuse. Si elle nécessitait, comme on l'a cru, une thérapeutique absolument spéciale, ce serait là une source de grands embarras dans la pratique. Mais rassurez-vous, le traitement de la cystite douloureuse ne diffère pas aujourd'hui sensiblement, au moins dans l'immense majorité des cas, de celui qui doit être appliqué aux autres variétés de cystite.

Parmi les variétés que nous venons d'étudier, il en est où le passage à l'état douloureux est plus particulièrement à redouter. C'est ainsi qu'on l'observe assez fréquemment dans la cystite tuberculeuse, puis vient la cystite blennorrhagique, surtout dans sa forme chronique; ce sont, en effet, les cas invétérés qui offrent le plus de tendance à devenir douloureux (Guyon). La cystite des néoplasiques mérite aussi une mention spéciale. Vous savez qu'après un cathétérisme, elle débute souvent avec une extrême violence. Parfois, vous ai-je dit, cette crise aiguë se calme assez vite, mais il n'est point rare de la voir persister et menacer rapidement la vie des malades.

Il ne faut cependant pas oublier que si la cystite douloureuse se rencontre plus spécialement dans les variétés que je viens de vous indiquer, on peut l'observer également dans toutes les autres espèces de cystite.

« Toute la catégorie des impressionnables et des né-
« vropathes, dit M. Guyon, est prédestinée; c'est à chaque
« instant que nous avons, en chirurgie générale, l'occasion
« de les voir accuser de grandes douleurs pour de petites
« lésions. Chez eux, l'effet est facilement en disproportion
« avec la cause. Le nervosisme du malade est donc un
« élément dont nous sommes obligés de tenir un certain
« compte; il est même quelquefois le seul que l'on puisse
« invoquer. Ordinairement il ne suffit pas et le plus sou-
« vent il fait défaut, comme il est facile de le constater
« chez certains malades une fois qu'ils sont complétement
« guéris. Ajoutons que les femmes n'en sont pas plus
« exemptes que les hommes; peut-être même y sont-elles
« plus exposées. »

Ces remarques de l'habile chirurgien de Necker sont fort justes, mais je ne suis plus du tout de son avis lors-

qu'il dit : « J'ajoute que chez un bon nombre de malades
« atteints de cystite vulgaire mais avec grande sensibilité
« de la vessie, l'injection de la plus petite quantité de
« liquide dans la vessie devient une cause de distension
« douloureuse. Alors, ce ne sont pas seulement les lavages
« mal faits qui sont nuisibles, mais aussi les lavages de
« toute espèce, même les plus méthodiques. »

Ceci est, j'ai le regret de le dire, complétement inexact.
Ce que M. Guyon a constaté est uniquement dû au mauvais
procédé employé pour faire ces lavages. Qu'il se décide à
supprimer l'usage de la sonde, à employer la cocaïne
d'une façon rationnelle et à recourir à une pression faible,
constante, mathématiquement dosée, juste la pression
nécessaire pour triompher de la résistance du sphincter
uréthral et l'habile chirurgien de Necker verra que l'on
peut faire des lavages de la vessie dans ces cas sans
jamais constater les inconvénients dont il parle.

Il reconnaît lui-même du reste que le seul cathétérisme
présente des inconvénients. « Après la distension spon-
« tanée ou provoquée, dit-il, je dois encore vous signaler
« l'influence des *cathétérismes intempestifs*, alors même
« qu'ils sont régulièrement exécutés. Les cathétérismes
« ne sont pas également nuisibles chez tous les malades.
« C'est particulièrement chez les néoplasiques et aussi,
« bien qu'à un degré beaucoup moins prononcé, chez les
« tuberculeux urinaires qu'on observe ces fâcheuses con-
« séquences. Il importe donc de ne jamais recourir à la
« légère à l'exploration de la vessie. Comme je ne cesse
« de vous le répéter, il ne faut en aucun cas chercher avec
« la sonde métallique des révélations inattendues, mais
« seulement la confirmation d'un diagnostic déjà fait en
« grande partie d'après l'ensemble des renseignements
« recueillis par une interrogation méthodique. »

Les auteurs ont fait remarquer il y a déjà bien longtemps que l'état douloureux de la vessie est parfois ma-

nifestement sous la dépendance de lésions rénales. Dans
certains cas, il s'agit alors d'une simple cystalgie, mais
souvent il existe une véritable cystite. Il n'est point rare
même que ce soit l'inflammation vésicale qui ait été le
point de départ des accidents. Il faut donc rechercher
toujours avec soin quel est l'état de la vessie et agir sur
cet organe s'il est enflammé. Je vous ai déjà dit que même
dans la cystalgie on calme parfois directement les douleurs
vésicales. J'y reviendrai dans une des prochaines leçons.

La cystite douloureuse est essentiellement caractérisée
au point de vue *symptomatique* par l'exagération de la
douleur. Celle-ci se montre particulièrement pendant les
mictions et elle acquiert sa plus grande acuité au moment
où sont expulsées les dernières gouttes d'urine. Que la
vessie soit ou non complétement évacuée, elle devient le
siège de contractions violentes et involontaires excessivement pénibles, et ce ténesme s'étend souvent au rectum.
Pendant ce temps, la verge devient turgescente, elle entre
en demi-érection. Quant au patient, il ne peut dissimuler
ses angoisses ; il a la face rouge, gonflée, ses traits se
crispent, souvent même il pousse malgré lui des gémisse-
ments. La douleur s'élève quelquefois à une telle intensité
que beaucoup de malades ne craignent pas d'aller au devant d'une opération sanglante pour obtenir quelque soulagement. Ils préfèrent mourir que de continuer à mener
une aussi misérable existence. La douleur se prolonge en
effet après l'émission de l'urine et elle ne se calme que
très lentement. Or, les mictions se renouvellent souvent ;
la fréquence atteint quelquefois même des proportions
invraisemblables ; la miction a lieu toutes les cinq minutes
et parfois à des intervalles plus rapprochés encore, ce qui
entraîne la privation complète de sommeil. Un malade qui,
pour favoriser les efforts nécessaires à la miction, s'arc-
boutait sur les mains pendant la nuit, les avait couvertes

de durillons dus aux pressions répétées qu'elles avaient à subir (Guyon).

La douleur, quoique très intense au repos complet, est toujours augmentée par les mouvements, par la marche ou la voiture, par la simple station verticale. Ces malades marchent courbés en deux, comme des vieillards. M. Guyon fait remarquer avec raison que cette attitude spéciale, cette démarche, cette crainte des mouvements pourraient faire croire à un calcul vésical et amener à proposer des explorations réitérées. « Comme ces explorations sont « infructueuses, dit-il, on est tenté de les renouveler après « avoir fait dans la vessie une injection qui en écarte les « parois. Sous l'influence de ces manœuvres, l'état du ma- « lade s'aggrave et trop souvent on observe, comme con- « séquence, un retentissement inflammatoire du côté des « régions supérieures de l'appareil urinaire. Il faut savoir « s'abstenir de ces explorations d'autant plus que l'évolu- « tion de la maladie suffit amplement pour écarter le « soupçon du calcul. »

Et il ajoute :

« A quoi tient cette exaspération de la douleur provo- « quée par la marche, les moindres mouvements, la sta- « tion verticale? Elle est due, je pense, à ce que l'urine, « dont le contact ne provoque normalement aucune sensa- « tion, joue, dans l'état pathologique, le rôle d'un véritable « corps étranger et surtout à ce que la moindre pression « extravésicale augmente la tension intérieure de l'organe. « Or, chaque mouvement des membres et la simple sta- « tion verticale nécessitent la contraction des muscles « abdominaux et retentissent par conséquent sur la vessie.

« Mais ce n'est pas seulement la douleur spontanée pen- « dant les mictions ou dans leurs intervalles que nous « avons à considérer, nous avons aussi à étudier la *dou-* « *leur provoquée.* C'est à l'aide de l'analyse de ces provo- « cations que vous arriverez à un diagnostic précis. »

Je vous rappelle, Messieurs, que cette recherche de la *douleur provoquée* doit être pratiquée avec beaucoup de ménagements, afin de ne pas aggraver l'état du malade. Après l'avoir fait uriner, afin que la vessie soit vide, et l'avoir fait coucher sur le dos, vous procéderez à cette recherche en suivant les règles que je vous ai déjà indiquées lorsque je vous ai décrit les symptômes de la cystite, mais vous n'aurez recours qu'à la palpation hypogastrique simple ou combinée au toucher vaginal ou rectal. Tout cathétérisme doit être proscrit. Vous devez bien vous garder également de rechercher la douleur qui peut résulter de la distension vésicale. M. Guyon lui-même reconnaît en effet que cette douleur se prolonge après la distension ainsi provoquée et que « tous les signes de la « cystite s'exagèrent souvent pour plusieurs jours ». Or, pourquoi y recourir, puisque le diagnostic peut être fait sans ces recherches et que les indications qu'elles fournissent ne peuvent plus servir aujourd'hui au traitement de cette affection?

La cystite douloureuse, lorsqu'elle n'est pas soumise à un traitement rationnel, persiste au même degré des semaines et des mois. Il n'y a pas d'accalmie sérieuse; par contre, il se produit de temps en temps des *crises* pendant lesquelles tous les symptômes s'exagèrent et prennent une extrême intensité. Vous comprenez que de telles souffrances ne tardent pas à avoir un retentissement sur l'état général; les malades maigrissent rapidement et ils finissent par succomber.

Le *pronostic* de cette variété de cystite est donc très grave. Les douleurs sont telles que certains malades ont tenté de se suicider. D'autre part, tous les traitements classiques employés jusque dans ces dernières années avaient à peu près échoué. La taille même n'avait donné, ainsi que je l'ai montré dans ma thèse, que de bien médiocres résultats.

Aujourd'hui, grâce aux modifications heureuses que j'ai apportées au traitement de cette affection, le pronostic de la cystite douloureuse a perdu toute sa gravité, puisque la douleur peut désormais être calmée très rapidement, dans l'immense majorité des cas, grâce à l'anesthésie directe de la muqueuse uréthro-vésicale pratiquée suivant le procédé que je vous ai déjà fait connaître. Quant à la disparition de l'inflammation vésicale elle-même, elle est aussi obtenue dans ces cas à l'aide de moyens simples, qui ne diffèrent point de ceux que je vous indiquerai bientôt à propos du traitement général de la cystite.

Telles sont, Messieurs, les principales variétés que présente l'inflammation de la vessie. Chemin faisant, je vous ai indiqué les particularités les plus importantes qui ont trait à l'*étiologie* de cette affection. Je vais maintenant les compléter avant de passer au diagnostic de la cystite.

Suivant certains auteurs, le sulfate de quinine, l'iodure de potassium, la morphine, les balsamiques et les diurétiques détermineraient parfois une cystite analogue à la cystite cantharidienne. Il en serait de même des emplâtres de thapsia, des sinapismes. D'autres auteurs, sans nier les faits qui ont été cités, ont fait remarquer qu'il devait s'agir alors de sujets doués d'une susceptibilité toute particulière et probablement sous le coup d'une influence diathésique.

Pour M. Guyon, le mélange du pus à l'urine ne provoque pas la cystite. Un abcès du voisinage peut verser son contenu dans la vessie sans que sa muqueuse s'irrite. « Chose plus inattendue, ajoute-t-il, les communications « accidentelles de l'intestin et de la vessie, qui permettent « aux matières fécales et aux gaz de pénétrer dans le « réservoir de l'urine, ne déterminent pas toujours, tant « s'en faut, son inflammation. »

J'ai observé plusieurs faits qui sont en complet désaccord avec cette opinion du savant professeur. Je vous ai déjà cité l'observation d'une malade atteinte de cystite à la suite de l'ouverture dans la vessie d'un phlegmon péri-utérin. J'en ai encore observé deux cas bien intéressants, en 1887, dans le service de M. Lancereaux. Chez une malade surtout les symptômes étaient des plus nets. Un abcès consécutif à une pelvi-péritonite s'était ouvert dans la vessie. Il en était résulté une cystite. Je fis à cette malade des lavages de la vessie sans sonde et la cystite disparut presque complétement; l'urine devint à peu près normale. Peu de temps après survint une nouvelle poussée inflammatoire du côté du bassin et une nouvelle collection purulente se vida dans la vessie qui devint bientôt le siège d'une violente inflammation. Je parvins encore à guérir la cystite, mais les accidents se manifestèrent une seconde fois. J'appliquai le même traitement avec succès. Depuis cette époque, j'ai appris que la malade avait complétement guéri de sa pelvi-péritonite et qu'elle ne présentait aucun trouble du côté des voies urinaires.

On a quelquefois observé la cystite dans la fièvre typhoïde, dans les fièvres éruptives, le choléra et même les oreillons. Dans ces cas, l'infection vient du rein. Vous savez que M. le prof. Bouchard a montré que la voie rénale est l'un des chemins les plus suivis pour l'élimination des agents infectieux dans les fièvres graves, telles que la fièvre typhoïde. On sait aujourd'hui qu'il en est de même dans les autres affections que je viens de vous citer. Il faut convenir cependant que cette variété de cystite est excessivement rare. Lorsqu'il y a eu rétention d'urine, on peut se demander encore si ce n'est pas le cathétérisme qui a déterminé l'inflammation vésicale.

La cystite est fréquente dans les affections médullaires qui s'accompagnent de paraplégie. On la rencontre aussi dans certaines affections cérébrales. M. le prof. Charcot a montré le rôle important que jouent dans ces cas les troubles trophiques. Quant à la cause déterminante, c'est un cathétérisme insuffisamment aseptique. Vous savez en effet que dans ces cas il y a rétention d'urine. Cette variété de cystite, comme le fait remarquer M. Guyon, est assez analogue à celle que l'on observe chez les prostatiques.

L'influence du rhumatisme, de la goutte et de l'arthritisme est niée par un certain nombre d'auteurs, entre autres par Follin et Duplay, Voillemier et Le Dentu. Elle est admise au contraire par M. Guyon, qui pense même que les rhumatisants sont plus exposés aux poussées de cystite que les goutteux, tandis que les arthritiques n'offriraient aucune prédisposition spéciale. « Toujours est-il « que le *rhumatisme*, dit-il, prédispose à la cystite. C'est, à « côté de la *diathèse tuberculeuse*, celle dont l'action est le « mieux démontrée. Mais elle n'a pas, à beaucoup près, la « même importance. Nous savons combien la cystite est « fréquente chez les tuberculeux; elle est en somme fort « rare chez les rhumatisants par le seul fait du rhuma- « tisme. Elle se caractérise volontiers par une somme de « douleurs quelquefois intenses et en désaccord avec le « degré des lésions. Chez certains sujets, elle ne guérit « que sous l'influence adjuvante du traitement antirhuma- « tismal.....

« Mais si l'influence du rhumatisme peut être facilement « établie, il n'en est pas de même de celle de l'*arthritisme* « et de l'*herpétisme*. Rien jusqu'à présent ne m'a permis « de l'admettre; j'ai vu cependant bien des malades chez « lesquels elle avait été supposée. L'histoire de la cystite « chez les calculeux ne paraît plus faite pour donner place « à l'arthritisme dans notre cadre étiologique, car je vous « ai démontré combien ceux qui sont des uratiques sont « peu disposés à l'inflammation vésicale. J'ai cependant « rencontré chez un petit nombre de goutteux des cystites « évidemment liées à des accès aigus; elles naissaient avec

« eux et s'amendaient aussitôt que s'était constituée une
« une franche détermination articulaire. »

M. Thompson s'exprime à ce sujet de la façon suivante.
« Çà et là cependant, l'interprétation pathogénique du mal
« échappera à vos plus louables efforts, et il peut bien se
« faire, ma foi, que vous soyez obligés vous aussi de vous
« rabattre sur la diathèse goutteuse..... Messieurs, défiez-
« vous de la *goutte* et surtout de la *goutte rentrée*, vrai re-
« fuge, dans les cas embarrassants, pour les praticiens
« d'une faible puissance diagnostique. S'il est vrai qu'un
« certain nombre de phlegmasies uréthro-cystiques doivent
« être considérées comme la localisation d'un état morbide
« général, j'espère que ce n'est que dans des circonstances
« extrêmement rares. »

Chez l'homme l'état hémorrhoïdaire prédisposerait à la
cystite.

Les habitudes sédentaires, les écarts de régime, l'abus
des aliments épicés ou des boissons alcooliques, les excès
vénériens ont une influence qui a été souvent démontrée,
dit M. Guyon, « mais qui cependant ne se manifeste que
« chez les prédisposés. »

Les brûlures étendues de la surface tégumentaire
peuvent s'accompagner de cystite.

Pour un grand nombre d'auteurs, le refroidissement,
soit général ou partiel, a sur la vessie l'influence la plus
certaine.

Le traumatisme n'est pas considéré par M. Guyon
comme une cause sérieuse de l'inflammation vésicale.
« On a beaucoup parlé, dit-il, de *cystite traumatique* et
« publié des descriptions qui semblent témoigner de son
« extrême gravité; j'avoue n'avoir rien observé de sem-
« blable. La vessie se laisse ouvrir, racler, cautériser au
« fer rouge, drainer et suturer sans réagir, et, lorsqu'elle
« est enflammée avant ces lésions opératoires, elle cesse
« de l'être aussitôt ou peu de temps après. Cela ne veut

« pas dire que bien des malades n'aient succombé après
« des opérations irrégulières et lourdement traumatisantes.
« Mais soyez sûrs que ce n'est pas seulement à la cystite,
« quelque intenses qu'aient été ses lésions, qu'a été due
« la mort. »

Toutes les causes que je viens de vous énumérer ne
sont que des causes prédisposantes. A part les cas de cystite dus à la présence dans l'urine d'un principe irritant,
comme dans la cystite cantharidienne, par exemple, et
certains cas de cystite membraneuse où il s'agit d'une véritable gangrène de la paroi vésicale, il y a toujours pénétration dans le réservoir urinaire de microbes pathogènes. La cystite essentielle, idiopathique, n'est plus
admise. Mais l'introduction d'organismes de toute espèce
s'effectue journellement, a-t-on dit, pendant des cathétérismes qui se font sans la moindre prétention à l'asepsie ou
à l'antisepsie, et cependant les urines restent claires, la
cystite fait complétement défaut. Les injections de cultures
de bacilles dans une vessie saine restent sans effet. Ces remarques sont très justes; il est incontestable que l'épithélium sain protège admirablement la vessie contre l'action
pathogène des micro-organismes. Mais cela ne permet nullement de conclure qu'un surcroît dans l'activité congestive
dû à une fatigue, un écart de régime, un refroidissement,
suffit pour faire « franchir à la congestion la limite qui la
« sépare de l'inflammation » (Guyon).

Du reste, que le rôle protecteur de l'épithélium vésical
vienne à être amoindri par l'une quelconque des causes
que je vous ai indiquées et vous verrez que très souvent
la vessie sera aussitôt infectée par les microbes que l'on y
aura introduits : la cystite sera dès lors constituée.

Voilà, Messieurs, ce que vous devez bien retenir et
vous rappeler lorsque vous allez pratiquer le cathétérisme. Alors même que la vessie est parfaitement saine,
sachez bien que si vous altérez l'épithélium vésical et que

votre cathétérisme ne soit pas pratiqué d'une manière rigoureusement aseptique, une cystite pourra en être la conséquence.

Mais jusqu'à présent, je ne me suis occupé que de la cystite muqueuse ou cystite proprement dite. La *cystite interstitielle* étant ordinairement consécutive à l'inflammation de la muqueuse vésicale ou à la péricystite, n'a guère d'étiologie propre.

Quant à la *péricystite*, je vous rappelle qu'elle peut être primitive. Dans le cas cité par M. Le Dentu elle avait été en effet occasionnée par un coup de pied à l'hypogastre.

Lorsqu'elle est secondaire, la péricystite se rattache à une phlegmasie de la vessie, de l'utérus ou de ses annexes, chez la femme; des vésicules séminales, de la prostate, du canal déférent, chez l'homme. Les cas de péricystite consécutifs à l'ouverture d'une collection vésicale interstitielle dans le tissu cellulaire périvésical sont rares. Ce qui domine dans cette étiologie, ce sont les deux autres variétés de cause que je viens de vous indiquer.

VINGT-NEUVIÈME LEÇON

DIAGNOSTIC DE LA CYSTITE

Messieurs,

Le diagnostic de la cystite est très facile dans l'immense majorité des cas. Lorsque l'on constate la réunion des trois symptômes principaux, fréquence des mictions, douleur, purulence des urines, et que la douleur provoquée par une pression méthodique au niveau du réservoir urinaire vide est bien nette, on peut affirmer que la vessie est enflammée.

Mais vous vous garderez bien de faire ce diagnostic en ne vous basant que sur un seul symptôme. Comme le fait très justement remarquer M. Guyon, les besoins fréquents d'uriner peuvent s'observer chez des malades absolument indemnes de toute inflammation de la vessie ; la douleur spontanée se rencontre dans la cystalgie ou névralgie vésicale, et le pus contenu dans l'urine peut tenir exclusivement à une affection des reins ou de l'urèthre profond ou d'une lésion de voisinage établissant une communication entre la vessie et un foyer qui s'y déverse. *« Pour « qu'on ait le droit de dire qu'il y a cystite il faut la réunion « des trois principaux symptômes, fréquence des mictions, « douleur, purulence des urines, quelle que soit du reste « leur intensité.....*

« Mais, ajoute-t-il, la douleur provoquée par un examen « méthodique ne se rencontre que dans la cystite, cette re-

« cherche assurera toujours le diagnostic dans les cas
« douteux. »

Le diagnostic du siège principal des lésions pourra être fait très souvent en recommandant aux malades d'uriner dans trois verres. Mais vous aurez bien soin de débarrasser préalablement l'urèthre antérieur du pus qu'il peut contenir, en suivant le procédé que je vous ai indiqué. Je n'insiste pas sur cette expérience des trois verres, que je vous ai longuement décrite en vous indiquant les symptômes de la cystite.

Je dois vous parler maintenant de la *cystite variqueuse du col de la vessie.* « Les veines de la vessie, dit M. Tillaux,
« et en particulier celles du col sont souvent variqueuses.
« Les varices du col ont été signalées depuis longtemps,
« mais on n'a peut-être pas suffisamment insisté sur les
« accidents qu'elles produisent. Elles forment une maladie
« spéciale, bien déterminée, dont le diagnostic n'est pas
« facile et le traitement moins encore ; on pourrait la dé-
« signer sous le nom de *cystite variqueuse du col de la*
« *vessie.*

« La présence de bourrelets variqueux détermine des
« envies fréquentes d'uriner, et de temps en temps une
« grande difficulté de la miction qui peut aller jusqu'à la
« rétention. Le malade éprouve de la pesanteur à l'hypo-
« gastre, au périnée, à l'anus, et marche avec difficulté,
« puis, à un moment donné, il rend par l'urèthre une
« grande quantité de sang et se trouve soulagé ; il urine
« bien, ne souffre plus, marche facilement, jusqu'au retour
« d'une nouvelle crise. Toutefois les caillots peuvent s'ac-
« cumuler dans le canal et s'opposer à la sortie de l'urine.
« Ils finissent par être projetés au dehors et le malade ne
« souffre plus.

« J'ai observé la cystite variqueuse du col type sur un
« jeune homme de vingt ans qui n'avait jamais contracté
« de blennorrhagie. Il portait une varicocèle, et son père

« était affecté d'hémorrhoïdes. Ce jeune homme obtint, je
« n'ose pas dire la guérison, mais une grande amélioration
« à l'aide du massage du col avec les bougies Béniqué,
« des injections froides dans la vessie et le rectum et des
« bains de sièges froids. Il éprouvait un tel soulagement de
« l'emploi des Béniqué qu'il apprit à les passer lui-même. »

M. Guyon ne peut admettre cette opinion. « On observe
« parfois, dit-il, avec des phénomènes inflammatoires
« très modérés, une émission de sang assez abondante,
« presque sans douleur, à la fin de la miction. On a voulu
« désigner ces cas en les rangeant sous la dénomination
« de *cystite hémorrhoïdale*. Je ne puis admettre une sem-
« blable interprétation, pour une raison bien simple, c'est
« que je n'ai jamais constaté à l'autopsie les dispositions
« anatomiques sur lesquelles devrait s'appuyer cette ma-
« nière de voir. Les auteurs qui ont admis l'existence de
« ces lésions et interprété leur rôle n'en ont pas, que je
« sache, fourni la preuve anatomique. J'estime, d'ailleurs,
« qu'il n'est pas nécessaire de chercher dans une lésion
« théorique l'explication d'un fait dont rendent suffisamment
« compte l'anatomie et la physiologie normale de la vessie.
« Sans doute il est possible qu'à l'autopsie de certains
« vieillards prostatiques on aperçoive sous la muqueuse,
« au voisinage du col, des dilatations veineuses plus ou
« moins prononcées et à la rigueur on pourrait appliquer
« à cet état la dénomination de varices du col..... Mais ce
« sont là des faits absolument exceptionnels et il n'est pas
« besoin, même chez le vieillard, qu'il y ait une semblable
« dilatation des veines du col, pour que des hématuries se
« produisent à la fin des mictions. La vascularisation de
« cette région de la vessie où il existe normalement de
« riches plexus veineux, muqueux et sous-muqueux, suffit
« à bien rendre compte de la facilité avec laquelle la con-
« gestion s'y produit, surtout lorsqu'il existe des phéno-
« mènes inflammatoires même subaigus. Vous savez enfin

« que des lésions nées sous l'influence des cystites chro-
« niques, telles que les excroissances fongo-vasculaires,
« peuvent anatomiquement expliquer des faits semblables.

« Si l'hypothèse de la cystite hémorrhoïdale n'est guère
« admissible chez le vieillard, à plus forte raison, doit-
« elle être rejetée chez les jeunes gens et les adultes.
« Tout dernièrement j'avais l'occasion de voir un jeune
« homme qui, ayant été soumis hâtivement à la médication
« balsamique pour une blennorrhagie, vit apparaître du
« sang dans les dernières parties de la miction sans
« éprouver d'ailleurs ni douleurs notables, ni fréquence
« très marquée. Les urines contenaient seulement une très
« petite quantité de pus. Pour faire d'un cas semblable de
« la cystite hémorrhoïdale, il faudrait admettre que des
« paquets variqueux peuvent se constituer d'emblée pour
« ainsi dire. Et, dans le cas actuel, une supposition sem-
« blable aurait été d'autant moins fondée que l'étude at-
« tentive du malade permettait aisément de saisir l'en-
« chaînement des phénomènes. La présence du pus, même
« en faible quantité, démontrait la nature inflammatoire
« de la maladie, et comme cette inflammation était sur-
« venue au cours d'une blennorrhagie uréthrale, il était de
« toute évidence qu'il fallait les rattacher l'une à l'autre.

« Il n'est donc pas besoin d'invoquer des lésions ima-
« ginaires, ou du moins extrêmement rares, pour expliquer
« cet écoulement de sang à la fin des mictions que pré-
« sentent certains malades. Ce phénomène est tout simple-
« ment l'indice d'une poussée congestive qui, en vertu d'une
« disposition anatomique normale et non pathologique, se
« localise à la région cervicale. »

Pour diagnostiquer le *degré d'intensité* de la cystite, il
faut étudier chacun des principaux symptômes que présente cette affection. En général, la fréquence et la douleur
des mictions sont d'autant plus accusées que l'inflammation est plus aiguë. Ces symptômes sont aussi parfois très

marqués dans certains cas de cystite chronique, par exemple chez les tuberculeux, chez les prostatiques. Mais on n'observe ordinairement cette grande intensité que sous forme d'accès, de crises plus ou moins longues.

La purulence au contraire n'a aucune valeur à ce point de vue. Elle peut être insignifiante dans certains cas de cystite très aiguë, tandis qu'elle est beaucoup plus marquée en général dans la cystite chronique, surtout si celle-ci s'accompagne de lésions de la partie supérieure de l'appareil urinaire.

L'apparition de la transformation ammoniacale dans le cours d'une cystite est toujours l'indice du passage à un état plus aigu, mais elle s'installe définitivement dans ce que l'on pourrait appeler le catarrhe chronique de la vessie (Guyon).

Le mélange de stries sanguinolentes au dépôt de l'urine, les hématuries à la fin de la miction s'observent fréquemment dans les cas aigus; mais il n'est point rare de les constater lorsqu'il s'agit d'une cystite subaiguë ou chronique.

La douleur provoquée a une grande valeur au contraire. « Les différents modes d'exploration par le toucher, dit « M. Guyon, vous renseigneront très exactement sur « l'intensité réelle de l'inflammation. Parfois ils sont « presque négatifs, alors même que les manifestations « spontanées sont excessives; vous ne vous laisserez pas, « dans ces cas, prendre aux apparences et vous attacherez « toujours à la douleur provoquée la signification qu'elle « mérite. Elle vous servira donc de critérium pour juger « de l'intensité réelle des lésions et de la valeur de mani- « festations spontanées qui peuvent varier avec chaque « individualité. »

Je vous rappelle, Messieurs, que cette recherche de la douleur provoquée n'est pas sans inconvénients et qu'il faut y recourir le moins possible, d'autant plus que cette précision dans le diagnostic n'est aujourd'hui d'aucune utilité pour le traitement.

Passons maintenant au diagnostic des *variétés* que présente l'inflammation vésicale.

Lorsque la *cystite* est venue compliquer l'*hypertrophie de la prostate*, on a tous les signes que je-vous ai indiqués en vous décrivant cette affection. De plus, en interrogeant le malade, on apprend que ces symptômes ont précédé ceux de la cystite.

L'ordre dans lequel se sont succédé les phénomènes pathologiques vous permet aussi de reconnaître la *cystite des rétrécis*. Mais n'oubliez pas qu'il y a ici des causes d'erreur. Ainsi les mictions peuvent être fréquentes bien longtemps avant qu'apparaisse l'inflammation de la vessie. L'urine du premier verre peut contenir également une quantité notable de pus sécrété exclusivement par l'urèthre en arrière du rétrécissement. Il faut donc avoir bien soin de rechercher les symptômes habituels de la cystite avant d'affirmer qu'il existe une inflammation de la vessie. L'exploration du canal ne laisse ensuite aucun doute sur la variété de l'inflammation vésicale à laquelle on a affaire.

Le diagnostic de la *cystite blennorrhagique* est ordinairement très facile. Dans certains cas néanmoins il présente de réelles difficultés. Ainsi lorsque l'inflammation n'apparaît que longtemps après le début de la blennorrhagie, alors que l'écoulement paraît supprimé; l'hésitation est permise. Si vous ne trouvez pas d'autres causes de cystite chez le malade vous pouvez admettre cependant qu'il s'agit d'une cystite blennorrhagique. Mais votre embarras sera grand si vous constatez des signes de tuberculose, des symptômes de phthisie pulmonaire, par exemple. M. Guyon a beaucoup insisté sur les difficultés que présente le diagnostic dans ces *cas limites*, comme il les appelle. Vous savez, en effet, combien il est difficile de trouver dans l'urine le bacille de Koch. Vous savez également que ce bacille peut manquer dans l'urine alors même qu'il existe de la tuberculose des voies urinaires.

Pour trancher la question du diagnostic dans ces cas aussi complexes, « il ne faut rien moins, dit M. Guyon, « que l'étude la plus complète et du malade et de la ma-« ladie; *du malade*, c'est-à-dire de ses antécédents héré-« ditaires et personnels au point de vue des diathèses, des « moindres particularités de son passé urinaire, enfin, des « symptômes concomitants qu'il peut offrir du côté..... de « la sphère génitale..., *de la maladie*, c'est-à-dire de son « mode de début spontané ou provoqué, de ses symptômes « propres,..... de la marche de l'affection livrée à elle-« même ou modifiée par le traitement ».

L'absence de lésions tuberculeuses dans les organes génitaux a une grande valeur. Si ces organes sont sains, il est bien possible qu'il s'agisse d'une cystite tuberculeuse; mais cependant la cystite blennorrhagique est tout aussi probable.

L'apparition spontanée de la cystite peut exister dans les cas où l'inflammation vésicale est de nature blennorrhagique, mais il faut convenir que ce mode de début appartient surtout à la tuberculose.

On peut encore trouver dans l'évolution de la maladie, dans la manière dont les symptômes se succèdent quelques indices utiles à recueillir. Par exemple, un début franchement aigu, à grand fracas, est assez habituel à la cystite blennorrhagique, comme vous l'avez vu. Du jour au lendemain, les malades sont tourmentés par une fréquence excessive de la miction, une douleur très vive au moment où elle s'achève et par des hématuries terminales. Enfin, on constate de très bonne heure la présence du pus, parfois en grande quantité, dans l'urine. La cystite tuberculeuse, au contraire, s'installe sournoisement. Elle s'annonce longtemps d'avance par des symptômes prémonitoires isolés (Guyon).

Le passage à l'état chronique s'observe dans les deux variétés de cystite blennorrhagique et tuberculeuse, mais tandis qu'il est à peu près constant dans la dernière variété, il manque souvent dans la première.

Le traitement est considéré par M. Guyon comme l'un des meilleurs moyens de diagnostic. Tandis que le nitrate d'argent donne de bons résultats dans la cystite blennorrhagique, il échoue au contraire dans la cystite tuberculeuse. Il est même dangereux dans cette dernière variété de cystite, qu'il peut notablement aggraver. M. Guyon en a cité des exemples; il a vu par exemple des hématuries inquiétantes déterminées par ce médicament. Aussi conseille-t-il, lorsqu'on y aura recours pour faire le diagnostic dans les cas limites que nous étudions, de *procéder avec une extrême prudence.*

L'examen bactériologique de l'urine contenue dans le dernier verre, c'est-à-dire dans la partie du liquide qui a le plus de chances de ne contenir que les microbes qui se trouvent dans la vessie, peut-il fournir quelques indications pour le diagnostic de la cystite blennorrhagique?
« S'il est vrai, dit M. Guyon, que la présence du gonococ-
« cus de Neisser dans les produits de sécrétion caractérise
« toute inflammation d'origine blennorrhagique, et cela
« paraît se confirmer de plus en plus, on doit pouvoir le
« retrouver dans le dépôt de l'urine en l'examinant avec
« toutes les précautions voulues. Cette constatation pourrait,
« dans les cas douteux, acquérir une grande importance
« diagnostique. Elle serait à la cystite blennorrhagique ce
« que le bacille de Koch est à la cystite tuberculeuse. Mais,
« jusqu'à ce jour, les recherches de cette nature ne sont
« pas entrées dans la pratique journalière, et pour ma
« part je ne les ai pas encore suffisamment utilisées pour
« en connaître la valeur exacte. »

Le pus recueilli dans l'urèthre doit être examiné à part. Bien que son examen présente moins d'importance, il a encore cependant une certaine valeur.

Le cas que j'ai choisi d'une cystite blennorrhagique tardive et chez un tuberculeux est le plus difficile que l'on puisse rencontrer. Mais les difficultés sont parfois encore assez grandes lorsqu'il n'existe de manifestation tuberculeuse dans aucun organe. Ce n'est que par un examen attentif du malade que vous arriverez à faire un diagnostic précis.

Lorsqu'on trouve dans l'urine le bacille de Koch, le diagnostic de la *cystite tuberculeuse* est facile, puisque la présence de ce micro-organisme dans la vessie est considérée comme un signe pathognomonique de la tuberculose urinaire. Malheureusement il n'en est pas toujours ainsi et le diagnostic de cette variété de cystite présente parfois de très grandes difficultés. Voyons comment on peut arriver à reconnaître dans ces cas la cystite tuberculeuse.

Je vous rappelle que toute cystite survenue sans cause appréciable ou suffisante est suspecte. De même toute cystite qui se prolonge sans motif ou plutôt sans lésion qu'on puisse reconnaître et déterminer, et qui se montre réfractaire à l'action du traitement est, elle aussi, presque sûrement tuberculeuse (Guyon).

Si vous constatez en même temps des lésions tuberculeuses dans un point de l'économie, les chances de cystite tuberculeuse sont encore bien plus grandes. Enfin, si la tuberculose a envahi les organes génitaux, vous pouvez affirmer, suivant certains auteurs, qu'il s'agit d'une cystite tuberculeuse, car pour eux la tuberculose débute toujours par l'appareil urinaire. Ce n'est que secondairement que les organes génitaux sont atteints. Vous voyez combien l'absence de causes appréciables de cystite a de valeur pour le diagnostic de la tuberculose vésicale.

Le spasme de l'urèthre, si fréquent dans la cystite

tuberculeuse, pourrait faire commettre une erreur de diagnostic. On pourrait croire à un rétrécissement de l'urèthre et par suite à une cystite chez un rétréci. En prenant toutes les précautions que je vous ai indiquées, vous éviterez facilement de commettre une pareille méprise, qui serait très préjudiciable à votre malade. Vous savez en effet que le cathétérisme est nuisible dans la tuberculose vésicale. C'est un fait sur lequel j'ai déjà insisté.

Mais il est des cas complexes où le diagnostic présente encore plus de difficultés que dans les cas précédents. Ainsi la cystite tuberculeuse peut se montrer chez un rétréci. Il faut alors noter avec soin la marche qu'ont suivie les troubles urinaires. Ceux-ci ont été d'abord différents des troubles occasionnés par la cystite, lesquels n'ont apparu que bien plus tard. Rappelez-vous aussi que la cystite des rétrécis est très bénigne, qu'elle peut même guérir spontanément après la dilatation du rétrécissement. Or, s'il s'agit d'une cystite tuberculeuse, il en sera tout autrement; la cystite persistera. L'attention étant ainsi appelée, sur la possibilité d'une tuberculose urinaire, on ne tardera pas à découvrir de nouveaux symptômes, qui permettront de faire le diagnostic.

Je viens de vous indiquer longuement le diagnostic différentiel de la cystite tuberculeuse et de la cystite blennorrhagique. Je n'y reviendrai pas; mais il est un point que j'ai laissé de côté à dessein et que nous devons maintenant examiner.

Je vous ai dit que la cystite tuberculeuse peut se montrer avant la guérison complète d'une cystite blennorrhagique, qui a favorisé l'inoculation du bacille de Koch. Comment reconnaîtrez-vous cette complication de la cystite blennorrhagique? C'est encore un de ces « *cas limites* » qui souvent embarrassent fort le clinicien. Vous devrez soupçonner l'apparition de la cystite tuberculeuse dans

ces cas en voyant les phénomènes inflammatoires se prolonger sans motif, en constatant que le traitement n'améliore pas sensiblement la cystite. Si vous avez eu recours
au nitrate d'argent, vous pourrez constater même une aggravation des symptômes. Enfin tôt ou tard apparaissent
des signes qui ne laissent plus aucun doute sur la nature
de l'affection.

Lorsque la tuberculose vésicale en est encore à la période prémonitoire, elle ne peut être confondue avec aucune variété de cystite, puisque à cette période l'urine ne
contient pas de pus, mais bien d'autres affections vésicales
peuvent déterminer des besoins fréquents d'uriner et parfois des hématuries : hypertrophie de la prostate, rétrécissements de l'urèthre, calculs vésicaux, néoplasmes de
la vessie. Il faudra donc rechercher avec soin toutes ces
affections. Chez la femme, il faudra voir s'il n'existe pas
une cystocèle vaginale, une affection de l'utérus ou de ses
annexes.

Certaines lésions rénales doivent également être re-
cherchées. Mais le pus ne tardera pas à apparaître dans
l'urine et le diagnostic deviendra plus facile.

Vous avez en ce moment à la clinique un exemple des
difficultés que l'on peut rencontrer dans les cas de ce genre.
Il s'agit de ce marin, vigoureux et jeune, qui a fait les
campagnes du Tonkin et de Madagascar. Ce malade est
venu me trouver croyant avoir un rétrécissement de l'urèthre. On l'aurait déjà traité comme tel à l'hôpital du Midi.
Je vous ai montré qu'il ne s'agit que d'un spasme du
sphincter uréthral. Il a de la *polyurie* ; il rend deux litres
d'urine dans les 24 heures. Les mictions sont fréquentes
(15 en moyenne) aussi bien la nuit que le jour. Elles sont
un peu impérieuses, mais non douloureuses. L'urine ne
contient ni sucre, ni albumine, ni sang, ni pus. On ne
trouve que quelques filaments d'uréthrite postérieure dans
l'urine du premier verre. Ce malade a eu, il y a trois ans,

une blennorrhagie suivie d'une goutte militaire. A la suite d'injections faites pour guérir cette blennorrhée, il est survenu, il y a six mois, une cystite assez intense. Les troubles urinaires que je viens de vous indiquer ont succédé à cette cystite et ils n'ont fait que s'aggraver depuis cette époque. Il n'y a pas de lésions tuberculeuses dans les organes génitaux. Je vous engage à suivre ce malade avec beaucoup de soin. La marche seule de l'affection nous permettra de faire un diagnostic précis (1).

Le diagnostic de la *cystite calculeuse* ne présente ordinairement aucune difficulté. Lorsque la cystite apparaît, le malade avait déjà depuis longtemps, en général, des symptômes de calcul vésical. Il est donc facile de rattacher la cystite à sa véritable cause.

Lorsqu'il s'agit de la forme primitive, le diagnostic est un peu moins facile. Si vous voyez une cystite chronique non tuberculeuse ne pas s'améliorer sous l'influence du traitement et qu'il apparaisse, à un moment donné, des souffrances beaucoup plus vives, exaspérées par les mouvements ; s'il survient du ténesme, des efforts violents du côté du rectum, une douleur spéciale ou un frottement au moment où le malade retire la sonde qu'il emploie pour laver ou vider la vessie, des besoins plus fréquents et plus douloureux, vous êtes en droit de penser au développement secondaire de concrétions phosphatiques vésicales (Guyon). L'exploration vous permettra de reconnaître le calcul et par suite de rapporter à sa véritable cause la persistance de la cystite.

Le diagnostic de la *cystite des néoplasiques* est facile dans la majorité des cas, parce que les phénomènes inflammatoires n'ouvrent pas généralement la série des accidents. En interrogeant les malades, on apprend que la cystite a été précédée d'hématuries spontanées, prolon-

____

(1) L'urine de ce malade contient actuellement un peu de pus.

gées, rebelles, disparaissant ou revenant brusquement et sans motif. Parfois le rejet de parcelles de la tumeur que l'on a pu examiner au microscope a permis de confirmer le diagnostic. L'exploration directe permet encore de lever tous les doutes.

Lorsque la cystite n'a été précédée d'aucun symptôme, le diagnostic peut présenter de grandes difficultés. Les caractères de l'hématurie ont ici une grande valeur. D'abord, vous vous assurerez que le sang vient bien de la vessie en sondant les malades avec une sonde molle en caoutchouc vulcanisé. Même après lavage, les dernières gouttes du liquide prennent une teinte rutilante (Guyon).

Les hématuries ne s'observent presque dans aucune autre espèce de cystite avec la même abondance et la même persistance.

L'intensité de la douleur présente encore une valeur réelle. On la rencontre bien rarement au même degré et d'une manière aussi soutenue dans les autres variétés de cystite.

Après avoir vidé la vessie, on l'explorera et l'on constatera presque toujours la présence d'une tumeur ou tout au moins l'augmentation de volume de ses parois.

Parfois cependant, le diagnostic sera presque impossible. « La grande difficulté provient, dit M. Guyon, de ce « que certains cas, extrêmement rares, il est vrai, de cys- « tite blennorrhagique et tuberculeuse peuvent offrir et « les hématuries et la sensation d'épaississements plus ou « moins localisés qui sont les meilleurs signes distinctifs « de la cystite des néoplasiques. On ne peut quelquefois « éviter une erreur qui s'impose, pour ainsi dire, qu'en « procédant à l'étude très complète et très méthodique de « toutes les particularités actuelles ou antérieures rela- « tives et à la maladie et au malade. Parfois même les « difficultés sont telles que toute la sagacité clinique que

« peut donner une longue expérience peut être mise en
« défaut. »

Le diagnostic de la *cystite cantharidienne* est extrêmement facile en général. Il suffit de savoir qu'un vésicatoire
vient d'être appliqué pour soupçonner l'existence de cette
variété de cystite. Les fausses membranes que l'on constate dans l'urine et le début brusque de l'affection permettront de reconnaître cette variété de cystite dans les cas
où la cantharide aurait été introduite dans l'estomac par
erreur ou pour un motif que le malade ou les personnes
qui l'entourent tiennent à cacher.

Je vous rappelle que la tuberculose urinaire apparaît
quelquefois après une cystite cantharidienne. Le diagnostic dans ces cas sera fait facilement par la marche de
l'affection, qui, au lieu de disparaître au bout de très peu
de temps, comme c'est l'habitude, deviendra chronique et
prendra toutes les allures de la cystite tuberculeuse.

Lorsque la *cystite membraneuse* s'accompagne de l'expulsion des membranes, le diagnostic est facile, puisque
la présence de ces lambeaux dans l'urine suffit pour carac-
tériser cette variété de l'inflammation vésicale. L'examen
microscopique permet également de reconnaître s'il s'agit
d'une fausse membrane ou d'une véritable exfoliation de
la muqueuse doublée ou non des autres tuniques de la
vessie. Les auteurs font remarquer avec raison qu'il ne
suffit pas de rencontrer quelques fibres élastiques ou conjonctives pour croire qu'il s'agit d'une exfoliation vésicale,
mais que ces éléments doivent être réunis de manière à
constituer un véritable tissu.

Lorsque l'urine ne contient pas de produits membraneux
ou pseudo-membraneux, le diagnostic offre d'assez grandes
difficultés. Cependant « l'altération profonde de l'urine,
« dit M. Guyon, et surtout son extrême fétidité, quand les
« antécédents ne permettent pas d'admettre l'hypothèse
« d'une tumeur, sont de nature à faire naître le soupçon

« de la cystite membraneuse. Ces soupçons prendront
« plus de consistance et s'élèveront dans certains cas
« jusqu'à la certitude, lorsqu'on observera, en outre,
« des accidents de rétention qui ne pourront être vaincus
« par l'introduction de la sonde dans la vessie. Les irré-
« gularités de l'évacuation par le cathétérisme soit de
« l'urine, soit des liquides injectés sont parfois tellement
« caractéristiques qu'elles imposent le diagnostic. Souvent
« du reste en retirant l'instrument, on trouve dans l'œil
« des débris dont l'examen est lui-même très significatif. »

Je vous rappelle que dans l'un des cas que je vous ai
cités, il n'existait pas de fétidité des urines. S'il n'y avait
pas eu expulsion des fausses membranes, le diagnostic
aurait été chez cette malade extrêmement difficile.

La cystite cantharidienne étant l'une des formes de la
cystite membraneuse ne mérite pas d'être différenciée de
la variété de cystite que nous étudions.

Le diagnostic de la *cystite chez la femme* présente quelques particularités que je dois vous signaler. Ainsi le pus
contenu dans l'urine peut venir du vagin. Si donc vous ne
voulez pas pratiquer le cathétérisme pour recueillir l'urine
directement dans le réservoir urinaire, il faudra avoir
soin, avant de faire uriner la malade, de nettoyer complétement le vagin et la vulve. Vous avez vu ces jours
derniers à la clinique un cas intéressant à ce point de
vue. La malade se plaignait d'avoir des urines très troubles. En prenant les précautions que je viens de vous
indiquer, vous avez pu constater au contraire que ce liquide
ne contenait presque pas de pus.

Rappelez-vous que l'utérus joue un très grand rôle dans
l'étiologie de la cystite chez la femme. Vous devrez donc
toujours vous préoccuper de l'état de cet organe lorsqu'une
malade viendra vous consulter pour une cystite.

Rappelez-vous encore que la cystite blennorrhagique
est plus fréquente qu'on ne le croit chez la femme. « Une

« vieille uréthrite chronique, dit M. Guyon, dont le mari
« n'a pu se débarrasser, ou dont il a négligé de se soigner,
« peut se réveiller pendant les premiers temps du mariage
« et redevenir contagieuse. De là des inflammations uté-
« rines et aussi des uréthrites qui peuvent, à la rigueur,
« être suivies de cystite. Un soupçon de cette nature ne
« peut être éclairci que par l'examen de l'urèthre, non
« seulement chez la femme, mais chez le mari, et vous
« concevez sans peine combien cette recherche est tou-
« jours délicate. Il est cependant indispensable d'y procé-
« der très minutieusement, afin de ne pas attribuer à un
« état particulier de l'utérus, une cystite d'origine blen-
« norrhagique. »

M. Guyon a encore insisté sur une cause d'erreur de
diagnostic qui serait fréquente suivant lui : c'est la cystocèle vaginale, qui s'accompagne souvent d'envies fréquentes d'uriner. Il suffit d'être prévenu de la possibilité
de cette erreur pour l'éviter.

Le diagnostic de la *cystite douloureuse* sera fait en se
basant sur les particularités que je vous ai indiquées;
mais je vous rappelle qu'il ne s'agit pas là d'une variété
de cystite bien nette. Vous pouvez néanmoins ranger sous
cette dénomination, comme l'a fait M. Guyon, les cas où
« la *douleur persiste* au même degré pendant des semaines
« et des mois, malgré la suppression de toute manœuvre
« capable de nuire et l'emploi de médications appropriées,
« c'est alors seulement qu'on est bien en présence de cette
« forme spéciale de cystite où domine, au point de vue
« symptomatique aussi bien que thérapeutique, l'élément
« douleur, élément que les procédés et les moyens habi-
« tuels de traitement sont incapables de modifier. »

Je ne puis m'empêcher cependant, Messieurs, de vous
faire remarquer que les moyens thérapeutiques dont parle
M. Guyon ne sont plus aujourd'hui les seuls, heureusement, que l'on ait à sa disposition pour combattre la cys-

tite et surtout l'élément douleur. Si l'on appliquait dès le début de toute cystite un traitement autre que celui qui est préconisé par l'habile chirurgien de Necker, c'est-à-dire un traitement véritablement efficace et rationnel, cette variété de cystite n'existerait plus ou serait tout à fait exceptionnelle.

M. Guyon a encore divisé les cas de cystite doulou-reuse en *cas moyens* et en *grands cas*. Je ne puis admettre cette division ; les cas moyens ne doivent pas être rangés dans la variété que nous étudions. Les grands cas seuls méritent cette dénomination. Cette division, établie au-trefois au point de vue du traitement, n'a plus aujourd'hui sa raison d'être. C'est un fait que j'ai démontré dans ma thèse et sur lequel il n'est plus besoin d'insister.

Il faut avoir bien soin de ne pas confondre la cystite douloureuse avec la *cystalgie* ou *névralgie vésicale*. Dans cette dernière affection, les urines ne contiennent pas de pus, ou bien celui-ci, s'il existe, ne vient pas de la vessie. D'autre part, la sensibilité au contact, à la pression di-recte et à la tension ne sont pas exagérées dans la cystal-gie, en un mot la douleur provoquée n'existe pas.

Je vous répète qu'il faut autant que possible s'abstenir de cette recherche de la douleur provoquée ou tout au moins ne pratiquer le cathétérisme dans ce but que si l'on a absolument besoin d'un diagnostic très précis, ce qui me paraît absolument exceptionnel.

Les auteurs ont fait remarquer que pendant cette explo-ration on constate parfois dans la cystite douloureuse une diminution considérable du diamètre antéro-postérieur du réservoir urinaire. Cette profondeur de la vessie, dans l'état de vacuité, serait normalement de 10 centimètres, suivant M. Guyon, 8 centimètres d'après M. Sappey. Or, dans certains cas de cystite douloureuse, elle peut être réduite à 5, 4 et 3 centimètres. Voici comment on la me-sure. On marque avec l'ongle sur la tige de l'explorateur

à boule le point d'affleurement au méat lorsque la boule
est enfoncée jusqu'à la paroi postérieure de la vessie. On
retire ensuite l'instrument jusqu'à ce que l'on sente la
résistance du sphincter uréthral, qu'on a soin de ne pas
franchir, et l'on fait une nouvelle marque sur la tige de
l'explorateur. La distance notée entre les deux points représente la profondeur de la vessie, plus la longueur de
la région prostatique. Cette dernière, dans les conditions
normales, est, vous le savez, d'environ deux centimètres
et demi. Il suffit de les déduire de la distance trouvée
pour avoir la profondeur de la vessie.

Mais il ne suffit pas de diagnostiquer la cystite et ses
variétés, il faut encore rechercher s'il n'existe pas de
complications. Les complications rénales sont celles qui
offrent le plus d'importance. « Ce sont presque les seules,
« dit M. Guyon, dont vous aurez à vous préoccuper. J'ai
« déjà eu plus d'une fois l'occasion de vous dire que l'abon-
« dance excessive de la suppuration était un symptôme de
« pyélite et que la polyurie, surtout la polyurie trouble, la
« fièvre, enfin les troubles digestifs spéciaux étaient les
« principaux symptômes qui peuvent nous permettre de
« démasquer les néphrites secondaires. Vous n'aurez, en
« effet, que peu de renseignements à recueillir par l'exa-
« men direct des régions rénales et la recherche des modi-
« fications du volume ou de la sensibilité qui peuvent s'y
« produire, ou du moins ces renseignements peuvent vous
« faire défaut, alors cependant que la néphrite est établie.
« Il n'en est pas de même des troubles généraux détermi-
« nés par les affections rénales et en particulier des trou-
« bles digestifs, qui naissent avec elles et persistent tant
« qu'elles durent; ces troubles existent toujours à un degré
« suffisant et avec une physionomie assez nette pour que
« vous puissiez, avec un peu d'attention, en constater
« l'existence. C'est seulement lorsque vous aurez acquis
« sur l'état des reins ce complément d'information, qui

« est indispensable, que vous serez vraiment en mesure
« d'aborder la question complexe du traitement. »

Telles sont, Messieurs, les principales particularités
que présente le diagnostic de la cystite. Je vais m'occuper
maintenant du traitement de cette affection, traitement
qui, loin d'être complexe, comme le dit M. Guyon, est au
contraire aujourd'hui d'une extrême simplicité.

Je tiens cependant à vous dire un mot auparavant du
diagnostic de la cystite interstitielle et de la péricystite.

Il est bien difficile de reconnaître au début la *cystite
interstitielle*. Je vous ai dit que pour certains auteurs la
rétention d'urine que l'on observe quelquefois dans le cours
de la cytite muqueuse serait due à cette complication.

Lorsque la cystite interstitielle se termine par suppuration, on voit apparaître des symptômes plus ou moins
graves qui manquent complétement dans la cystite muqueuse : fièvre, vomissements, agitation, délire, insomnie,
etc... Mais ces symptômes sont parfois peu accusés.
D'autre part, il n'est pas toujours facile de savoir s'ils
appartiennent à une cystite interstitielle ou à des complications rénales.

Lorsque la cystite muqueuse a disparu et que la fréquence des mictions persiste, on a tout lieu de penser que
cette fréquence est due à une cystite chronique interstitielle, à moins qu'il n'y ait en même temps des signes de
péricystite. Il est probable du reste que dans ces derniers
cas les deux affections existent simultanément.

Il faut encore s'assurer que cette fréquence des mictions ne tient pas à une autre cause, la cystocèle vaginale,
par exemple, une lésion de l'utérus, etc...

Je n'insiste pas sur le diagnostic de la *péricystite*. Je ne
pourrais que vous répéter ce que je vous ai dit à propos
des symptômes de cette affection.

Quant au diagnostic des adhérences consécutives à ces
inflammations périvésicales, il pourra être fait dans des

cas analogues à celui qui a été cité par M. Le Dentu et dont je vous ai longuement parlé.

Dans la plupart des cas, on ne pourra guère que soupçonner ces adhérences. Lorsqu'on verra les suppurations périvésicales être suivies, après guérison complète des phénomènes inflammatoires, d'une fréquence plus ou moins accusée des mictions, il y aura lieu de se demander si ces troubles urinaires ne sont pas la conséquence d'adhérences fixant la vessie à la paroi abdominale ou aux organes voisins. Il est vrai qu'il y a bien des chances pour qu'il existe en même temps une cystite interstitielle. Lorsque l'inflammation a surtout intéressé les annexes de l'utérus, il peut arriver cependant que ce soient exclusivement les adhérences périvésicales qui donnent lieu aux troubles urinaires que je viens de vous citer.

TRENTIÈME LEÇON

TRAITEMENT DE LA CYSTITE

Messieurs,

Autant l'*antisepsie directe et rigoureuse des voies urinaires* m'a permis de simplifier le traitement des rétrécissements de l'urèthre, autant, vous ai-je dit, le *lavage de la vessie sans sonde* et l'*anesthésie directe de la muqueuse uréthro-vésicale* à l'aide du *chlorhydrate* et du *nitrate* de *cocaïne* m'ont permis de transformer la thérapeutique de la cystite.

Pendant fort longtemps, l'inflammation de la vessie a été traitée exclusivement par des moyens indirects. Ce n'est guère en effet qu'au commencement de ce siècle que le traitement local ou direct de la cystite a été régularisé. Civiale surtout a beaucoup employé les injections vésicales pour obtenir la guérison de la cystite chronique. Il a fait l'éloge de cette méthode thérapeutique dans des ouvrages publiés dès 1826 et 1829.

Beaucoup plus tard, Nélaton a également reconnu les précieux avantages que présente ce mode de traitement.

Aujourd'hui, la supériorité de la thérapeutique locale ou directe de la cystite sur la thérapeutique indirecte ou médicale de cette affection est trop évidente pour qu'il soit nécessaire d'y beaucoup insister. La pathogénie mieux connue de l'inflammation vésicale, le rôle considérable qu'y jouent certains microbes pathogènes, l'efficacité bien

21

reconnue des substances antiseptiques dans cette affection, montrent la supériorité du traitement direct de la cystite sur sa thérapeutique indirecte. Lorsqu'il s'agit de l'usage des antiseptiques, vous savez en effet qu'autant le résultat est sûr quand on agit directement sur le point malade, autant il est incertain si la substance modificatrice doit traverser l'organisme, avant de porter son action sur le point infecté. Vous savez aussi que ces substances prescrites à l'intérieur contre l'inflammation vésicale sont loin d'être inoffensives pour l'appareil digestif et pour les reins. Or, pourquoi irriter inutilement ces organes, pourquoi troubler ainsi la nutrition des malades, parfois déjà bien affaiblis quand il s'agit de tuberculeux ou de viéillards prostatiques? N'oubliez pas non plus que dans la cystite chronique, les reins sont fréquemment atteints de lésions plus ou moins accusées. Or, pourquoi venir ajouter de nouvelles lésions à celles qui existent déjà? Ces substances, me direz-vous, ainsi administrées, ont l'avantage d'agir en même temps sur les lésions des bassinets et des uretères. Je vous répondrai tout d'abord que dans les cas nombreux, surtout quand il s'agit de la cystite aiguë, où la vessie est le seul organe malade, cet avantage du traitement médical n'existe pas. Le rein, dans cette catégorie de faits, est donc irrité inutilement, tout aussi bien que l'appareil digestif.

Lorsque les uretères et les bassinets sont enflammés en même temps que la vessie, il faut se rappeler la pathogénie de ces lésions. Dans l'immense majorité des cas, il s'agit en effet d'urétérites et de pyélites secondaires, ascendantes, c'est-à-dire causées et entretenues par l'infection vésicale. Souvent, chez ces malades, il suffit de guérir la cystite pour voir disparaître spontanément l'inflammation des uretères et des bassinets. Ce sont des cas qui ont été observés par un grand nombre d'auteurs. Voilà donc une nouvelle catégorie de faits où l'on peut encore épargner aux malades une irritation de l'appareil digestif et des reins.

Dans d'autres cas, la guérison des lésions inflammatoires des voies urinaires supérieures peut être obtenue avec des médicaments beaucoup moins irritants que ceux dont il s'agit. Donc inutile encore chez ces malades de troubler les fonctions du tube digestif et de l'appareil rénal.

Enfin, lorsque les reins sont atteints, ce qui est la règle, en même temps que les bassinets et les uretères, ils s'opposent en général à l'élimination d'une quantité suffisante des substances en question pour qu'elles puissent agir d'une façon efficace sur la cystite. Bientôt l'irritation due à ces substances aggrave encore les lésions rénales, ce qui limite de plus en plus leur élimination. Parfois même il peut survenir des troubles graves dus à cet état pathologique des reins.

En résumé, vous voyez que les substances dont il s'agit, prescrites à l'intérieur, présentent des inconvénients, parfois même des dangers, et qu'elles sont insuffisantes pour faire disparaître la cystite. Tout au plus peuvent-elles servir d'adjuvant, surtout s'il existe en même temps que la cystite des lésions des uretères et des bassinets.

On a cependant cité, direz-vous, des guérisons indiscutables de cystite sous l'influence de cette médication. Je ne le conteste pas; mais on en a souvent observé aussi avec l'usage interne de substances beaucoup moins énergiques et par suite moins irritantes, ce qui n'a pas empêché Follin et Duplay de dire que ces remèdes sont aussi nombreux que peu efficaces. Rappelez-vous donc en effet, Messieurs, que la cystite cantharidienne et les formes légères de la cystite blennorrhagique, par exemple, guérissent en général spontanément avec quelques soins hygiéniques. La cystite des rétrécis disparaît souvent d'elle-même pendant la dilatation de la stricture uréthrale.

La cystite des calculeux ne guérit-elle pas aussi spontanément parfois après la lithotritie? etc..... Ce n'est point
à des cas aussi légers que s'appliquent ces considérations
générales.

L'inefficacité du traitement médical de la cystite dans
les cas un peu graves est du reste admise actuellement
par la grande majorité des auteurs. N'est-elle pas prouvée
en effet par la seule terreur qu'inspire encore aujourd'hui
à bon nombre de malades la dénomination de *catarrhe
vésical?* parce qu'ils la considèrent comme indiquant une
maladie chronique plus ou moins douloureuse et incurable.
D'où vient cette mauvaise réputation du catarrhe vésical,
si ce n'est des échecs si fréquents de la médication interne,
lorsqu'elle constituait l'unique thérapeutique de l'inflammation vésicale?

Le traitement de la cystite est cependant resté complexe
jusque dans ces dernières années. Vous venez de voir que
c'est même encore l'opinion de M. Guyon, opinion, je
m'empresse de le constater, qui n'est plus justifiée, comme
je vais vous le prouver.

Si le traitement local dirigé contre l'inflammation
vésicale a subi lui-même jusqu'à cette époque d'assez
nombreux échecs, cela tenait aux imperfections du manuel
opératoire employé pour agir directement sur la muqueuse
de la vessie et à l'impossibilité de réaliser une anesthésie suffisante de la muqueuse uréthro-vésicale.

Civiale et Nélaton entre autres avaient souvent déploré
la nécessité d'introduire une sonde dans la vessie pour
y injecter un liquide modificateur. Parfois, disait Civiale,
« la douleur déterminée par le passage de la sonde fait
« plus de mal que l'injection ne produit de bien, outre
« qu'elle suffit pour dégoûter les malades d'un moyen pré-
« cieux que rien ne peut remplacer ».

Nélaton était aussi obligé de renoncer souvent aux injections vésicales « à cause de l'excessive sensibilité de

« la vessie et de la douleur que déterminait l'introduction
« de la sonde ».

Les tentatives faites pour supprimer l'usage de la sonde
dans les injections vésicales n'avaient pas donné de résultats complets, aussi tous les procédés qui avaient été
proposés dans ce but étaient-ils tombés dans le plus complet oubli, en 1886, lorsque j'entrepris, à l'hôpital Saint-
Antoine, dans le service de mon excellent maître M. Blum,
mes premières recherches sur ce sujet, recherches qui
furent couronnées, comme vous l'avez vu, d'un plein
succès.

L'année suivante, je trouvais à l'hôpital de la Pitié,
dans le service de mon cher maître M. Troisier, le moyen
de réaliser en quelques minutes une anesthésie directe et
complète de toute la muqueuse uréthro-vésicale même
enflammée. Je vous ai indiqué ce moyen dans l'une de mes
premières leçons. Dès lors, les résultats fournis par le
traitement direct ou local de la cystite étaient complets :
ce traitement était désormais simple, non douloureux et
aussi efficace dans la cystite aiguë que dans la cystite
chronique; la taille devenait inutile dans la cystite douloureuse; en un mot, la thérapeutique de l'inflammation
vésicale était désormais d'une extrême simplicité et le
pronostic de la cystite perdait toute sa gravité.

Les faits observés à cette époque dans les deux hôpitaux
que je viens de vous citer furent pleinement confirmés
par les nombreuses observations que je recueillis, en 1888,
à l'hôpital Saint-Louis, grâce à l'extrême bienveillance de
mon éminent maître M. Péan. J'ai continué à en recueillir
à ma clinique et aujourd'hui c'est par milliers que je
compte les injections intra-vésicales sans sonde que j'ai
faites suivant le procédé que vous connaissez. J'ajoute
que ce traitement de la cystite a été déjà appliqué par de
nombreux médecins français et étrangers. Les heureux
résultats que ces derniers ont obtenus sont en partie con-

signés dans une communication que j'ai faite, en 1889, à
la *Société de Médecine pratique de Paris.*

Il s'agit donc d'un fait clinique bien contrôlé et aujour-
d'hui indiscutable. La supériorité maintenant incontestable de ce mode de traitement de la cystite me dispense
de vous décrire les anciens procédés qui n'ont plus désormais leur raison d'être.

Qu'il s'agisse d'une cystite aiguë ou d'une cystite chronique, que l'inflammation soit limitée au col ou généralisée à toute la muqueuse vésicale, que la cystite existe
chez l'homme ou chez la femme, enfin quelle que soit la
variété de la cystite, cette affection doit toujours être
traitée par les lavages de la vessie sans sonde accompagnés ou non de l'anesthésie directe de la muqueuse uréthro-vésicale, à *condition que le réservoir urinaire se vide
spontanément d'une façon complète.*

Chez l'homme, on doit faire préalablement le lavage de
l'urèthre antérieur, et chez la femme il faut avoir soin de
nettoyer la vulve et l'orifice de l'urèthre avant d'introduire
le mandrin tubulé.

Vous ayant décrit dans mes premières leçons le manuel
opératoire du lavage de la vessie sans sonde et le procédé
qui doit être employé pour l'anesthésie directe de la muqueuse uréthro-vésicale, je n'y reviens pas. Je vais vous
indiquer seulement quelques particularités qui ont une
grande importance.

Je vous ai dit que dans la cystite aiguë et surtout dans
la cystite douloureuse, la capacité physiologique de la vessie est tellement diminuée que le réservoir urinaire ne tolère parfois que 15 à 20 grammes. Pour ne pas distendre
la vessie dans ces cas, il est absolument indispensable
d'employer une pression faible jointe à une grande lenteur
de l'écoulement du liquide. Il ne faut donc se servir que
du mandrin n° 1 au début du traitement. Comme la capacité vésicale physiologique augmente en général rapide-

ment sous l'influence des lavages ainsi pratiqués, on peut bientôt recourir à des mandrins d'un numéro plus élevé et même au n° 6 chez l'homme et au n° 3 chez la femme.

C'est principalement dans les cas aigus qu'il faut avoir bien soin de cesser l'injection aussitôt que le malade éprouve le besoin d'uriner. C'est là un point très important.

On doit faire plusieurs injections successives; il est logique, en effet, de ne les cesser que lorsque la vessie a été complétement débarrassée des sécrétions pathologiques qu'elle contient, c'est-à-dire lorsque le liquide revient clair. On termine la séance en abandonnant dans la vessie une quantité de liquide égale à la moitié de celle que peut tolérer cet organe.

Dans les cystites subaiguës et dans les cystites chroniques, il faut suivre les mêmes règles. On peut, il est vrai, employer alors dès le début les gros mandrins. Il est cependant prudent de commencer toujours par un faible numéro.

Le choix du liquide varie suivant plusieurs circonstances. Au début du traitement, il faut toujours employer la solution saturée d'acide borique, c'est-à-dire la solution à 4 °/₀ environ. Il est très important de faire bouillir cette solution en la préparant. On est sûr d'avoir ainsi un liquide vraiment aseptique et possédant des propriétés antiseptiques incontestables, bien démontrées par M. Pasteur. Introduit dans la thérapeutique des maladies des voies urinaires par M. Guyon, sur les conseils de l'illustre savant français, l'acide borique est en effet le médicament de choix à employer dans les premières séances de lavages de la vessie sans sonde pratiqués dans le but de guérir l'inflammation vésicale. La solution saturée d'acide borique, comme on l'a fait remarquer, « a cet immense avan- « tage pour la pratique de pouvoir être employée sans « provoquer la moindre douleur. » De plus, cette solution n'a pas seulement une *action antiseptique*, mais aussi une *action modificatrice* sur la muqueuse vésicale enflammée; enfin elle ne présente aucun inconvénient : son emploi peut être large et répété; son contact avec la muqueuse vésicale peut être aussi prolongé qu'on le désire sans que l'apparence de l'irritation soit provoquée.

Un nombre considérable de malades atteints de cystite peuvent guérir avec l'usage exclusif de ce liquide. Dans la grande majorité des cas que j'ai observés, je n'ai employé que cette solution d'acide borique. Les observations que j'ai publiées montrent que j'ai eu cependant à traiter des cystites extrêmement graves. Je ne puis donc admettre l'opinion de M. Guyon lorsqu'il dit : « Je dois cependant ajouter que le lavage borique est plus préservatif « que curatif; mais il est très certainement préservatif ». Et surtout lorsqu'il écrit, toujours dans son ouvrage publié en 1888 : « Jusqu'à présent, le naphthol, comme l'acide « borique, nous a paru capable de prévenir la suppuration, « mais non de la faire disparaître;..... »

Ce que vous voyez tous les jours à ma clinique me dispense d'insister davantage sur l'inexactitude de cette opinion de l'habile chirurgien de Necker. Il est probable que les solutions dont il a fait usage n'ont pas été préparées avec tout le soin nécessaire. Je vous répète que j'attache beaucoup d'importance à cette préparation; je tiens absolument à ce qu'on la fasse bouillir en la préparant. L'acide borique est un antiseptique faible; il est donc indispensable que la solution que l'on abandonne dans la vessie soit aseptique.

Je reconnais cependant qu'il est des cas assez nombreux où la solution d'acide borique à 4 % est insuffisante pour obtenir la guérison de la cystite. A quelles substances devez-vous alors recourir? « Vous vous heurtez, fait remarquer avec juste raison M. Guyon, à une difficulté que « j'ai déjà souvent signalée. Une des conditions les plus

« essentielles de toute bonne antisepsie, c'est de ne pas
« déterminer d'irritation. Lister nous l'a soigneusement
« enseigné. Or, la majeure partie des substances antisep-
« tiques aboutissent à ce résultat dans la vessie. Vous
« vous trouvez donc obligés ou de n'user que de doses in-
« suffisantes, ou de déterminer un état douloureux, bientôt
« intolérable. C'est ce qui arrive pour l'acide phénique.
« L'employer à 1 p. 1000 est insuffisant; se rapprocher par
« des accroissements de dose de notre solution faible, de
« celle que vous voyez tous les chirurgiens utiliser pour
« les pansements, est dangereux. Aussi le cercle est-il fort
« restreint..... Pour mémoire, je vous dirai seulement que
« je n'ai rien obtenu de probant de l'iodoforme et du biio-
« dure et que le sublimé est douloureux..... »

Le naphthol, dont les propriétés antiseptiques ont été démontrées par M. le prof. Bouchard, paraît avoir une action
inférieure à celle de l'acide borique dans le traitement de
la cystite. « Je ne saurais être aussi affirmatif, dit M. Gu-
« yon, sur les propriétés préservatrices du naphthol que je
« le suis pour celles de l'acide borique. »

L'eau naphtholée ne tient en dissolution que 0,20 centigrammes par litre de cette substance. En employant l'al-
cool ou la glycérine pour la dissoudre, on constate qu'une
solution à 0,50 centigrammes par litre d'eau est facilement
supportée; à 1 gramme les malades souffrent (Guyon).

On ne peut donc pas compter sur le naphthol lorsque la
solution à 4 % d'acide borique est insuffisante.

En ajoutant 5 grammes de borate de soude à 50 grammes
d'acide borique, il n'y a pas de précipité. On a ainsi un
litre d'une solution d'acide borique à 5 %, dont les propriétés ne paraissent guère supérieures à la solution ordinaire.

Des recherches faites, en 1887 et 1888, à l'hôpital de
la Pitié, dans le laboratoire de mon excellent maître
M. Troisier, me permirent d'obtenir une solution sursatu-

rée d'acide borique à 15 %. J'avais lu qu'il était possible d'augmenter la solubilité de l'acide borique en y ajoutant de la magnésie calcinée ; mais l'auteur n'indiquait pas les détails de l'expérience, détails qui ont une grande importance. Ainsi, il me fut impossible d'obtenir cette solution à froid en employant les proportions qui avaient été indiquées.

Je remarquais en outre que la solution à 15 % une fois préparée donnait lieu à un précipité si la température venait à s'abaisser, mais qu'il suffisait cependant de laisser cette solution dans la salle des malades pour éviter le précipité.

Quant à la solution à 16 %, qui avait été indiquée, elle ne se maintenait qu'à une température assez élevée.

Ces solutions sont acides ; il se formerait un polyborate de magnésium acide.

Au point de vue pratique, la solution que l'on peut obtenir et conserver à la température ordinaire se formule de la façon suivante :

Eau distillée. . . . . Un litre.
Acide borique. . . . . 150 gram.
Magnésie calcinée. . . , ... 13 gram.

On porte l'eau distillée à l'ébullition ; on y ajoute le mélange d'acide borique et de magnésie calcinée et l'on agite avec une tige de verre. Au bout d'un quart d'heure, on laisse refroidir, puis on filtre et l'on conserve la solution dans un vase rendu aseptique, que l'on bouche hermétiquement.

Les résultats heureux que j'ai obtenus dans le traitement de la cystite avec cette solution ont été consignés dans une communication que j'ai faite, le 24 janvier 1888, à la *Société de médecine pratique de Paris*.

La solution sursaturée d'acide borique à 15 % présente une action thérapeutique de beaucoup supérieure à celle de la solution ordinaire à 4 %, mais elle est douloureuse. La douleur qu'elle détermine et l'irritation qu'elle produit sont néanmoins inférieures à celles qui sont dues à une substance dont je vais vous parler bientôt, le nitrate d'argent. La douleur peut du reste être atténuée à l'aide de la cocaïne.

La solution à 12 % est moins douloureuse et encore très efficace. La solution à 8 % a même une action notablement supérieure à la solution saturée et elle est ordinairement presque aussi bien tolérée que cette dernière.

Nous avons donc aujourd'hui, Messieurs, en dehors de la solution saturée d'acide borique, toute une série de solutions sursaturées que l'on peut employer dans les cas où la cystite résiste à la solution ordinaire de ce précieux acide.

Vous remarquerez en outre que la préparation de ces solutions sursaturées est très simple, puisque, pour les obtenir, il suffit, en prenant les précautions que je viens de vous indiquer, d'ajouter environ 1 gram. de magnésie calcinée à 12 gram. d'acide borique.

Depuis que j'ai publié les résultats de ces recherches, plusieurs chirurgiens ont employé les solutions sursaturées d'acide borique dans le traitement de la cystite. Leur utilité n'a point échappé à M. Guyon, entre autres, qui, en 1888, s'est exprimé à ce sujet de la façon suivante : « Il est fort intéressant de savoir qu'avec de minimes « quantités de magnésie on peut faire dissoudre dans « l'eau de grandes proportions d'acide borique. » Il ajoute qu'il a déjà commencé à expérimenter ces solutions sursaturées, mais depuis trop peu de temps pour être en mesure de donner une opinion.

Une autre substance très précieuse dans le traitement de la cystite, lorsque la suppuration de la muqueuse vésicale persiste malgré l'emploi de la solution saturée d'acide borique, c'est le nitrate d'argent, qui a été introduit dans

la pratique des voies urinaires par Lallemand. Ce chirurgien l'employait à l'état solide. Mercier eut recours au
contraire aux solutions de ce médicament, qu'il employa
en injections vésicales. Les premières solutions furent
très fortes, mais, voyant qu'il n'en obtenait pas de bons
résultats, Mercier les diminua peu à peu et il finit par
adopter la solution au 500ᵉ (0,25 p. 125). C'est la plus fréquemment employée encore aujourd'hui. Au bout de
quelques jours de l'emploi de cette substance on peut
cependant dépasser cette dose et recourir, par exemple, à
une solution au 250ᵉ. Certains auteurs pensent même que
l'on peut arriver graduellement à faire usage d'une solution
à 1 % sans autre inconvénient qu'une douleur prolongée. C'est là en effet le grand inconvénient du nitrate
d'argent injecté dans la vessie : il est douloureux même à
très faibles doses. Ce fait m'a beaucoup frappé, et dès le
début de mes recherches sur le traitement de la cystite
j'ai cherché à atténuer cette douleur due au nitrate
d'argent. J'ai pratiqué un premier lavage avec la solution
saturée d'acide borique, puis j'ai injecté la solution de nitrate d'argent au 500ᵉ. Au bout de quelques minutes, cette
solution a été expulsée et j'ai fait un nouveau lavage de
la vessie avec l'eau boriquée. J'ai même abandonné une
certaine quantité de ce liquide dans le réservoir urinaire.
J'ai réussi de cette façon à rendre l'application du nitrate
d'argent bien moins douloureuse dans le traitement de la
cystite. Vous trouverez ce résultat noté dans mon premier
travail publié, en 1887, par les *Archives générales de
médecine.*

En 1888, M. Guyon a reconnu les avantages de cette
manière de procéder et il l'a conseillée dans ses leçons
sur la cystite publiées à cette époque.

Le résultat obtenu était cependant fort incomplet ; les
malades souffraient encore malgré ces précautions. Lorsque
le chlorhydrate de cocaïne m'eut permis de réaliser l'anes-

thésie directe de la muqueuse uréthro-vésicale, je me
hâtai d'y recourir pour atténuer davantage la douleur due
aux injections vésicales de nitrate d'argent. J'obtins ainsi
plus de soulagement, mais ces injections restaient toujours
douloureuses.

Aujourd'hui, j'ai enfin obtenu un résultat à peu près
complet, grâce au *nitrate de cocaïne*. Comme il s'agit de
recherches toutes récentes, faites depuis la leçon que j'ai
consacrée à l'étude de l'anesthésie directe de la muqueuse
uréthro-vésicale, je vais vous en faire connaître les principaux détails.

Si l'on fait dissoudre du nitrate d'argent dans une solution de nitrate de cocaïne au cinquantième et que l'on
injecte ce mélange dans la vessie, la douleur est à peu
près nulle. On peut donc prolonger le contact du nitrate
d'argent avec la muqueuse vésicale et s'abstenir de faire
un lavage boriqué après que le malade a expulsé la solution de nitrate d'argent. Un malade atteint d'uréthro-cystite, qui avait des symptômes d'irritation vésicale et qui
souffrait lorsque j'employais les anciens procédés, n'a res-
senti presque aucune douleur avec la même solution de
nitrate d'argent contenant la quantité de nitrate de cocaïne
que je viens de vous indiquer. Bien plus, chez deux malades
atteints de blennorrhagie aiguë, j'ai pu faire le traitement
abortif suivant le procédé que je vous ai décrit sans déterminer de douleur. J'ai cependant employé une solution
de nitrate d'argent à 2 % et je l'ai maintenue pendant
cinq minutes en contact avec tout l'urèthre antérieur. Les
malades n'ont éprouvé qu'une légère cuisson, puis toute
sensation pénible a disparu. La période de réaction, ordinairement douloureuse, bien qu'elle le soit beaucoup moins
qu'avec les anciens procédés, a été cette fois à peu près
indolente.

Il est à noter que l'un de ces malades est très sensible.
Je l'avais déjà soigné pour un rétrécissement de l'urèthre.

Or, il m'avait supplié d'anesthésier le canal avec le chlorhydrate de cocaïne avant de pratiquer la dilatation.

Voici la solution que j'ai employée chez ces deux malades :

Eau distillée . . . . 50 gram.
Nitrate de cocaïne ⎫
Nitrate d'argent   ⎬ â â . . . . 1 gram.

Cette solution a été faite au moment de s'en servir à l'aide de solutions titrées de nitrate de cocaïne et de nitrate d'argent qu'avait bien voulu me préparer l'interne en pharmacie du service de mon éminent maître M. Péan.

Il est bon, pour être sûr des doses employées et pour que le nitrate de cocaïne conserve toute son action, de n'y ajouter le nitrate d'argent qu'au moment de l'employer. On aura donc des solutions de nitrate de cocaïne et des solutions de nitrate d'argent titrées et préparées d'avance. On les mélangera dans les proportions voulues au moment d'en faire usage.

Maintenant, comment se prépare le nitrate de cocaïne ? D'une façon très simple. « Le nitrate de cocaïne, m'a dit M. Maincent, peut se préparer en versant une solution de chlorhydrate de cocaïne dans une solution de nitrate d'argent : par double décomposition, il se forme un précipité de chlorure d'argent, tout à fait insoluble, et du nitrate de cocaïne qui reste dissous :

$$C^{34} H^{21} AzO^8 Hcl + AgO, AzO^5 = Agcl + C^{34} H^{21} AzO^8, AzO^5 HO.$$

On filtre aussitôt pour séparer le précipité de chlorure d'argent.

L'équivalent du nitrate d'argent étant 170, celui du chlorhydrate de cocaïne 339,50, c'est-à-dire à très peu près le double du premier, pour obtenir le nitrate de cocaïne,

il faut employer une solution de nitrate d'argent contenant
1 gram. de sel, et une solution de chlorhydrate de cocaïne
contenant 2 gram. de sel.

Mais le chlorhydrate de cocaïne du commerce renfermant
assez souvent, à l'état de chlorhydrate, de petites quantités
d'autres alcaloïdes que la cocaïne également retirés de la
coca, mais à équivalents moins élevés, la quantité théorique de nitrate d'argent indiquée ci-dessus est un peu
trop forte. On obtient une solution de nitrate de cocaïne
neutre en employant les deux solutions aux titres suivants :

Nitrate d'argent........... 0 gr. 95 pour 10 gr. d'eau distillée.
Chlorhydrate de cocaïne... 2 gr. pour 10 gr. d'eau distillée.

L'équation ci-dessus montre également que 1 gram. 24
de nitrate de cocaïne correspond à 1 gram. de chlorhydrate de cocaïne. »

Notez bien, Messieurs, que la solution de nitrate de
cocaïne doit être *neutre*. C'est un point important.

Dans le traitement des affections des voies urinaires, le
nitrate de cocaïne doit donc remplacer le chlorhydrate de
cocaïne lorsqu'il est nécessaire d'employer les solutions
de nitrate d'argent. Malgré l'action irritante de cette
dernière substance, l'anesthésie, faite comme je viens de
vous l'indiquer, est à peu près absolue, même lorsqu'il
s'agit du traitement abortif de la blennorrhagie.

On pourrait reprocher aux solutions de nitrate d'argent
injectées sans sonde dans la vessie d'irriter inutilement
l'urèthre chez l'homme. Je ferai remarquer à ce sujet que
l'urèthre postérieur est toujours atteint en même temps
que la vessie ; il y a donc avantage à ce qu'il soit en
contact avec la solution modificatrice.

Quant à l'urèthre antérieur, il est fréquemment aussi le
siège de lésions chroniques ; les solutions de nitrate d'argent
ne peuvent donc que lui être utiles.

Dans les cas où l'urèthre antérieur est sain, l'expérience

m'a montré qu'il suffit de laver immédiatement cette
région du canal avec la solution saturée d'acide borique
pour éviter toute irritation, lorsqu'on a fait usage des
solutions ordinaires de nitrate d'argent au 500e et même
au 250e.....

Je ne vous parlerai pas des injections acidulées dans la
vessie pour combattre l'alcalinité de l'urine. Tous les auteurs compétents reconnaissent aujourd'hui que le meilleur moyen de faire disparaître cette alcalinité, c'est de
guérir la cystite.

En résumé, lorsque la suppuration persiste malgré
l'emploi de la solution saturée d'acide borique, il faut recourir aux solutions sursaturées de cet acide ou au nitrate
d'argent. Mais on ne doit en général employer ces solutions que lorsque la douleur a disparu ou qu'elle a été notablement atténuée.

A quelle température doivent être employées les solutions dont je viens de vous parler? Pour l'eau boriquée
ordinaire cette température doit être de 38 à 40 degrés au
moment où on la verse dans le récipient de l'appareil. Il
y a cependant une exception importante à cette règle :
dans la cystite qui survient pendant la grossesse, il ne
faut pas dépasser 36 à 37 degrés, sinon il est fréquent de
voir survenir des contractions utérines. C'est un fait qui
mérite d'être retenu.

Les solutions sursaturées d'acide borique seront employées aux températures que je viens de vous indiquer.
Quant aux solutions de nitrate d'argent, elles doivent être
légèrement chauffées, comme le fait remarquer M. Guyon.

Les lavages de la vessie sans sonde pratiqués avec la
solution saturée d'acide borique doivent être répétés deux
fois par jour au début du traitement, surtout dans les cas
de cystite aiguë. Lorsqu'on ne fait qu'un seul lavage dans
les 24 heures, l'amélioration est beaucoup moins rapide.

Les solutions sursaturées d'acide borique et celles de

nitrate d'argent ne doivent ordinairement être employées que tous les deux ou trois jours. Il est bon de faire un lavage boriqué 6 heures environ plus tard et de le répéter deux fois par jour dans l'intervalle des injections fortes.

Ces différentes substances, en agissant directement contre l'inflammation de la muqueuse vésicale, constituent les meilleurs médicaments à employer pour faire disparaître la *douleur* dans la cystite. La solution saturée d'acide borique suffit souvent en effet pour obtenir ce résultat. De tout temps on a cherché cependant à agir directement sur le symptôme douleur. Je ne vous parlerai point des nombreux moyens qui ont été proposés pour obtenir ce résultat, moyens qui ont souvent échoué et qui ne présentent plus aucun intérêt aujourd'hui que l'anesthésie directe de la muqueuse uréthro-vésicale peut être réalisée en quelques minutes. Je me borne à vous rappeler les dangers que présentait le traitement de la douleur par les piqûres de morphine. Lorsque la douleur persistait un peu, les malades ne tardaient pas à devenir morphinomanes. D'autre part, il survenait parfois des troubles graves du côté de l'appareil rénal. J'ai cité dans des travaux antérieurs des exemples de ces graves complications du traitement médical de la douleur déterminée par la cystite.

Mais ces piqûres de morphine fréquemment répétées n'étaient pas seulement dangereuses, elles étaient encore insuffisantes dans les cas graves. Vous n'ignorez pas que dans la cystite douloureuse on en était arrivé à pratiquer la taille pour apporter quelque soulagement à ces malheureux malades.

Tel était, Messieurs, l'état de la question lorsque j'entrepris mes recherches sur l'anesthésie directe de la muqueuse uréthro-vésicale à l'aide du chlorhydrate de cocaïne, recherches dont je vous ai fait connaître les heureux résultats dans l'une de mes premières leçons.

Comment devez-vous employer la cocaïne dans le traitement de la cystite? Je viens de vous indiquer le mode d'emploi du nitrate de cocaïne pour éviter la douleur due aux solutions de nitrate d'argent, je n'y reviens pas.

Lorsqu'on a recours simplement à la solution saturée d'acide borique, il faut recourir au chlorhydrate de cocaïne, que l'on emploie de la façon suivante. Après avoir fait l'asepsie de l'urèthre, on injecte sans sonde dans la vessie 10 à 20 gram. d'une solution au cinquantième de chlorhydrate de cocaïne. Au bout de trois à cinq minutes, on fait le lavage de la vessie sans sonde avec la solution saturée d'acide borique en suivant les règles que je viens de vous indiquer. Si le malade éprouve encore un peu de douleur après ce lavage, on fait une nouvelle injection intra-vésicale sans sonde de 5 à 10 gram. de la solution de chlorhydrate de cocaïne au cinquantième, que l'on abandonne dans la vessie.

Voilà quelle est la conduite à tenir dans les cas ordinaires de cystite.

Lorsque la douleur est très accusée, il faut employer une solution de chlorhydrate de cocaïne à 4 % et ne pas craindre d'en injecter 15 à 20 gram. au début de la séance de lavages, afin que toute la paroi interne de la vessie soit imprégnée de la solution calmante. Il m'est arrivé de voir les malades éprouver le besoin d'uriner avec cette faible quantité de liquide. Dans ces cas, on attend cinq minutes, puis on fait une nouvelle injection de 10 gr. de la solution analgésiante. Au bout de cinq autres minutes on pratique le lavage de la vessie sans sonde avec la solution saturée d'acide borique, puis on termine en injectant de nouveau 10, 15 et 20 grammes de la solution à 4 % de chlorhydrate de cocaïne, que l'on abandonne dans la vessie.

Au début de la séance, il suffit d'attendre cinq minutes

avant de faire le lavage boriqué si les malades conservent leur injection calmante.

Je vous répète que je n'ai pas observé de phénomènes d'intoxication avec ces doses énormes de chlorhydrate de cocaïne. On doit cependant agir avec beaucoup de prudence et surveiller attentivement les malades, surtout lorsqu'on abandonne la solution de cocaïne dans la vessie. S'il se produisait le moindre symptôme d'intoxication, on ferait immédiatement des injections sans sonde avec l'eau boriquée pour enlever tout le chlorhydrate de cocaïne qui se trouve dans la vessie.

Je vous rappelle que chez la femme il faut avoir bien soin de ne pas laisser tomber de la solution analgésiante dans le vagin, où elle serait rapidement absorbée et déterminerait alors des accidents d'intoxication.

Je dois aussi vous signaler un fait que j'ai observé une fois et qui pourrait singulièrement vous émotionner si vous n'étiez prévenu. Chez un malade très impressionnable et qui avait une crainte extrême de la cocaïne, je vis se produire pendant l'injection sans sonde de cette substance une pâleur du visage et une menace de syncope. Le malade était persuadé que c'était la cocaïne qui lui causait les bourdonnements d'oreille, le vertige, etc... alors que ces troubles n'étaient que la conséquence de sa violente émotion. Il est bien évident que la cocaïne ne s'absorbe pas ainsi en quelques secondes, lors même qu'il y aurait une ulcération vésicale ou une solution de continuité de la muqueuse uréthro-vésicale. Chez ce malade, il n'y eut pas en effet les symptômes ordinaires de l'intoxication.

Le chlorhydrate de cocaïne doit être appliqué comme je viens de vous l'indiquer deux fois par jour. Mais à mesure que la douleur s'atténue on a soin de diminuer progressivement les doses de cette substance analgésiante.

Comme l'usage de ce précieux agent anesthésique ne présente aucun inconvénient, on peut l'employer, mais à faibles doses, jusqu'à la guérison complète de la cystite.

Tel est le procédé extrêmement simple qui permet aujourd'hui de faire disparaître en quelques minutes les douleurs les plus violentes que puissent éprouver les malades atteints de cystite. Je vous répète que j'ai toujours réussi à calmer cette douleur en procédant comme je viens de vous l'indiquer. Vous pourrez voir en lisant les observations que j'ai publiées que j'ai cependant rencontré des cas présentant la plus haute gravité.

Je n'insiste pas sur la nécessité de recourir au procédé que je viens de vous rappeler pour obtenir de bons résultats avec le chlorhydrate de cocaïne. Je vous ai déjà prouvé que c'est pour avoir suivi une méthode différente que M. Guyon avait échoué dans les mêmes tentatives d'anesthésie directe de la muqueuse uréthro-vésicale avec cette substance analgésiante, ce qui lui avait fait conclure que « chercher l'anesthésie directe de la muqueuse vésicale « alors même que son épithélium est modifié par l'inflam- « mation est peu réalisable. »

Vous voyez, Messieurs, combien était grande l'erreur de l'habile chirurgien de Necker et quels services immenses rend au contraire la cocaïne dans le traitement de la cystite, pourvu qu'elle soit convenablement employée. La possibilité de réaliser à l'aide de cette précieuse substance analgésiante l'anesthésie directe et pour ainsi dire instantanée de la muqueuse uréthro-vésicale constitue incontestablement l'un des progrès les plus importants qui aient été réalisés dans la thérapeutique des affections des voies urinaires depuis l'invention de la lithotritie.

Après la disparition de la douleur, et alors que l'urine est presque redevenue normale, il persiste quelquefois un besoin impérieux d'uriner. J'ai montré que les injections intra-vésicales sans sonde de chlorhydrate de cocaïne faites en même temps que les lavages boriqués constituent le meilleur moyen de débarrasser les malades de ce symptôme gênant.

Quant à la fréquence des mictions, je vous ai dit que généralement elle est intimement liée à la douleur. Lorsque celle-ci aura disparu ainsi que l'inflammation de la muqueuse vésicale, le nombre des mictions redeviendra normal.

Dans certains cas cependant, on voit les mictions être très fréquentes alors que les malades ne souffrent presque plus. Je vous ai cité une observation de cystite chez la femme où cette particularité était très marquée. Il est incontestable que le meilleur moyen de lutter contre ce symptôme est de combattre l'inflammation vésicale. La cocaïne pourra également rendre des services. On a tenté aussi de dilater mécaniquement la vessie à l'aide des injections vésicales poussées avec force, de façon à lutter contre l'effort que fait la vessie pour se débarrasser de son contenu. Ces tentatives ont eu pour résultat un retour offensif de la cystite et par suite une exagération du symptôme que l'on espérait combattre. Aussi ce moyen a-t-il été proscrit par presque tous les chirurgiens.

Eh bien, Messieurs, c'est peut-être là une exagération. Il est logique de penser que les résultats peuvent être différents si on met plus de ménagements dans cette distension mécanique de la vessie. On conviendra que le procédé qui a été employé autrefois était quelque peu brutal. Mais si l'on fait les injections intra-vésicales sans sonde et que l'on se contente de conseiller aux malades de résister un peu au besoin d'uriner, *dans les cas seulement dont il s'agit*, on peut, je crois, obtenir de bons résultats. Je reste persuadé que cette façon d'agir a contribué au succès remarquable que je vous ai cité en vous décrivant la cystite chez la femme.

Mais la fréquence peut persister après la guérison complète de la cystite muqueuse. Elle tient alors, dans la

grande majorité des cas, à une cystite interstitielle chronique contre laquelle on est à peu près désarmé. Rappelez-vous l'anatomie pathologique de cette forme de l'inflammation vésicale et vous comprendrez que nos moyens
d'action soient dans ces cas bien limités. Je vous engage
à ne pas agir ici autrement que je viens de vous l'indiquer
pour la cystite muqueuse. Des tentatives plus énergiques
de dilatation mécanique de la vessie ne pourraient, il me
semble, qu'être dangereuses.

Lorsqu'il s'agira aussi d'adhérences périvésicales, vous
aurez bien peu de chances de diminuer la fréquence des
mictions ; mais heureusement ces faits sont exceptionnels.
Dans l'immense majorité des cas, on obtient une guérison
complète et rapide de l'inflammation vésicale.

Voilà, Messieurs, quel est aujourd'hui le traitement
proprement dit de la cystite. Il se résume, vous le voyez,
en injections intra-vésicales sans sonde de liquides modificateurs et antiseptiques, injections accompagnées ou
non de l'anesthésie de la muqueuse uréthro-vésicale à
l'aide du chlorhydrate ou du nitrate de cocaïne.

Est-il nécessaire de soumettre en même temps les malades à une hygiène et à un régime sévères ? Les malades
atteints de cystite, dit M. Guyon, « éviteront avec soin
« tout ce qui peut être excitant comme aliments solides
« ou liquides. Ils ne feront aucun excès ; ils se tiendront
« à l'abri de toutes les causes de refroidissement. Ils fui-
« ront les circonstances qui peuvent les empêcher de sa-
« tisfaire à temps les besoins d'uriner, de façon à ne sou-
« mettre leur vessie à aucune apparence de distension.
« En un mot, ils observeront les règles générales appli-
« cables à tout individu qui souffre de la vessie........
« .... Vous conseillerez l'usage des boissons abon-
« dantes sous forme de tisanes délayantes. Le choix des
« plantes qui servent à faire ces tisanes a peu d'impor-
« tance. Vous donnerez la préférence à celles qui ont la

« réputation d'être légèrement diurétiques ou lénitives :
« le chiendent, la graine de lin, les queues de cerises, la
« pariétaire, etc... Il en est beaucoup d'autres encore.
« Inutile de vous les énumérer toutes, car aucune, quoi qu'on
« en dise, n'a de vertus spéciales. Vous prescrirez, si vous
« le jugez convenable, le régime lacté. L'important est de
« faire boire une assez grande quantité de liquide aqueux
« de manière à diluer les urines et à les rendre moins
« irritantes. »

L'usage des tisanes abondantes a l'inconvénient de fatiguer l'estomac des malades. J'y ai renoncé ; je me contente de prescrire du lait et de supprimer les aliments excitants. Dans la cystite aiguë, les malades peuvent faire usage aux repas de boissons alcalinisées à faible dose.

Dans les formes graves de la cystite, le repos est très utile. Je vous ai dit que certains malades ne peuvent pas du reste se tenir debout.

Devez-vous prescrire les bains ? « Les malades atteints
« de cystite aiguë, dit M. Guyon, ne doivent pas redouter
« les bains fréquents et prolongés ; vous aurez souvent
« l'occasion de constater que les *grands bains de longue*
« *durée* ou même simplement des bains de siège répétés
« procurent un apaisement prononcé de tous les symptômes,
« et en particulier de la douleur. Les cataplasmes, qui ne
« sont autre chose que des bains locaux, pourront aussi
« être utilisés avec avantage. Vous les ferez appliquer sur
« les régions hypogastrique, anale et périnéale, et on
« pourra les arroser largement de laudanum. Les quarts
« de lavement avec une décoction émolliente, de l'eau de
« graine de lin épaisse par exemple, rempliront plus direc-
« tement encore une indication analogue du côté de la face
« rectale de la vessie, qui est le plus souvent et le plus
« sérieusement atteinte.

« ..... La saignée et les sangsues ont une grande et

« très réelle utilité, mais elles n'amènent pas rapidement
« à la sédation. »

Les bains, les cataplasmes, les lavements sont aujour-
d'hui avantageusement remplacés par les injections vésicales, qui agissent directement sur le point malade, c'est-
à-dire sur la muqueuse de la vessie. Ces injections
constituent de véritables bains internes. Elles sont suffisantes. Je ne crois pas cependant qu'il y ait inconvénient
à employer les grands bains, les cataplasmes, les lavements, si les malades le demandent ; mais je ne les prescris point.

Quant à la saignée et aux sangsues, je ne puis admettre
aujourd'hui leur utilité. Ce sont des moyens dont on a
cependant beaucoup usé autrefois et même abusé. Civiale
parle d'un malade auquel Velpeau fit appliquer plus de
six cents sangsues au périnée et à l'hypogastre. « Ce trai-
« tement, ajoute l'habile spécialiste, ne produisit aucun
« amendement dans les symptômes locaux, et fut suivi
« d'un dérangement notable de la santé. »

Je vous ai montré, en commençant l'étude du traitement
de la cystite, les inconvénients que présentent les différents agents de la médication interne. Je n'y reviens pas.
Je me borne à vous rappeler que lorsque ces substances
sont utilisables, c'est comme adjuvant et non comme
agent principal du traitement. Je vous engage à ne prescrire qu'à faibles doses la térébenthine, le benzoate de
soude, le borate de soude, l'acide borique et même le
salol. Puisque l'on peut guérir aujourd'hui très rapidement, dans la grande majorité des cas, les cystites même
les plus rebelles à l'aide du traitement direct, pourquoi, je
vous le répète, troubler ainsi les fonctions de l'appareil
digestif et des reins ? J'attache beaucoup d'importance à
ménager la nutrition des malades atteints de cystite, surtout lorsqu'il s'agit de tuberculeux ou de vieillards affaiblis.

Inutile de vous dire que la possibilité de réaliser l'anesthésie directe de la muqueuse uréthro-vésicale rend aujourd'hui inutile l'usage de l'opium, de la morphine, de la belladone, de la jusquiame, du bromure de potassium, etc...médicaments qui ont eux aussi l'inconvénient de troubler l'appétit. Si une circonstance vous forçait à y recourir à titre d'adjuvant, vous feriez bien de choisir, en général, la belladone, qui ne détermine pas de constipation, comme l'opium. Mais surtout n'employez jamais les piqûres de morphine.

Avant de vous indiquer les particularités que présente le traitement des différentes variétés de la cystite muqueuse je dois vous dire un mot du traitement de la *cystite interstitielle* et de la *péricystite*.

Le plus souvent la *cystite interstitielle* est traitée indirectement, c'est-à-dire que l'on agit sur sa cause habituelle, la cystite muqueuse. Sa forme chronique peut-elle être modifiée ? Je vous ai dit, à propos du traitement de la fréquence des mictions, ce que je pense à ce sujet.

Lorsqu'il existe des abcès dans l'épaisseur de la paroi vésicale, on ne peut agir que sur l'état général du malade et sur la cystite muqueuse qui a précédé et qui accompagne ces accidents.

La *péricystite* sera traitée au début comme les phlegmons des autres régions. Dès que la présence du pus sera reconnue, il faudra faire une incision pour évacuer la collection purulente.

Je vous ai dit que la péricystite détermine fréquemment de la rétention d'urine. Il faudra donc surveiller l'évacuation de la vessie et pratiquer le cathétérisme dès que cet organe ne pourra plus se débarrasser de son contenu.

Lorsque les adhérences dues à la péricystite empêchent la vessie de se vider complétement, il faut pratiquer le cathétérisme, comme s'il s'agissait d'une rétention d'urine incomplète due à une hypertrophie de la prostate.

M. Le Dentu conseille de faire aussi des injections sous-cutanées d'ergotine, parce qu'il croit que dans ces cas il existe de l'inertie vésicale. « Le traitement, dit-il, « comporte une double indication : combattre ce qui reste « d'inflammation dans les tissus périvésicaux, stimuler la « vessie paresseuse. »

Lorsque les adhérences gênent au contraire la distension de la vessie, on pourra essayer d'augmenter peu à peu la capacité vésicale à l'aide des injections faites sans sonde et comme je vous l'ai indiqué en vous parlant du traitement de la fréquence des mictions. Mais si les adhérences sont anciennes le succès sera bien douteux.

Traitement de la cystite chez les prostatiques. — A la première période de l'hypertrophie de la prostate, le traitement de la cystite ne présente rien de particulier. Au début de la seconde période, lorsque la rétention incomplète est peu accusée, on peut encore traiter la cystite par les lavages de la vessie sans sonde. Mais dès que la rétention incomplète nécessite le cathétérisme, il faut employer la sonde pour faire ces lavages : on suit alors le procédé que je vous ai décrit en vous indiquant le traitement des complications de l'hypertrophie prostatique. Il faut du reste agir ainsi toutes les fois que la cystite survient chez un malade qui ne vide pas spontanément sa vessie d'une façon complète.

Le traitement de la cause prédisposante, c'est-à-dire de l'affection prostatique, a également une très grande importance, mais le point capital, c'est de faire cesser la cause déterminante : l'introduction des microbes pathogènes dans la vessie. Je vous ai dit que si la cystite est très tenace chez les prostatiques, cela tient à ce que ces malades se sondent sans prendre les précautions antiseptiques nécessaires. Il ne suffit donc pas ici de traiter la cystite, il faut encore savoir la prévenir.

Cette nécessité absolue d'éviter l'introduction dans la vessie des micro-organismes pathogènes n'est point spéciale à la variété de cystite que nous étudions. Je vous ai dit le rôle capital que jouent les microbes dans la pathogénie de la plupart des variétés de cystite. Ne pratiquez donc le cathétérisme qu'en prenant les précautions antiseptiques que je vous ai indiquées, qu'il s'agisse d'un prostatique, d'un rétréci ou d'un calculeux, ou de tout autre malade. Je vous l'ai déjà répété bien des fois ; je tenais cependant à vous rappeler encore ce fait important, capital, en commençant l'étude du traitement des variétés que présente la cystite.

Rappelez-vous aussi que chez les prostatiques, ce n'est pas seulement le chirurgien qui doit savoir prendre les précautions antiseptiques nécessaires pour éviter l'inflammation de la vessie, c'est encore le malade. N'oubliez pas en effet qu'il est obligé de se sonder plus ou moins souvent. Lorsque la rétention d'urine est complète, l'usage de la sonde est même indispensable à chaque miction, c'est-à-dire plusieurs fois par jour. Vous devez donc apprendre aux malades quels sont les soins antiseptiques que nécescite le cathétérisme.

Traitement de la cystite chez les rétrécis. — Le traitement de cette variété de cystite consiste surtout à faire disparaître la cause prédisposante : le rétrécissement de l'urèthre. Souvent la cystite guérit ensuite spontanément, disent les auteurs. C'est possible, mais n'en tenez aucun compte ; traitez à la fois la cystite et le rétrécissement. Autrefois on était à peu près désarmé contre cette variété de cystite ; le traitement médical était seul applicable en effet, puisqu'on ne pouvait pas introduire de sonde pour faire des lavages de la vessie. Aussi les auteurs, entre autres M. Guyon, conseillaient-ils de recourir d'emblée aux procédés de force, afin de donner au canal un calibre suffisant pour l'introduction dans la vessie d'une sonde de moyen calibre. On pouvait alors agir directement sur la muqueuse vésicale enflammée.

J'ai montré que l'on peut faire des injections intra-vésicales sans sonde chez des malades ayant les rétrécissements de l'urèthre les plus serrés. On peut donc traiter aujourd'hui la cystite des rétrécis comme les autres variétés de l'inflammation vésicale, c'est-à-dire par les moyens directs. Aussi obtient-on très rapidement la guérison de cette variété de cystite, alors même que la stricture n'est pas encore complétement dilatée. Il faut donc bien se garder d'employer l'uréthrotomie interne ou toute autre méthode de force pour traiter les rétrécissements de l'urèthre compliqués de cystite. Ce sont des faits que je me borne à vous rappeler, vous les ayant déjà longuement exposés en vous indiquant le traitement des strictures uréthrales.

Je vous rappelle encore que les injections intra-vésicales sans sonde ont aussi l'avantage de dilater les rétrécissements de l'urèthre.

Traitement de la cystite blennorrhagique. — Je vous ai dit que la forme bénigne de cette variété de cystite peut guérir sous la seule influence d'un régime léger, du repos et de quelques tisanes plus ou moins anodines. Par contre, dans bon nombre de cas, c'est une affection très tenace, très douloureuse, contre laquelle les solutions boriquées échouent et qui a même parfois nécessité la taille. Vous en trouverez des observations citées par M. Guyon. Je crois donc qu'il est bon de recourir au traitement local dès le début de toute cystite blennorrhagique, parce qu'on ne sait jamais ce qui arrivera si l'on se borne à prescrire un traitement banal, espérant qu'il s'agira de la forme légère de cette affection. Le traitement local a du reste le grand avantage d'agir beaucoup plus rapidement.

Dans les formes graves et même simplement dans les cas chroniques ordinaires, il arrive souvent que les lavages de la vessie sans sonde avec la solution boriquée à 4 % sont insuffisants pour faire disparaître la suppuration. Lorsque la douleur a été notablement diminuée, il ne faut pas hésiter à recourir aux solutions de nitrate d'argent que je vous ai indiquées, en commençant toujours par des solutions faibles, au millième ou à 2 p. 1000.

Comme le fait remarquer M. Guyon, il ne faut cesser le traitement qu'après la guérison bien complète de cette affection, car les récidives sont fréquentes, si on laisse persister la moindre inflammation de la muqueuse vésicale. Du reste, le passage à l'état chronique est à peu près certain lorsqu'on cesse le traitement de la cystite aiguë blennorrhagique avant l'extinction absolue de tous les symptômes.

Quant à la forme douloureuse de cette variété, j'ai montré que le traitement local, appliqué comme je vous l'ai indiqué, permet maintenant d'obtenir la guérison, même dans les cas les plus graves, sans que l'on soit obligé de recourir à la taille.

Traitement de la cystite tuberculeuse. — Voilà, Messieurs, une variété de cystite qui a fait et qui fait encore aujourd'hui le désespoir des chirurgiens. Jusque dans ces dernières années, le traitement local n'avait servi qu'à aggraver cette affection. « Rien n'aggrave la fré-
« quence et les douleurs, dit M. Guyon, comme la mise en
« œuvre banale des introductions de bougies et de cathé-
« ters ou des lavages. La sensibilité particulièrement
« vive de la vessie tuberculeuse rend bientôt l'introduc-
« tion des liquides impossible et devient l'occasion de
« l'aggravation de la cystite et de l'apparition des né-

« phrites. Les instillations elles-mêmes ne donnent aucun
« succès. J'ai utilisé bien des agents médicamenteux par
« cette méthode, tous ont échoué, aussi bien les subs-
« tances calmantes, que le nitrate d'argent, le borate de
« soude, l'iodoforme, pour ne citer que les principales. J'ai
« particulièrement insisté dans mes essais sur l'emploi de
« ces deux substances. L'iodoforme, qui se dissout mal
« dans tous les autres véhicules, a été instillé en solution
« concentrée dans l'éther. Ce mélange est facilement sup-
« porté à la dose d'une quarantaine de gouttes faites en
« vessie vide ; je n'ai pas été plus heureux qu'avec le ni-
« trate d'argent. Il en a été de même du biiodure de mer-
« cure et du sublimé auxquels j'ai très promptement re-
« noncé. . . . .

« Je repousse donc formellement le traitement chirur-
« gical, en tant du moins qu'il consiste dans l'emploi des
« moyens dont je viens de faire mention. »

A propos du traitement médical, voici ce que dit M. Guyon, après avoir noté que l'iodoforme pris à l'intérieur ne
lui a donné aucun résultat : « Je continue donc à donner
« la préférence aux médicaments qui agissent indirecte-
« ment sur la diathèse en augmentant les forces de résis-
« tance de l'économie et en particulier en activant la nu-
« trition, je prescris les frictions, les bains sulfureux, les
« bains salés, le séjour à la campagne, au bord de la mer,
« les eaux salines. . . . . les eaux sulfureuses . . . . Quand
« il est possible, je conseille le séjour dans le midi, de
« préférence sur les côtes méditerranéennes. L'alimenta-
« tion doit être aussi réparatrice que possible et par con-
« séquent substantielle. Mais ce serait une faute que de la
« rendre uniforme, l'appétit ne tarderait pas à en souffrir.
« Tout en défendant les excitants il faut se garder d'in-
« terdire le vin. . . . .Les médicaments que j'utilise le plus
« sont les préparations arsenicales, l'huile de foie de
« morue, la créosote. Ce médicament a une utilité parti-

« culière. Le goudron, la térébenthine sont également uti-
« lisables. Il est en général nécessaire de varier les mé-
« dications et de prescrire tout au moins un traitement
« d'hiver et un traitement d'été. Il faut une persistance
« très grande et plusieurs années doivent être employées
« au traitement de cette tuberculose comme à celui de
« toutes les autres. Aussi la nécessité de différents types
« de prescriptions s'impose-t-elle.

« C'est encore pour cette raison de la très longue pro-
« longation du traitement qu'un régime exclusif n'est pas
« de mise. Le lait est cependant utile et j'ai l'habitude de
« le faire figurer le plus largement et le plus habituelle-
« ment qu'il est possible dans le régime ; mais son emploi
« est subordonné et au goût du malade et aux convenances
« de son estomac.

« Mais il est une série de médicaments dont vous serez
« presque continuellement obligés de faire usage ; ce sont
« d'une part les préparations de quinquina et d'autre part
« les calmants. Le quinquina pourra s'ajouter à toutes vos
« médications. Je lui associe souvent le tannin et la plu-
« part des malades peuvent supporter ces préparations
« pendant de longs mois sans que leurs fonctions diges-
« tives soient troublées. Il n'en est plus de même des cal-
« mants, qui sont cependant indispensables. Aussi ai-je
« coutume de les employer exclusivement par la voie rec-
« tale, sous forme de suppositoires. J'ai surtout recours à
« l'opium uni à la belladone, à la jusquiame et à la mor-
« phine, mais toujours à petites doses. Souvent j'unis à
« ces médicaments l'iodoforme à la dose de 5 à 10 centi-
« grammes par suppositoire. Je donne autant qu'il est
« possible la préférence à l'opium sur la morphine et je
« n'ai recours aux injections sous-cutanées que dans les
« cas particulièrement douloureux. Enfin les révulsions
« répétées telles que les permettent l'application réitérée
« des pointes de feu, ou les révulsions profondes que

« l'on obtient avec les cautères sont des adjuvants d'une
« grande utilité. L'hypogastre est la région indiquée
« pour leur application.

« . . . .

« Il ne me paraît cependant pas impossible de prétendre
« à une action plus complète et deux fois déjà j'ai tenté la
« cure radicale de la tuberculisation vésicale. Il est peu
« probable que je multiplie beaucoup ces tentatives; non
« qu'elles ne soient rationnelles, mais parce qu'il est fort
« difficile d'en trouver l'indication précise. Pour espérer
« détruire sur place les éléments tuberculeux qui ont pris
« domicile dans la vessie et qui d'ailleurs ne pénètrent
« pas profondément ses parois, au moins dans une longue
« période de leur évolution, il faudrait qu'à côté de ces
« conditions favorables se rencontrât la localisation par-
« faite à la vessie elle-même. Or, presque toujours chez
« l'homme, l'appareil génital est atteint, les épididymes,
« la prostate et les vésicules sont envahis. Nous sommes
« donc réduits, dans l'immense majorité des cas, à n'agir
« par l'opération que d'une façon palliative. Il faut alors
« que l'aggravation d'un symptôme et sa résistance aux
« médications nous y conduisent. Il peut en être ainsi de
« la douleur et six fois j'ai opéré pour combattre la souf-
« france..... J'ai eu recours à la taille hypogastrique. C'est
« la seule méthode qui peut permettre de tenter la cure
« radicale. Celle-ci repose, en effet, essentiellement sur la
« destruction minutieuse de la muqueuse de la vessie. Il
« faut la racler soigneusement avec la curette, puis pro-
« mener le fer rouge à sa surface..... La seule contre-indi-
« cation naîtrait de l'excès de la douleur qui, ainsi que je
« l'ai démontré, peut déterminer la rupture de la vessie
« par excès de contractions, sons et malgré le chloroforme.
« ..... L'occasion de faire la cure radicale se présenterait
« peut-être plus fréquemment chez la femme que chez
« l'homme. Mais il faudrait, pour l'entreprendre avec

« chance de succès, être certain que l'appareil génital
« interne ne participe pas aux lésions de la vessie. C'est
« un point de la question que, faute d'autopsies, je n'ai pu
« encore résoudre. »

Voilà comment s'exprimait M. Guyon en 1888. Au dernier
Congrès français de Chirurgie (1), il concluait de la façon
suivante : « Nous ne pouvons conclure qu'avec réserve.
« Mais il est permis d'espérer qu'en se renseignant à toutes
« les sources de la clinique, on pourra rencontrer des cas
« où la localisation vraie de la tuberculose vésicale et son
« évolution peu avancée autoriseront à chercher, avec des
« chances de succès, la cure radicale. La cure palliative,
« déjà assurée par le traitement général, peut aussi dans
« certaines circonstances être demandée à une interven-
« tion, et la taille hypogastrique nous paraît encore pour
« ces cas l'opération de choix. Opérables comme le sont
« tous les autres tuberculeux, les tuberculeux de la
« vessie sont cependant surtout justiciables des médica-
« tions ».

Il y a dans cette façon d'envisager le traitement de la cystite tuberculeuse des erreurs et des points discutables. Il est
inexact de dire aujourd'hui que le traitement local aggrave
l'état des malades. S'il en était ainsi autrefois, cela tenait à
un mauvais manuel opératoire et à l'impossibilité de faire
l'anesthésie directe de la muqueuse uréthro-vésicale. Vous
savez combien le contact des instruments avec le col vésical et même l'urèthre postérieur aggrave l'état douloureux dans la cystite tuberculeuse. Vous savez aussi combien il est difficile de ne pas distendre la vessie de ces
malades si l'on se sert de la seringue pour faire les injections intra-vésicales. Notez encore que l'antisepsie, ainsi
que je vous l'ai déjà fait remarquer, est à peu près impossible avec l'emploi de ce procédé. Il n'est donc point sur-

(1) Paris, octobre 1889.

prenant que les résultats obtenus par M. Guyon avec ce traitement local aient été déplorables.

Les injections intra-vésicales faites sans sonde suivant le procédé que je vous ai indiqué procurent au contraire à ces malades une amélioration rapide. La solution saturée d'acide borique est le liquide de choix. Il faut toujours y recourir au début; plus tard, si la suppuration reste abondante, on peut employer les solutions saturées d'acide borique. J'ai eu recours aussi parfois aux solutions faibles de nitrate d'argent et j'ai constaté sous l'influence de ces injections une diminution notable de la quantité de pus contenue dans l'urine. Il est bon néanmoins de ne les employer qu'avec beaucoup de prudence. Ainsi les douleurs deviennent plus vives à la suite de l'emploi du nitrate d'argent; les mictions sont également plus fréquentes, mais je n'ai pas noté d'hématurie bien appréciable chez mes malades. En outre, j'ai pu faire disparaître très vite la douleur causée par cette substance en pratiquant les jours suivants des injections intra-vésicales sans sonde de chlorhydrate de cocaïne. Il est indiqué maintenant de se servir de nitrate de cocaïne au moment même de l'injection *irritante*.

L'anesthésie locale de la muqueuse uréthro-vésicale rend dans cette affection de très grands services. Sa supériorité sur l'anesthésie indirecte est tellement évidente qu'il est véritablement superflu d'y insister. Je dois cependant vous rappeler à ce sujet quelques particularités qu'on ne saurait trop répéter. Tout d'abord je vous prie de ne pas oublier les graves inconvénients que présente dans cette affection l'usage des piqûres de morphine. La morphinomanie est ici d'autant plus à craindre qu'il s'agit souvent d'une affection de longue durée.

La morphine ainsi employée a l'avantage, direz-vous, d'agir très vite; mais l'anesthésie directe est pour ainsi dire instantanée, et elle peut être répétée sans inconvénients aussi souvent qu'on le juge nécessaire.

S'il existe des ulcérations vésicales, il peut se produire avec la cocaïne, m'objecterez-vous encore, des phénomènes d'intoxication. Je n'en ai point constaté; il est vrai que je n'emploie dans ces cas que des doses relativement faibles de chlorhydrate de cocaïne. J'ai noté également qu'il suffit dans la grande majorité des cas d'employer cet anesthésique deux fois seulement dans les 24 heures, mais en ayant bien soin de faire en même temps des lavages de la vessie sans sonde avec les liquides modificateurs que je viens de vous citer.

Je tiens aussi à vous rappeler certains inconvénients de l'usage interne des substances calmantes. Comme le fait remarquer M. Guyon lui-même, elles troublent les fonctions digestives. Or, vous savez combien les tuberculeux, quels qu'ils soient, doivent éviter avec soin tout ce qui porte atteinte à la nutrition. Lorsqu'un tuberculeux ne peut plus se nourrir d'une façon suffisante, son état s'aggrave avec une effrayante rapidité.

Enfin n'oubliez pas que la médication calmante indirecte est assez souvent insuffisante pour calmer les douleurs si vives qu'éprouvent parfois les malades atteints de cystite tuberculeuse. Dans ces dernières années, on en était arrivé à pratiquer la taille hypogastrique chez l'homme et la taille vésico-vaginale chez la femme pour calmer ces horribles souffrances. M. Guyon, vous venez de le voir, a opéré six fois des malades atteints de cystite tuberculeuse pour calmer la douleur qu'ils éprouvaient et l'habile chirurgien de Necker considérait encore ces opérations comme légitimes dans sa communication au dernier Congrès français de chirurgie.

Je ne pus m'empêcher, Messieurs, de protester contre cette opinion du savant professeur. Le traitement médical échoue complétement dans certains cas, nous disait-il.

D'accord, mais un traitement direct rationnel réussit là où le traitement médical a échoué et je rappelai quelques-unes des observations contenues dans ma thèse, entre autres l'observation si intéressante à ce point de vue du malade qu'avait bien voulu me confier, en 1887, à l'hôpital de la Pitié, M. le prof. Verneuil.

Je vous répète que j'ai toujours réussi jusqu'à présent à calmer la douleur dans la cystite tuberculeuse, même dans les cas les plus graves, grâce à l'anesthésie directe de la muqueuse uréthro-vésicale et au traitement de la cystite elle-même par les lavages boriqués pratiqués sans sonde. Tant que je n'aurai pas rencontré d'exemple de cystite tuberculeuse ayant résisté, au point de vue de la douleur, aux moyens directs que je viens de vous rappeler, je persisterai à considérer la taille comme absolument inutile dans le traitement palliatif de cette affection. De plus, une opération de cette importance n'est pas sans présenter quelques dangers chez un tuberculeux. A plusieurs points de vue, c'est un traumatisme qu'on ne saurait dédaigner comme une quantité négligeable. Dans la même séance du Congrès de chirurgie dont je viens de vous parler, ce côté de la question fut bien mis en évidence par M. le prof. Verneuil.

Parmi les points discutables dans le traitement de la cystite tuberculeuse formulé par M. Guyon, je n'en retien-drai qu'un seul, je veux parler des tentatives de cure radicale de la tuberculose vésicale par la destruction de la muqueuse de la vessie. Les indications de ces tentatives sont bien rares, dit M. Guyon. Je crois que l'on peut se demander même s'il en existe. Je vous ai déjà répété plusieurs fois que la plupart des auteurs admettent aujourd'hui que la tuberculose urinaire débute par le rein, que la cystite tuberculeuse est toujours secondaire. Cette opinion se confirme en effet de plus en plus. Or, si les reins sont toujours atteints de tuberculose en même temps que la vessie, il est clair qu'il ne saurait être question de la cure radicale de la cystite tuberculeuse.

Dans les autopsies que j'ai faites, il existait des lésions rénales tuberculeuses.

M. Guyon croit avoir observé deux cas de cystite tuberculeuse sans lésions rénales de même nature. Il a résumé ces deux faits dans sa communication au dernier Congrès de chirurgie. Dans l'un de ces cas, l'autopsie a été faite. Eh bien, je doute fort que les lésions qu'il a rencontrées et qu'il a décrites soient interprétées comme il l'a fait par les anatomo-pathologistes. Les deux reins, dit-il, étaient profondément altérés, mais nulle part on ne trouva de noyaux caséeux ni de granulations tuberculeuses, et il en conclut que la tuberculose n'avait été pour rien dans cette destruction de l'appareil rénal.

Dans l'autre cas, il s'agissait d'une guérison datant à cette époque de plus de quatre années. Bien que l'on rencontre parfois dans la cystite tuberculeuse des périodes d'accalmie assez longues, ce fait me frappa beaucoup et je voulus connaître tous les détails de cette observation, qui a été publiée dans une thèse. Or, voici ce que je trouvai. Il s'agissait d'un malade chez lequel les accidents de cystite avaient débuté pendant qu'il était soldat. L'évolution de la maladie pouvait être celle de la cystite blennorrhagique. Le malade avait eu quelquefois de la fièvre, « fièvre irrégulière » a-t-on écrit dans l'observation. Enfin le diagnostic n'avait été fait qu'au laboratoire : l'urine contenait « de *nombreux bacilles.* »

On pratique chez ce malade la taille hypogastrique et « l'on voit la face interne de la vessie qui est petite, « rouge foncé, mamelonnée, comme framboisée.

« Le col est dilaté avec l'extrémité du doigt, la cavité « vésicale couverte d'une couche d'huile iodoformée.

« Réunion de la plaie superficielle. Siphonnage de la « vessie avec deux tubes. »

Ainsi voilà une tuberculose vésicale qui aurait été guérie simplement par la taille hypogastrique suivie d'une seule application d'une couche d'huile iodoformée sur la muqueuse vésicale.

Des observations de ce genre pourront convaincre peut-être des hommes de laboratoire, mais elles ne convaincront certainement pas les cliniciens.

Vous voyez, Messieurs, que la cure radicale de la cystite tuberculeuse est bien problématique. Notez encore qu'elle nécessite la taille hypogastrique et que celle-ci peut être contre-indiquée par l'excès de la douleur, qui peut déterminer, dit M. Guyon, la rupture de la vessie, par excès de contractions « sons et malgré le chloroforme. »

Jusqu'à présent le traitement palliatif de la cystite tuberculeuse paraît donc seul logique. Les tentatives dont je viens de vous entretenir ont d'autant moins leur raison d'être que le traitement direct que je vous ai indiqué permet aujourd'hui de calmer les douleurs les plus vives que puissent éprouver ces malheureux patients. Vous bornerez donc là votre intervention et vous chercherez surtout à tonifier vos malades en employant les moyens conseillés dans les autres formes de la tuberculose.

Traitement de la cystite chez les calculeux. — Qu'il s'agisse de la forme primitive ou de la forme secondaire, le traitement de cette variété de cystite réclame surtout la suppression de la cause : l'extraction ou la destruction du calcul.

Dans la forme primitive, il faut également traiter l'affection qui a été la cause prédisposante de l'inflammation vésicale.

En général, on ne doit pas cependant pratiquer d'emblée la lithotritie ou la taille. Il faut commencer par conseiller aux malades le repos absolu au lit. Les injections intravésicales sans sonde de cocaïne et d'eau boriquée pourront aussi, au moins dans certains cas, rendre de très grands services. Je vous en ai cité une observation intéressante.

Suivant les auteurs, la cystite est parfois si intense et s'améliore tellement peu sous l'influence du traitement qu'elle constitue une contre-indication à la lithotritie. Mais il est important de remarquer que dans les cas dont il s'agit on n'a pas fait l'anesthésie directe de la muqueuse uréthro-vésicale et que l'on n'a pas pratiqué les lavages de la vessie sans sonde.

Lorsque la vessie aura été débarrassée du calcul qu'elle contenait, si la cystite persiste, il faudra la traiter par les moyens ordinaires que je vous ai décrits.

Peut-être serait-il utile, dit M. Guyon, dans la forme primitive, d'employer de temps en temps la sonde métallique et l'aspiration. On aurait ainsi des chances sérieuses de prévenir la récidive de l'affection calculeuse ou de provoquer l'expulsion précoce des petites concrétions qui peuvent, chez de tels malades, descendre de temps à autre toutes formées des bassinets et des reins.

N'oubliez pas aussi que le point de départ de la cystite secondaire des calculeux est ordinairement un cathétérisme insuffisamment aseptique. Vous ne pratiquerez donc l'exploration vésicale chez ces malades qu'en prenant les précautions antiseptiques les plus rigoureuses.

Je n'insiste pas davantage sur le traitement de cette variété de cystite ; j'y reviendrai bientôt en vous décrivant la thérapeutique des calculs vésicaux.

Traitement de la cystite consécutive aux tumeurs de la vessie. — Voilà encore une variété de cystite où le traitement doit être surtout dirigé contre la cause prédisposante : le néoplasme vésical. Il est cependant possible de soulager ces malades avant la disparition de cette cause, en faisant l'anesthésie directe de la muqueuse uréthro-vésicale et en ayant recours aux lavages de la vessie sans sonde. La solution d'acide borique à 4 % est le seul liquide que l'on doive employer. Il faut éviter surtout les solutions de nitrate d'argent, qui pourraient déterminer des hématuries graves.

Lorsqu'il existe des hématuries spontanées, on ne doit employer que des doses très faibles de chlorhydrate de cocaïne, parce qu'il y a absorption dans ces cas de la substance analgésiante. Peut-être même sera-t-il bon parfois de renoncer à l'anesthésie directe lorsqu'il y aura ainsi une rupture des vaisseaux de la muqueuse.

Si une rétention d'urine oblige à pratiquer le cathétérisme, il ne faudra employer qu'une sonde souple en caoutchouc ou en gomme. Inutile d'insister sur la nécessité de faire une antisepsie rigoureuse, afin de ne point donner une nouvelle poussée à la cystite en introduisant dans la vessie des microbes pathogènes.

Nous aurons bientôt occasion de revenir sur ces particularités à propos de l'histoire même des néoplasmes de la vessie.

Traitement de la cystite cantharidienne. — « Existe-t- « il, dit Nélaton, un traitement prophylactique de la cystite « cantharidienne? Doit-on espérer de prévenir l'inflam- « mation en mélangeant du camphre au vésicatoire? Il « résulte des expériences de M. Morel-Lavallée que le « camphre serait sans aucune espèce d'action; il a vu, en « effet, des individus chez lesquels des vésicatoires non « camphrés n'avaient déterminé aucune espèce d'accidents, « tandis que les vésicatoires camphrés avaient été suivis « de cystite. L'interposition d'un papier huilé entre la « peau et la surface du vésicatoire préserverait-elle mieux « de la cystite? C'est un point qui n'a pas encore été suf- « fisamment étudié, et sur lequel nous ne pouvons nous « prononcer, bien que l'on ait souvent conseillé ce moyen « pour prévenir l'inflammation de la vessie. »

D'autres auteurs ont encore indiqué le traitement prophylactique suivant : « Ainsi donc, disent-ils (1) le principe
« actif de la cantharide absorbée circule dans les vais-
« seaux, les traverse sans laisser traces de son passage,
« et ce n'est que dans les cavités d'excrétion qu'il exerce
« son action irritante. Voici comment on a cherché à
« rendre compte de ce fait :

« Dissoute dans le sérum alcalin du sang, et combinée
« avec lui, la cantharidine devient libre dans la sueur et
« dans l'urine acide ; si donc on parvenait à rendre l'urine
« alcaline, la cantharidine maintenue combinée, traver-
« serait les voies d'excrétion rénale sans déterminer nulle
« part d'action irritante.

« Martin-Damourette, qui, le premier, a donné cette ex-
« plication fort ingénieuse, indique un moyen simple d'évi-
« ter aux malades les souffrances très vives de la cystite
« cantharidienne : il conseille de leur donner auparavant
« 10 à 15 gram. de bicarbonate de soude, de façon à rendre
« l'urine alcaline.

« L'indication est très nette, mais elle n'est pas toujours
« facile à remplir ; nous avons nous-mêmes, dans le service
« du professeur Grisolle, donné à un malade, pendant 3 ou
« 4 jours, 10 gram. de bicarbonate de soude en 24 heures,
« et cela sans avoir pu rendre son urine alcaline, et lui
« éviter les douleurs de la cystite cantharidienne.

« Il sera donc souvent impossible d'alcaliniser l'urine,
« et, dans tous les cas, nous ne croyons pas qu'il soit indif-
« férent de donner à un malade jusqu'à 10 grammes de bi-
« carbonate de soude par jour, et cela dans le cours d'une
« autre médication dont les effets ne peuvent manquer
« d'être contrariés par l'administration des alcalins. »

Quoi qu'il en soit, aussitôt que la cystite cantharidienne
s'est manifestée, il faut lever l'emplâtre et avoir soin d'en-

(1) Nouv. Dict. de Méd. et de Chir. prat.

lever toutes les parcelles de poudre adhérentes à la peau.
On prescrira ensuite, dit Nélaton, « des boissons diuré-
« tiques en grande abondance; peut-être des injections
« émollientes dans la vessie pourraient-elles contribuer à
« calmer les accidents, si l'introduction de la sonde ne dé-
« terminait pas une trop grande irritation;..... »

Eh bien, nous pouvons faire aujourd'hui ces injections
sans avoir besoin d'introduire de sonde; il est donc bien
facile de suivre l'indication donnée par le grand chirurgien français. Vous vous servirez de la solution d'acide
borique à 4 %. Si vous faites l'anesthésie directe de la
muqueuse uréthro-vésicale, employez de très faibles doses
de chlorhydrate de cocaïne. Peut-être y a-t-il absorption
de cette substance anesthésique dans cette variété d'inflammation de la muqueuse vésicale.

Traitement de la cystite membraneuse. — Comme
il existe presque toujours de la rétention dans cette variété de cystite, on ne peut pas avoir recours aux lavages
de la vessie sans sonde. Dans un cas que je vous ai déjà
cité, cette rétention manquait cependant, ce qui me permît
d'appliquer le traitement ordinaire de la cystite. Mais
ordinairement le cathétérisme est nécessaire. Il faut alors
suivre le procédé que je vous ai indiqué à propos du traitement de la cystite chez les prostatiques, procédé qui, je
vous le répète, doit être appliqué toutes les fois que la
vessie ne peut pas se vider spontanément d'une façon
complète.

Dans la cystite membraneuse, les lavages doivent être
souvent répétés. On doit en faire à chaque cathétérisme.

« On comprend, dit M. Guyon, que le cathétérisme ne
« soit pas toujours suffisant pour permettre l'issue de
« membranes pelotonnées en paquets volumineux. L'inci-
« sion de la vessie pourrait être nécessaire. Je n'ai pas eu
« l'occasion d'y recourir, mais, le cas échéant, je serais

« prêt à le faire sans beaucoup d'illusions sur les chances
« de succès que me donnerait une intervention tentée au
« milieu d'un état général et local aussi grave. En tout
« cas, ce serait la seule chance de salut et l'incision vési-
« co-vaginale chez la femme, grâce à sa simplicité et à son
« efficacité, donnerait à l'intervention des chances parti-
« culières de réussite. L'incision permettrait l'enlèvement
« des productions membraneuses, le repos absolu de la
« vessie et enfin la dérivation des urines qui diminuerait
« les dangers d'infiltration ou de rupture, dans le cas où
« il y aurait gangrène partielle ou totale de la paroi vési-
« cale. Il va sans dire qu'après une intervention semblable,
« l'exceptionnelle gravité des lésions imposerait l'absolue
« nécessité d'un drainage prolongé et de lavages répé-
« tés. »

Il est évident que dans les cas exceptionnels dont il
s'agit, la cystotomie est indiquée. Si le cathétérisme ne
permet pas de vider la vessie, on n'a guère de chances d'y
parvenir avec une ponction vésicale capillaire faite au-
dessus du pubis. Du reste, en admettant qu'on pût retirer
ainsi l'urine contenue dans le réservoir urinaire, les membranes putréfiées, qui constituent le grand danger en pareille circonstance, continueraient à séjourner dans la
vessie et pourraient déterminer des accidents septiques
mortels. On pourrait bien, il est vrai, tenter de faire des
lavages vésicaux par la voie sus-pubienne, en employant
le procédé dont je vous ai parlé en vous décrivant le
traitement des rétrécissements de l'urèthre, mais je crois
que les membranes détermineraient bien vite l'oblitération du trocart. De plus, leur élimination par l'urèthre res-
terait toujours douteuse. La cystotomie me paraît donc
rationnelle chez l'homme dans les cas exceptionnels dont
il s'agit. Chez la femme, au contraire, il me semble que
la dilatation de l'urèthre serait préférable. On pourrait, je
crois, atteindre les fausses membranes par cette voie et

les extraire. En tout cas, il serait logique de le tenter avant de se décider à pratiquer la taille vésico-vaginale.

Traitement de la cystite chez la femme. — La variété de cystite que nous venons d'étudier se rencontre surtout chez la femme. Je vous ai dit quelle est la conduite qui me paraît la plus logique dans ces cas; je n'y reviens pas.

Dans les autres formes de la cystite, le traitement ne diffère point de celui que je vous ai indiqué chez l'homme. Le lavage de la vessie sans sonde est encore bien plus facile chez la femme que chez l'homme. En général, on peut dire que l'on porte le liquide presque dans la vessie, tant l'urèthre est court chez la femme.

Une particularité qui mérite d'être rappelée au point de vue du traitement, c'est le rôle considérable que jouent les affections de l'utérus dans la pathogénie de la cystite chez la femme. Il faut donc toujours chercher s'il n'y a pas des lésions du côté de cet organe et les traiter en même temps que l'inflammation de la vessie. Je vous ai montré plusieurs fois à la clinique que c'était un état pathologique de l'utérus qui retardait la guérison de certaines malades.

Je vous ai dit que j'ai rencontré de la vaginite granuleuse chez les malades atteintes de cystite pendant la grossesse. Il ne faut pas négliger dans ces cas de soigner l'affection vaginale en même temps que la cystite. Du reste, il ne peut être qu'avantageux de faire l'asepsie du vagin après avoir pratiqué le lavage de la vessie sans sonde, afin de diminuer les chances d'une nouvelle inoculation. N'oubliez pas en effet que l'infection vésicale spontanée peut très bien être admise chez la femme, par suite de la brièveté que présente chez elle le canal uréthral.

Je vous rappelle également que pendant la grossesse, la température des liquides employés pour faire les lavages de la vessie sans sonde ne doit pas dépasser 36 ou

37 degrés, afin de ne pas déterminer de contractions utérines.

Lorsque la cystite survient pendant la grossesse et
qu'elle affecte la forme douloureuse, le traitement ne diffère point de celui que l'on doit appliquer dans les autres
cas analogues. Vous trouverez dans ma thèse une observation très intéressante à ce point de vue. Malgré l'excessive gravité que présentait la cystite, je pus obtenir chez
cette malade une disparition rapide de la douleur.

Ce résultat est d'autant plus heureux que l'on était complétement désarmé autrefois dans les cas de ce genre. La
taille vésico-vaginale était en effet formellement contre-
indiquée dans ce cas particulier de cystite douloureuse.

Traitement de la cystite douloureuse. — Je ne vous
dirai qu'un mot du traitement de cette variété de cystite. C'est une question que j'ai longuement traitée dans
ma thèse; je ne pourrais que vous répéter ce que j'ai écrit
à cette époque. D'autre part je vous ai montré, en vous
indiquant le traitement de la cystite tuberculeuse, que les
cas de cystite douloureuse les plus intenses et les plus
difficiles à calmer par les anciens procédés cèdent parfaitement à l'anesthésie directe de la muqueuse uréthro-vésicale accompagnée de lavages de la vessie sans sonde
pratiqués avec des liquides modificateurs.

C'est là, en effet, un point capital qu'il ne faut pas oublier. Le meilleur moyen, comme je l'ai dit dans ma thèse,
de faire disparaître la douleur dans la cystite douloureuse,
c'est de guérir l'inflammation de la vessie. Il ne faut donc
pas se borner à poursuivre simplement le symptôme douleur, c'est contre la cystite elle-même qu'il faut agir.
Avant que l'anesthésie directe de la muqueuse uréthro-
vésicale eût été réalisée, on était désarmé à ce point de
vue; les tentatives que l'on faisait pour atteindre ce but
ne servaient qu'à aggraver la cystite. Mais aujourd'hui

l'anesthésie rend possible et très facile même cette modification directe de la muqueuse vésicale enflammée. Aussi la guérison de la cystite douloureuse est-elle obtenue maintenant, dans l'immense majorité des cas, comme celle des autres variétés de cystite, par des moyens très simples et avec une extrême rapidité.

Les piqûres de morphine, qui rendaient presque tous ces malades morphinomanes, et la taille, qui donnait en général de bien médiocres résultats, comme je l'ai montré dans ma thèse, n'ont donc plus aujourd'hui leur raison d'être dans le traitement de la cystite douloureuse.

Si, dans quelques cas exceptionnels que je vous ai fait connaître en étudiant la thérapeutique des différentes variétés de la cystite, l'indication de la taille peut être discutée, c'est pour des raisons qui tiennent plus à la lésion qui a précédé et qui accompagne l'inflammation vésicale qu'à la cystite douloureuse elle-même.

Tel est, Messieurs, le traitement actuel de la cystite. Si le grand nombre de variétés que présente l'inflammation vésicale oblige à connaître plusieurs particularités plus ou moins importantes, vous voyez que la thérapeutique proprement dite de la cystite est à peu près toujours la même. Or, cette thérapeutique, loin d'être complexe, est au contraire, ainsi que je vous le disais au début de cette étude, d'une extrême simplicité. Vous voyez qu'elle consiste, dans l'immense majorité des cas, à agir directement sur la muqueuse vésicale à l'aide des lavages de la vessie sans sonde accompagnés ou non de l'anesthésie directe de la muqueuse uréthro-vésicale réalisée avec le chlorhydrate ou le nitrate de cocaïne.

TRENTE-ET-UNIÈME LEÇON

DE LA CYSTALGIE

Messieurs,

Il vous arrivera assez souvent de rencontrer des malades présentant la plupart des symptômes que je viens de vous signaler en vous décrivant la cystite et chez lesquels il n'existe point cependant d'inflammation de la vessie. Ces malades ne sont atteints que de *cystalgie* ou *névralgie vésicale*. Ce sont des accidents vésicaux bien connus qui ont été longuement étudiés par Civiale dans son *Traité pratique sur les maladies des organes génito-urinaires*, mais dont la pathogénie est encore aujourd'hui fort obscure.

Pour Civiale, il s'agissait dans ces cas d'une névralgie du col vésical. Plus tard, on pensa que ces accidents étaient dus à une contracture du col. « Par suite d'un de « ces brusques retours d'opinion dont le moindre inconvé- « nient, disent Voillemier et Le Dentu, est de plonger les « esprits dans la plus grande indécision, la névralgie de « la vessie est reléguée dans l'ombre, et la contracture du « col a hérité de toute la faveur dont la première a été « spoliée. »

Aujourd'hui, on revient à l'opinion de Civiale, et l'on décrit ces faits sous le nom de *névralgies vésicales*. On rejette l'expression de *cystalgie*, que l'on trouve trop vague. Eh bien, je crois que c'est un tort. Quand une affection présente une pathogénie aussi obscure que celle dont nous nous occupons, il me semble qu'il y a plus d'avantages que d'inconvénients à la désigner sous une expression qui ne fasse point préjuger sa nature. Je conserve donc le nom de *cystalgie* et j'arrive immédiatement à l'*étiologie*.

Etiologie. — « Les affections nerveuses du col de la « vessie, dit Civiale, se présentent avec des caractères « variés, qu'il importe au chirurgien de distinguer avec « le plus grand soin.

« Il est des sujets chez lesquels on n'aperçoit qu'une « simple exaltation ou perversion de la sensibilité et de « la contractilité de cette partie, produite par des causes « le plus souvent insaisissables, mais passagères, sans « lésion organique apparente, sans nulle altération visible « de tissu : il ne s'agit là que d'un simple trouble fonc- « tionnel, déterminé par une répartition irrégulière de « l'action vitale. . . . .

« La troisième classe renferme les cas que j'appellerai « *compliqués* et dans lesquels les mêmes troubles fonc- « tionnels sont provoqués et entretenus par une cause per- « manente, plus ou moins saillante et active ; soit que cette « cause ait précédé l'apparition des symptômes névral- « giques, . . . soit qu'elle se développe pour ainsi dire au « moment où apparaissent les accidents nerveux. »

En un mot, la cystalgie est tantôt *idiopathique* et tantôt *symptomatique*.

« C'est spécialement chez l'adulte, dit Civiale, qu'on « rencontre les névralgies du col vésical, dans l'un et « l'autre sexe. Elles peuvent cependant exister à d'autres « époques de la vie. J'en ai vu plusieurs dans la vieil- « lesse et quelques-unes dans l'enfance. »

Suivant Roux, Campaignac et bien d'autres auteurs, la cystalgie se montre le plus souvent dans le sexe masculin.

Civiale a constaté cependant que les affections nerveuses sont extrêmement « fréquentes chez les femmes » ; mais on est rarement appelé, dit-il, à les traiter au début : Il y a chez elles « un sentiment de pudeur qui leur fait sup- « porter de longues douleurs avant de se décider à entre- « prendre un traitement qui exige des explorations et des « applications locales. »

La cystalgie *idiopathique* s'observe le plus souvent chez les *névropathes*, les *hypocondriaques* (Guyon).

L'*hystérie* déterminerait assez souvent de la rétention (Guyon), mais elle s'accompagnerait rarement de cystalgie. On en a observé cependant des exemples très nets. Ainsi M. Guibal parle d'une malade âgée de 19 ans, qui, à chaque crise d'hystérie, avait des envies d'uriner conti- nuelles et douloureuses.

Certains auteurs, et entre autres Civiale, ont accusé les *affections vives et subites de l'âme* d'avoir une influence incontestable sur l'apparition de la cystalgie.

Une grande frayeur, la douleur ou le deuil engendrent, suivant Ultzmann, des névroses de la sphère urinaire et génitale.

« On avait remarqué, dit Civiale, que l'abus du coït et « de la masturbation avait précédé l'apparition des phé- « nomènes qui caractérisent les névralgies du col vésical. « J'ajouterai même qu'il n'y a pas de cause plus grave et « plus opiniâtre, soit que la surexcitation prolongée des « organes génitaux porte une atteinte profonde à la vita- « lité du col de la vessie, soit que l'influence morale, ordi- « nairement énergique en pareil cas, suffise pour impri- « mer à la maladie un caractère de gravité qu'elle a rare- « ment dans d'autres cas. »

L'influence des boissons spiritueuses a été surtout notée par les auteurs anglais. Brodie a fait remarquer que le mélange des acides avec les spiritueux, tel qu'il a lieu dans certains punchs, était surtout propre à déterminer la cystalgie.

A la suite de maladies graves et prolongées, la sensibilité se trouve dans certains cas fortement exaltée, dit Civiale, qui a noté alors parfois chez ces malades de la cystalgie et même du spasme de l'urèthre et des muscles du périnée.

Ces différentes causes agissent en déterminant ou en exagérant l'état névropathique des malades.

La cystalgie serait occasionnée parfois, suivant White, par une cause assez spéciale. Il l'aurait observée chez certains mécaniciens de tramways, assis sur des sièges étroits et durs qui transmettaient à la vessie la *trépidation* de la machine.

Il ne serait pas rare d'observer la cystalgie chez des malades ayant déjà souffert de névralgies diverses : sciatique, testiculaire, lombaire. Des malades soignés par Civiale, « avaient éprouvé pendant longtemps, dit-il, dans
« la poitrine, à la tête, à l'estomac, ces douleurs vagues et
« opiniâtres qu'on est convenu d'appeler névroses ou né-
« vralgies, et contre lesquelles les ressources de l'art sont
« si fréquemment impuissantes. On eût été tenté de croire,
« dans certaines circonstances, que la maladie avait quitté
« son siège primitif pour aller se fixer sur la vessie, et
« c'est en effet à des métastases qu'on a généralement
« recours pour expliquer le fait, quoiqu'il ne s'agisse le
« plus souvent que de simples coïncidences. »

La chlorose, la dyspepsie, les troubles généraux de nutrition seraient, suivant certains auteurs, des causes de la cystalgie.

L'influence de la *goutte* est admise par M. le professeur Charcot et un grand nombre d'autres auteurs.

Hunter et Macilwain ont indiqué l'action du froid comme étant propre à déterminer la cystalgie. Civiale a fait remarquer qu'il n'a point noté cette cause, bien qu'il ait eu très souvent recours aux injections d'eau froide dans la vessie.

Du reste, l'influence de la diathèse rhumatismale, admise par les uns, paraît bien douteuse au plus grand nombre.

L'arthritisme, l'herpétisme ne mériteraient d'être cités, suivant les auteurs, que par suite de leur coïncidence fréquente avec les névropathies.

En résumé, ce qui domine dans cette étiologie de la *cystalgie idiopathique*, c'est le *nervosisme*. Occupons-nous maintenant de la *cystalgie symptomatique*.

Les lésions graves du système nerveux jouent un rôle important dans l'étiologie de cette variété de cystalgie. L'*ataxie locomotrice*, comme l'ont surtout montré MM. les prof. Charcot et Fournier, est une cause relativement fréquente de cystalgie. Celle-ci s'observe ordinairement à la période préataxique.

Mais le tabes n'est pas la seule affection du système nerveux qui puisse s'accompagner de cystalgie. En 1876, M. le professeur Verneuil a rapporté l'observation d'un malade qui avait eu des crises de cystalgie très intenses deux ans avant l'apparition des premiers symptômes de la paralysie générale.

« Les contusions et blessures du col et du corps de « la vessie par des agents extérieurs, dit Civiale, no- « tamment par des armes de guerre, dont les auteurs, « Larrey entre autres, rapportent des exemples remar- « quables, ont été signalées avec raison comme une cause « fort active des douleurs et des troubles fonctionnels qui « constituent les névralgies du col vésical. On comprend « toute la portée que peuvent avoir les causes de ce « genre, qui sont heureusement rares. La présence d'un « corps étranger dans la vessie, à la suite de telles bles- « sures, et les désordres que celles-ci elles-mêmes peuvent « occasionner, dans le viscère ou les parties voisines,

« auraient des conséquences non moins fâcheuses pour la
« production des états névralgiques, et pour imprimer à
« ces états un caractère de gravité qu'ils ont rarement,
« lorsqu'ils dépendent d'autres circonstances. »

Chez un malade qu'avait bien voulu me confier mon
excellent maître, M. Péan, je n'ai pu trouver d'autres
causes aux troubles vésicaux qu'il accusait qu'un violent
traumatisme au niveau de la région sus-pubienne, traumatisme qui avait été suivi des accidents dont se plaignait
le malade.

« Plusieurs lésions organiques de l'urèthre, de la pros-
« tate, de la vessie, etc... exercent, dit Civiale, une grande
« influence sur la maladie qui nous occupe ; ces lésions
« sont elles-mêmes la conséquence d'un travail morbide
« qui concourt à exalter la sensibilité locale. Dès que l'al-
« tération organique est formée, et qu'elle a pris un certain
« développement, l'exaltation de la sensibilité s'accroît
« encore, d'autant plus qu'il vient s'y joindre l'influence
« des troubles fonctionnels qu'entraînent presque toujours
« les altérations matérielles. Ainsi, on peut trouver réu-
« nies, chez un même sujet, des causes complexes dont la
« connaissance importe beaucoup au praticien, car elles
« apportent des modifications, soit dans les symptômes,
« soit dans le traitement des névralgies, et même des
« états morbides primitifs. »

Pour Ultzmann, la prostatite chronique serait une cause
fréquente de cystalgie, parce que la prostate, dit-il, est
un organe riche en nerfs. « D'après Klein, on y trouve un
« grand nombre de filets nerveux disséminés entre le
« sphincter uréthral et les fibres musculaires circulaires
« striées des couches corticales qui, s'étendant jusqu'à
« l'urèthre, renferment en outre, entre leurs faisceaux,
« beaucoup de cellules ganglionnaires. De même la couche
« corticale de la prostate contient des noyaux ganglion-
« naires et des corpuscules de Pacini, qui, comme ailleurs,

« n'existent que dans les organes riches en nerfs. Comme
« le plexus hypogastrique du sympathique, qui donne à la
« prostate ses filets, est en rapport direct avec des ra-
« meaux des plexus sacré et lombaire, on comprend que,
« lorsque les extrémités périphériques de ces nerfs sont
« continuellement excitées par une inflammation chro-
« nique, la transmission de cette excitation aux autres
« nerfs avec lesquels ils s'anostomosent, puissent engen-
« drer les névroses les plus diverses de la sphère génito-
« urinaire. »

D'autres auteurs ont pensé que si l'uréthrite postérieure
et la prostatite chronique, qui ne donnent lieu le plus
souvent, comme ils l'ont fait remarquer avec juste raison,
à aucun symptôme franchement douloureux, peuvent,
chez certains malades, donner naissance à la cystalgie, cela
est dû uniquement à un état névropathique antérieur.

Cette opinion me paraît juste. La prostatite chronique
ne me semble pas en effet une cause aussi fréquente de
cystalgie que l'a dit Ultzmann. Rappelez-vous, du reste,
combien est vague encore aujourd'hui l'histoire clinique
de l'inflammation chronique de la prostate.

D'autre part, l'inflammation de la vessie ne doit pas être
comptée parmi les causes de la cystalgie. Cependant un
auteur, qui a récemment reproché à Civiale de confondre
sous le nom de névralgies du col de la vessie « les symp-
« tômes douloureux qu'on trouve dans une série d'affections
« telles que calculs, catarrhes de la vessie... », écrit lui-
même un peu plus loin les phrases suivantes. « De
« même une cystite très légère, bien supportée par un
« individu sain, sera au contraire le point de départ d'une
« névralgie vésicale chez un hypocondriaque. La lésion
« très minime donne lieu à une grosse manifestation, *par*
« *suite des conditions générales* défectueuses de l'individu
« qui la porte. »

Eh bien, je crois, avec M. le prof. Guyon, qu'il vaut

mieux dire dans ces cas cystite douloureuse que cystalgie.
En effet, si les symptômes douloureux sont consécutifs à
l'inflammation de la vessie, il suffit de guérir la cystite
pour faire disparaître la douleur. L'indication thérapeutique est alors bien nette.

Mais, dira-t-on, si la douleur persiste après la disparition de l'inflammation vésicale? Je répondrai que je n'en
connais point d'exemples. Je ne crois pas qu'on ait publié
d'observations semblables. Mais admettons l'existence de
ces faits; nous dirons alors cystalgie consécutive à une
cystite douloureuse, et le traitement sera désormais celui
de la cystalgie. De cette façon, la thérapeutique suivie
aura été d'une logique irréprochable, ce qui est le point
capital.

Il y a encore un grand avantage à envisager ainsi la
question; c'est au point de vue de la nosologie. Si l'on ad-
mettait la manière de voir de l'auteur dont je viens de
vous parler, tout deviendrait extrêmement confus dans la
description de la cystalgie et de la cystite douloureuse.
Je me demande sur quels signes on pourrait alors s'appuyer pour différencier ces deux affections.

La cystalgie est parfois causée par une étroitesse relative du méat. « Ce qui a le plus contribué, dit Civiale, à me
« mettre sur la voie pour reconnaître cette particularité,
« c'est la coexistence de très faibles rétrécissements du
« méat urinaire, avec la névralgie du col vésical; celle-ci
« disparaît immédiatement après que l'orifice de l'urèthre
« a été débridé. J'ai rencontré beaucoup de faits de ce
« genre, et j'avoue que je n'ai pas admis, sans quelque
« hésitation, l'influence d'une cause qui me paraissait
« d'abord d'un ordre entièrement étranger à l'effet produit;
« mais je n'avais fait qu'inciser le méat urinaire et intro-
« duire quelques bougies, afin d'empêcher la petite plaie
« de se réunir immédiatement, et néanmoins je voyais
« tous les accidents disparaître. En se multipliant, ces

« faits dissipèrent mes doutes et le résultat s'offre assez
« constamment aujourd'hui, pour qu'il me soit permis de
« l'annoncer comme certain. La seule précaution à prendre
« est de bien s'assurer qu'il n'existe pas d'autres états
« morbides capables d'entretenir les accidents névral-
« giques. »

Il y a quelques années, Otis a insisté également sur cette
étroitesse relative du méat comme cause de cystalgie.
Les observations qu'il a rapportées confirment le fait signalé par Civiale.

On aurait vu la cystalgie disparaître après la section,
chez un enfant, d'un phimosis comprimant le gland (Hurd);
après l'ablation de smegma préputial sous un prépuce
trop étroit (Schlegel).

Une déchirure, une simple fissure de l'orifice externe de
l'urèthre seraient quelquefois chez la femme une cause de
cystalgie (Chaleix). Celle-ci peut encore être causée chez
elle par ces tumeurs désignées fréquemment sous le nom
de *polypes uréthraux*, tumeurs qui siègent ordinairement
au niveau du méat urinaire ou dans son voisinage et qui,
sous le nom de *tumeurs vasculaires polypoïdes du méat
urinaire*, ont été très bien étudiées en 1888, dans son intéressante thèse, par mon excellent ami et ancien collègue
d'internat, le Dr Jondeau.

Pour M. le prof. Richet, il se produit chez ces malades
des contractures analogues à celles que l'on observe au
niveau du sphincter anal dans les cas d'hémorrhoïdes
ulcérées.

Les *maladies des reins*, les calculs rénaux entre autres,
sont une cause indéniable de cystalgie. Ce fait a été signalé par de nombreux auteurs : Valsalva, Morgagni,
Brodie, MM. les prof. Verneuil et Dieulafoy, etc... Comme
l'ont fait remarquer Frerichs et bien d'autres auteurs, les
douleurs vésicales sont déterminées dans ces cas par
action réflexe.

Ainsi on a vu plusieurs fois tous les symptômes de la cystalgie cesser immédiatement après l'incision d'un abcès rénal.

La gravelle suffit parfois pour déterminer la cystalgie. « Chez une dame de 26 ans, bien constituée, j'ai remarqué, « dit Civiale, quelques symptômes de gravelle et l'émission « d'un très petit sable avec accidents névralgiques graves, « dont la malade souffrait beaucoup plus que du reste. Ici « le traitement a été fort long, parce qu'il a fallu combattre « en même temps deux maladies qui s'influençaient réci-« proquement..... Cependant la malade conserva un peu « d'iritation au col de la vessie, et continua de voir du « sable dans son urine, presque tous les jours, malgré « l'usage des eaux de Vichy, de boissons abondantes et « d'un régime approprié. A l'exception de quelques excès « dans le mariage et d'un grand développement de l'action « utérine, je n'ai pu découvrir chez elle aucune circons-« tance propre à rendre raison de cette persistance de « l'irritation du col de la vessie. »

J'ai observé un cas analogue chez une malade qu'avait bien voulu me confier mon excellent maître M. Péan. Je n'ai constaté chez elle que cette seule cause de cystalgie. Mais je dois ajouter que cette malade présentait en même temps des symptômes de nervosisme.

Civiale a noté la coïncidence assez fréquente d'un abaissement du col utérin et de la cystalgie, et il ajoute : « l'expérience m'a prouvé que la seconde affection en de-« vient plus opiniâtre ».

L'habile spécialiste a signalé aussi le rôle important que jouent dans l'étiologie de la cystalgie les lésions proprement dites de l'utérus. « Chez les femmes, dit-il, les né-« vralgies du col vésical sont souvent les conséquences « des maladies du col de la matrice avec lesquelles on les « confond. J'en ai vu plusieurs auxquelles on avait fait

« subir, d'après ces idées, de longs traitements qui étaient
« restés sans effet. »

Dans ces dernières années, ce sont principalement les
chirurgiens anglais et américains qui ont insisté sur cette
variété de causes de la cystalgie : les déviations utérines,
antéversion ou rétroversion; l'endométrite, la métrite
parenchymateuse, les fibromes utérins sont les affections
utérines qui ont été surtout notées. Mon éminent maître
M. Péan a souvent appelé mon attention sur cette variété
de cystalgie.

Il est probable cependant, comme on l'a fait remarquer,
que la lésion utérine ne détermine guère la cystalgie que
si la malade présente un état nerveux spécial.

Playfair aurait observé la cystalgie dans les derniers
mois de la grossesse lorsqu'il existait une position oblique
du fœtus. Il suffisait de ramener ce dernier dans sa position normale pour faire disparaître les symptômes douloureux qui s'étaient manifestés du côté de la vessie.

Les affections de l'anus et du rectum peuvent déterminer
la cystalgie par action réflexe. Ce genre de causes a été
signalé entre autres par Civiale, Lallemand, A. Stein.

Après avoir signalé l'accumulation des matières fécales
dans le rectum, les hémorrhoïdes, les ascarides du gros
intestin et avoir particulièrement insisté sur les fissures
à l'anus, Civiale ajoute : « Ainsi, tout état morbide du
« rectum peut jouer un très grand rôle dans la production
« des névralgies du col vésical, et il suffit de n'avoir point
« égard à cette cause, si fréquente cependant, pour que les
« traitements, en apparence les mieux combinés, demeurent
« sans résultat. Les hémorrhoïdes, les ascarides et la
« phlegmasie, même légère et circonscrite du rectum,
« exaspèrent la sensibilité du col vésical, et quand il y a
« déjà exaltation de cette sensibilité, les maladies de la
« fin du gros intestin deviennent une complication qui ag-

« grave les accidents, qui peut même paralyser tous les
« efforts de l'art. Et je n'entends pas parler ici de lésions
« organiques proprement dites, qui sautent pour ainsi dire
« aux yeux, mais d'affections bien moins sérieuses au fond,
« qui se manifestent par des symptômes plus persistants
« que douloureux, et semblent constituer des incommo-
« dités plutôt que des maladies réelles ».

Symptômes. — Les symptômes de la cystalgie idiopathique ont été bien indiqués par Civiale. « Dans les cas
« simples, dit-il, lorsque la maladie est vierge encore de
« tout traitement, et qu'elle n'a point été influencée par
« des complications, les symptômes se dessinent assez
« bien. Ce sont les besoins fréquents d'uriner et une sen-
« sation de malaise, d'inquiétude, plutôt que de véritables
« douleurs, quand le malade veut les satisfaire. Cette
« sensation d'embarras, de gêne, de fatigue, a son siège
« spécial au pubis, au périnée, au sacrum. Quelquefois un
« peu de démangeaison se fait sentir dans l'urèthre. En
« général, cet état dure peu, soit qu'on l'abandonne à lui-
« même, soit qu'on prescrive quelques adoucissants. Mais
« les mêmes symptômes reparaissent à une époque plus
« ou moins éloignée ; car c'est un caractère commun à
« plusieurs maladies de l'appareil urinaire, que d'affecter
« au début une intermittence très prononcée, on dirait
« même quelquefois une sorte de périodicité, dans la ma-
« nifestation de leurs symptômes. Après un certain nombre
« de ces réapparitions des phénomènes morbides, le malade
« s'aperçoit que son état s'aggrave, que les crises de-
« viennent plus longues et plus rapprochées, que les sen-
« sations prennent une nuance plus douloureuse, qu'elles
« s'étendent vers l'hypogastre, l'ombilic, les reins, la
« partie interne des cuisses, et même jusqu'à la plante des
« pieds ; mais leur principal siège est toujours au pubis et
« au sacrum. Quant à la fréquence des besoins d'uriner et

« à la difficulté de les satisfaire, il y a presque autant de
« variétés que d'individus.

« A ces caractères, un praticien exercé reconnaît une
« névralgie simple du col de la vessie. »

Suivant certains auteurs, la douleur et la fréquence des
mictions seraient parfois aussi accentuées que dans la
cystite douloureuse et ce serait principalement au début
et à la fin de l'écoulement de l'urine que les malades
éprouveraient les plus vives souffrances.

Civiale a fait remarquer que la capacité physiologique
de la vessie est cependant assez considérable dans ces
cas. « Ce qu'il y a de plus extraordinaire, dit-il, c'est que
« la vessie ne manque pas de capacité, car on peut y in-
« troduire 300 à 360 grammes d'eau tiède, qu'elle retient
« aisément. Je dois toutefois ajouter qu'il y a deux cir-
« constances qui m'ont paru influer puissamment sur la
« production des phénomènes dont je viens de tracer le
« tableau, savoir, le trouble des fonctions digestives..... et
« la crainte d'une rétention d'urine..... l'anxiété s'empare
« du sujet, et la crainte de ne pouvoir uriner le porte à
« essayer de le faire, avant que le besoin soit réel ou bien
« prononcé. La vessie, n'étant pas suffisamment pleine,
« chasse difficilement ce qu'elle contient. Le même besoin
« factice, toujours provoqué par la peur de ne pouvoir le
« satisfaire, ne tarde pas à se manifester de nouveau ;
« mêmes obstacles, mêmes phénomènes. En agissant de
« la sorte, le malade contracte l'habitude d'uriner de plus
« en plus fréquemment. J'ai vu une foule d'hommes chez
« lesquels cette mauvaise habitude avait fini par amener
« une espèce de racornissement de la vessie et un aga-
« cement extrême du col vésical, d'où provenaient ensuite
« des troubles fonctionnels fort opiniâtres. »

Certains auteurs ont décrit dans la cystalgie plusieurs
formes, qui ont été classées du reste de plusieurs façons.
Ainsi, il en est qui ont considéré une névralgie vésicale

proprement dite et une contracture du col. D'autres ont subdivisé la forme névralgique en *névralgie du col* et *névralgie du corps* de la vessie. On a encore ajouté la *névralgie rhumatismale* aiguë, la *névralgie hystérique.*

C'est compliquer singulièrement, il me semble, un sujet déjà trop confus. Du reste, il est impossible de classer méthodiquement tous les faits. « Dans un certain nombre « de cas, fait remarquer Civiale, la maladie, même à l'état « vierge, présente des symptômes insolites, puisque, « comme je l'ai dit, et comme on ne saurait trop le répéter, « il n'y a pas de formes qu'elle ne puisse revêtir.

« Ce qui contribue encore à accroître la confusion, c'est « que les effets des névralgies du col vésical ne se mani- « festent pas toujours dans les organes génito-urinaires. « Il y a même des cas où ces derniers sont très faiblement « atteints, tandis que des désordres considérables sur- « viennent en d'autres points, sur lesquels toute l'attention « se concentre. » Et l'habile spécialiste cite des exemples remarquables de ces faits où la suite prouva qu'il avait porté un diagnostic exact.

Il est difficile de dire exactement quelle est la *marche* de la cystalgie idiopathique; sa variabilité est en effet extrême.

Le début est ordinairement obscur. Parfois cependant, il y a une cause occasionnelle bien nette : une chute, un coup sur le périnée, une forte envie d'uriner non satisfaite. Civiale, qui indique ces causes, insiste surtout sur la ré- sistance aux premiers besoins d'uriner.

La douleur est parfois précédée de la fréquence et de la difficulté de la miction.

Chez beaucoup de malades atteints de cystalgie les troubles ne sont que temporaires, tantôt quotidiens, dit Civiale, tantôt séparés par plusieurs jours d'intervalle. Chez un de ses malades il n'apparaissaient que la nuit.

Des changements de temps, la fatigue physique, des

excès de table (Duplay) suffisent pour faire reparaître les troubles vésicaux.

La cystalgie idiopathique peut disparaître assez rapidement sous l'influence du traitement, mais il n'est point rare de la voir persister avec la même intensité pendant plusieurs années. Parfois elle disparaît complétement, mais les mêmes troubles se reproduisent à la suite d'une des causes que je vous ai indiquées. On les aurait vus être intermittents.

La cystalgie idiopathique est en général très tenace. Sa *durée* est indéfinie.

Dans la *cystalgie symptomatique*, les troubles vésicaux ne diffèrent pas parfois de ceux que je viens de vous indiquer. Lorsqu'ils sont liés à une affection utérine, ils présentent même souvent une assez grande bénignité.

Dans d'autres cas, au contraire, les symptômes de la cystalgie sont très accusés. Il en est ainsi parfois lorsque les troubles vésicaux sont déterminés par des lésions rénales. Il est à noter que l'urine, suivant les auteurs, peut contenir dans ces cas une quantité plus ou moins notable de pus dû exclusivement à l'affection rénale. La vessie ne s'enflammerait point au contact de cette urine altérée. Je vous rappelle que j'ai observé des faits qui sont en opposition absolue avec cette manière de voir.

Quant à la cystalgie symptomatique des affections du système nerveux, elle présente ordinairement une très grande intensité. Elle a été bien étudiée dans l'ataxie locomotrice par M. le prof. Fournier, qui l'a vue parfois se manifester plusieurs années (5 ans dans un cas) avant l'apparition des premières douleurs fulgurantes.

Dans d'autres cas, les plus nombreux suivant certains auteurs, les douleurs vésicales coïncideraient avec le début du tabes, avant l'existence des signes d'ataxie. Parfois la cystalgie ne se montre même pour la première fois qu'à une période assez avancée de l'ataxie locomotrice, alors qu'il y a des douleurs fulgurantes et de l'incoordination des mouvements.

La cystalgie due au tabes peut présenter les formes les plus variées ; mais parfois les douleurs sont atroces : « Le « malade, dit M. Fournier, anxieux, affolé, s'agite, geint, « crie, se démène, se tord sur son lit, change de situation « à toute minute, se plie en deux, se couche à plat ventre, « etc., bref, prend les attitudes les plus variées et les plus « bizarres, en vue d'en trouver une propice et d'échapper « à l'angoisse qui le torture.

« Et cela dure ainsi un certain temps, très variable du « reste suivant les sujets, voire d'une attaque à l'autre « chez le même sujet. Quelquefois une crise de ce genre « ne dépasse pas une demi-heure, et d'autres fois elle « persiste plusieurs heures. Il n'est même pas rare qu'avec « des alternatives de rémission et d'exacerbation elle se « prolonge deux ou trois jours.

« Puis, autre fait non moins curieux, une détente sou- « daine de tout cet ensemble morbide se produit à un « moment donné. Les douleurs de divers sièges diminuent « et s'apaisent, le ténesme disparaît et tout est fini « « comme par enchantement ». Pour cette fois le malade « est guéri. »

Ces crises se répètent plus ou moins souvent. Parfois il s'écoule plusieurs mois entre deux crises consécutives.

Quant à la marche de la cystalgie liée au tabes, elle est très variable. Tantôt les douleurs vésicales persistent, s'aggravent, se compliquent lorsque le malade arrive à la période confirmée de l'ataxie, tantôt elles s'atténuent, tantôt elles se transforment et suivent le processus général du tabes (Chaleix-Vivie).

Pronostic. — Civiale a divisé les cas de cystalgie idio-pathique en cas simples et cas graves. Chez les malades de la première catégorie, le traitement produit une amélioration prompte et complète. Dans les cas graves, les malades sont soulagés, mais non guéris. La cystalgie a une durée très longue; le moral des malades ne cesse pas d'être affecté. Ceux-ci éprouvent une tristesse, dit Civiale, des inquiétudes, un découragement, hors de toute proportion avec la gravité réelle de leur état.

En général, les douleurs qu'éprouvent les malades sont très supportables; elles n'acquièrent en effet une grande importance que par l'état mental du sujet.

Le pronostic, suivant M. Guyon, n'est grave que par la durée de l'affection, qui n'entraîne jamais une complication pouvant menacer l'existence.

Quant au pronostic de la cystalgie symptomatique, il dépend entièrement de la cause qui l'a déterminée. Je n'ai pas besoin d'insister sur la gravité de la cystalgie liée au tabes et à quelques lésions rénales. Dans certaines affections utérines, au contraire, le pronostic est bénin. Il en est de même lorsque la cause est une étroitesse congénitale du méat.

Diagnostic. — Lorsque les symptômes que je vous ai indiqués sont bien nets, le diagnostic est facile en général. Si le chirurgien conserve cependant des doutes, « il a « recours, dit Civiale, au procédé d'exclusion, qui est « trop négligé en chirurgie, surtout pour ce qui concerne « les maladies des voies urinaires. Cette méthode lui per-« met de constater que les souffrances dont le malade se « plaint n'ont pour cause ni un rétrécissement organique « ou toute autre lésion de l'urèthre, puisque ce canal est « libre, souple et élastique comme dans l'état normal; ni « une altération quelconque de la prostate, les explorations « par le rectum et surtout par l'urèthre démontrant que « cette glande ne s'écarte pas de ses dispositions ordi-« naires; ni une maladie de la vessie, puisque ce viscère « ne renferme pas de corps étranger, que sa capacité n'est

« pas trop grande ou trop petite, et que ses parois pos-
« sèdent la force et l'élasticité dont elles sont générale-
« ment douées; ni enfin un travail inflammatoire quel-
« conque, soit de l'appareil urinaire, soit des organes
« voisins. En un mot, toutes ses recherches aboutissent à
« le convaincre qu'il n'y a rien de matériellement anormal,
« quoique le malade souffre et quelquefois même beau-
« coup. »

Le diagnostic de la cystalgie présente cependant parfois certaines difficultés. Ainsi on a pu croire dans certains cas à un calcul vésical, à un rétrécissement de l'urèthre, à une cystite.

M. Guyon a cité l'observation d'un malade chez lequel
des calculs du bassinet donnaient lieu à une cystalgie réflexe qui se manifestait par les symptômes ordinaires des
calculs vésicaux. L'exploration de la vessie permet dans
ces cas d'éviter l'erreur et l'examen du rein fait reconnaître la cause des troubles vésicaux.

Le rétrécissement de l'urèthre est spasmodique dans
les cas qui prêtent à confusion. Les moyens que je vous
ai indiqués en vous décrivant les strictures uréthrales vous
permettront de faire facilement un diagnostic précis.

Lorsqu'il existe de l'uréthrite postérieure en même
temps que la cystalgie, le diagnostic pourra encore être
fait assez facilement. L'intensité des phénomènes douloureux n'est pas en rapport avec les lésions constatées.

De plus, ces malades, dit M. Guyon, « ne vous parleront
« pas seulement des troubles urinaires qui les amènent,
« mais encore de quatre ou cinq faits tout différents et qu'ils
« vous exposent presque à la fois. Vous verrez chez ces
« sujets la plus grande mobilité d'esprit; ils suivent plu-
« sieurs idées simultanément, et cette mobilité se retrouve
« dans leurs symptômes qui sont aussi extrêmement
« variables. Tout à coup, il survient dans leur état des
« mieux qui les ravissent, puis subitement une aggrava-

« vation qui les attriste et les désespère. Notez aussi qu'ils
« ont des irrégularités sexuelles typiques : tantôt une ex-
« citation des appétits génésiques, tantôt et plus souvent
« une cessation ou tout au moins une grande accalmie. »

C'est principalement avec la cystite que la cystalgie
peut être confondue. Lorsque l'urine ne contient pas de
pus, le diagnostic est facile, puisqu'il manque un des symptômes les plus importants de l'inflammation vésicale ; mais
lorsque ce liquide est purulent, les difficultés sont parfois
très grandes.

Comment peut-on savoir que le pus vient des reins et
non de la vessie ? Si on lave le réservoir urinaire, a-t-on
dit, et que l'on recueille la première urine qui s'écoule,
celle-ci doit être purulente si le pus vient des reins.

Mais le pus ne vient-il pas aussi de la vessie ? Voilà ce
qu'il est impossible de préciser.

Pour éliminer la cystite, vous vous baserez sur les particularités suivantes. Vous vous rappellerez que la vessie
conserve dans la cystalgie sa capacité normale, tandis
que dans la cystite douloureuse elle tolère parfois à peine
20 grammes de liquide. Dans les formes moins graves de
l'inflammation vésicale, cette diminution est moins prononcée, mais elle existe toujours. Vous vous rappellerez
encore que la douleur provoquée n'existe pas. Que la pression soit exercée à l'extérieur ou à l'intérieur du réservoir
urinaire, elle n'éveille aucune sensation véritablement
douloureuse. Cette recherche ne présente pas ici les mêmes
inconvénients que dans la cystite, à condition que le cathétérisme soit pratiqué avec toutes les précautions antiseptiques nécessaires. Vous pourrez donc y recourir si tous les
autres symptômes vous permettent de penser qu'il s'agit
d'une cystalgie et non d'une cystite.

La variabilité parfois très grande de ces symptômes,
leur disparition plus ou mois complète pendant le sommeil ne s'observent guère que dans la cystalgie. Vous de-

vez donc en tenir grand compte. Le contraste entre les symptômes fonctionnels et les résultats négatifs, au point de vue de la douleur, que donne l'examen de la vessie pratiqué comme je vous l'ai dit en étudiant les symptômes de la cystite, vous permettra alors d'affirmer votre diagnostic.

N'oubliez pas que dans les cas complexes que je viens de vous signaler, la cystite a bien des chances d'apparaître tôt ou tard. Les faits que je vous ai cités en vous décrivant la cystite en sont une preuve incontestable.

Le *diagnostic de la cause* de la cystalgie symptomatique ne présente parfois aucune difficulté. Certaines lésions des reins qui la déterminent ne sont pas cependant toujours faciles à reconnaître.

La cystalgie liée au tabes est également d'un diagnostic difficile parfois, quand il n'existe pas encore d'autres symptômes de l'ataxie locomotrice. Les auteurs insistent particulièrement sur l'intensité des douleurs dans cette variété de cystalgie et sur la manière brusque dont se terminent les crises. Le retard de la miction, une incontinence passagère présentent moins d'importance. Du reste, tôt ou tard apparaissent les douleurs fulgurantes dans les membres, l'abolition du réflexe rotulien, etc..., et le diagnostic est désormais facile.

Lorsque toutes les causes de la cystalgie symptomatique que je vous ai indiquées manquent, on doit admettre qu'il s'agit d'une cystalgie idiopathique. Presque toujours on constatera alors que l'on a affaire à des névropathes.

Traitement. — Le traitement de la cystalgie idiopathique est facile à appliquer, dit Civiale, et il donne dans les cas simples un résultat à peu près certain. « On introduit « tous les jours ou tous les deux jours, suivant l'irritabilité « du sujet, une bougie en cire molle, d'un volume faible :

« on la laisse en place moins de cinq minutes chaque fois,
« et, pour assurer le succès, il suffit de procéder à l'intro-
« duction de cet instrument avec la lenteur et les précau-
« tions dont j'ai fait un précepte. Dans les cas les plus
« simples et les moins anciens, la seule diminution ou
« modification de la sensibilité locale, par le fait de sa
« présence, est déjà un grand pas vers la guérison. Je ne
« crois pas qu'on puisse attribuer aucune action spéciale
« à la bougie en cire; si elle réussit mieux que les autres,
« c'est qu'elle pénètre plus aisément, c'est qu'elle cause
« moins de douleur, et, partant, n'excite que peu ou point
« de réaction. Ce résultat, dont je me suis assuré maintes
« fois dans ma pratique, m'a conduit aussi à ne laisser la
« bougie en place que pendant quelques instants, et à di-
« minuer d'autant plus son séjour dans l'urèthre qu'elle
« occasionne des sensations plus désagréables aux ma-
« lades. L'expérience a définitivement prouvé les avan-
« tages de cette méthode.

« Dans les cas plus avancés et plus graves, où l'action
« des bougies molles est insuffisante, on a recours aux
« injections dans la vessie, qui sont beaucoup trop négli-
« gées, mais dont les avantages commencent à être appré-
« ciés, tant en France qu'en Angleterre. On emploie aussi
« les douches sur l'hypogastre, le pubis, le périnée, la
« partie interne et supérieure des cuisses, et même le tra-
« jet de l'épine dorsale. Enfin, on applique des révulsifs à
« la peau; on administre les dérivatifs sur le canal intesti-
« nal, ou l'on réunit ces deux médications aux précé-
« dentes. »

Les injections vésicales doivent être faites avec un liquide tiède, puis froid, dit Civiale.

Les douches peuvent être froides ou chaudes. Celles-ci
seront faites avec des eaux sulfureuses. La durée de
chaque douche sera de 10 à 25 minutes.

Comme révulsifs, Civiale préfère les frictions avec la

pommade stibiée ou un emplâtre de poix de Bourgogne saupoudré de tartre stibié.

D'autres auteurs ont conseillé les pointes de feu et même les cautères.

La cautérisation du col de la vessie avec le nitrate d'argent, proposée par divers auteurs, ne donnerait, suivant Civiale, que de médiocres résultats. « Pour mon compte, dit-il, j'ai « employé un grand nombre de fois la cautérisation du « col de la vessie, mais le plus souvent sans avantages « bien marqués et incontestables. A la vérité, je ne l'ai « jamais mise en pratique qu'après avoir vu échouer les « moyens dont je fais ordinairement usage, et qui sont « beaucoup plus doux..... Quelques partisans exclusifs du « caustique procèdent d'emblée à son emploi, et ils ne si-« gnalent pas de désordres qui soient résultés de cette « pratique. Mais je crois qu'on a passé trop légèrement « sur ce point et le procédé me paraît imprudent, hasar-« deux. D'ailleurs, certains faits venus à ma connaissance « prouvent qu'on a eu sujet de se repentir d'avoir agi avec « autant de hardiesse. »

Lorsque ces moyens échouent, certains auteurs ont conseillé de recourir à la dilatation forcée de l'urèthre (Winckel, Duplay, etc.) et même à la taille périnéale. La plupart des auteurs, entre autres M. Guyon, sont opposés à ce mode de traitement qui a parfois aggravé l'état des malades.

Voilà les *moyens locaux* qui ont été proposés par les auteurs pour combattre la cystalgie idiopathique. Passons maintenant au *traitement général* de cette affection, qui serait de beaucoup le plus important suivant certains auteurs.

On a eu souvent recours aux opiacés, dit Civiale, « pour « apaiser les souffrances qui tourmentent et désespèrent « le malade..... Il ne faut, en général, les employer que « pour calmer momentanément la douleur, afin de favoriser

« l'application de moyens plus directs et plus appropriés.
« Cette remarque est capitale, et j'aurai souvent occasion
« de la reproduire..... J'ajouterai que l'usage trop copieux
« ou trop longtemps continué des prétendus calmants a
« fréquemment suffi pour ruiner sans ressource la consti-
« tution du sujet. Tous les jours je vois des malades que
« cette médication a mis désormais hors d'état d'être
« traités utilement d'une manière quelconque ».

Quant aux piqûres de morphine que conseillent certains
auteurs, je crois qu'il faut les proscrire d'une façon absolue.
La morphinomanie est plus à craindre ici que dans aucune
autre affection des voies urinaires. N'oubliez pas en effet
que vous avez presque toujours affaire à des névropathes
et à une affection d'une durée souvent très longue.

Mais il ne suffit pas de combattre la cystalgie, il faut
encore chercher à modifier l'état général des malades.
Civiale attache peu d'importance cependant aux médications dirigées contre la goutte, la scrofule, l'herpétisme.
« Les antigoutteux, dit-il, les antiscrofuleux, les antiher-
« pétiques n'ont jamais guéri de névralgie du col vésical,
« bien qu'il soit rationnel, toutes les fois qu'il y a complica-
« tion, de traiter simultanément ou successivement les af-
« fections coexistantes par les moyens que chacune d'elles
« réclame d'une manière spéciale. »

C'est principalement contre l'état névropathique que
l'on devra agir chez ces malades. On cherchera par tous
les moyens possibles à modifier leur état nerveux. Le
traitement moral est encore d'une grande importance. Il
ne saurait être dédaigné.

Il faudra également surveiller le régime des malades atteints de cystalgie. « Dans les cas simples, dit Civiale,
« lorsque la santé générale n'a éprouvé aucune atteinte,
« et que toutes les autres fonctions s'exécutent avec ré-
« gularité, il n'est pas nécessaire de changer le régime
« ordinaire du malade, pourvu qu'il soit modéré, doux et

« salubre. Mais on ne peut pas en dire autant des cas
« graves, surtout lorsque les organes digestifs ont beau-
« coup souffert. J'ai vu, dans ces dernières circonstances,
« le succès du traitement compromis par la moindre in-
« fraction à la sévérité du régime que j'avais prescrit. Un
« aliment épicé, un verre de vin, une tasse de café, etc.,
« m'ont paru réagir quelquefois d'une manière défavorable
« sur la vessie, et l'impression une fois produite, elle per-
« sistait ensuite pendant plusieurs jours, ou même durant
« des semaines entières . . . .

« Il en est de même des autres points de l'hygiène. . . .
« Ainsi, il importe que, pendant et même après le traite-
« ment, le malade prenne chaque jour une certaine quan-
« tité de boissons aqueuses, adoucissantes et rafraîchis-
« santes, afin d'entretenir toujours l'abondance de l'urine.»

Les digestions doivent être régularisées et les intestins tenus libres.

L'isolement, conseillé par M. Charcot dans le traitement des maladies nerveuses en général, serait nuisible
chez les malades atteints de cystalgie.

Pour éviter la récidive, Civiale conseille de ne pas
supprimer brusquement l'emploi des moyens qui ont fait
cesser les troubles vésicaux. Il recommande entre autres
de continuer de loin en loin les injections intra-vésicales.

Dans la *cystalgie symptomatique*, il est évident que c'est
surtout la cause connue que l'on devra combattre. Rappelez-vous qu'une incision du méat, une néphrotomie ont
été parfois suivies de la disparition immédiate de la cystalgie. Malheureusement, quand il s'agit du tabès, on a
bien peu de chances d'intervenir d'une façon efficace.

Tel est le traitement formulé par les auteurs contre la
cystalgie. Il est à remarquer que l'on a peu ajouté aux
moyens indiqués par Civiale, qui a vraiment étudié cette
affection d'une façon très complète.

Eh bien, nous pouvons cependant faire aujourd'hui

quelque chose de plus. Nous pouvons calmer les crises, au moins chez certains malades, à l'aide d'injections intra-vésicales sans sonde d'une solution de chlorhydrate de cocaïne.

Il est également possible de faire des injections intra-vésicales sans s'exposer à nuire aux malades. « Si la « sonde n'est pas introduite avec précaution, dit Civiale, « elle irrite l'urèthre et le col vésical, et cette surexcitation « nuit plus que l'injection n'est utile. Ainsi le traitement « peut échouer par le seul fait de la manière de procéder.»

Cette difficulté n'existe plus maintenant, puisque l'on peut se passer de la sonde pour faire ces injections.

Le liquide de choix à employer dans cette affection me paraît être la solution saturée d'acide borique.

Comment agissent les injections intra-vésicales dans la cystalgie ? Il est difficile de le dire. En constatant que la taille périnéale avait parfois guéri des malades atteints de cystalgie, certains auteurs ont dit que peut-être l'effet moral avait agi plus que l'opération. Il s'agit en effet de névropathes le plus souvent, ne l'oubliez pas. Il n'est donc point impossible que cette interprétation soit la vraie. Ce n'est pas cependant une raison suffisante, il me semble, pour pratiquer la taille chez ces malades. Il n'en est plus de cette opération comme des simples injections intra-vésicales sans sonde. On ne peut pas dire qu'elle soit sans inconvénients.

DES CALCULS VÉSICAUX

Messieurs,

L'affection calculeuse de la vessie est une des affections les plus anciennement connues. Aussi loin que peuvent remonter dans le passé les recherches historiques, on trouve mentionnées les pierres de la vessie.

Étiologie. — Les calculs vésicaux sont beaucoup plus rares chez la femme que chez l'homme (42 femmes contre 1100 hommes d'après la statistique de R. Leroy d'Etiolles. Cette rareté de la maladie dans le sexe féminin a été attribuée à plusieurs raisons : à la sobriété ordinaire de la femme, à la brièveté du canal de l'urèthre, qui permet aux concrétions descendues des reins d'être éliminées avec une grande facilité.

La pierre est plus fréquente chez les enfants et les vieillards que chez les adultes. La statistique de Civiale, portant sur 5383 calculeux, se décompose ainsi : jusqu'à 10 ans, 1946 ; de 10 à 20 ans, 943 ; de 20 à 30 ans, 460 ; de 30 à 40 ans, 336 ; de 40 à 50 ans, 392 ; de 50 à 60 ans, 513 ; de 60 à 70 ans, 577 ; de 70 à 80 ans, 199 ; au-dessus de 80 ans, 17.

Un point encore important à noter, c'est l'influence considérable qu'exerce le milieu social auquel appartiennent les malades. Les enfants des classes pauvres sont beaucoup plus souvent atteints de la pierre que ceux des classes riches ; tandis que les vieillards riches, au contraire, y sont plus sujets que les vieillards pauvres.

Les causes qui président à la formation des calculs vésicaux sont *locales* ou *générales*.

Parmi les causes locales, la *stagnation d'urine* et *l'in-flammation vésicale* occupent le premier rang. Je vous ai dit en vous décrivant la cystite par quel mécanisme se forment les calculs phosphatiques, ou calculs *secondaires*. Je n'y reviens pas. Mais je dois vous faire remarquer que le noyau de ces calculs phosphatiques, comme celui des autres variétés de pierre, est formé tantôt par des *graviers* tombés des reins dans la vessie à la suite de coliques néphrétiques ; tantôt par des *corps étrangers* arrivés dans la vessie soit par l'urèthre, soit par le trajet d'une blessure ; ou bien des *caillots sanguins*, des *fragments de tumeurs* ; par des œufs d'entozoaires, etc...

Mais, en dehors de tout état pathologique de la vessie, un gravier descendu du rein dans le réservoir urinaire peut s'accroître si l'urine devient plus concentrée qu'à l'état normal, c'est-à-dire si elle contient un excès d'acides urique ou oxalique. Il se forme alors un calcul composé d'urates ou d'oxalates. Je reviendrai bientôt sur ces faits.

Le groupe des *causes générales* est complexe et encore un peu vague. L'alimentation joue le principal rôle dans cette catégorie : ainsi une alimentation trop azotée en augmentant dans le sang la présence de l'acide urique, donne lieu à la formation de graviers constitués d'acide urique pur ou d'urates. D'autre part, une alimentation presque végétale introduit dans le sang une surabondance d'acide oxalique qui se dépose dans les reins ou dans la vessie.

Il est à remarquer que ces deux diathèses urique et oxalique ne sont pas seulement sous la dépendance du régime seul, mais qu'elles dépendent aussi des actes de l'organisme, qui, ne pouvant utiliser ses matériaux, occasionne leur surabondance dans le sang. Nous reviendrons sur ces faits en étudiant les affections des reins.

Je n'insiste pas sur les conditions *climatériques*. Le rôle qu'elles jouent est assez mal déterminé.

L'influence de l'hérédité, admise par certains auteurs, ne serait pas absolument démontrée suivant d'autres. Cependant, celle de la diathèse urique ne pouvant être révoquée en doute, il est probable, comme l'a fait remarquer M. le prof. Bouchard, que l'affection calculeuse, qui en est souvent l'aboutissant, obéit dans certains cas à la même loi.

Anatomie pathologique. — Les calculs vésicaux offrent à étudier leur nombre, leur volume, leur forme, leur composition chimique.

Chez les enfants, il n'y a généralement qu'un calcul. Il est également assez fréquent de n'en trouver qu'un seul chez l'adulte, mais il n'est point rare qu'ils soient multiples chez ce dernier. On en trouve alors deux, trois et parfois un très grand nombre : 200 et 300 (Civiale, *Traité de l'affection calculeuse*).

Le volume des calculs est ordinairement en raison inverse de leur nombre. Les plus communs mesurent 4 centimètres sur 3. Ordinairement les calculs très gros sont uniques.

Le poids des calculs dépend de leur volume, de leur composition chimique et du mode d'agrégation de leurs molécules constituantes. Le poids d'un calcul moyen est généralement de 20 à 40 grammes. On en a vu peser 500 grammes et plus. L'un de ceux qui se trouvent au musée Dupuytren pèse 1596 grammes.

La forme des calculs est très variable : ils sont lenticulaires, discoïdes, ovales, elliptiques, sphériques ou irréguliers. Lorsqu'ils sont multiples, ils sont ordinairement munis de facettes planes, plus ou moins étendues. Il ne faudrait pas croire cependant qu'un calcul est unique parce qu'il ne présente pas de facettes.

M. H. Larrey a rencontré dans la vessie d'un homme cinq calculs tétraédriques égaux formant par leur groupement une sorte de rosace très régulière.

Il en est qui offrent des prolongements par lesquels ils s'engagent dans l'orifice du col ou dans des cellules vésicales.

Voici différents calculs qui appartiennent pour la plupart à la collection de Mallez et qui vous montrent combien sont variables leur nombre, leur volume, leur poids et leur forme, ce qui me permet d'abréger les détails relatifs à ces différentes particularités.

Je dois vous faire remarquer qu'il y a lieu en général de reconnaître aux calculs vésicaux trois diamètres : un longitudinal, un transversal et un troisième correspondant à leur épaisseur.

La configuration intérieure, la *structure* des calculs est facilement démontrée par des coupes pratiquées suivant leurs diamètres, au moyen d'une scie fine. On voit alors qu'ils sont plus souvent formés à leur centre par un *noyau* qui tranche sur le reste de la coupe par sa coloration plus foncée. Certains calculs possèdent plusieurs noyaux. Lorsqu'il n'y en a qu'un, il n'est point toujours central ; on le trouve alors dans la plupart des cas plus près de l'extrémité la plus saillante que de l'autre extrémité.

Ordinairement le noyau est en continuité par adhérence intime avec les couches qui l'enveloppent ; lorsque c'est un corps étranger dur qui le constitue, l'adhérence n'existe cependant pas toujours. Cela s'observe quelquefois, disent les auteurs, même lorsque le noyau est de nature saline ; alors, après avoir brisé le calcul, on retire de son centre une concrétion qui s'y trouvait logée dans une cavité moulée sur sa propre forme.

Ces cavités vides situées au centre de certains calculs

ont été désignées sous le nom de *géodes*. Elles sont parfois remarquables par la disposition rayonnée de leur paroi. Leur formation a été expliquée par la disparition d'un corps mou organique, une concrétion fibrineuse par exemple, ayant représenté primitivement le noyau. D'autres auteurs ont pensé que ces géodes pourraient bien être la reproduction, dans les pierres vésicales, de ce qui s'observe dans le cours de la cristallisation de certains minéraux.

La partie périphérique du calcul, désignée sous le nom d'*écorce*, est formée de dépôts calcaires ordinairement disposés en zônes concentriques; mais le nombre et l'épaisseur des couches varie singulièrement. Tandis que pour certains calculs la croûte superficielle représente la seule couche hétérogène, il en est d'autres, et de beaucoup plus nombreux, où des couches concentriques de composition différente tranchent les unes sur les autres par leur coloration; d'où une très grande variété suivant que ces couches sont nombreuses ou rares, de couleur très disparate ou presque semblable.

Au point de vue de leur *constitution chimique*, les calculs vésicaux sont ordinairement formés par l'agrégation de sels qui se rencontrent normalement dans l'urine. Les substances qui entrent dans la composition de ces calculs sont par ordre de fréquence : l'acide urique, les urates de soude, d'ammoniaque et de magnésie, et les phosphates de chaux et ammoniaco-magnésiens, qu'on rencontre le plus souvent; puis l'oxalate de chaux, le carbonate de chaux, la cystine et la xanthine. Les concrétions (urostéalithe) formées d'une matière grasse et savonneuse inconnue et de phosphate et de carbonate de chaux sont des curiosités pathologiques.

Les calculs vésicaux sont rarement homogènes et constitués par une substance unique. Aussi Fourcroy les a-t-il classés en *calculs simples*, *calculs composés*, *et calculs formés autour d'un corps étranger.* C'est la classification généralement adoptée aujourd'hui.

Les *calculs simples* sont ceux qui ne se composent que d'une seule substance et ceux dans la composition desquels une substance quelconque entre pour la plus grande part, tandis que les autres ne représentent à côté d'elle qu'une masse tout à fait insignifiante. Ces calculs sont généralement formés d'acide urique, d'urate d'ammoniaque, d'urate de magnésie, d'oxalate de chaux, de phosphate de chaux, de phosphate ammoniaco-magnésien, de cystine, de xanthine.

Les *calculs composés* sont formés de deux ou plusieurs substances en proportions et en zones plus ou moins distinctes. En voici quelques variétés assez bien caractérisées qui appartiennent à l'ancienne collection de Mallez : 1° acide urique et phosphate terreux, dits encore *calculs fusibles*; 2° acide urique et oxalate de chaux; 3° acide urique et urate d'ammoniaque, il y a aussi des sels terreux qui y sont intimement mélangés; 4° oxalate et phosphate de chaux; 5° urate d'ammoniaque et phosphate terreux; enfin des calculs composés de substances diverses en proportions variables. Cette collection vous montre ce que l'on peut rencontrer dans la pratique. Notez encore ce fait que vous trouvez signalé par les auteurs : tous les calculs qui appartiennent à la troisième classe de Fourcroy, c'est-à-dire qui ont pour noyau un corps étranger, sont presque exclusivement formés de sels terreux. Cela tient, comme on l'a fait remarquer, à ce que ces corps étrangers déterminent de la cystite.

Je ne vous dirai qu'un mot de la *pathogénie* des calculs. C'est là un sujet d'un intérêt secondaire et encore assez obscur.

Pourquoi les substances contenues en solution dans l'urine, qu'elles soient normales ou anormales, se précipitent-elles ainsi pour donner naissance aux pierres vésicales? La précipitation des sels, dit Scherer, résulte de la fermentation acide ou alcaline que subit l'urine dans l'intérieur de ses voies d'excrétion. La première décompose les urates et met en liberté l'acide urique; la seconde décompose l'urée en carbonate d'ammoniaque, sel peu fixe, dont la base se déplace avec la plus grande facilité pour former des urates et des phosphates.

Pourquoi les substances précipitées s'agglutinent-elles en masse? L'adhésion, toute physique, résulte simplement, dit Ch. Robin, de la juxtaposition immédiate par contact réciproque des particules constituantes.

Pour W. Ord, la présence des substances colloïdes dans l'urine (mucus, matière colorante, albumine, sucre, sang, pus) prime tout : lorsqu'elles manquent un sujet ne pourrait jamais être atteint de calcul lors même qu'il rendrait des quantités considérables d'acide urique et d'urates. L'auteur anglais se base pour soutenir cette théorie des colloïdes sur les recherches de G. Rainey, lequel a étudié les particularités que présentent les sels qui se précipitent au sein d'une solution gommeuse.

Quant à l'*accroissement* des calculs, on l'a expliqué en disant que le corps étranger contenu dans la vessie constitue un centre d'attraction autour duquel se précipitent les substances solides en dissolution dans l'urine.

Je vous rappelle que les calculs phosphatiques s'accroissent très rapidement; ils peuvent atteindre un volume considérable en quelques mois.

Les autres variétés de calculs s'accroissent plus ou moins vite, mais toujours plus lentement que les calculs phosphatiques.

On a noté exceptionnellement la *fragmentation spontanée* des calculs. Différentes théories, que je crois inutile de vous indiquer, ont été émises pour expliquer ce fait.

De la composition chimique variable des calculs vésicaux découlent naturellement un certain nombre de leurs caractères physiques, et en particulier leur couleur, leur aspect, leur consistance.

Les calculs d'acide urique sont ordinairement fauves; ceux où dominent les urates sont gris-cendré, jaune citron, jaunâtres, quelquefois verdâtres.

Les calculs d'oxalate de chaux sont généralement bruns, quelquefois d'un brun noir ou presque noirs.

Les calculs de phosphate de chaux sont d'un blanc plus ou moins pur, grisâtres ou brun piqueté de blanc ou de gris. Ceux de carbonate de chaux sont d'un blanc généralement assez pur.

La cystine communique aux pierres qu'elle constitue une teinte grise ou jaune assez franche. La xanthine donne une teinte cannelle ou jaunâtre très prononcée.

Vous pourrez constater ces différentes variétés de couleur en examinant les calculs que je vous montrais tout à l'heure.

Exceptionnellement, on a mentionné des calculs verts; d'autres absolument noirs et même bleus.

Sur la coupe de certaines pierres bigarrées on trouve réunies parfois toutes les colorations que je vous ai indiquées. Les calculs simples sont remarquables au contraire par une teinte uniforme.

Au point de vue de l'aspect que présentent les calculs vésicaux, il est à noter que les plus lisses sont ordinairement formés par de l'acide urique ou par des urates. Ceux de phosphate, de carbonate, de cystine, sont en général irréguliers, grenus.

La surface des calculs constitués par de l'oxalate de chaux est hérissée de saillies plus ou moins volumineuses, véritables mamelons séparés par de profondes et multiples anfractuosités. Elle rappelle celle d'une mûre; c'est pour cette raison qu'on les appelle des *calculs mûraux.*

La *consistance* des calculs varie, dit Civiale, depuis celle d'une pâte molle jusqu'à celle du marbre; il est des pierres dont les molécules sont unies par une matière visqueuse et filante, tenant accolés des globules un peu plus consistants ; d'autres calculs sont mous à leur surface et leur centre est représenté par un noyau plus ou moins solide ; quelquefois, bien que solides et consistants, ils s'écrasent avec la plus grande facilité ; enfin il en est qui sont tellement durs qu'ils prennent le poli du marbre et résistent au marteau.

La dureté des calculs dépend non seulement de leur composition chimique, mais encore du mode d'agrégation de leurs molécules. Ainsi il n'est pas rare de voir des pierres de même composition offrir une densité très différente ; les calculs d'acide urique, d'oxalate de chaux, de phosphate ammoniaco-magnésien sont dans ce cas. Il est très fréquent de rencontrer des calculs dont les diverses couches offrent une dureté variable. Le noyau est ordinairement plus dur que l'écorce ; quelquefois cependant on observe le contraire.

On peut cependant dire d'une façon générale que les calculs d'oxalate de chaux, ceux d'acide urique et d'urate, sont remarquables par leur dureté, tandis que les pierres formées de carbonate et de phosphate de chaux sont ordinairement molles.

La position des pierres dans la vessie est sujette à de fréquentes variations. Le plus souvent les calculs, lorsqu'ils sont de moyenne dimension, jouent librement dans le bas-fond vésical. Lorsqu'ils sont gros et que la vessie est raccornie, ses parois peuvent être constamment appliquées sur le corps étranger. Voici une pièce qui montre qu'il devait en être ainsi chez le calculeux sur lequel on l'a recueillie. Vous voyez que le calcul remplit à peu près toute la cavité vésicale, qui est considérablement diminuée.

Certains calculs occupant le voisinage du col envoient des prolongements plus ou moins étendus dans l'urèthre, prolongements en forme de pointes qui les fixent dans cette situation. C'est encore par des prolongements poussés dans des cellules vésicales, entre les colonnes charnues, bien rarement dans les uretères, que certaines pierres se trouvent maintenues en contact de l'une ou de l'autre paroi de la vessie.

Les calculs peuvent encore être fixés à la paroi vésicale par des franges vasculaires appartenant à des polypes villeux et s'insinuant comme des tentacules entre les mamelons de certaines pierres. Il peut aussi arriver que la même matière visqueuse qui infiltre parfois les calculs et leur donne une consistance pâteuse, forme entre elle et la paroi vésicale une couche agglutinante capable de s'opposer à leur déplacement, du moins dans une certaine mesure.

D'autres fois, disent certains auteurs, l'adhérence tient à l'incrustation de la surface grenue des calculs entre les granulations rudimentaires des ulcérations vésicales (Drouineau).

Mais de toutes les pierres fixes, celles qui présentent le plus grand intérêt sont celles qui sont dites *enchatonnées* et *enkystées*. En voici des exemples.

Les *calculs enchatonnés* sont contenus dans une cellule vésicale plus ou moins dilatée. Au début de leur évolution, alors que la cellule communique largement avec la cavité même de la vessie, ces pierres ne sont pas absolument fixes. Presque tous les auteurs admettent qu'elles peuvent jouir d'une certaine mobilité et quitter même momentanément la loge qui les contient. Il en résulte qu'après avoir éprouvé un contact caractéristique la sonde métallique ne retrouve plus rien à une seconde épreuve. Mais le développement progressif et le rétrécissement qui se produit au niveau de l'orifice de communication de la poche avec la vessie ne tardent pas à isoler complétement le calcul, qui est alors véritablement fixe, enchatonné. Il peut arriver que la pierre continue à se développer par sa portion tournée vers la cavité vésicale et qu'elle prenne, comme vous le voyez sur cette pièce, la forme d'une gourde étranglée en son milieu.

Les *calculs enkystés* diffèrent des précédents en ce que la poche qui les contient est absolument close et ne présente aucun orifice, si petit qu'il soit, qui la mette en communication avec la vessie. Ces faits sont tout à fait exceptionnels et difficiles à expliquer.

Les incrustations calcaires de la paroi vésicale sont admises par M. Thompson, qui a cité des cas où il a trouvé des « plaques phosphatiques » soit sur la muqueuse, soit à la surface de tumeurs vésicales.

D'autres chirurgiens, qui ne considèrent point comme tels les semis calcaires qui peuvent saupoudrer, pour ainsi dire, la muqueuse chroniquement enflammée ou dégénérée, pensent que ce sont des faits exceptionnels.

On peut trouver chez les calculeux, comme complications, des lésions inflammatoires de la vessie, des uretères et des reins. Je vous ai déjà indiqué les différentes particularités que présente la cystite des calculeux, je n'y reviens donc pas. Quant aux lésions rénales, elles sont ordinairement consécutives à l'inflammation de la vessie.

L'ulcération de la muqueuse vésicale et surtout la perforation de la vessie par un calcul, sont des lésions tout à fait exceptionnelles.

Symptômes. — Les auteurs anciens ont signalé un fait curieux, invraisemblable, mais aujourd'hui incontestable. Chez certains sujets, un calcul peut atteindre à des proportions considérables sans se révéler au médecin ni même au malade par aucun symptôme. Mais ce sont là des cas rares. En général, les calculeux présentent un certain nombre de symptômes qui attirent l'attention du côté de l'appareil urinaire et conduisent le chirurgien à pratiquer une exploration vésicale à l'aide d'instruments spéciaux,

exploration qui seule permet de constater les *signes
certains* du calcul vésical. Ces *symptômes* ont été désignés
sous le nom de *rationnels*. Il faut y ajouter un *signe précurseur* qui a une certaine valeur : c'est l'émission par
l'urèthre d'une quantité plus ou moins considérable de
graviers. Certains chirurgiens, Richerand en particulier,
ont dit que puisque les concrétions sortaient au dehors,
les calculs ne pouvaient se former. « Nous pensons, dit
« Nélaton, qu'il faut tenir grand compte de cet état, car
« s'il sort des graviers par l'urèthre, c'est qu'il s'en forme
« dans les voies urinaires, et il suffit qu'il en reste un seul
« dans la vessie pour qu'il devienne le noyau d'un véri-
« table calcul. N'avons-nous pas vu, en effet, que souvent
« les calculs avaient pour noyau un petit gravier composé
« d'acide urique. Il ne faudrait pas néanmoins accorder
« trop de valeur à ce symptôme, car un calcul peut parfai-
« tement exister sans que le malade ait jamais rendu de
« gravier et l'émission de gravier peut avoir lieu sans
« qu'elle implique la présence d'une pierre de la vessie. »
Pour M. Guyon aussi ce symptôme précurseur aurait
une certaine valeur. « Toutes les fois, dit-il, qu'un malade,
« après avoir rendu pendant un certain temps, avec ou
« sans coliques néphrétiques, des graviers par l'urèthre,
« cesse brusquement d'en rejeter, s'il présente en même
« temps quelques troubles vésicaux, vous avez presque le
« droit de penser qu'il s'agit d'une pierre en voie de for-
« mation. *Qui ne charrie pas bâtit*, dit un proverbe popu-
« laire qui serait bien applicable à la circonstance. Comment
« est-il possible d'expliquer ce phénomène ? Les principes
« salins de l'urine se fixent-ils, sous forme de couches
« nouvelles, autour du noyau calculeux, au lieu de continuer
« à donner naissance à des graviers multiples, ou bien,
« ces graviers se produisant encore, cessent-ils de pouvoir
« être expulsés parce qu'ils se présentent tous en même
« temps à l'orifice profond du canal ? C'est ce qu'il n'est

« pas facile de constater. Aussi, sans m'arrêter plus
« longtemps à l'interprétation du fait, je me contente de
« vous le signaler. »

Les *symptômes rationnels* sont : la *douleur*; certains
troubles de la miction; des *modifications dans les caractères de l'urine.*

L'intensité de la *douleur* est très variable. Ordinairement elle consiste d'abord en une sensation de pesanteur
qui se fait sentir du côté du périnée et du rectum, puis en
douleurs proprement dites qui se manifestent au niveau
de la région périnéale et irradient en divers sens : rectum, hypogastre, aines, membres inférieurs et principalement du côté de l'urèthre. Les malades accusent surtout
une douleur vive à l'extrémité de la verge, au niveau du
gland. Chez certains calculeux et particulièrement chez
les enfants, cette douleur est momentanément calmée par
des tiraillements exercés sur le pénis, d'où parfois un allongement assez prononcé du prépuce ou de la verge tout
entière. Mais ce qui caractérise surtout cette douleur,
comme on l'a fait remarquer, ce sont les circonstances
qui la réveillent ou l'exagèrent. Toutes les causes qui provoquent la locomotion du calcul font naître la douleur ou
l'augmentent, tandis que le repos la calme très vite. Aussi
les malades ne souffrent-ils que le jour, surtout le soir.La
nuit, la douleur disparaît.

La *miction* est une grande cause de douleur. C'est au
moment de l'émission des dernières gouttes d'urine
qu'elle se produit. Les malades ne souffrent pas ordinairement ni avant ni pendant l'écoulement de l'urine, mais
la douleur persiste après la miction. Voici comment on a
expliqué ces particularités. Lorsque la vessie contient
une certaine quantité d'urine, le calcul perd, en vertu du
principe d'Archimède, une partie de son poids égale à celui du volume d'eau qu'il déplace. Son contact avec la paroi vésicale se trouve donc adouci. En même temps, la

capacité du réservoir urinaire étant plus grande, le corps
étranger gagne les parties les plus déclives, c'est-à-dire
le bas-fond de la vessie qui est bien moins sensible que la
région du col.

Lorsque le réservoir urinaire est vide, au contraire, le
calcul, d'après ce que je viens de vous dire, est plus lourd
et surtout il est repoussé par les contractions vésicales
contre le col, région la plus sensible de l'organe, comme
je vous l'ai fait remarquer en étudiant l'anatomie et la
physiologie de la vessie, d'où l'apparition de la douleur et
sa persistance jusqu'à ce que l'urine ait de nouveau écarté
les parois vésicales et atténué les contacts.

Ces sensations douloureuses qui accompagnent la fin de
la miction présentent une intensité variable ; mais si
faibles qu'elles soient elles ont une grande valeur. Il ne
faudrait pas cependant les considérer comme pathogno-
moniques. On peut en effet les observer chez des malades
non calculeux. Rappelez-vous ce que je vous ai dit en vous
décrivant les symptômes de la cystite et surtout ceux de
quelques-unes de ses variétés.

La douleur est encore provoquée par les mouvements
du malade, qui déterminent la locomotion du calcul. C'est
même là une cause de douleur beaucoup plus importante
que celle dont je viens de vous entretenir. Les mouvements brusques, rapides ou étendus, en un mot tous les
mouvements qui impriment à la pierre une locomotion
saccadée sont particulièrement propres à déterminer cette
douleur. Ainsi le saut d'un fossé, la course et même le seul
fait de se mettre au lit sont des mouvements qui font souvent apparaître les symptômes douloureux. Il est bien entendu que leur répétition fréquente agit encore plus puissamment.

Les promenades en voiture sont en général mal suppor-
tées. Certains malades qui peuvent marcher et faire même
à pied d'assez longues promenades sans éprouver de dou-

leur, souffrent au contraire dès qu'ils sont en voiture. Cette particularité a une grande valeur au point de vue du diagnostic. Du reste, sous l'influence prolongée de cette cause, on ne voit pas seulement survenir des crises douloureuses, mais aussi des hématuries, des rétentions d'urine. Quant aux différences dues aux divers véhicules, elles ne sont peut-être pas aussi prononcées que certains auteurs l'ont dit. On comprend que le tramway soit mieux supporté que l'omnibus, mais il n'est pas aussi certain que les coupés les mieux suspendus soient moins bien tolérés que l'omnibus. Dans les observations qui ont été recueillies à ce point de vue on n'a pas suffisamment tenu compte d'autres circonstances au moins aussi importantes que celles qui tiennent au genre de véhicule.

Quant au chemin de fer, il est loin d'être toujours aussi inoffensif que le pensent quelques chirurgiens. Civiale, vous ai-je dit, avait soin de ne faire voyager ses calculeux que couchés sur le dos ou sur le côté. Je vous en ai indiqué la raison en vous décrivant la physiologie de la vessie. Eh bien, en prenant cette précaution, un grand nombre de calculeux peuvent supporter d'assez longs voyages en chemin de fer.

Telles sont les particularités que présente la douleur chez les calculeux. Ce symptôme ainsi étudié acquiert une grande valeur séméiologique. Je vous engage donc à procéder toujours à la recherche des diverses circonstances qui font naître la douleur ou l'augmentent lorsqu'un malade vient vous consulter pour des troubles vésicaux. Souvent vous serez ainsi conduits à explorer la vessie, ce qui vous permettra de faire un diagnostic précis et d'éviter des erreurs regrettables dans la thérapeutique.

Les *troubles de la miction* qu'entraînent à leur suite les calculs vésicaux sont, dans une certaine mesure, sous la dépendance des phénomènes douloureux. Ils consistent, surtout au début, en une augmentation plus ou moins accentuée de la *fréquence des mictions*. Je vous ai déjà montré en étudiant la cystite que cette fréquence est presque toujours liée d'une façon intime à la douleur. Il en est ainsi dans toutes les affections vésicales. Chez les calculeux, la fréquence des mictions subit toutes les influences qui agissent sur la douleur. Elle augmente ou diminue suivant que le malade subit des mouvements brusques et répétés ou qu'il garde le repos. Les calculeux urinent peu souvent la nuit.

Les besoins d'uriner peuvent se reproduire à de très courts intervalles. Je vous en ai indiqué le mécanisme en étudiant la physiologie de la vessie. Je vous rappelle que dans ces cas il se produit parfois des contractions vésicales intenses qui s'accompagnent d'une douleur d'autant plus vive que la surface du calcul est plus rugueuse. En effet, si la muqueuse vésicale saine est, dans la plus grande partie de son étendue, peu sensible aux contacts, comme Civiale le premier l'a très bien démontré, la région du col présente au contraire une sensibilité assez marquée. Cette particularité n'avait point échappé au grand spécialiste français, ainsi que je vous l'ai déjà fait remarquer. N'était-ce pas pour éviter ce contact du calcul avec le col vésical que Civiale faisait voyager ses malades couchés sur le dos ou sur le côté ?

Un symptôme qui présente une réelle importance quand il est observé dans les conditions bien déterminées que je vais vous indiquer, c'est l'*interruption brusque du jet de l'urine*. Sa durée est généralement éphémère : à la suite d'un mouvement exécuté par le malade, qui arrive souvent de lui-même à savoir quelle position il doit prendre, l'émission de l'urine recommence pour être quelquefois de nouveau interrompue dans les mêmes conditions. L'arrêt peut être plus ou moins complet. La douleur qu'il provoque est également variable.

L'interruption du jet de l'urine est ordinairement due à

ce que le calcul joue le rôle de soupape : entraîné par le courant de l'urine, il vient s'appliquer sur l'orifice de l'urèthre. Mais pour que cette obstruction momentanée du col ait lieu, il faut la réunion de tout un ensemble de conditions spéciales que l'on ne rencontre pas généralement chez les vieux calculeux. En effet, le calcul doit être petit, léger et très mobile, pour que le courant de l'urine puisse l'entraîner. Il faut aussi que dans son trajet la pierre ne rencontre pas d'obstacle, une saillie même modérée du lobe médian de la prostate par exemple : ce n'est donc que chez les jeunes sujets et chez la femme que cette condition se trouvera réalisée. Enfin, il faut que la position prise au moment de la miction favorise le transport du calcul sur l'orifice interne de l'urèthre. C'est en effet dans la *miction debout* que se produit l'arrêt brusque du jet. Cette interruption n'a pas lieu si l'on fait uriner le malade dans la position horizontale, contre-épreuve qui donne à ce symptôme une valeur presque pathognomonique. Son importance est telle en effet dans ces conditions qu'il faudrait renouveler vos recherches si une première exploration était restée infructueuse.

Par contre, lorsque l'interruption du jet de l'urine a lieu aussi bien dans la position horizontale que debout, on peut être presque sûr qu'il ne s'agit pas d'un calcul. Cependant chez les adolescents et surtout chez les enfants porteurs de pierres assez volumineuses, l'arrêt brusque de l'urine peut avoir lieu même dans la position horizontale. Dans ces cas, les parois vésicales, parfaitement régulières, font en effet converger toute l'action de la vessie contractée vers un orifice en situation normale, parfaitement souple et contre lequel la pierre s'applique facilement.

Les calculs vésicaux peuvent encore produire l'interruption du jet de l'urine en déterminant par action réflexe le spasme du sphincter uréthral. C'est un fait que je vous ai déjà signalé en étudiant les rétrécissements spasmodiques de l'urèthre. Je n'y reviens pas; je me borne à vous rappeler que ce spasme peut être dû à de nombreuses causes et que par suite l'interruption du jet d'urine produite par ce mécanisme dans le cours de l'affection calculeuse est loin de présenter la même importance que celle que nous venons d'étudier.

La *rétention d'urine* est très rare chez les calculeux. Elle peut être causée soit par le spasme réflexe du sphincter uréthral, soit par l'engagement du calcul dans l'orifice vésical ou dans l'urèthre.

Quant à l'*incontinence*, que l'on observe surtout chez les enfants et qui constitue quelquefois chez eux le premier symptôme de la pierre, elle serait, suivant certains auteurs, bien moins fréquente qu'on ne l'a dit. Elle est due également à l'engagement d'un calcul dans l'urèthre. Mais celui-ci est irrégulier; il n'obture qu'incomplétement le col, qui se trouve maintenu béant.

Occupons-nous maintenant des *altérations* que subit *l'urine* dans l'affection calculeuse de la vessie. A propos de la pathogénie des calculs vésicaux, je vous ai déjà indiqué quelques-unes de ces altérations. D'autres sont la conséquence d'une complication : cystite, néphrite, etc. L'*hématurie* au contraire tient ordinairement à la présence du calcul. C'est un symptôme important, fréquent, qui mérite d'être étudié avec soin.

L'*hématurie* reconnaît toujours pour cause la locomotion de la pierre; elle n'est donc jamais spontanée. Ce sont principalement les mouvements du corps dont je vous ai parlé à propos de la douleur qui détermine cette hématurie. La totalité de l'urine est alors teintée à des degrés divers qui varient depuis le rose, disent les auteurs, jusqu'au rouge le plus hématique. Quelquefois l'urine a l'aspect d'un mélange de marc de café ou de suie avec une quantité d'eau plus ou moins considérable.

L'hématurie cesse ordinairement, comme les autres

symptômes que nous venons d'étudier, aussitôt que les malades sont au repos. Elle se prolonge bien rarement au-delà de quelques heures. Elle est donc en général peu abondante. Il est même exceptionnel que la locomotion du calcul produite par la miction soit suffisante pour la produire. Elle se manifeste alors à la fin de l'émission de l'urine. La plus grande partie de ce liquide est normale ; les dernières gouttes seules sont teintées de sang. C'est la région du col vésical qui est alors plus ou moins lésée par le calcul, qui s'y trouve appliqué par les contractions vésicales.

L'hématurie que l'on observe chez les calculeux est parfois si légère que l'urine conserve son aspect normal. L'examen microscopique seul permet d'en faire le diagnostic.

L'hématurie est quelquefois la première manifestation d'un calcul resté jusque-là à l'état latent.

Il est à noter qu'en dehors des complications rénales, les calculeux sont rarement polyuriques.

Marche. — Durée. — Terminaison. — Les symptômes par lesquels les calculs vésicaux manifestent leur présence sont très variables au début de l'affection. Ainsi il est des enfants qui souffrent depuis le plus bas âge et qui expriment leur douleur aussitôt qu'ils peuvent rendre compte de leurs impressions. Civiale rapporte l'observation d'un enfant qui commença à souffrir quatre semaines après sa naissance et jusqu'à sa vingtième année, âge auquel il se suicida, ne fit que crier presque sans interruption.

L'arrêt brusque du jet de l'urine est parfois le premier symptôme de la pierre chez l'enfant et l'adolescent. Je vous ai déjà dit que le calcul peut se manifester aussi pour la première fois chez l'enfant par de l'incontinence d'urine. Mais ces derniers modes de début sont rares. Ordinairement les symptômes, surtout chez l'adulte, se manifestent dans l'ordre que je viens de vous indiquer en les étudiant. Cependant l'hématurie est très souvent chez l'adulte le premier symptôme du calcul; elle se manifeste à l'occasion d'un mouvement en général assez brusque. Pour certains auteurs, ce serait même là le mode de début le plus fréquent.

Quant à l'époque de l'apparition du premier symptôme, elle est très variable suivant les individus. Il est fréquent de voir les calculs descendus du rein ne donner lieu pendant longtemps à aucun signe. Je vous ai dit même que dans certains cas, exceptionnels il est vrai, la pierre pouvait arriver à un gros volume sans se manifester par aucun signe qui pût révéler sa présence.

Après l'apparition des symptômes, la marche de l'affection est également très variable. Ce n'est parfois qu'à des intervalles assez longs qu'on voit reparaître les troubles vésicaux. Mais le caractère important, que vous devez bien retenir, c'est que la marche des accidents est subordonnée principalement aux causes de locomotion du calcul. C'est en évitant ces causes que certains calculeux arrivent parfois à avoir des périodes d'accalmie assez longues.

Je dois vous faire remarquer que chez les calculeux atteints d'hypertrophie de la prostate ou de paralysie de la vessie, les symptômes sont bien moins accusés que lorsque ces organes sont sains; il en est même que l'on ne rencontre point dans ces cas ou qui sont tout à fait exceptionnels, l'interruption du jet de l'urine par exemple.

La *durée* de l'affection est excessivement variable. Il est impossible de l'indiquer d'une façon même approximative. Mais tôt ou tard on voit les symptômes s'accuser de plus en plus. On a fait remarquer que la fièvre manque cependant en général lorsque les calculeux sont abandonnés à eux-mêmes. C'est là un point important. Il montre que ce sont les explorations faites avec des précautions antiseptiques insuffisantes qui sont ordinairement le point de départ des *complications*. La *cystite* se montre tout d'abord, puis il survient de l'urétérite et de la *pyélo-néphrite*. L'état général, qui jusque-là n'avait été guère troublé que par l'insomnie et l'inappétence dus au retentissement sur le système nerveux des phénomènes douloureux, s'aggrave avec rapidité. Vous savez que la cystite est parfois très douloureuse chez les calculeux, ainsi que je vous l'ai dit en étudiant cette variété de l'inflammation vésicale; mais c'est l'infection étendue jusqu'aux reins qui finit par déterminer la mort. L'appétit se perd, le malade maigrit et il succombe après un temps plus ou moins long, dans l'hecticité, épuisé par la douleur, par la suppuration et l'infection.

La mort peut encore être due aux accidents consécutifs à l'engagement du calcul dans le col ou même à son expulsion. Il y a dans ces cas un traumatisme de la région prostatique de l'urèthre. Je vous en ai cité un exemple en étudiant les abcès de la prostate. Mais le malade a guéri dans le cas auquel je fais allusion.

La mort est heureusement une *terminaison* rare. En général, le malade est opéré et la guérison est habituellement obtenue : tous les accidents disparaissent comme par enchantement. Le calculeux revient à une santé si parfaite qu'elle lui paraît une véritable résurrection.

L'*expulsion spontanée* de la pierre est rare. Je viens de vous dire que ce n'est pas toujours une terminaison heureuse de l'affection. On la voit survenir principalement chez la femme dont l'urèthre se prête mieux que celui de l'homme à ce genre de terminaison. Dans des cas exceptionnels le calcul avait subi dans ces cas la fragmentation spontanée (Ségalas).

L'élimination par une voie artificielle est tellement exceptionnelle que je me borne à vous la signaler.

Pronostic. — Vous voyez, Messieurs, que le pronostic de l'affection calculeuse est en général grave. Si l'on n'intervient pas chirurgicalement, le calcul bien supporté, comme les auteurs l'ont fait remarquer, est l'exception ; celui qui cause de graves accidents et qui tue, est la règle.

Le pronostic varie, a-t-on dit, suivant la consistance, le nombre, le volume et la nature des calculs. Sans doute, mais il ne faut pas oublier qu'un petit calcul n'est point inoffensif. Il peut s'engager dans l'urèthre prostatique et déterminer soit des rétentions difficiles à vaincre, soit même, ainsi que je vous l'ai déjà dit, des accidents mortels.

Il faut également se rappeler que tout individu porteur d'un calcul conserve des prédispositions à un second, à un troisième, circonstance qui rend encore le pronostic plus fâcheux.

Mais le pronostic est principalement subordonné aux complications. Tous les auteurs sont d'accord sur ce point. Ce sont les complications vésicales et surtout rénales qui rendent le traitement difficile et incertain dans ces résultats. Vous savez combien les magnifiques travaux de Civiale sur la lithotritie ont contribué à atténuer la gravité du pronostic de l'affection calculeuse. Eh bien, la cystite peut quelquefois par son intensité rendre impossible l'opération de Civiale et obliger à recourir à la taille, opération infiniment plus grave. N'oubliez pas non plus que les lésions des uretères et des reins sont ordinairement secondaires, ascendantes, c'est-à-dire consécutives à l'inflammation vésicale. Pour atténuer encore la gravité du pronostic, il fallait donc diriger surtout les moyens thérapeutiques contre cette redoutable complication de l'affection calculeuse, complication grave par elle-même, puisque, je vous le répète, elle peut être une contre-indication à la lithotritie lorsqu'elle est très intense, et grave encore par le rôle capital qu'elle joue dans la pathogénie des complications rénales.

Les progrès que j'ai réalisés dans la thérapeutique de la cystite m'ont permis d'obtenir ce résultat. J'ai eu la satisfaction de constater que grâce à l'anesthésie directe de la muqueuse uréthro-vésicale et au lavage de la vessie sans sonde, la guérison de la cystite peut être obtenue chez les calculeux comme chez les autres malades. En général, on obtient même très rapidement avec ces procédés une amélioration notable, qui permet de faire la lithotritie dans de bonnes conditions.

On peut donc dire aujourd'hui que les progrès réalisés dans le traitement proprement dit des calculs vésicaux et dans la thérapeutique de la cystite calculeuse ont considérablement atténué la gravité du pronostic de l'affection calculeuse de la vessie.

DIAGNOSTIC DES CALCULS VÉSICAUX

Messieurs,

Les symptômes rationnels que je vous ai décrits dans la dernière leçon ont incontestablement une très grande valeur; leur réunion sur un même malade est presque pathognomonique. Je vous engage cependant à ne jamais affirmer l'existence d'un calcul vésical avant d'avoir exploré la vessie. C'est, en effet, l'exploration seule qui peut vous permettre de faire un diagnostic précis. D'autre part, rappelez-vous que l'ensemble des signes rationnels présente une telle valeur qu'il faudrait procéder à une nouvelle exploration si la première n'avait pas permis de constater la présence d'une pierre vésicale.

Le *toucher rectal* n'a guère de valeur chez l'adulte ni chez le vieillard, parce que l'extrémité du doigt n'arrive pas habituellement chez eux à sentir nettement le calcul, à moins qu'il ne soit très volumineux ou qu'il ne présente un prolongement uréthral. Il ne faut pas cependant négliger le toucher rectal chez le vieillard, car il renseigne sur l'état de la prostate.

Chez les adolescents, et surtout chez les enfants, le toucher rectal donne parfois au contraire des renseignements assez précis. Le développement encore très incomplet de la prostate, les dimensions relativement faibles des organes par rapport au doigt permettent d'atteindre à cet âge le bas-fond de la vessie. Comme le cathétérisme est difficile à pratiquer chez les enfants sans la chloroformisation, le toucher rectal peut rendre chez eux de réels services. Il faut procéder à cette recherche en suivant le même procédé que l'on emploie pour la recherche du ballottement vaginal dans la grossesse. On imprime à la paroi antérieur du rectum un choc brusque qui repousse le calcul en avant; il retombe ensuite sur le doigt.

Chez la femme, le toucher vaginal a une réelle valeur; il permet assez souvent de sentir le calcul. Il présente une grande importance dans les cas de cystocèle.

Mais l'exploration de la cavité vésicale elle-même est nécessaire pour obtenir des renseignements certains sur l'existence, le nombre, le volume des calculs. Cette exploration peut être faite avec des instruments souples. Les uns ont conseillé, il y a déjà longtemps, la sonde en gomme; d'autres préfèrent aujourd'hui l'explorateur à boule olivaire. Ce dernier instrument a l'avantage de permettre en même temps l'exploration méthodique du canal uréthral. On reconnaît à l'aide de l'explorateur si l'urèthre est rétréci, s'il est occupé par un gravier, si un calcul vésical est engagé dans l'orifice interne du canal. Dans ces cas, l'explorateur donne lieu à un frottement caractéristique, sensation que ne fournissent pas toujours les instruments métalliques en passant contre le corps étranger.

Lorsqu'il existe un calcul dans le réservoir urinaire, on sent avec l'explorateur un choc spécial et un frottement dur, râpeux. La sonde en gomme fournit les mêmes sensations.

« Tout d'abord, *avec l'explorateur*, vous pourrez, dit
« M. Guyon, dès que l'instrument aura franchi la région
« profonde du canal pour entrer dans la vessie, éprouver
« une *sensation de choc* plus ou moins nette. Cette sensa-
« tion est telle, ordinairement, qu'elle ne permet de con-
« server aucun doute. Elle peut cependant offrir des varié-
« tés. Tantôt la résistance est complète, absolue; vous

« sentez que l'extrémité de l'explorateur arrive non seu-
« lement sur un corps dur, mais sur un *corps immobile*,
« qui reste en place, alors même que vous communiquez
« à l'instrument une impulsion assez forte. D'autres fois,
« au contraire, un *choc léger suffit pour déplacer* le corps
« étranger qui fuit sous la pression de l'instrument. Non
« seulement vous aurez alors la notion positive de l'exis-
« tence d'une pierre, mais vous saurez de plus si elle est
« grosse ou petite. Dans le premier cas, lorsqu'elle est
« immobile, il y a de grandes chances pour qu'elle soit vo-
« lumineuse, qu'elle mesure, par exemple, de 3 à 5 cen-
« timètres. Dans le second, lorsque l'obstacle se dé-
« place sous une faible impulsion, il est probable que la
« pierre est petite. Il pourra même, exceptionnellement il
« est vrai, vous arriver, à l'aide de ces instruments en
« gomme, de savoir si le calcul est unique ou s'il en existe
« plusieurs. Dans ce dernier cas, vous pourriez percevoir
« la sensation de chocs multiples en frappant avec l'ex-
« trémité de l'explorateur le premier obstacle qui se
« présente.

« Si vous voulez toutefois retirer de ce mode d'explora-
« tion tout ce qu'il peut donner de renseignements, vous
« n'oublierez pas de demander au malade depuis combien
« de temps il a uriné, afin de *savoir s'il reste de l'urine*
« *dans la vessie*, au moment où vous l'explorez. Cette
« précaution est indispensable pour éviter des apprécia-
« tions inexactes. L'immobilité du corps étranger dûment
« constatée par la résistance bien ferme qu'il oppose à
« l'instrument offre, en effet, un sens tout à fait différent
« suivant qu'elle est due simplement au poids du calcul et
« par suite à son volume, ou bien à son application forcée
« contre le col par la contraction des parois dans l'état de
« vacuité de la vessie. »

Je vous ferai remarquer, Messieurs, qu'il est bien facile
aujourd'hui d'éviter une erreur de ce genre. Il suffit sim-

plement de prendre les précautions antiseptiques que je
vous ai indiquées à propos du cathétérisme. Chez les calculeux, il est bon cependant d'anesthésier d'abord avec le
chlorhydrate de cocaïne la muqueuse uréthro-vésicale. On
injecte ensuite sans sonde dans le réservoir urinaire une
solution saturée d'acide borique. On fait uriner le malade,
puis on injecte de nouveau sans sonde dans la vessie une
quantité de liquide suffisante pour distendre ses parois,
mais insuffisante pour éveiller la sensation du besoin
d'uriner. On pratique ensuite l'exploration, qui donne
ainsi dans tous les cas la même précision dans l'appréciation du volume du calcul.

« Ce n'est pas seulement une sensation de choc, dit
« M. Guyon, que vous pouvez rencontrer, en vous servant
« de l'explorateur souple, à boule olivaire, c'est encore, et
« bien plus habituellement, une *sensation de frottement*
« qui n'est pas moins caractéristique.

« Elle est due au glissement de l'instrument sur la sur-
« face plus ou moins rugueuse du calcul. C'est un frotte-
« ment rude, assez comparable, comme sensation perçue
« par la main, à ce bruit de cuir neuf que l'oreille entend
« dans certaines pleurésies. Il peut être râpeux comme
« celui que fournirait le contact d'une lime. Il est parfois
« simple, parfois multiple, suivant le nombre des calculs
« ou des fragments, et plus ou moins étendu suivant leurs
« dimensions.

« Les mêmes sensations peuvent être recueillies lors-
« qu'on se sert d'une *sonde en gomme* au lieu d'un explo-
« rateur. Quelquefois, c'est tout à fait *par hasard* qu'elles
« se présentent; par exemple, lorsque le cathétérisme
« évacuateur est institué depuis longtemps. Alors l'atten-
« tion n'est plus en éveil, et la personne qui pratique le
« cathétérisme (c'est ordinairement le malade lui-même
« ou quelqu'un de son entourage), ignorant la valeur de
« ces sensations, ne sachant même pas s'en rendre compte,

« néglige facilement d'en parler, jusqu'à ce qu'elles de-
« viennent très accusées. Mais bien plus souvent, on est
« amené à faire, *de propos délibéré*, une exploration mé-
« thodique avec la sonde. Il s'agit encore d'un malade
« soumis depuis longtemps au cathétérisme évacuateur. A
« un moment donné, il vient à éprouver beaucoup plus
« fréquemment le besoin de vider sa vessie, et de plus il
« souffre en retirant la sonde. Avec de tels symptômes,
« vous devez soupçonner la formation d'un calcul. Mais
« avant de pratiquer l'exploration avec un instrument spé-
« cial, il est plus simple de recourir à la sonde même que
« le malade emploie, pourvu qu'elle soit en gomme. De
« même que l'explorateur, elle pourra vous permettre de
« recueillir une sensation de choc sur un corps dur plus ou
« moins immobile; plus ordinairement, elle ne vous don-
« nera qu'une sensation de frottement.

« Vous pourrez quelquefois la rencontrer au moment où
« l'instrument pénètre dans la vessie; presque toujours
« ce sera *exclusivement pendant que vous le retirez*. Pour
« procéder à ce mode d'exploration, vous aurez soin,
« d'ailleurs, de faire lever le malade et de prati-
« quer le cathétérisme dans la *position verticale*; vous
« prendrez la précaution de vider complétement la vessie
« avant de retirer la sonde. Dans ces conditions, en même
« temps que vous percevrez la sensation du frottement, le
« malade accusera une *douleur* plus ou moins vive. La
« raison de ces faits est des plus simples : au moment de
« l'introduction, comme la vessie contient de l'urine, sa
« capacité est plus grande, et il y a plus de chances pour
« que le calcul ne se trouve pas précisément sur le trajet
« de la sonde. Au contraire, au moment où on la retire, la
« vessie est vide et ses parois, revenues sur elles-mêmes,
« appliquent plus ou moins étroitement le corps étranger
« contre le col et, par conséquent, contre la portion de
« l'instrument qui proémine dans la vessie. La nouvelle

« situation du calcul et la pression qui le fixe contre le col
« s'ajoutent donc pour causer la douleur et rendre plus
« net le frottement révélateur.......

    « Quel que soit le résultat positif ou négatif que four-
« nissent les instruments en gomme, ils ne peuvent jamais
« suppléer les *instruments métalliques*, lorsqu'il s'agit
« d'une recherche dans la vessie. Ces derniers sont indis-
« pensables pour compléter le diagnostic précédemment
« ébauché. Ce sont eux seuls qui permettront de recon-
« naître, non seulement la présence de la pierre, mais sa
« forme, ses dimensions, sa consistance, sa situation
« exacte; ce sont eux surtout qui vous renseigneront sur
« l'état de la vessie, sur les colonnes qu'elle peut présen-
« ter, sur la profondeur de son bas-fond, sur la sensibilité
« de sa muqueuse, autant de points sur lesquels il est ab-
« solument nécessaire d'être bien fixé. »

Les renseignements fournis par les instruments en
gomme ont en effet une réelle valeur. Il est regrettable
que ce mode d'exploration, signalé par les auteurs depuis
longtemps déjà (1), et sur lequel M. Guyon, comme vous
venez de le voir, insiste beaucoup, ne soit pas mieux
connu. Il n'effraye point en général le malade, surtout
lorsqu'il s'agit d'un vieillard qui a l'habitude de se sonder;
grâce à la cocaïne, il peut ne déterminer aucune douleur,
et très souvent il donne des renseignements assez précis.
Je vous en ai montré un exemple tout dernièrement à ma
clinique. Il y a quelques mois, vous m'avez vu également
reconnaître ainsi la présence d'un tout petit calcul. Le diagnostic a été ensuite confirmé par l'exploration faite à l'aide
d'un instrument métallique. Mais l'un des exemples les
plus intéressants à ce point de vue que j'aie observés,
c'est chez un malade auquel j'ai fait la lithotritie, en 1888,
à l'hôpital Saint-Louis, dans le service de mon excellent

____

(1) Nélaton, Path. chir. 2ᵉ édition.

maître M. Péan. C'était un prostatique qui depuis longtemps déjà ne pouvait plus uriner spontanément. Il était
venu me consulter à ma clinique pour une cystite. En le
sondant, je reconnus qu'il y avait une pierre assez volumineuse dans la vessie, ce que confirma l'explorateur métallique. L'examen montra que ce calcul n'avait nullement
la composition des calculs secondaires. Il était donc ancien. Or, ce malade avait été examiné dans divers hôpitaux ; on l'avait même gardé assez longtemps dans un
service et le calcul était passé complétement inaperçu.

L'exploration de la vessie peut être faite avec divers
instruments métalliques. La sonde de trousse ordinaire
est en général un mauvais instrument pour cet usage; il
est préférable de se servir des sondes à petite courbure
de Leroy d'Etiolles et de Mercier. Aujourd'hui, on emploie
surtout l'explorateur de M. Thompson, qui a le triple
avantage, suivant les auteurs, d'être très léger, d'être
perforé pour permettre de pratiquer pendant l'exploration
une injection vésicale, et d'être muni à son extrémité d'un
petit tambour destiné à rendre plus facilement perceptibles les moindres frottements exercés par le bec de l'instrument. M. Guyon préfère actuellement se servir d'un
explorateur analogue à celui de M. Thompson, mais plein.

Lorsqu'un lithotriteur est nécessaire au diagnostic, le
n° 1 à mors plats serait, suivant certains auteurs, l'instrument de choix.

Le *microphone* appliqué à l'exploration vésicale pourrait,
dit-on, faire commettre des erreurs de diagnostic. Un tube
acoustique adapté au manche de l'explorateur présenterait
les mêmes inconvénients. Ce tube aurait cependant rendu
quelquefois des services.

Dans certains cas, l'*aspiration* peut faire reconnaître un
calcul ou un fragment de pierre qui échappe aux autres
modes d'exploration. L'instrument ne présente dans ce
cas rien de spécial.

Quelle position faut-il donner au malade pour faire l'exploration de la vessie avec ces divers instruments? On doit faire coucher le calculeux sur un lit un peu dur et lui recommander de se placer sur le bord droit. Les cuisses et les jambes sont demi-fléchies, on a soin de soulever le bassin en plaçant au-dessous un coussin dur, de façon à ce que la paroi postérieure de la vessie soit dans une position déclive, ce qui éloigne le calcul du col vésical. Un oreiller plié en deux et lié par le milieu peut servir de coussin. On peut l'assujettir en le calant avec des livres.

Le chirurgien doit toujours être à la droite du malade, de manière à ce que sa main droite soit bien libre.

« Enfin, dit M. Guyon, avant d'introduire l'instrument, « informez-vous si le malade a uriné depuis quelque « temps, et s'il conserve dans sa vessie une certaine quan- « tité d'urine. Au besoin, ne craignez pas de faire une *in- « jection préalable*, si vous arrivez immédiatement après « une miction. Mais, en général, on trouve toujours assez « d'urine dans la vessie d'un malade qu'on veut explorer. « Il est donc parfaitement inutile de faire deux manœuvres « au lieu d'une. Dans les cas, exceptionnels à mon avis, « où l'injection paraît nécessaire, je ne saurais trop vous « recommander de mettre peu de liquide, une centaine de « grammes tout au plus. La recherche du calcul serait « beaucoup plus difficile et plus incertaine dans une vessie « rendue très spacieuse par une abondante injection. En « la distendant ainsi, vous ne manqueriez pas de provoquer « des contractions qui ne permettraient qu'une exploration « incomplète et défectueuse. La règle qui doit présider à « l'injection, lorsqu'elle vous paraît nécessaire, c'est de « ne pas mettre plus de liquide que n'en peut facilement « accepter la vessie, c'est de vous arrêter dès que vous « sentez la plus petite résistance avec le piston de la se- « ringue, piston qui doit glisser sans le moindre effort. Il « ne faut jamais attendre une résistance sérieuse ; elle

« traduirait une contraction de la vessie. Vous devez au
« contraire vous appliquer à sentir en quelque sorte le
« besoin d'uriner avant que le malade ne l'éprouve, et
« vous arrêter sans le provoquer. »

Voilà, on en conviendra, des préceptes qu'il n'est pas
donné à tous les chirurgiens de pouvoir suivre. Il faut, ne
vous semble-t-il pas, une habitude extraordinaire de
l'usage de la seringue pour arriver à une pareille précision. C'est de la véritable prestidigitation qu'enseigne le
grave professeur de la Faculté. Arriver avec le piston
d'une seringue à sentir « le besoin d'uriner avant que le
« malade ne l'éprouve » lui-même me paraît un véritable
tour de force que je me sens incapable, je vous l'avoue,
de pouvoir réaliser.

Voici le procédé que j'emploie dans ces cas. Il exige,
j'en conviens, beaucoup moins d'habileté, mais il offre par
contre l'avantage de pouvoir être appliqué par tous les
chirurgiens. De plus, il évite toute douleur un peu vive
au malade pendant l'exploration et il réalise une antisepsie
rigoureuse de l'urèthre et de la vessie, ce qui n'est point
à dédaigner.

Après avoir rendu l'urèthre antérieur aseptique par le
petit moyen que vous connaissez, j'injecte sans sonde une
solution de chlorhydrate de cocaïne dans la vessie, comme
je vous l'ai dit en vous décrivant l'anesthésie directe de
la muqueuse uréthro-vésicale. Au bout de cinq minutes,
je fais une injection intra-vésicale sans sonde d'eau boriquée tiède. Je laisse uriner le malade. Si la quantité de
liquide qu'il rend est normale, j'injecte de nouveau sans
sonde 100 grammes de la solution boriquée et je procède
aussitôt à l'exploration.

Si la vessie présente une capacité physiologique faible,
j'injecte la seconde fois une quantité de liquide suffisante
pour déterminer le besoin d'uriner et j'ai soin de noter sur
mon récipient gradué quelle est la quantité d'eau boriquée

nécessaire pour donner lieu à ce besoin. La troisième fois, je n'ai plus qu'à cesser l'injection avant d'avoir introduit la quantité de liquide que je sais nécessaire pour faire naître le besoin d'uriner. Si la capacité physiologique de la vessie est de 80 grammes par exemple, je n'en injecte que 60 grammes. De cette façon, je suis sûr de n'introduire dans la vessie qu'une quantité d'eau boriquée susceptible d'être tolérée par cet organe.

L'explorateur métallique est introduit en suivant les règles ordinaires du cathétérisme et avec la plus grande douceur. Un choc trop brusque de l'instrument contre la muqueuse pourrait déterminer une contraction spasmodique de la tunique musculaire, contraction qui empêcherait la constatation de la pierre vésicale.

Lorsque l'explorateur est introduit dans la vessie, on le pousse d'avant en arrière jusqu'à ce qu'il soit en contact avec la paroi postérieure de cet organe. Par un léger mouvement de rotation imprimé au pavillon, on fait tourner à droite, par exemple, le bec de l'instrument, que l'on ramène jusqu'au niveau du col, en analysant bien attentivement toutes les sensations que fournit l'explorateur. Si l'on ne rencontre pas de pierre, on enfonce de nouveau l'instrument, puis on exécute la même manœuvre du côté opposé. Si cette recherche est également négative, on revient encore au niveau de la paroi vésicale postérieure et l'on renverse complétement le bec de l'explorateur, dont on relève même le manche, de manière à bien explorer le bas-fond et à circonscrire tout le pourtour du col.

En général, on reconnaît de suite et sans difficulté la présence d'un calcul, qui est révélée aussitôt par la sensation d'un choc ou d'un frottement très net contre un corps dur, sensation que perçoit la main qui tient le pavillon de l'instrument. Il se produit aussi un bruit métallique que l'on entend parfois à distance.

Dans quelques cas, l'exploration avec les instruments

métalliques ne ferait reconnaître l'existence d'un calcul
qu'en exécutant sur la muqueuse vésicale une véritable
percussion avec le bec de l'explorateur, manœuvre qui
aurait encore, disent certains auteurs, l'avantage de mieux
renseigner sur la situation exacte, le volume, la consistance et même le nombre des corps étrangers.

« La percussion peut être faite, dit M. Guyon, en suivant
« la même ligne de conduite que pour le toucher. Mais,
« au lieu de promener simplement le bec de la sonde dans
« la cavité vésicale, en l'inclinant tantôt à droite et tantôt
« à gauche, vous lui communiquerez, en faisant tourner
« l'instrument sur son axe, une succession de petits mou-
« vements alternatifs d'élévation ou d'abaissement. La
« série des petits chocs ainsi produits ne vous laissera
« pas méconnaître un calcul, alors même qu'il aurait
« échappé au simple contact. Le plus ordinairement, la
« percussion ainsi pratiquée détermine un *bruit métallique*
« *perceptible à distance* et qui met aussitôt l'entourage
« dans la confidence du diagnostic.

« Parfois, ces mouvements alternatifs font entendre un
« *bruit de choc double ou multiple* qui vous démontre clai-
« rement l'existence de plusieurs calculs. Vous n'arriverez
« pas facilement à les compter. Cependant, la manière
« dont l'instrument aura pu se mouvoir au milieu d'eux
« vous renseigera jusqu'à un certain point sur leur nombre
« et sur leur volume.

« La *mensuration approximative* du calcul est, du reste,
« fort simple avec la sonde exploratrice, lorsqu'on a
« recours à la percussion. Il suffit de noter sur la tige,
« avec l'index de la main gauche, le point correspondant
« au méat, lorsque le bec répond à l'extrémité la plus re-
« culée du calcul, puis de ramener la sonde à soi en con-
« tinuant de percuter jusqu'à ce qu'on cesse de sentir le
« corps étranger. A ce moment, la distance notée sur la
« tige, entre le méat et l'index gauche, représente à peu

« près l'étendue de la pierre au moins suivant un de ses
« diamètres. Le hasard peut faire assurément que deux
« mensurations successives donnent des résultats fort dis-
« semblables, si le calcul aplati et de forme allongée prend
« des positions différentes. Mais le lithotriteur lui-même,
« malgré la supériorité que semble lui donner la pré-
« hension, ne saurait éviter ces inconvénients. Quoi qu'il
« en soit, cette mensuration approximative suffit dans tous
« les cas pour apprendre si la pierre est grosse, moyenne
« ou petite, et c'est là vraiment ce qu'il y a d'utile à savoir.

« A ces renseignements, la percussion, par la *résonnance*
« qu'elle détermine, par la *sensation particulière* qu'elle
« transmet, ajoute encore des notions importantes sur la
« *consistance du calcul*. Un son métallique plus ou moins
« éclatant indique en général que la pierre est dure. Si,
« en même temps, les urines sont claires et acides, il y a
« de grandes chances pour qu'elle soit de nature oxalique
« ou urique. Un son obscur est plutôt l'indice d'une pierre
« molle, et, si les urines sont ammoniacales, de nature
« phosphatique. Il ne faudrait cependant pas accepter sans
« réserves de tels résultats, car il n'est pas rare de trouver
« des pierres de très faible consistance recouvertes d'une
« enveloppe assez dure, quoique mince, pour donner un
« son clair et net, et, d'autre part, une pierre dure peut
« être recouverte d'une légère couche molle de nature
« phosphatique.

« On ne peut avoir de notions absolues au sujet de la
« consistance des calculs qu'avec le lithotriteur, et au
« moment de l'opération. Mais déjà celles que vous pouvez
« recueillir au moyen de la sonde, jointes à l'appréciation
« approximative du volume, seront bien suffisantes pour
« vous guider convenablement dans le choix de l'inter-
« vention opératoire. »

Voilà, Messieurs, les renseignements que peuvent
fournir, chez la grande majorité des calculeux, ces divers

modes d'exploration. Mais ils sont quelquefois insuffisants. On a conseillé, dans ces cas, de laisser échapper une certaine quantité de liquide, puis de continuer les recherches, soit pendant que l'urine coule, soit lorsqu'on a suspendu l'écoulement. Le chirurgien redoublera de précaution, dit-on, au fur et à mesure qu'il aura fait couler une plus grande quantité de liquide, car le frottement de la sonde sur les parois de la vessie sera d'autant plus douloureux que ce réservoir contiendra moins de liquide.

On fera varier aussi la position du malade : par exemple, on le fera incliner soit à droite, soit à gauche, on le fera tenir sur ses genoux, et l'on arrivera ainsi à rencontrer le calcul, que ces divers mouvements finissent par déplacer.

Civiale a conseillé, dans ces cas difficiles, d'injecter de l'eau froide dans la vessie, et de répéter cette injection jusqu'à ce que cet organe se contracte avec force sur la sonde. « Au moment où les parois se resserrent, dit-il, et « chassent le liquide avec énergie, je promène la sonde « sur la face interne ; comme la cavité se rétrécit progres-« sivement, et que le champ à explorer diminue en pro-« portion, un moment arrive où la pierre et la sonde se « rencontrent. »

M. Guyon pense que le plus souvent ces difficultés sont dues à ce que le calcul se cache entre deux plis de la surface interne, « dans ces vessies, dit-il, que j'ai coutume de « désigner sous le nom de *vessies en portefeuille*, et qui « sont le siège de *contractions irrégulières*. Il peut aussi, « non seulement être dissimulé en partie ou en totalité, « mais encore être suspendu, pour ainsi dire, au plafond « de l'organe, au lieu d'en gagner le bas-fond comme le « voudraient les lois de la pesanteur. C'est, je ne crains « pas de le dire, dans les contractions irrégulières de la « vessie que réside la cause la plus ordinaire des difficultés « de rencontre du calcul. »

Vous ne devez pas oublier cependant que tous les auteurs,

même M. Guyon, admettent que le calcul peut se dissimuler momentanément dans une *cellule*.

Quoi qu'il en soit, l'emploi du *lithotriteur* peut rendre dans ces cas les plus grands services. Cet instrument est encore le seul qui permette de reconnaître les calculs dont le poids spécifique est faible ou dont la consistance est molle. Ces variétés de pierre flottant dans le liquide ne sont pas toujours rencontrées par la sonde, qui ne donne lieu du reste à aucune sensation appréciable lorsqu'elle arrive à les heurter. Il faut les saisir entre les mors du lithotriteur pour reconnaître ces calculs ou ces fragments de calcul. Il faut bien dire en effet que de semblables constatations et de semblables recherches ne se font guère qu'au cours des séances de lithotritie.

Pour reconnaître de petits fragments, on a conseillé de recourir à l'artifice suivant : on ouvre les mors du lithotriteur, dont on relève fortement le manche avec la main droite, et l'on déprime avec la branche femelle le bas-fond de la vessie de façon à lui donner, en quelque sorte, la forme d'un entonnoir ; on imprime ensuite avec la main gauche à la hanche et au bassin du malade une série de petites secousses brusques destinées à provoquer le déplacement des fragments vers les régions les plus déclives ; puis on rapproche doucement les mors du lithotriteur et l'on saisit ainsi les fragments de la pierre. Si l'on ne saisit aucun fragment la première fois, on recommence la même manœuvre en inclinant successivement les mors à droite et à gauche avant d'imprimer des secousses au bassin et de fermer le lithotriteur. Il est rare, disent les auteurs, que les fragments échappent à ce mode d'investigation.

Le lithotriteur renseigne d'une façon assez précise sur le volume des calculs ; mais, comme la sonde, il ne peut donner cependant à ce point de vue que des mesures approximatives.

Lorsque l'instrument est armé d'une première pierre, il

permet d'explorer encore la vessie et de reconnaître s'il existe d'autres calculs restés libres.

Certains chirurgiens pensent que la sonde renseigne tout aussi bien à ces divers points de vue. Cette opinion est peut-être un peu exagérée.

Mais tous les auteurs reconnaissent que la consistance des calculs ne peut être reconnue exactement qu'avec le lithotriteur. Cette recherche ne doit être faite qu'au moment de la lithotritie. Aussi, lorsque le calcul est volumineux, dit-on, quand il dépasse ou atteint cinq centimètres par exemple, il est sage d'être tout prêt à faire la taille séance tenante, si le calcul résiste aux mors de l'instrument. « En réalité, dit M. Guyon, semblable éventualité « se présente fort rarement, de telle sorte que, dans l'im-. « mense majorité des cas, dans la pratique la plus habi- « tuelle, vous pouvez sans appréhension attendre pour « mordre votre calcul que vous soyez prêts à le détruire « complétement. »

L'*aspiration* rend des services au point de vue du diagnostic des petits fragments de calcul. On peut ainsi les reconnaître alors que le lithotriteur avait complétement échoué dans leur recherche. En venant frapper la sonde, ces fragments produisent un *cliquetis spécial*, qui révèle leur présence.

Avant de terminer ce qui a trait à l'exploration vésicale, je dois vous signaler encore certaines particularités. Ainsi la *vessie de la femme et de l'enfant* est en général plus difficile à explorer que celle de l'adulte et du vieillard. Cela tient à ce que dans ces cas les parois de la vessie sont molles et mal soutenues, de telle sorte qu'elles se laissent facilement déprimer par le calcul. Il faut donc avoir bien soin d'explorer toute la région déclive en renversant le bec de l'instrument et même en relevant son manche.

Lorsque la prostate est très volumineuse et le bas-fond

vésical très déprimé, il faut avoir soin d'employer un explorateur à plus longue courbure que celui dont on se sert dans les cas ordinaires.

L'existence des pierres *enchatonnées* ou *enkystées* ne peut en général qu'être soupçonnée. Le frottement est dans ces cas tout à fait obscur. Certains chirurgiens pensent qu'il est parfois possible cependant de reconnaître les calculs enchatonnés à une sensation de choc et non de simple contact. On obtiendrait dans ces cas toujours les mêmes résultats à chacune des explorations et dans toutes les positions que l'on peut donner au bassin.

Les *incrustations calcaires de la paroi*, dont l'existence, ainsi que je vous l'ai dit, est presque niée par quelques auteurs, seraient reconnues par le même procédé.

Certaines *colonnes dures* de la vessie pourraient faire croire à un calcul qui n'existe pas. On évitera l'erreur à l'aide de la percussion. On ne retrouve plus alors la sensation de choc ni celle de dureté que l'on avait tout d'abord perçues.

Les auteurs ont fait remarquer que bien souvent le cathétérisme explorateur ne doit pas être pratiqué le jour même où pour la première fois on se trouve en présence d'un calculeux. Auparavant, disent-ils, il faut de toute nécessité en faire l'examen au point de vue de son état général et renoncer à un cathétérisme quelconque, même avec des instruments souples, s'il a de la fièvre, si ces douleurs sont très vives, s'il a uriné récemment ou s'il urine encore du sang. Dans le cas où l'on serait arrêté par ces diverses circonstances, il faudrait attendre que la situation se fût améliorée, et prescrire pour obtenir ce résultat une médication propre à faire cesser les accidents le plus vite possible. On ajoute même qu'il y a avantage dans tous les cas à ne pas sonder le malade dès le premier jour, qu'il soit ou non dans de bonnes conditions. S'il arrive de province ou de l'étranger, il faut lui laisser tout le temps voulu pour se reposer, lui prescrire des bains généraux, des laxatifs, une hygiène sévère. Si le chirurgien a le choix du lieu, il doit éviter d'examiner le malade dans son cabinet; il est préférable que ce dernier soit chez lui, au lit et à jeun.

D'autres auteurs ont même dit que les calculeux atteints de violentes douleurs de cystite, les enfants et les sujets trop impressionnables ne peuvent supporter l'exploration intra-vésicale sans le concours de l'anesthésie chloroformique.

Je crois qu'il y a là, Messieurs, un peu d'exagération. Qu'on laisse à un calculeux qui vient de parcourir plusieurs centaines de kilomètres le temps de se reposer, rien de mieux. Mais qu'on prolonge ce repos en ne lui conseillant que la médication anodine dont je vous parlais tout à l'heure, ce n'est déjà plus logique. Et si l'on a recours d'emblée au chloroforme pour l'exploration, sous prétexte que le malade a une cystite intense, ou qu'il est tout simplement impressionnable, on commet une faute. C'est la cocaïne qu'il faut employer d'abord dans ces cas. Si l'on sait faire usage de cette précieuse substance analgésiante, on évite toute douleur au malade. Je vous indiquerai dans la prochaine leçon quelle est la conduite à tenir à ce sujet; je ne veux pas aborder aujourd'hui le traitement palliatif de l'affection calculeuse.

Passons maintenant au *diagnostic différentiel* des calculs vésicaux. S'il existe dans la région prostatique de l'urèthre des concrétions calcaires, on ne les confondra pas avec un calcul vésical. Il suffira en effet de bien préciser le siège de la lésion pour éviter toute erreur. Or, n'oubliez pas que le sphincter uréthral est dans ce cas un point de repère précieux, si l'on fait usage pour l'exploration d'un instrument en gomme. Avec l'explorateur métallique, on éprouve la sensation de frottement avant que le bec de l'instrument soit libre.

Une tumeur osseuse du bassin, une déviation de l'utérus, une accumulation de matières fécales dans le rectum en auraient imposé, suivant certains auteurs, pour une pierre vésicale à des chirurgiens tels que Dupuytren et Roux. La percussion ne donne pas lieu dans ces cas à un bruit métallique. Il sera bon cependant, s'il y a doute, de recourir au lithotriteur en pareille circonstance; on évitera ainsi de commettre une erreur de diagnostic.

Je vous ai déjà dit comment on peut distinguer les colonnes charnues des calculs vésicaux; je n'y reviens pas.

Lorsqu'il existe une hypertrophie du lobe moyen de la prostate qui empêche l'introduction des instruments métalliques, le diagnostic devient difficile. On peut même dire qu'un diagnostic précis est impossible chez ces malades. Vous m'avez vu la semaine dernière recourir dans un cas de ce genre aux instruments en gomme qui ont donné une sensation de frottement.

S'il existe en même temps de la cystite, ce qui est fréquent, et que les instruments en gomme ne fournissent aucun renseignement, le diagnostic est impossible. Vous ne pouvez obtenir par l'examen des symptômes fonctionnels que des probabilités. Vous analyserez donc avec soin tous ces symptômes et vous rechercherez surtout quels sont les caractères que présente l'hématurie. Rappelez-vous que chez les calculeux, elle n'est ordinairement ni spontanée, ni abondante et qu'elle cesse dès que le malade est au repos. Dans les néoplasmes de la vessie, l'hématurie a des caractères tout différents. Mais les deux affections peuvent exister simultanément.

Je n'insiste pas davantage sur ces faits, qui sont absolument exceptionnels. L'exploration vésicale peut être pratiquée dans l'immense majorité des cas et le diagnostic des calculs vésicaux ne présente en général aucune difficulté.

Le *diagnostic des complications* est le dernier point

qu'il nous reste à examiner. La cystite sera reconnue facilement en se basant sur ces signes propres, que je vous ai indiqués, et sur lesquels je ne reviens pas. Je vous ferai simplement remarquer que certains auteurs ont noté parfois la variété membraneuse. Une pierre hérissée d'aspérités pourrait amener la gangrène d'une portion plus ou moins étendue de la membrane muqueuse dont les portions sont éliminées et sortent mélangées à l'urine.

La perforation du rectum ou du vagin, notée dans des cas exceptionnels, se reconnaît à l'examen le plus superficiel.

Il est souvent bien difficile au contraire de reconnaître l'inflammation des uretères et des reins, mais ce fait ne présente chez les calculeux rien de spécial.

Le diagnostic des lésions inflammatoires compliquant les calculs vésicaux présente une grande importance. Il ne doit jamais être négligé. Rappelez-vous que le pronostic, ainsi que je vous le disais dans la dernière leçon, est principalement subordonné à ces complications.

TRAITEMENT DES CALCULS VÉSICAUX

Messieurs,

Le traitement des calculs vésicaux est *préventif, palliatif* ou *curatif*.

Je vous ai montré quel rôle important joue dans l'étiologie des calculs vésicaux les lithiases [oxalique, phosphatique et surtout la lithiase urique. Le traitement *préventif* consiste donc principalement à combattre ces diathèses. Il varie bien entendu suivant chacune d'elles. Je ne puis vous décrire aujourd'hui les différentes médications auxquelles il faut recourir pour modifier les actes de l'organisme chez les sujets atteints de ces diathèses. Je vous les indiquerai en étudiant les maladies des reins.

Quant à la gravelle phosphatique, vous savez qu'elle est presque toujours consécutive à l'inflammation de la vessie. Le traitement préventif dans ces cas doit donc avoir pour but la guérison de la cystite. Il devra également être dirigé contre la cause de l'inflammation vésicale : rétrécissement de l'urèthre, hypertrophie de la prostate..... Vous connaissez maintenant la conduite à tenir dans ces différentes affections ; je n'y insiste pas.

Le traitement *palliatif* ne doit être aujourd'hui, dans l'immense majorité des cas, que le premier temps du traitement *curatif*. « Lorsque les malades qui portent un « calcul ne peuvent en être débarrassés, dit Nélaton,

« à cause du volume de la pierre, du mauvais état de la
« vessie ou de complications graves, ou parce que la pu-
« sillanimité empêche de recourir à une opération, le rôle
« du chirurgien est bien limité. . . . . . Il se guidera sur la
« nature des accidents. Nous devons avouer que, dans la
« plupart des cas, ses efforts seront infructueux, et que,
« malgré tous ses soins, presque toujours les accidents
« iront en augmentant d'intensité. »

Eh bien, Messieurs, nous pouvons actuellement intervenir dans ces cas d'une façon plus efficace qu'on ne l'a
fait jusque dans ces dernières années, grâce aux progrès
réalisés dans la thérapeutique des affections de la vessie
par l'anesthésie directe de la muqueuse vésicale et par le
lavage de la vessie sans sonde. Je vous ai dit, à propos
du pronostic des calculs vésicaux, que la cystite est surtout l'accident qu'il faut combattre. Les calculeux souffrent
peu en général avant l'apparition de l'inflammation de la
vessie. Quelques injections intra-vésicales sans sonde de
chlorhydrate de cocaïne et le repos suffisent dans ces cas
pour obtenir la disparition des phénomènes douloureux.
Quand la cystite est venue compliquer l'affection calculeuse, il n'en est plus ainsi. La douleur est beaucoup plus
vive et les reins sont menacés. Le traitement palliatif des
calculs vésicaux consiste donc habituellement à combattre
les complications qui les accompagnent.

Certains auteurs, Civiale, Nélaton, etc..., ont conseillé
surtout les injections intra-vésicales contre la cystite des
calculeux. D'autres ont pensé que ces injections ne fai-
saient qu'aggraver l'état des malades. M. Guyon, par
exemple, les rejette et conseille de modérer l'inflammation vésicale « par le repos au lit absolu et par les divers
« agents de la médication calmante, lavements et suppo-
« sitoires opiacés et belladonés, et surtout injections hy-
« podermiques de morphine. »

Si les injections vésicales donnaient autrefois de mau-

vais résultats chez certains calculeux, cela tenait à l'im-
perfection du manuel opératoire et à ce que les chirurgiens
cherchaient à obtenir par ce procédé une dilatation mécanique de la vessie. Je vous ai montré, en étudiant le traitement de la cystite, combien cette manière d'agir était
peu logique. Si l'on veut augmenter la capacité physiologique de la vessie des calculeux, il faut calmer l'irritation
de cet organe et guérir l'inflammation de sa muqueuse ;
mais il ne faut jamais tenter la dilatation mécanique du
réservoir urinaire. Vous aurez donc soin de faire chez les
calculeux des injections intra-vésicales sans sonde et de
les cesser dès que les malades éprouveront le besoin
d'uriner. En agissant de la sorte ces injections vous don-
neront en général d'excellents résultats.

Quant à la médication calmante conseillée par M. Guyon,
elle est aujourd'hui avantageusement remplacée par
l'anesthésie directe de la muqueuse uréthro-vésicale à
l'aide des injections sans sonde d'une solution de chlorhydrate de cocaïne dans la vessie. On obtient ainsi en quelques minutes un soulagement notable et parfois une disparition complète de la douleur. Si le malade a de l'hématurie, il faut commencer par de très faibles doses de
cocaïne, car il y a absorption de cette substance dans ces
cas.

L'usage de l'opium et de la morphine présente de graves
inconvénients, surtout chez les calculeux âgés, athéromateux. De plus, ces substances sont insuffisantes dans les
cas graves : « Mais, dit M. Guyon, lorsque tous les moyens
« rationnels auront été employés sans succès, lorsque la
« vessie continuera malgré tout de se contracter violem-
« ment et à chaque instant, vous aurez à vous demander
« si cet état d'intolérance ne doit pas l'emporter, au point
« de vue des indications et des contre-indications, sur les
« considérations relatives au volume et à la consistance
« du calcul, et si la section hypogastrique n'est pas indi-

« quée. L'état douloureux de la vessie peut, en effet, deve-
« nir une indication qui vous conduise à la taille. Mais cette
« indication ne s'affirme que dans les cas où le traitement
« de la cystite a échoué. Dans ces cas, pour peu que la
« pierre soit volumineuse, l'état douloureux de la vessie
« devient l'indication dominante à laquelle il serait dange-
« reux de ne pas se soumettre. »

Vous voyez, Messieurs, l'importance que présente à ce
point de vue le traitement palliatif des calculs vésicaux,
qui n'est autre que la *préparation de la vessie* au traitement curatif, si celui-ci doit être appliqué. Que l'on ait
recours à la lithotritie ou à la taille, il y a tout avantage,
en effet, à faire disparaître la douleur et même l'inflammation de la vessie avant de pratiquer ces opérations. Or,
les moyens médicaux échouent précisément dans les cas
graves, c'est-à-dire dans les cas où l'on a le plus besoin
d'obtenir cette préparation du réservoir urinaire. Les
moyens directs, au contraire, peuvent donner dans ces
cas d'excellents résultats. Je vous ai déjà cité l'observation d'un malade que j'ai recueillie à l'hôpital St-Louis,
dans le service de mon excellent maître M. Péan, et chez
lequel j'ai obtenu un résultat complet à l'aide des injections intra-vésicales sans sonde de cocaïne et d'eau boriquée.

Le traitement palliatif des calculs vésicaux comprend
encore le traitement des complications rénales. Je vous ai
fait remarquer qu'en guérissant la cystite on fait disparaître la cause qui, en général, entretient les lésions inflammatoires de la partie supérieure de l'appareil urinaire,
lésions qui ne tardent pas alors à s'améliorer d'elles-
mêmes. Il est bon cependant d'agir directement sur les
reins ; mais les moyens à employer ne présentent pas chez
les calculeux de particularités qui méritent d'être notées.

Quelque complets que puissent être les résultats fournis
aujourd'hui par le traitement palliatif des calculs vési-

caux, il ne faut pas oublier que ces résultats ne sont que temporaires. Pour obtenir une guérison définitive, il faut détruire la cause de l'affection, c'est-à-dire extraire ou détruire le calcul. C'est l'objet du *traitement curatif*, que nous devons maintenant examiner.

Le *traitement curatif* comprend : 1° l'usage des lithontriptiques; 2° l'extraction des calculs entiers par les voies naturelles; 3° la lithotritie; 4° la taille.

Peut-on espérer obtenir la dissolution des calculs vésicaux dans la vessie ? C'est une question que l'on s'est posée et que l'on a cherché à résoudre il y a des siècles. Je ne vous parlerai point des nombreuses tentatives qui ont été faites pour atteindre ce but. Les progrès réalisés dans la thérapeutique des calculs vésicaux par la lithotritie ont du reste diminué considérablement l'intérêt que pouvaient présenter autrefois ces tentatives. Je vous rappellerai cependant que l'on a eu recours pour dissoudre les pierres vésicales à la médication interne et aux injections.

La médication interne varie suivant la composition chimique des calculs; c'est encore celle des diathèses : elle ne diffère donc point du traitement préventif des calculs vésicaux.

M. Thompson a conseillé d'agir contre les calculs phosphatiques de petit volume en injectant dans la vessie des solutions acides, par exemple « une solution d'acétate de « plomb (15 à 20 milligrammes pour 30 grammes d'eau « distillée) ou bien une ou deux gouttes d'acide chlorhy- « drique dilué pour 30 grammes d'eau. »

Les résultats qui ont été obtenus avec l'usage des lithontriptiques sont bien peu encourageants, même lorsqu'on a eu recours aux injections intra-vésicales répétées. « Les « liquides introduits dans la vessie, dit Nélaton, et mis « en contact avec le calcul peuvent-ils fournir des résul- « tats plus satisfaisants ? On a injecté dans la vessie de

« l'eau pure, de l'eau de chaux, des solutions de bicarbo-
« nate de potasse. Fourcroy et Vauquelin disent que les
« dissolvants peuvent être réduits à trois : la potasse en
« lessive pour les calculs d'acide urique et d'urate d'ammo-
« niaque; l'acide chlorhydrique très étendu pour ceux de
« phosphate ammoniaco-magnésien; l'acide nitrique, éga-
« lement très étendu, pour des calculs muraux. Il est évi-
« dent qu'en injectant dans la vessie un liquide capable
« d'agir chimiquement sur les calculs, on peut espérer les
« voir se dissoudre ou se désagréger; mais que de temps!
« que d'incertitude! que de dangers! Que de temps? Il ne
« faut pas, en effet, compter sur une action rapide, car
« on est contraint d'injecter des liquides extrêmement
« étendus. On sait que des agents chimiques un peu con-
« centrés agiraient en même temps sur la vessie de la
« manière la plus fâcheuse. Que d'incertitude? Car on ne
« peut se dissimuler les chances d'erreur lorsque les cal-
« culs sont formés de plusieurs couches de composition
« différente. Que de dangers? Les recherches nécessaires
« pour déterminer la composition de la pierre; les tenta-
« tives répétés de cathétérisme', le séjour d'une sonde
« dans la vessie, sont des conditions fâcheuses qui com-
« promettent à chaque instant cette méthode. »

Si les solutions les plus actives dont il vient d'être
question n'ont aucune action nuisible sur la muqueuse
uréthrale, on pourrait faire les injections intra-vésicales
sans sonde. En ayant soin aussi de n'employer que des
solutions aseptiques, on parviendrait de la sorte à éviter
les dangers qui ont été signalés par les auteurs. Ce traitement pourrait alors être tenté sans inconvénient.

Prévost et Dumas ont essayé la dissolution directe de
pierre dans la vessie, au moyen du courant galvanique.
L'électricité a été également employée par d'autres auteurs, mais ces tentatives n'ont pas donné de résultats
satisfaisants. Le véritable traitement curatif des calculs

vésicaux consiste encore aujourd'hui dans l'intervention opératoire.

L'extraction du calcul entier par l'urèthre est une méthode qui n'est applicable que chez la femme, dont l'urèthre rectiligne est très dilatable. Je vous ai dit, en vous décrivant l'anatomie de l'urèthre, que l'on observe très fréquemment des cas dans lesquels on peut, sans aucun effort, arriver à introduire le petit doigt et même le doigt indicateur dans la vessie de la femme.

On a soin d'injecter dans le réservoir urinaire, comme je vous l'ai indiqué en étudiant l'exploration vésicale, une petite quantité d'eau boriquée. On introduit ensuite dans le canal une pince ou l'un des instruments que je vous décrirai en vous parlant des corps étrangers de la vessie, puis, à l'aide du doigt introduit dans l'urèthre ou dans le vagin, on dirige, si c'est possible, le calcul vers l'instrument. Ainsi que l'a fait remarquer Nélaton, le toucher uréthral rend le plus de services : quand on peut introduire un doigt et une pince par l'urèthre dans la vessie, on peut considérer l'extraction du calcul comme assurée. Il est bien entendu que l'on ne peut extraire de la sorte que des pierres d'assez petit volume.

Passons maintenant à l'étude de la *lithotritie*.

« Je déclarerai d'abord, dit M. Thompson, que la litho-
« tritie, en tant que méthode, doit son existence aux chi-
« rurgiens français, notamment à Civiale, sans oublier
« Leroy (d'Etiolles) et les autres. Mon vieil ami Civiale,
« qui mourut en 1867, chargé d'années et d'honneurs, fut
« le premier chirurgien qui broya une pierre avec succès,
« en 1824, avec des instruments qu'il avait décrits en 1817.
« Certains malades eux-mêmes avaient employé quelque
« chose ressemblant au procédé. Mais à Civiale revient
« l'honneur d'avoir érigé en une méthode vraiment scien-
« tifique le broiement des calculs chez l'homme vivant. »

Civiale est mort chargé d'honneurs, nous dit M. Thomp-

son. C'est vrai ; mais après quelles luttes ! Permettez-moi, Messieurs, de vous en dire un mot. Il est des choses qui méritent d'être rappelées de temps en temps, car elles contiennent de précieux enseignements pour ceux qui travaillent et qui ont des découvertes à défendre. Il est assez singulier de constater que toute découverte dans les sciences, comme l'a dit lui-même Civiale, « a gé-
« néralement à souffrir (sans compter les prétentions ri-
« vales) de la part de ceux qui ne croient point, parce que
« leur esprit n'est pas préparé par l'observation du passé,
« au progrès qui s'effectue, et surtout de ceux qui ne
« refusent pas de croire parce que l'évidence les y contraint,
« mais qui ont intérêt à repousser tout projet qui se réalise. »

La lithotritie fut combattue en France pendant d'assez longues années par tous les moyens. Il y eut dans cette opposition trois périodes, dit Civiale : la période des insinuations, la période d'agitation et la période du *mutisme* : on ne parle plus, mais on agit. Et l'habile spécialiste ajoute : « Nous avons eu notre large part dans les attaques
« dont on a été si prodigue à l'égard de la nouvelle mé-
« thode. C'est ainsi, du reste, que la jalousie et la rivalité
« professionnelles récompensent les travaux sérieux. Ce
« procédé, très sévèrement qualifié par des hommes graves,
« paraît avoir sa raison d'être dans les dispositions de
« l'esprit humain.

« On a observé en effet que lorsqu'un jeune chirurgien
« arrive subitement à une réputation solide, qui s'étend
« et se soutient, ses maîtres de la veille et ses collègues
« du jour éprouvent un sentiment de déplaisir qui dégénère
« souvent en passion. La réputation naissante de Vacca
« empêchait, dit-on, Scarpa de dormir. Or, sous l'influence
« de ce sentiment, on découvre partout des torts ; on n'ac-
« cepte pas franchement le succès, on exclut le talent, et
« l'on ne voit que le hasard et le bonheur dans les résultats
« obtenus. »

En 1824, l'Académie des sciences accueillit favorablement les travaux de Civiale, mais Magendie et Dupuytren se séparèrent de leurs collègues et devinrent les adversaires de la lithotritie et de son auteur.

« Mais l'art de broyer la pierre, dit Civiale, abandonné
« de ses défenseurs naturels, fut bientôt placé sous le pa-
« tronage de l'élite de nos savants : Arago, Biot, Cuvier,
« Dulong, Fourrier, Gay-Lussac, Poisson, Prony, Thénard,
« etc..., émus par le sentiment d'une injuste agression,
« prirent notre défense, ils firent ressortir les bienfaits de
« la nouvelle méthode, et l'Académie entière, s'associant
« à leurs vœux, nous rendit pleine justice, malgré les ef-
« forts de nos adversaires. »

Les résultats de plus en plus satisfaisants que Civiale obtenait dans sa pratique particulière avec la nouvelle méthode de traitement des calculs vésicaux appelèrent l'attention du distingué et dévoué Directeur général de l'administration de l'Assistance publique, M. Husson. Un service spécial pour le traitement des calculeux fut créé à l'hôpital Necker et confié à Civiale. Qu'importait à l'administration que l'habile spécialiste fût ou non chirurgien des hôpitaux! Civiale n'était qu'un simple docteur, soit; mais il avait réalisé un progrès considérable dans le traitement des calculs vésicaux : les pauvres devaient en profiter. Ce fut pourtant « à travers mille entraves et des tracasseries de tout genre » que ce service pût fonctionner et persister. Plusieurs fois certains chirurgiens des hôpitaux demandèrent qu'il fût supprimé. A une certaine époque, plusieurs d'entre eux ne se bornèrent même pas à s'adresser à l'administration hospitalière et aux journaux de médecine pour attaquer le service de Civiale, ils signèrent en commun une protestation dans un journal politique. Mais l'administration de l'Assistance publique, plus préoccupée du soulagement des pauvres que de ces rivalités professionnelles, ne tint aucun compte de toutes ces récriminations. Puisse-t-on trouver toujours dans cette administration autant d'énergie et de dévouement à la cause des pauvres !

Vous voyez, Messieurs, quelles luttes Civiale eut à soutenir et quelles attaques dut subir la lithotritie; mais les véritables progrès scientifiques finissent toujours par s'imposer. L'habile spécialiste a reçu la juste récompense de ses travaux et de ses luttes et l'avenir a prouvé que l'Institut de France ne s'était point trompé en déclarant que la lithotritie était une découverte « glorieuse pour la chirurgie française, « honorable pour son auteur, et consolante pour l'hu- « manité ».

C'est en effet l'une des plus belles conquêtes de la chirurgie. Je ne vous décrirai point toutes les modifications et tous les perfectionnements qui ont été successivement apportés à cette opération et aux lithotriteurs; je vous rappellerai simplement qu'ils sont dus surtout à Civiale lui-même, à Leroy (d'Etiolles), au baron Heurteloup, à Amussat, à Mercier, à M. Reliquet et à M. Thompson; mais je dois insister sur la modification la plus importante, qui a été réalisée, en 1875, par M. Bigelow, de Boston : je veux parler de la *litholapaxie* ou *lithotritie rapide avec évacuation*.

Avant les recherches de l'habile chirurgien américain, on faisait un grand nombre de séances de broiement très courtes et très répétées. La principale préoccupation des chirurgiens était d'éviter l'irritation vésicale, qui, suivant eux, devait fatalement succéder à des manœuvres trop prolongées. M. Bigelow montra que ces craintes n'étaient pas fondées, que la vessie supporte parfaitement de longues séances de lithotritie mais qu'il faut surtout se préoccuper de l'évacuation du calcul. Avec l'aide du chloroforme, il est facile en effet de prolonger les manœuvres et de débarrasser la vessie dans une seule séance, en ayant recours également à l'aspiration. Les recherches de M. Otis avaient montré que l'urèthre peut admettre des instruments beaucoup plus volumineux qu'on ne l'avait cru jusque-là. M. Bigelow put donc, en s'appuyant sur ces recherches, employer des sondes évacuatrices assez larges pour permettre l'évacuation immédiate des débris calculeux.

L'idée d'employer l'aspiration pour débarrasser la vessie des fragments de calcul après la lithotritie avait été déjà mise en pratique. Nélaton est l'un des premiers qui l'ait appliquée. Il avait fait construire un aspirateur qui fonctionnait, comme ceux d'aujourd'hui, avec une boule en caoutchouc.

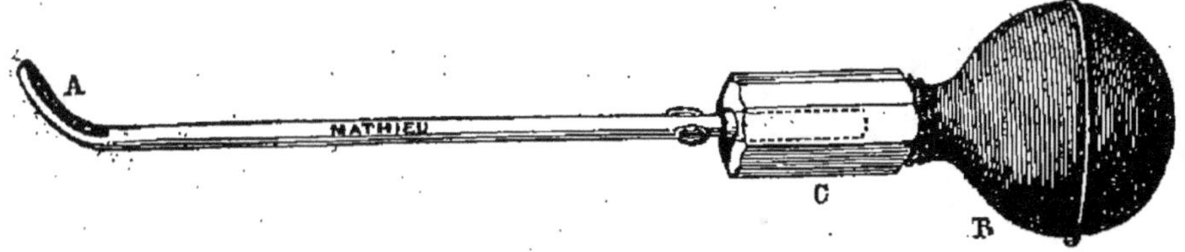

Fig. 1. Aspirateur de Nélaton.

M. Thompson se servait quelquefois de l'aspirateur de Clover; il avait eu déjà recours également dans certains cas à l'anesthésie pour allonger les séances de lithotritie; mais c'est bien à M. Bigelow que revient l'honneur d'avoir montré les avantages considérables que présente la lithotritie en une seule séance. Ce procédé est maintenant universellement adopté; c'est le seul que l'on emploie dans l'immense majorité des cas; c'est celui que je vais vous décrire.

Voici les différents lithotriteurs ou brise-pierre que l'on emploie généralement aujourd'hui : les uns sont à mors fenêtrés; les autres, à mors plats. Les mors fenêtrés que l'on emploie ordinairement sont ceux de M. Reliquet, qui a augmenté notablement la puissance des lithotriteurs par cette ingénieuse disposition.

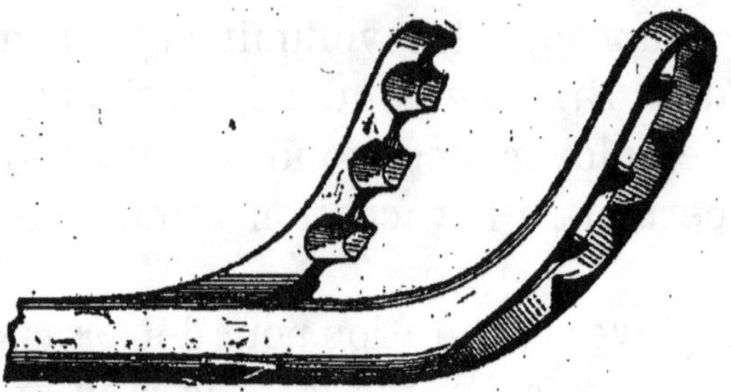

Fig. 2. Brise-pierre à mors fenêtré de Reliquet.

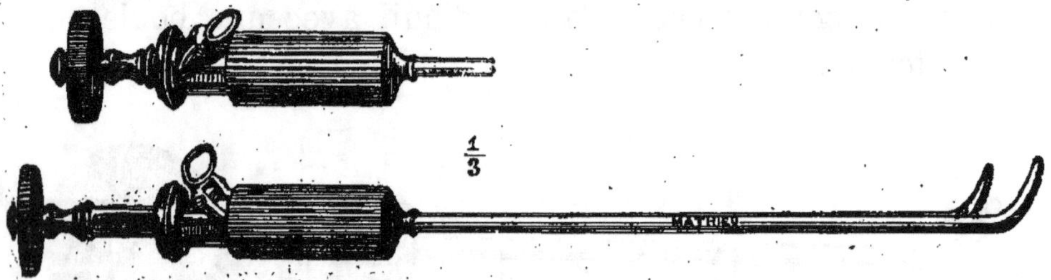

Fig. 3. Brise-pierre à bascule avec mors plats.

On fabrique divers modèles, qui ne diffèrent les uns des autres que par leur volume, lequel correspond aux numéros de la filière française.

Il y a des lithotriteurs beaucoup plus petits pour faire la lithotritie chez l'enfant. En voici un modèle.

[Démonstration du jeu des lithotriteurs.]

Passons maintenant à l'opération elle-même. Je vous rappelle que la lithotritie ne doit être pratiquée, pour fournir de bons résultats, que lorsque la vessie peut tolérer les manœuvres nécessaires. S'il existe des complications, il faut préalablement appliquer le traitement palliatif des calculs vésicaux, traitement que je viens de vous décrire.

Faut-il, comme le voulait Civiale, préparer l'urèthre en passant dans le canal pendant plusieurs jours avant l'opération des bougies molles ou métalliques, pour en émousser la sensibilité? M. Reliquet pense que c'est là une bonne précaution; aussi fait-il subir le plus souvent à l'urèthre cette préparation. D'autres chirurgiens la considèrent comme inutile lorsqu'on a reconnu que l'urèthre admet facilement une bougie n° 25. Enfin, il en est qui la croient dangereuse. Je vous ai dit que M. Guyon l'a accusée de déterminer de la cystite; mais c'est là une exagération : si le cathétérisme est pratiqué d'une façon rigoureusement aseptique, la cystite n'est pas plus à craindre chez les calculeux que chez les autres malades après le passage des bougies.

Quant au calibre de l'urèthre, dans les cas de rétrécissement, il peut bien ne pas atteindre au n° 25 et permettre néanmoins la lithotritie. Celle-ci est évidemment d'autant plus facile que l'on peut employer des instruments plus volumineux; il faudra donc dilater le rétrécissement le plus possible; mais, je vous le répète, la lithotritie peut, dans un certain nombre de cas, être faite alors même que le calibre du canal n'admet pas une bougie n° 25.

Il est bon de purger légèrement le malade la veille de l'opération et de lui conseiller de prendre un lavement le matin même où il doit être opéré.

Certains chirurgiens, M. Reliquet entre autres, placent le malade sur un lit mécanique spécial. Le lit dont se sert M. Reliquet, lit qu'il a fait construire, permet d'élever le bassin et de l'incliner en divers sens.

La plupart des chirurgiens suivent l'exemple de Civiale : ils laissent le malade couché sur son lit. Ils le placent le plus près possible du bord droit; le lit est garni d'alèzes en quantité suffisante. On place sous le sacrum un coussin roulé dont l'épaisseur varie. « Chez les jeunes sujets, dit « Civiale, et dans les cas simples, un très petit rouleau « suffit pour maintenir la position horizontale, et empêcher « le malade de s'enfoncer dans le lit. Le coussin roulé « sera plus gros, si l'on suppose qu'il y a déviation en « haut de l'orifice interne de l'urèthre. »

Certains auteurs ont dit que la vessie devait être portée de 15 à 20 centimètres au-dessus du lit.

Le malade est couché sur le lit, dit Civiale, « les genoux « écartés, les talons rapprochés, les cuisses légèrement « fléchies ». Le coussin ou la couverture roulée qui soulève le siège est maintenue calée sur le matelas au moyen de petits objets. Les membres inférieurs sont entourés de couvertures de laine.

L'opérateur se place à la droite du malade, afin de manœuvrer à son aise.

Faut-il faire une injection préalable dans la vessie? Civiale la conseillait dans presque tous les cas. « Quelques « praticiens, disait-il, n'accordent pas aux injections préa- « lables toute l'importance qu'elles ont en réalité. De ce « qu'on opère, dans certains cas, avec la petite quantité « d'urine que la vessie contient, on a conclu qu'on pouvait « presque toujours opérer de cette manière. Ce n'est pas « là une pratique tout à fait régulière ni exempte d'acci- « dents. A part la douleur plus grande que produit la « manœuvre opératoire ou exploratrice, il n'est pas rare « d'éprouver de grandes difficultés à saisir et quelquefois « à trouver une pierre moyenne dans une vessie à parois « molles et dépressibles, se touchant pour ainsi dire; « tandis que, chez le même malade, les difficultés n'existent « point, si les parois vésicales sont légèrement écartées « par une petite injection. »

A part M. Thompson, presque tous les chirurgiens ont recours aujourd'hui à cette injection préalable. Ils intro- duisent dans la vessie 120 à 150 grammes d'une solution saturée d'acide borique. Lorsqu'il s'agit de vessies ayant une grande capacité et dont les parois sont flasques et atones, on a conseillé d'y injecter 200 à 300 grammes de liquide. Mais il est un précepte qu'il faut toujours suivre : c'est de ne jamais injecter une quantité de liquide supé- rieure à la capacité physiologique de la vessie. Or, rappelez-vous que les injections intra-vésicales faites sans sonde vous permettent de reconnaître facilement cette capacité physiologique. Vous avez donc soin de la noter pendant le traitement palliatif, qui, je vous l'ai dit, n'est que la préparation au traitement curatif. Cette capacité physiologique du réservoir urinaire peut ne pas dépasser 50 grammes et permettre néanmoins la lithotritie.

Je vous ai déjà fait remarquer combien les autres procédés employés pour évaluer cette capacité physiologique sont défectueux. Je n'y reviens pas.

Cette injection est pratiquée lorsque le malade est endormi, au moment d'introduire le lithotriteur. Après avoir fait l'antisepsie de l'urèthre on introduit dans la vessie une sonde en gomme à béquille rendue aseptique et l'on injecte de l'eau boriquée, qu'on laisse d'abord s'écouler, surtout s'il y a un peu de cystite. Lorsque la vessie est bien nettoyée, on y abandonne la quantité de liquide que l'on juge convenable.

L'antisepsie du gland et de la verge ne présente ici rien de particulier à noter. Il est bon de placer autour de la région, dans les endroits où l'on peut avoir besoin de déposer les instruments, une gaze antiseptique. Les lithotriteurs seront rendus aseptiques par les moyens que l'on emploie ordinairement en chirurgie lorsqu'il s'agit d'instruments métalliques. Ils seront graissés avec de la vaseline boriquée. Il est bien entendu que les mains du chirurgien seront elles-mêmes rendues aseptiques.

Après tous ces soins préliminaires, le malade étant bien endormi, on procède à l'opération proprement dite. « Je « n'en connais aucune, dit M. Thompson, qui réclame au- « tant d'attention jusque dans ses plus minutieux détails, « tant est grande l'importance de chacun d'eux. Le chirur- « gien, s'il veut réussir, ne doit pas borner son zèle au « seul manuel opératoire, il doit encore étendre sa solli- « citude à tous les détails en relation avec le cas. Si la

« lithotritie devait être pratiquée sans tous ces soins,
« mieux vaudrait qu'on ne la pratiquât pas du tout. De
« deux choses l'une : lithotritiez suivant certains principes
« et en veillant aux moindres détails, ou bien recourez de
« préférence à la taille. »

PREMIER TEMPS : INTRODUCTION DU LITHOTRITEUR. →
« Pour tout chirurgien exercé qui connaît bien la direction
« de l'urèthre et ses rapports avec la courbure des instru-
« ments, dit Civiale, ce temps de l'opération ne présente
« pas de difficultés sérieuses. Seulement, il faut procéder
« avec beaucoup de précautions, même dans les cas
« simples. »

C'est également l'avis de M. Thompson. « Donc, placé
« à la droite du patient, dit-il, à la figure duquel vous
« tournez légèrement le dos, vous laissez lentement et
« avec douceur le lithotriteur trouver lui-même sa voie
« jusqu'à ce que le talon parvienne peu à peu jusqu'à la
« direction presque verticale. Arrivé là, vous le maintenez
« quelques secondes dans cette position, le laissant avan-
« cer, toujours ainsi placé, par son propre poids, jusqu'à
« ce qu'il coule, pour ainsi dire, sous l'arcade pubienne.
« Alors vous abaissez doucement le manche, et l'instru-
« ment glisse immédiatement dans la vessie.

« Vous le voyez, il n'y a pas d'instrument plus facile à
« passer que le lithotriteur dirigé d'une façon convenable. »

N'oubliez pas cependant, Messieurs, que cette manœuvre
exige une certaine dextérité et qu'elle est même parfois
assez difficile. Rappelez-vous que c'est principalement au
niveau du cul-de-sac du bulbe que le cathétérisme présente
de la difficulté. Si vous relevez trop tôt l'extrémité du
lithotriteur, le bec butte contre la symphyse pubienne. Si,
au contraire, vous portez l'instrument trop loin, avant que
son extrémité soit relevée, il va butter contre la face in-

férieure du canal, à la réunion de la partie bulbeuse et de la partie sphinctérienne.

Lorsque le lithotriteur a franchi la région sphinctérienne, il peut encore se trouver arrêté. C'est alors là faute de l'opérateur, qui abaisse trop brusquement l'armature : l'extrémité de l'instrument ne se trouve plus dans la direction du canal; elle butte contre la face supérieure de la portion rétro-sphinctérienne de l'urèthre.

On a fait remarquer que le spasme du sphincter uréthral est tel parfois qu'il oppose une résistance invincible à l'introduction de l'instrument. On a conseillé de ne pas insister dans ces cas, mais de patienter et au besoin de remettre la séance à un autre jour.

Avant de prendre cette dernière détermination, je crois que l'on ferait bien de tenter de vaincre ce spasme à l'aide d'une solution de chlorhydrate de cocaïne injectée sans sonde jusque dans l'urèthre postérieur et même dans la vessie en suivant le procédé que je vous ai décrit en étudiant les rétrécissements spasmodiques de l'urèthre.

Deuxième temps : préhension de la pierre; broiement. — Pour trouver et saisir la pierre, il faut suivre les règles que je vous ai indiquées en vous décrivant l'exploration de la vessie. Lorsque le lithotriteur, maintenu exactement dans le plan de l'axe du corps, est arrivé en contact avec la paroi extérieure de la vessie, on applique sur la paroi postérieure, sans la déprimer, le talon de l'instrument. On saisit alors, « avec légèreté et fermeté à la « fois », de la main gauche, l'armature cylindrique, prenant de la main droite le volant terminal de la branche mâle et l'on ouvre le mors dans la vessie. On fait ensuite un mouvement en sens inverse, et l'on rapproche les mors doucement, lentement : ce simple mouvement suffit parfois pour que la pierre soit saisie.

Si l'on n'a pas rencontré le calcul, on éloigne de nouveau les deux mors, puis on imprime à l'instrument un mouvement de rotation, soit à droite ou à gauche, de façon à ce que les mors se couchent sur la muqueuse. On rapproche ensuite les branches de l'instrument en ayant bien soin de ne pas déprimer la paroi vésicale. Si les deux mors arrivent encore en contact, on recommence la même manœuvre du côté opposé ; on fait aussi pivoter le lithotriteur sur lui-même, de manière à tourner en bas la concavité du bec et à explorer tout à fait le fond et le voisinage du col : on arrive ainsi à saisir le calcul, soit dans un point, soit dans un autre.

Lorsque les mors du lithotriteur ne peuvent se rapprocher, on ramène le bec de l'instrument vers le centre de la vessie et l'on essaye de nouveau de rapprocher les mors. C'est là un point très important : il peut arriver en effet que ce soit un repli de la muqueuse qui ait été saisi. Or, en exécutant cette manœuvre sans exercer de pression, la muqueuse se dégage et les branches du lithotriteur arrivent alors en contact. Si c'est au contraire le calcul qui a été saisi, la résistance persiste. On ferme dans ce cas complétement le lithotriteur, auquel on imprime divers mouvements pour bien s'assurer une fois de plus qu'aucun pli de la muqueuse n'a été pincé. Je vous répète que ces précautions ne doivent jamais être négligées, car le malade, étant endormi, ne peut vous prévenir que vous avez saisi la paroi vésicale. Lorsque *l'extrémité du lithotriteur est parfaitement libre au centre de la vessie*, vous pouvez alors procéder sans crainte au *broiement*.

En général, pour broyer la pierre, il suffit de tourner le volant terminal : le calcul éclate assez facilement. On broie ensuite chacun des fragments que l'on s'efforce de réduire en poussière.

La recherche de ces fragments, leur préhension et leur broiement ne présentent rien de particulier à noter. Ce sont toujours les mêmes manœuvres qu'il faut exécuter.

Les auteurs ont fait remarquer cependant que presque
toujours les fragments retombent pour la plupart dans un
même point du réservoir urinaire, où on en retrouve jusqu'à la fin du broiement. Lorsque la vessie est contractile,
les fragments sont ramenés souvent vers le col. « Per-
« mettez-moi, dit M. Thompson, de vous suggérer un con-
« seil qui a, je crois, sa valeur. Chaque fois que vous au-
« rez trouvé et broyé, soit une pierre, soit un fragment de
« bonne grosseur, maintenez votre lithotriteur à la même
« place; selon toute probabilité, quelque laborieuse qu'ait
« pu être cette première trouvaille, vous en ferez encore
« d'autres au même endroit. Ceci me rappelle la pêche
« aux perches : quand vous en avez pris une, vous en
« prendrez peut-être vingt, trente, dans le même trou, si
« vous avez soin d'y chercher toujours, au lieu de vous
« promener à l'aventure le long des bas-fonds. Il en est
« de même dans la lithotritie : sachez garder en place
« votre brise-pierre et vous n'aurez qu'à prendre et à bro-
« yer. En un mot, chaque vessie a son « aire », son lieu
« d'élection pour l'opération, et il y a dans toutes un cer-
« tain endroit qui est, pour ainsi dire, le rendez-vous fa-
« vori des fragments. Si vous trouvez cette bonne place,
« vous pourrez broyer sans interruption; mais si vous ne
« la trouvez pas, vous aurez souvent quelque difficulté à
« découvrir votre pierre.

« L'*aire* varie naturellement avec la position du malade;
« elle n'est pas la même dans la station debout que dans
« le décubitus dorsal. Il est bon, pour ce moment, d'élever
« le pelvis de 5 à 7 1/2 centimètres, afin que l'aire ne soit
« pas trop rapprochée du col de la vessie. Le col est, en
« effet, très sensible, et vous devez toujours en éviter le
« voisinage : car, en tirant la branche mâle, vous pourriez
« le heurter, si vous n'y preniez garde. Une de nos maxi-
« mes, en lithotritie, doit être de ne jamais forcer pour
« ouvrir l'instrument, nous devons, au contraire, attirer

« avec douceur la branche mâle, de manière à sentir le
« le col, et sachez bien qu'un brise-pierre qui ne glisse pas
« avec la plus entière facilité et sans la moindre secousse
« n'est qu'un méchant outil..... Si le malade est étendu
« sur le dos, sans coussin sous le pelvis, l'*aire* sera plus
« rapprochée du col de la vessie que si le bassin est con-
« venablement élevé.

« ..... C'est surtout dans les cas d'hypertrophie pros-
« tatique qu'il est important de bien soulever le bassin,
« afin de rejeter les fragments vers la partie postérieure
« de la vessie, en d'autres termes, pour éloigner le plus
« possible du col ce que nous avons appelé l'*aire d'élec-*
« *tion.* »

N'oubliez pas, Messieurs, que chez les prostatiques, il
faut parfois retourner entièrement le lithotriteur pour saisir les fragments du calcul, lesquels se cachent derrière
la prostate.

Il est bon également, avant de retirer l'instrument, de
le porter au niveau du fond de la vessie, où l'on peut trouver, dans certains cas, des fragments plus ou moins volumineux. On a conseillé également, ainsi que je vous l'ai
dit à propos du diagnostic des calculs vésicaux, de percuter avec la paume de la main la crète iliaque de façon à
rejeter les fragments entre les mors du lithotriteur.

Lorsqu'on ne peut pas faire éclater le calcul en tournant
le volant terminal, il faut recourir à la percussion. On relève la bascule, on saisit l'instrument par la poignée avec
la main gauche dont le pouce et l'index maintiennent la
branche mâle au contact du calcul, puis, avec la main
droite armée d'un marteau, on frappe de petits coups secs
sur l'extrémité de cette branche. Si l'on n'arrive pas à
faire éclater le calcul de cette façon, il faut prendre un lithotriteur plus puissant. Si l'on ne réussit pas encore, il
faut renoncer à la lithotritie.

Actuellement la plupart des chirurgiens, M. Guyon entre autres, ne retirent le lithotriteur en général que lorsqu'ils ne rencontrent plus de fragments ayant un volume supérieur à cinq millimètres environ. Ils cherchent à réduire le calcul en poussière. D'autres préfèrent pratiquer plus tôt l'évacuation; ils ne craignent pas de réintroduire plusieurs fois les instruments. C'est ainsi que procède l'auteur de la lithotritie en une seule séance, M. Bigelow. M. Thompson ferait aussi trois ou quatre introductions du lithotriteur pour un calcul de moyen volume.

Avant de retirer le brise-pierre, il faut s'assurer que les deux branches sont bien rapprochées. S'il persiste un écartement, on *vide les mors* en serrant vigoureusement la vis de la branche mâle; au besoin, on peut donner de petits coups de marteau. Vous savez que pour ne pas permettre l'engorgement du lithotriteur pendant le broiement, on a recours de temps en temps à cette petite manœuvre.

TROISIÈME TEMPS : ÉVACUATION. — La plupart des chirurgiens emploient aujourd'hui l'aspiration pour évacuer les débris du calcul. M. Bigelow a exclusivement recours à ce mode d'évacuation, sur lequel il a beaucoup insisté. M. Thompson suit la même pratique. M. Reliquet pense au contraire que l'aspiration n'est utile que lorsque la vessie ne se contracte pas ou qu'elle ne se vide qu'incomplétement. Dans tous les autres cas, les lavages suffiraient pour retirer la totalité des fragments. M. Guyon commence par faire les lavages vésicaux à la seringue; ce n'est qu'après ces lavages qu'il emploie l'aspiration.

En France, et généralement en Europe, on ne fait pas usage pour l'évacuation, comme pour le broiement, d'instruments ayant les dimensions excessives de ceux employés par les chirurgiens américains. Vous savez que M. Bigelow cherche d'abord à obtenir une dilatation de l'urèthre suffisante pour laisser passer des sondes du n° 30. Ces instruments sont droits; le bec est disposé de façon à faciliter l'engagement des calculs. Avec des sondes d'un calibre aussi considérable, on peut évacuer des fragments assez volumineux.

Sans employer des instruments aussi gros, il est bon cependant d'introduire, si l'on peut, une sonde métallique à petite courbure n° 25.

Les lavages sont pratiqués avec une seringue à large embout que l'on introduit dans l'extrémité de la sonde. On injecte rapidement, mais sans violence, le tiers ou le quart de son contenu, puis on la retire immédiatement. On a conseillé de suspendre un peu l'administration du chloroforme pour que la vessie se contracte mieux et expulse avec force le liquide. On continue ces lavages jusqu'à ce que le liquide ressorte sans rien entraîner, en faisant varier les positions de la sonde. On substitue alors l'*aspiration* aux lavages en ayant soin de pousser l'anesthésie aussi loin que possible : le malade doit être dans la *résolution la plus complète.*

Cette pratique de M. Guyon présente certains inconvénients. Je vous rappelle que la seringue est un instrument qu'il est bien difficile de rendre aseptique. D'autre part pour faire varier ainsi l'anesthésie, on prolonge inutilement l'opération. Il me semble donc préférable de suivre le conseil de MM. Bigelow et Thompson, de faire uniquement l'aspiration.

Il existe différents modèles d'aspirateurs. Voici ceux qui sont ordinairement employés aujourd'hui.

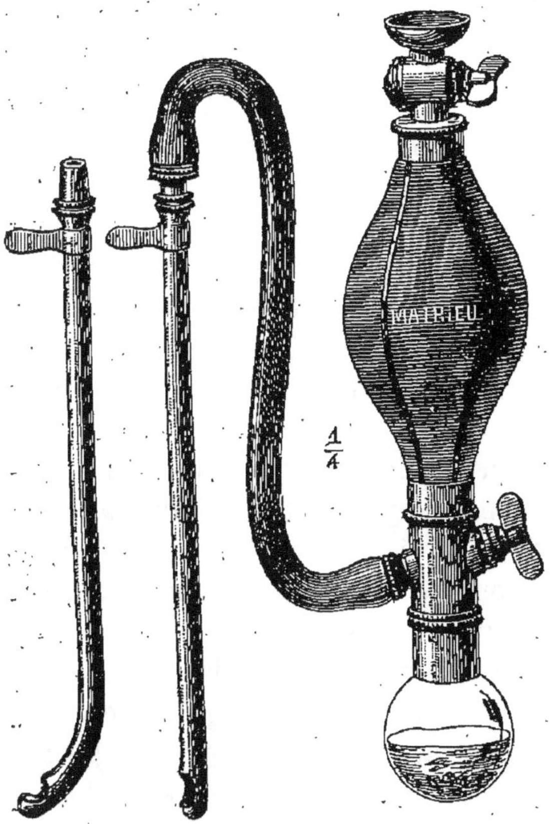

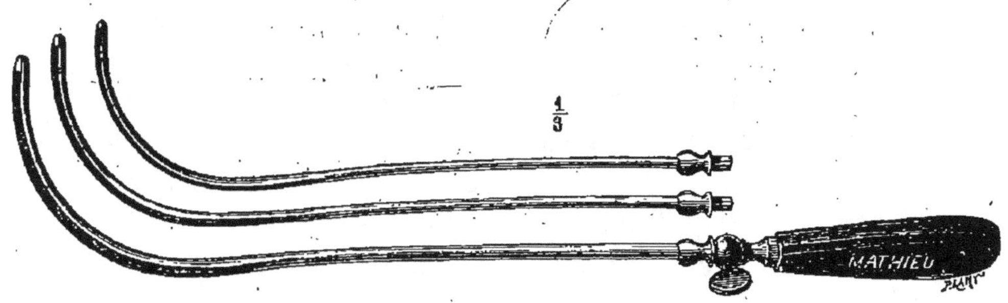

FIG. 4. Aspirateur des graviers de Bigelow modifié. 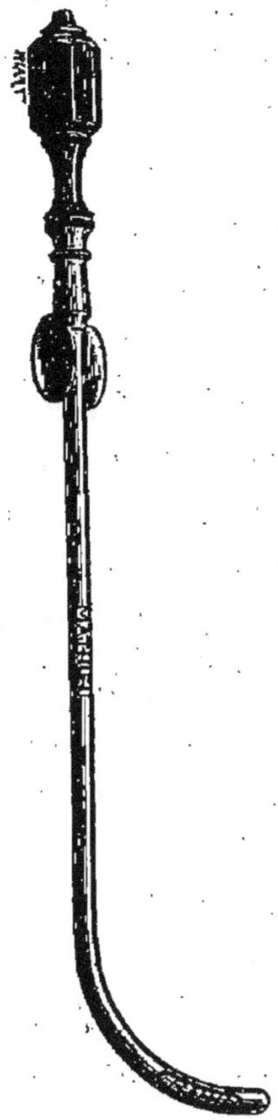   FIG. 5. Sonde avec mandrin en spirale.

FIG. 6. Trois cathéters de Tillaux.

[Démonstration du jeu de ces instruments.]

La plupart des chirurgiens introduisent dans la vessie,

avant de commencer l'aspiration, une quantité de liquide
tiède suffisante pour en écarter les parois. M. Thompson
adapte l'aspirateur à la sonde après avoir vidé simplement
la vessie; il ne fait ni injections, ni lavages préalables.
Voici du reste comment procède l'habile chirurgien anglais.

« Après avoir vidé la vessie, dit-il, remplissez d'eau
« chaude l'aspirateur, prenez de la main droite le réservoir
« en caoutchouc, tandis que de la gauche vous tenez le
« cathéter fixe ou vous le faites mouvoir; faites une pres-
« sion modérée et vous ferez parvenir vivement de l'eau
« dans la vessie. Cessez ensuite un peu brusquement de faire
« la pression, le caoutchouc se dilatera et produira un cou-
« rant rapide qui entraînera après lui une quantité de
« débris qui tombent dans le récipient et ne peuvent re-
« tourner à la vessie. Vous recommencez la pression, et
« vous l'alternez plusieurs fois avec le mouvement de
« dilatation, jusqu'à ce qu'il n'y ait plus de débris. »

Certains chirurgiens, M. Guyon entre autres, exercent
sur le centre de la poire en caoutchouc une pression énergique et brusque, puis ils écartent rapidement les doigts.

Il faut avoir soin de ne pas trop rapprocher les pressions,
afin de laisser le temps aux fragments non aspirés de re-
tomber sur la paroi inférieure de la vessie.

M. Thompson fait quelques recommandations importantes. « Premièrement, dit-il, faites toujours coïncider
« l'injection d'eau dans la vessie avec le temps de l'expi-
« ration, en observant la respiration du malade, surtout
« lorsqu'elle est profonde et pleine, comme vous pouvez
« l'observer lorsqu'il est sous l'influence du chloroforme.
« Vous n'éprouverez alors aucune résistance dans la ma-
« nœuvre. Si, au contraire, vous faites l'injection pendant
« une inspiration profonde, vous aurez peine à faire pé-
« nétrer le liquide et vous causerez une certaine irritation
« à la vessie. Conformément à la même loi, faites que
« l'expansion de l'aspirateur, et par conséquent la sortie

« du liquide injecté, ait lieu d'une manière isochrone avec
« le moment de l'inspiration, et vous verrez que l'eau et
« les débris passeront facilement. Il n'y a pas lieu d'y
« prendre garde lorsque la respiration est calme et pro-
« fonde.

« Secondement : S'il y a beaucoup de débris qui restent
« après une séance de lithotritie, ne laissez pas l'extré-
« mité de la sonde évacuatrice reposer sur le bas-fond de
« la vessie, mais vers le milieu. Si, au contraire, vous
« avez retiré la plupart des débris et que vous soyez à la
« recherche d'un ou deux fragments, il faut placer légè-
« rement l'extrémité de la sonde sur le bas-fond de la
« vessie.

« Troisièmement : Lorsque vous verrez survenir subi-
« tement un arrêt dans le cours du liquide se rendant à
« l'aspirateur et que le réservoir en caoutchouc cessera de
« se distendre, vous pouvez en conclure qu'un petit calcul
« arrondi ou qu'un fragment de calcul obstrue le passage
« et bouche la sonde. Dans ces cas, pressez vivement
« deux à trois fois sur l'aspirateur, de façon à chasser l'eau
« vigoureusement ; cela suffira pour déplacer l'obstacle et
« laisser le passage libre. »

Si cette manœuvre ne suffisait pas pour déplacer le
calcul, il faudrait recourir au mandrin que possède chaque
sonde employée pour l'aspiration.

Lorsqu'il reste des fragments un peu volumineux, ils
produisent, ainsi que je vous l'ai dit en vous parlant du
diagnostic des calculs vésicaux, un cliquetis caractéristique. Il faut alors réintroduire un lithotriteur pour les
broyer. On conseille de se servir dans ces cas d'un petit
lithotriteur à mors plats. L'évacuation de ces fragments
se fait ensuite de la même façon que la première fois.

On a conseillé, avant de quitter le malade, d'introduire
une sonde béquille en gomme et de vider complétement
la vessie en exerçant une pression sur l'hypogastre pour

en chasser les quelques bulles d'air qui auraient pénétré pendant la manœuvre. C'est une bonne précaution, mais il est bon, avant de retirer la sonde d'injecter un peu d'eau boriquée, qu'on abandonne dans la vessie.

Faut-il laisser une sonde à demeure après la lithotritie? En général non, à moins que l'on ne craigne qu'il ne reste des fragments susceptibles de s'engager dans l'urèthre. Certains auteurs conseillent encore d'y recourir lorsque le malade est atteint de cystite au moment de l'opération ou lorsqu'une lésion du col ou de l'urèthre s'est produite pendant la lithotritie. Cette sonde est ordinairement retirée le lendemain.

Je vous rappelle, Messieurs, que l'on ne doit ordinairement pratiquer la lithotritie qu'après avoir guéri ou tout au moins considérablement amélioré la cystite.

Quant aux lésions de l'urèthre, elles peuvent être dues aux introductions successives des instruments dans le canal rempli de graviers. Eh bien, voici la précaution que je prends pour éviter cette cause des lésions uréthrales. Avant de réintroduire un instrument, je fais le lavage continu de l'urèthre antérieur et je chasse ainsi tous les graviers, toute la poussière contenue dans cette partie du canal. Je fais ensuite une injection vésicale sans sonde, qui repousse dans la vessie les débris contenus dans l'urèthre postérieur : tout l'urèthre se trouve ainsi débarrassé des corps étrangers qui ont pu y être abandonnés en retirant les instruments.

Les soins consécutifs à la lithotritie sont les mêmes qu'après toute grande opération ayant nécessité le chloroforme : le malade est recouvert chaudement, entouré de boules d'eau chaude, etc...

Faut-il faire des injections intra-vésicales le soir de l'opération et les jours suivants ? Beaucoup de chirurgiens disent que non. Ordinairement les suites sont en effet des plus simples; si les urines présentent une teinte rouge ou rose, celle-ci disparaît dès le premier jour. Il suffit donc de laisser le malade au repos. Il m'est arrivé cependant de recourir à ces injections le jour et le lendemain de la lithotritie. Je n'en ai pas constaté d'inconvénients ; elles calment même la cuisson plus ou moins vive que les malades accusent après l'opération. Il est vrai que j'ai eu soin d'injecter aussi sans sonde une petite quantité d'une solution faible de chlorhydrate de cocaïne. Comme il peut y avoir absorption du médicament dans ces cas, il faut être très prudent et n'employer que de faibles doses.

Lorsque la lithotritie a été pratiquée d'après le procédé que je viens de vous décrire, en ayant soin de ne laisser aucun fragment de calcul dans la vessie, il est évident qu'une vérification ultérieure est inutile. Si le malade présentait encore quelques symptômes de calcul, il faudrait cependant, au bout de six ou sept jours, introduire un lithotriteur à mors plats, rechercher les fragments qui peuvent avoir été laissés, les broyer et les évacuer.

Il ne faut pas recourir au chloroforme pour cette recherche, mais employer simplement la cocaïne. Je vous ai dit dans la leçon que j'ai consacrée au mode d'emploi de cette précieuse substance analgésiante appliquée au traitement des affections des voies urinaires, dans quels cas de lithotritie la cocaïne peut donner de bons résultats. Je n'y reviens pas. Mais je dois vous faire remarquer que certains auteurs, qui ne me paraissent pas bien connaître la véritable action de ce médicament, car il y a des contradictions dans ce qu'ils ont écrit sur ce sujet, en sont arrivés à employer des doses énormes. Ainsi, il en est qui ne craignent pas d'injecter trois grammes de chlorhydrate de cocaïne dans la vessie et, au bout d'un quart d'heure, de procéder au broiement d'un calcul sans retirer la solution calmante. Or, n'oubliez pas que le rôle protecteur de l'épithélium vésical est singulièrement affaibli par la lithotritie : il y a donc absorption de la cocaïne, absorption qui est encore plus rapide si l'on produit la moindre érosion de la muqueuse. Avec une solution aussi concentrée de cette substance, on a, vous le voyez, bien des chances de déterminer une intoxication grave. De plus, ces doses énormes me paraissent inutiles. J'ai obtenu des résultats satisfaisants avec des quantités beaucoup plus faibles de cocaïne. Je vous engage donc à être très prudents. Quelle que soit du reste la dose employée, s'il se produit des nausées, des vertiges, évacuez et lavez immédiatement la vessie avec une solution saturée d'acide borique.

Voilà, Messieurs, comment on pratique aujourd'hui la lithotritie. Elle diffère complétement, comme vous le voyez, de la méthode ancienne, c'est-à-dire de la lithotritie à courtes séances. Celles-ci ne devaient pas alors dépasser trois à quatre minutes. On abandonnait souvent dans la vessie les fragments broyés sans faire ni lavages, ni aspiration, ce que conseillent encore certains chirurgiens dans les cas exceptionnels où cette méthode paraît indiquée. On laissait écouler cinq ou six jours entre les séances de broiement. Le traitement était donc assez long et assez pénible. Nous devrons examiner cependant si cette méthode ne présente pas encore aujourd'hui quelques indications.

Accidents de la lithotritie. — La lithotritie peut être suivie de divers accidents. Les uns se produisent pendant l'opération ; les autres surviennent le jour même ou le lendemain et quelquefois plus tard.

Le froissement ou le pincement de la paroi vésicale et les déchirures de la muqueuse peuvent être évitées en prenant les précautions que je vous ai indiquées. Si un petit lambeau de muqueuse se trouve déchiré pendant les recherches, l'accident est sans importance. Il est bon cependant de placer une sonde à demeure et de la maintenir ouverte.

L'*hémorrhagie* est rare et quand elle se produit il suffit de quelques injections froides pour faire cesser l'écoulement sanguin. Si l'hémorrhagie est assez abondante, il faut craindre, comme on l'a fait remarquer, une dégénérescence organique de la vessie et suspendre la séance. On pratique ensuite des injections froides et même astringentes ; on place une sonde à demeure et l'on a recours à tous les moyens usités contre l'hématurie.

L'*enclavement* des mors du lithotriteur dans un calcul qu'on ne peut pas broyer est un accident exceptionnel. Il faut alors ouvrir l'instrument et frapper à l'aide du marteau sur une des branches. On détermine ainsi des secousses qui peuvent dégager le calcul.

La *rupture des mors du brise-pierre* est aujourd'hui assez rare. C'est presque toujours la branche mâle qui se brise, et la rupture se produit au point où la portion droite se recourbe. On peut essayer de retirer ce fragment de l'instrument ; mais si la pierre est très dure, il vaut mieux recourir de suite à la taille.

Quelquefois, les mors du lithotriteur se *faussent* et restent écartés l'un de l'autre. Si l'on ne peut pas retirer l'instrument, il faut faire la taille hypogastrique et retirer le brise-pierre après l'avoir scié au niveau du manche.

La *déchirure des parois uréthrales* par un fragment de calcul, signalée par les auteurs, se produit au moment où l'on retire les instruments. On peut l'éviter en vidant bien les mors du brise-pierre. Quant aux fragments engagés dans l'orifice des sondes, on peut les rejeter dans la vessie avec le mandrin à spirale. On a également conseillé de pousser une injection en retirant la sonde.

Voilà quels sont les accidents que l'on peut constater pendant la lithotritie. Voyons maintenant ceux qui sont consécutifs à cette opération.

L'*engagement des fragments* dans l'urèthre, accident fréquent avec l'ancien procédé de lithotritie, est excessivement rare aujourd'hui. Il faut en effet que le gravier se soit dissimulé dans une cellule ou dans un repli de la muqueuse pour qu'on n'ait pas pu le trouver à la fin de l'opération. On a conseillé, pour éviter cet accident, de placer une sonde à demeure, si l'on avait lieu de craindre d'avoir laissé des fragments dans la vessie.

Lorsque cet engagement se produit, le gravier s'arrête dans la région prostatique, dans le cul-de-sac du bulbe, dans la fosse naviculaire. Je vous ai dit, en étudiant les calculs et les corps étrangers de l'urèthre, quelle était la conduite à tenir en pareille circonstance : refouler le gravier avec une sonde métallique s'il est dans la région prostatique, l'extraire ou le broyer s'il a franchi l'aponévrose moyenne du périnée.

Lorsqu'il ne s'agit que de petits graviers, de poussière qui s'accumule dans l'urèthre, je vous rappelle que le lavage continu de l'urèthre antérieur permet d'en débarrasser l'avant-canal et le lavage de la vessie sans sonde, l'urèthre postérieur.

Si l'on a soin de pratiquer la lithotritie en faisant une antisepsie rigoureuse, la *cystite* n'est pas à craindre après cette opération. Si elle se manifestait, des lavages de la vessie sans sonde permettraient bien vite d'en obtenir la guérison.

La *néphrite post-opératoire* est exceptionnelle.

L'*uréthrite*, la *prostatite*, l'*orchite*, qui étaient assez fréquentes autrefois, doivent être évitées aujourd'hui. Il suffit de prendre des précautions antiseptiques rigoureuses pour ne pas voir survenir ces accidents.

On a noté parfois un *accès de colique néphrétique* à la suite des manœuvres de la lithotritie.

L'*infiltration d'urine* est due aux déchirures du canal.

On pourra l'éviter en prenant les précautions que je vous ai indiquées.

Le *spasme du sphincter uréthral* peut être assez accusé pour déterminer de la rétention d'urine. Il sera combattu par les moyens que je vous ai décrits en étudiant les rétrécissements spasmodiques de l'urèthre.

Quant aux *accidents fébriles*, ils seront évités, comme les accidents inflammatoires locaux, par une antisepsie rigoureuse.

La lithotritie est aujourd'hui une opération bénigne. La mortalité atteint à peine 5 à 6 %. Si les malades consultaient de bonne heure et se décidaient de suite à subir l'opération, on a tout lieu de croire que la mort n'en serait jamais la conséquence. Il faut tenir compte cependant de certaines *difficultés*, qui rendent cette opération plus laborieuse et par suite plus grave. L'*hypertrophie* de la prostate, par exemple, gêne parfois notablement l'introduction des instruments ; il n'est point rare même qu'elle rende la lithotritie impossible. Si l'on insiste, que l'on ne procède pas avec prudence, on peut faire une fausse route, d'où des accidents trop souvent mortels.

L'*étroitesse du méat urinaire* et le rétrécissement de l'urèthre signalés par les auteurs sont des difficultés qu'il est en général facile de faire disparaître.

Je vous ai déjà parlé du *spasme du sphincter uréthral* : je n'y reviens pas.

Mais c'est aux *contractions vésicales* que tiennent ordinairement les difficultés des manœuvres. Lorsque la capacité physiologique de la vessie est petite et que cet organe se contracte spasmodiquement, on est parfois obligé d'*opérer à sec*. La lithotritie est alors difficile et présente des dangers. On risque en effet de blesser la vessie. Il ne faut pas opérer, à moins de nécessité absolue, dans de semblables conditions. Il s'agit en général de malades atteints de cystite calculeuse douloureuse. Vous appliquerez préalablement le traitement palliatif que je vous ai décrit tout à l'heure.

Sans présenter cette intensité, les contractions vésicales, qui peuvent être partielles, comme je vous l'ai dit, empêchent parfois d'évacuer les débris du calcul : elles dissimulent un fragment derrière un repli.

Une cellule, certaines colonnes volumineuses peuvent également dissimuler la présence d'un fragment.

La flaccidité des parois est à redouter lorsque la vessie est vaste ; elle permet en effet aux parois vésicales de s'insinuer entre les mors du lithotriteur.

Chez la femme, la lithotritie est considérée comme beaucoup plus difficile que chez l'homme. La recherche des fragments, ainsi que je vous l'ai dit à propos du diagnostic des calculs vésicaux, est en effet plus pénible chez elle, mais l'évacuation est plus facile, parce que l'on peut employer des sondes volumineuses. J'ai pu m'assurer encore dernièrement, chez cette malade que vous avez vue à la clinique, que la lithotritie est en somme assez facile chez la femme.

Chez les petites filles, la lithotritie est considérée également par beaucoup d'auteurs comme une bonne opération, mais présentant plus de difficultés que chez l'homme, ce qui est incontestable.

Chez les enfants, la lithotritie donne des résultats moins satisfaisants. Je reviendrai sur cette question dans l'une des prochaines leçons.

TRAITEMENT DES CALCULS VÉSICAUX

(Suite)

DE LA TAILLE

Messieurs,

La taille est une opération qui consiste à extraire les calculs vésicaux à travers une incision faite aux parties molles et à la vessie.

La taille a été pratiquée dès la plus haute antiquité. Les procédés qui ont été proposés sont nombreux. Je ne vous les indiquerai point tous. Je ne ferai que vous décrire ceux qui sont le plus souvent employés aujourd'hui.

On peut distinguer, d'après le siège variable de l'incision des parties molles, trois méthodes principales de taille : la *taille hypogastrique*, la *taille périnéale* et la *taille vésico-vaginale*.

Taille hypogastrique.

Décrite aussi sous les noms de *lithotomie sus-pubienne* ou *par le haut appareil*, la taille hypogastrique aurait été pratiquée pour la première fois par Franco. Tour à tour abandonnée et reprise, elle occupe aujourd'hui le premier

rang, grâce à l'antisepsie et aux perfectionnements apportés au manuel opératoire.

La taille hypogastrique consiste à aller extraire un calcul vésical à travers une incision pratiquée à la paroi abdominale au-dessus du pubis et à la paroi antérieure du
réservoir urinaire. Lorsque je vous ai décrit les rapports
de la vessie, je vous ai montré que l'on peut aborder la
face antérieure de cet organe sans intéresser le péritoine.
Vous vous rappelez également qu'il n'existe à ce niveau
aucun organe important. Je ne reviens pas sur tous ces
détails que je vous ai longuement exposés.

Lorsqu'il existe des complications inflammatoires, la
taille hypogastrique, comme la lithotritie, ne doit être
pratiquée en général que lorsque le traitement palliatif a
permis de les faire disparaître ou tout au moins d'en atténuer notablement l'intensité. Plus la capacité physiologique de la vessie sera considérable, plus la taille hypogastrique sera facile et par suite bénigne. Je n'ai pas
besoin d'insister, du reste, sur les avantages que présente
la guérison de la cystite avant une pareille intervention.
Il s'agit ici en effet d'une opération sanglante, d'une plaie
qui sera baignée par les liquides septiques contenus dans
la vessie et qu'il sera par conséquent difficile de maintenir aseptique si l'on intervient lorsque la muqueuse vésicale est encore enflammée.

Vous noterez pendant le traitement palliatif quelle est
la capacité physiologique de la vessie.

Les soins préliminaires sont les mêmes que pour la
lithotritie.

Doit-on recourir au *ballonnement du rectum?* « D'abord
« signalée par Milliot en 1875 (1), sous le nom de *méthode*
« *opératoire par ballonnement*, applicable non seulement
« au rectum, mais à toutes les cavités pour rapprocher les

____

(1) Nouv. Dict. de Méd. et de Chir. pratiques.

« organes de nos sens, soit dans un but diagnostique, soit
« dans un but opératoire , cette idée fut reprise par
« Braune en 1878 et particulièrement appliquée par cet
« auteur à la distension du rectum. Il montra que, par la
« palpation rectale d'après la méthode de Simon, en même
« temps que l'urèthre s'allonge, la vessie s'élève et avec
« elle les replis de Douglas, et que non seulement les re-
« plis péritonéaux postérieurs, mais encore les antérieurs,
« s'élèvent, de sorte qu'il reste entre le péritoine et le bord
« supérieur de la symphyse un espace notablement plus
« grand pour pratiquer la taille hypogastrique. Pour repro-
« duire ces conditions, il introduisit dans le rectum une
« vessie de caoutchouc qu'il insuffla, et le cadavre fut con-
« gelé. Une coupe longitudinale, pratiquée sur la ligne
« médiane, démontra un déplacement considérable de
« la vessie en haut et en avant, dû à une énorme disten-
« sion subie par l'urèthre, surtout dans sa portion mem-
« braneuse allongée au moins du double de l'état nor-
« mal.

  « En 1880, Petersen (de Kiel) publia le résultat de tailles
« hypogastriques faites sur le cadavre et sur le vivant en
« distendant la vessie et en ballonnant le rectum au mo-
« yen d'une ampoule de caoutchouc dilatée par du liquide.
« Par ce moyen, le cul-de-sac péritonéal serait notable-
« ment relevé, au point, dit Petersen, que « la vessie for-
« me une saillie appréciable au-dessus de la symphyse et
« qu'il n'est pas possible de blesser le péritoine, même en
« opérant maladroitement ». Il y a dans cette dernière
« phrase une grande exagération de l'auteur : il résulte
« des tableaux de mensuration dressés par Petersen lui-
« même que, malgré le soulèvement de la vessie, le cul-
« de-sac péritonéal ne s'éloigne pas plus de la symphyse
« que par la distension simple de l'organe. Mais la face
« antérieure de la vessie s'approche à tel point de la paroi
« abdominale qu'elle est, pour ainsi dire, sous la main, et

« que rien n'est plus simple que de l'inciser exactement
« au point où l'on veut.

« Ainsi se trouvent supprimées cette grande difficulté
« d'aborder la paroi vésicale antérieure et la nécessité
« trop fréquente de s'égarer dans le tissu cellulaire pré-
« vésical en faisant des déchirures et des clapiers tout
« préparés pour l'infiltration d'urine.

« De cette manière aussi, la vessie ne s'affaissant pas
« après son ouverture, se trouvent facilitées les manœu-
« vres d'extraction du calcul et de la suture vésicale, si
« l'on a recours à ce moyen. »

Il n'est pas douteux que le ballonnement du rectum facilite l'opération. Mon éminent maître M. Péan a cependant pratiqué bien des fois avec succès, même dans des
cas difficiles, la taille hypogastrique sans y recourir.
D'autre part, on a vu la rupture de l'intestin produite par
l'emploi du ballonnement rectal. Il faut donc suivre le conseil de l'habile chirurgien de St-Louis : employer le ballon
rectal, mais ne le distendre que modérément. Par contre,
on doit chercher à augmenter le plus possible la capacité
physiologique de la vessie. Le traitement palliatif que je
vous ai indiqué permet dans bien des cas de répondre à
cette indication formulée par le grand chirurgien français.
C'est là en effet, Messieurs, le meilleur moyen de diminuer les dangers que peut présenter la taille hypogastrique.

Il est bon de placer le ballon rectal avant de faire l'injection vésicale. On enduit largement de vaseline le pourtour de l'anus et le ballon : celui-ci est introduit doucement dans l'intestin; on le dirige avec le doigt et l'on a
soin de veiller qu'il ne se replie pas sur lui-même et
qu'il franchisse bien le sphincter anal.

On fait alors l'injection vésicale. « Le malade étendu
« sur le dos et anesthésié (1), on introduit dans la vessie

(1) Loc. cit.

« une sonde métallique à robinet, si cela est possible, ou
« bien simplement une sonde de gomme que l'on ferme avec
« un fosset.... on pratique le lavage de la vessie.... et l'on
« procède ensuite à sa distension. Celle-ci est obtenue au
« moyen d'une injection d'acide borique en solution à 4 %,
« faite lentement et avec douceur, jusqu'à ce que la main
« de l'opérateur juge à la résistance du piston de la mise
« en jeu de la contractilité vésicale à laquelle il faut céder
« sous peine des accidents les plus graves. La quantité de
« liquide à injecter varie entre 200 et 400 grammes. Avant
« de faire l'injection, on lie la verge avec un tube en caout-
« chouc que l'on arrête avec une pince à pression pour
« empêcher le liquide de passer entre la sonde et les pa-
« rois uréthrales. »

Je n'hésite pas à dire que c'est là un déplorable procédé.
C'est en agissant de la sorte que M. Guyon a déterminé
la rupture de la vessie, ce qui n'est point surprenant.
En effet, lorsque la capacité physiologique du réservoir
urinaire est franchie, la vessie entre en contraction. Or,
si l'on continue à pousser le piston de la seringue, comme
le liquide ne peut revenir par l'urèthre, puisque l'on a
placé une ligature sur la verge, la vessie finit par se rompre. Ce n'est pas au moment de l'opération qu'il faut chercher à augmenter ainsi la capacité physiologique de la
vessie : le chloroforme, quoi qu'on en ai dit, a peu d'influence en général sur cette capacité. Je vous répète que
c'est par un traitement palliatif rationnel et préalable que
vous arriverez à augmenter peu à peu, sans danger, cette
capacité physiologique du réservoir urinaire. Vous la notez exactement et le jour de l'opération vous avez soin de
ne tenir aucun compte de l'effet du chloroforme : vous ne
franchissez pas les limites de la capacité ordinaire de la
vessie. Il vous est facile d'obtenir ce résultat en ayant recours à l'appareil que je vous ai décrit pour le lavage de
la vessie sans sonde; le réservoir est gradué et en intro-

duisant dans le pavillon de la sonde l'un des petits mandrins qui terminent le tube en caoutchouc vous avez ainsi
un écoulement lent du liquide avec une faible pression.
Vous ne déterminerez point de la sorte des contractions
vésicales. Il y a peu de temps, vous m'avez vu agir ainsi
à la clinique de M. Péan, chez un malade auquel mon excellent maître a pratiqué la taille hypogastrique pour un
calcul. Je n'ai point placé de ligature sur la verge; mais
j'ai retiré la sonde après l'injection : je vous en indiquerai la raison tout à l'heure. Vous avez vu que la vessie a
parfaitement toléré la quantité de liquide que j'avais injectée. L'opération n'a présenté aucune difficulté.

Après avoir fait l'injection vésicale, on distend le ballon
rectal. Certains chirurgiens y injectent ordinairement de
350 à 500 grammes d'eau boriquée. Il est préférable de se
servir de la pelotte en caoutchouc de Van Petersen que
voici : trois insufflations donnent la distension convenable.

Rappelez-vous que l'urèthre est dévié et allongé par le
ballon rectal. S'il survenait quelques légères contractions
vésicales, elles seraient insuffisantes, je crois, pour chasser au dehors le liquide contenu dans le réservoir urinaire. Voilà pourquoi j'ai cru devoir enlever la sonde chez
l'opéré dont je vous parlais tout à l'heure; elle me paraît
inutile et même nuisible. En effet, elle peut permettre au
liquide de filtrer jusqu'au méat et il est possible qu'elle
détermine par action réflexe des contractions vésicales.

La région hypogastrique doit être rasée, lavée au
savon, puis avec une solution de sublimé au millième.
Le malade est couché sur un lit d'opération assez haut.
Celui qui a été construit sur les indications de M. Péan et
que vous avez tous vu à l'hôpital Saint-Louis, est très
commode pour la taille hypogastrique. On a soin de soulever la partie sur laquelle repose le bassin de façon à re-
porter la masse intestinale vers le diaphragme et l'empê-

cher de s'abaisser sur la vessie et le cul-de-sac péritonéal. L'opérateur se place à la droite du malade. Un aide se place en face de lui, un second passe les instruments et un troisième donne le chloroforme.

Je dois vous faire remarquer que la taille hypogastrique peut se faire sans instruments spéciaux, mais simplement avec les instruments de la trousse des chirurgiens. Les grands écarteurs et la petite lampe électrique dont se sert M. Péan à sa clinique de l'hôpital Saint-Louis peuvent néanmoins rendre des services, surtout dans certains cas difficiles.

Les précautions antiseptiques pour les mains de l'opérateur et de ses aides et pour les instruments sont les mêmes que dans toutes les opérations. Vous les connaissez; je n'y insiste donc pas.

Tous ces soins préliminaires étant achevés, on incise les téguments exactement sur la ligne médiane. Il ne faut pas craindre de faire cette incision un peu longue, de 10 à 12 centimètres au moins, et de la prolonger au-delà du bord supérieur du pubis; on a ainsi un point de repère assuré formé par le bord de l'os et l'on évite la formation d'un clapier à ce niveau.

On incise successivement la peau, le tissu cellulaire sous-cutané et le tissu graisseux, dont l'épaisseur atteint parfois chez les sujets obèses de 3 à 4 centimètres. Vous en avez eu un exemple chez le malade que M. Péan a opéré dernièrement. On arrive ainsi sur la ligne blanche, peu large dans cette région. C'est ici principalement que l'incision doit être faite bien sur la ligne médiane, disent les auteurs, pour « éviter les fibres musculaires, dont la sec- « tion donne du sang, qui ne permet pas de voir où l'on « est (1). »

Je vous ferai remarquer, Messieurs, qu'il est toujours

(1) Loc. cit.

facile aujourd'hui de faire la taille hypogastrique sans être gêné par le sang, grâce au pincement des vaisseaux fait avec les pinces hémostatiques de M. Péan.

Pour inciser la ligne blanche, on fait sur elle, au niveau du bord de la symphyse pubienne, une petite incision par laquelle on introduit la sonde cannelée, que l'on dirige de bas en haut. On refoule ainsi le cul-de-sac péritonéal et l'on évite de se perdre dans les muscles pyramidaux, ce qui peut arriver quand on incise de haut en bas. En effet, si la lame, dans ce cas, dévie latéralement au niveau des insertions supérieures de ces petits muscles, elle tombe dans les fibres musculaires.

Lorsque la ligne blanche est incisée, on écarte les muscles droits et pyramidaux, et l'on aperçoit le tissu cellulo-graisseux prévésical, facile à reconnaître à sa couleur jaunâtre caractéristique, « jaune beurre frais », a-t-on dit. S'il est un peu abondant, il vient faire hernie de lui-même. Parfois, on y reconnaît les fibres du fascia transversalis. Il est bon de les saisir le plus près possible du pubis et de les inciser en dédolant. Avec l'indicateur de la main gauche, on déchire ensuite et l'on refoule de bas en haut, dans une étendue variable, 3 à 4 centimètres en général, le tissu cellulaire avec ce qu'il contient. Le cul-de-sac péritonéal n'étant plus retenu remonte alors facilement.

On aperçoit maintenant la vessie au fond de la plaie ou bien on la sent par la palpation. Si le réservoir urinaire présente une faible capacité physiologique, qui n'ait pas permis de le distendre, on arrive parfois difficilement à sentir la vessie. Il faut procéder alors avec une extrême douceur en recherchant avec le doigt la paroi antérieure du réservoir urinaire, pour éviter la déchirure du tissu cellulaire rétro-pubien. Dans ces cas difficiles, l'introduction d'une sonde métallique dans la vessie peut rendre des services. En la faisant basculer avec précaution, le bec de l'instrument déprime en effet la paroi antérieure de l'organe, que l'on peut ensuite sentir beaucoup plus facilement.

Avant d'inciser la vessie, on laisse baigner toute la plaie dans un peu de solution de sublimé au millième. Quant à cette incision, on peut la faire de plusieurs façons. Un aide maintient le cul-de-sac péritonéal et la masse des intestins avec une éponge bien aseptique placée à l'angle supérieur de la plaie; le chirurgien ponctionne alors franchement la vessie au niveau du pubis et l'incise de bas en haut dans une étendue de deux à trois centimètres (Amussat). D'autres chirurgiens préfèrent maintenir eux-mêmes avec l'index gauche le tissu graisseux prévésical et faire à ce niveau la ponction en se servant de l'ongle comme conducteur; ils descendent ensuite l'incision vers le pubis.

Petersen recommande, dit-on, « d'inciser le tissu cellu-« laire prévésical sur la sonde cannelée, de lier les grosses « veines distendues de la région, de fixer la vessie avec « une érigne et d'inciser la paroi vésicale couche par « couche en liant les artérioles à mesure qu'elles sont « ouvertes. Puis, arrivé à la muqueuse, que l'on recon-« naît à sa teinte gris-ardoise, on l'incise en ponction-« nant. »

Pour agir de la sorte, il faut ignorer complétement les procédés actuels d'hémostase. Il suffit de placer sur tous ces vaisseaux des pinces hémostatiques de M. Péan, qui ont ici l'avantage d'arrêter immédiatement l'hémorrhagie et de servir de rétracteurs. Du reste, l'incision même de la vessie ne tarde pas à faire cesser l'écoulement sanguin dans la plupart des cas.

Lorsque la contractilité exagérée de la vessie ou un volumineux calcul empêche de distendre le réservoir urinaire, on est obligé d'inciser cet organe sur l'extrémité du cathéter ou sur le calcul lui-même.

La longueur de l'incision est variable. Il est bon de la faire assez petite tout d'abord; on l'agrandit ensuite s'il est nécessaire. En général, il faut arriver à faire une incision de 4 à 5 centimètres de longueur.

On a beaucoup insisté sur la nécessité de ne pas prolonger l'incision trop bas, afin de ne point blesser les gros plexus veineux qui entourent le col vésical et dont la blessure, dit-on, peut donner lieu à des hémorrhagies très graves. Il est bon en effet d'éviter une lésion de ces riches plexus ; mais s'il vous arrivait de les blesser, n'allez pas vous exagérer l'importance de cet accident. Avec des pinces hémostatiques de M. Péan un peu longues, il vous sera bien facile d'arrêter l'hémorrhagie pour peu que vous ayez l'habitude de ce merveilleux procédé d'hémostase.

Il est cependant des auteurs qui redoutent encore l'hémorrhagie, même en dehors de la lésion de ces plexus veineux. Voici ce que l'un d'eux a écrit tout récemment. « L'écoulement sanguin est faible en général ; on évite de « léser les grosses veines qui serpentent à la surface de « la vessie ; mais la section inévitable des branches se- « condaires produit un écoulement de sang. Celui-ci s'ar- « rête aussitôt que la congestion de la vessie a cessé, « c'est-à-dire dès qu'elle est vide. La présence du ballon « de Petersen, comprimant les plexus postérieurs, pour- « rait entretenir l'écoulement sanguin ; aussi doit-on le « vider et l'enlever aussitôt après que l'incision vésicale « est complète. »

Je vous avoue que je ne partage pas cette crainte exagérée de l'hémorrhagie que manifeste l'auteur en question. Cela tient sans doute à ce que nous n'avons pas appris la chirurgie à la même Ecole.

D'autres auteurs font remarquer avec raison que le ballonnement du rectum empêche le retrait du réservoir urinaire aussitôt qu'il est ouvert, de telle sorte qu'il n'est pas besoin de le fixer avec des pinces-érignes ou un fil, comme le recommandent un grand nombre d'auteurs : Bell, Flury,

Dulles, Baudon, Petersen. En général, il faut donc laisser le ballon rectal en place après l'incision de la vessie.

Des pinces hémostatiques ordinaires placées sur les lèvres de l'incision vésicale permettent de soulever ces lèvres et de maintenir la vessie tout en faisant l'hémostase. On peut cependant introduire un doigt dans la cavité vésicale, soulever la paroi antérieure de l'organe et passer dans chacune des lèvres de la plaie une anse de fil de soie qui aide encore à maintenir les bords relevés et à éviter le décollement prévésical pendant la recherche et l'extraction du calcul.

Lorsqu'on a pris ces différentes précautions, on lave la vessie avec une solution boriquée, on retire la sonde, si l'on a été obligé de l'introduire pour l'incision de la paroi vésicale, et l'on explore la vessie avec le doigt pour se rendre compte de la situation et du volume du calcul. S'il est petit, il peut être retiré d'emblée avec deux doigts; mais le plus souvent on est obligé d'employer des pinces ou des tenettes. Avant de charger le calcul, il faut le placer avec le doigt de façon à mettre son plus petit diamètre dans l'axe de la plaie vésicale. On l'extrait ensuite par des tractions lentes et douces exercées de droite à gauche, suivant les uns, selon une ligne oblique en haut et en arrière, d'après M. Thompson, en évitant de produire une déchirure de la vessie. Dans quelques cas de calcul énorme, on est obligé, pour se donner de l'espace, de faire une légère incision latérale.

Parfois il est bon de se servir de tenettes-forceps, dont les deux branches se placent séparément pour s'articuler ensuite (frère Côme).

Enfin, dans certains cas, le calcul est tellement volumineux qu'il faut le broyer avant de l'extraire. Ces manœuvres doivent être exécutées avec beaucoup d'attention et de soins. L'extraction des fragments sera faite également avec beaucoup de précautions : il faut éviter la contusion de la plaie vésicale et les dilacérations du tissu cellulaire prévésical.

On aurait extrait en entier des calculs de plus de 10 centimètres de diamètre.

Après avoir retiré le calcul, on doit explorer la cavité vésicale pour s'assurer qu'il ne reste plus aucun corps étranger dans la vessie. On a conseillé d'abandonner les incrustations des parois par des matières calcaires, leur ablation pouvant donner lieu à des accidents graves et parfois mortels.

D'autres auteurs ont pensé que l'on doit profiter dans certains cas de la taille hypogastrique pratiquée dans le but d'extraire un calcul secondaire pour tenter la cure radicale de l'hypertrophie prostatique. C'est une question que j'ai longuement discutée en étudiant cette affection de la prostate; je n'y reviens pas.

Lorsqu'il s'agit d'un calcul enchatonné, il faut quelquefois débrider la muqueuse vésicale au niveau du collet de la cellule. La taille hypogastrique rend ce débridement facile. C'est le traitement de choix de cette variété de calcul vésical.

Quand on s'est assuré par le toucher et même par l'éclairage électrique, si l'on a cet éclairage à sa disposition, qu'il ne reste plus ni calcul, ni fragment de calcul dans la vessie, on fait un dernier lavage vésical avec la solution saturée d'acide borique. Certains chirurgiens saupoudrent aussi très légèrement la muqueuse d'iodoforme. Il ne faut pas oublier que l'on a cité des cas d'absorption de cette substance lorsqu'on y avait eu recours pour le pansement après la taille hypogastrique. Le salol ne présente pas cet inconvénient; aussi quelques chirurgiens le préfèrent-ils maintenant à l'iodoforme après cette opération. Ces remarques s'appliquent surtout au pansement définitif. Vous allez voir en effet que l'on est bientôt obligé de faire de nouvelles injections vésicales pour s'assurer que le drainage de la vessie fonctionne bien. La poudre quelconque qu'on aura mise dans la cavité vésicale sera alors en grande partie enlevée.

Si l'on a placé des fils sur les lèvres de l'incision vésicale, on les enlève dans les cas simples. On les utilise au contraire pour fixer la vessie aux lèvres correspondantes de la plaie cutanée si l'on craint que des décollements ne se soient produits pendant l'opération.

On procède au *drainage de la vessie* au moyen de deux tubes en caoutchouc accolés l'un à l'autre comme deux canons de fusil. La partie de ces tubes qui est destinée à plonger dans la capacité vésicale présente seule des orifices latéraux analogues à ceux des drains ordinaires. Cette extrémité des tubes doit arriver jusqu'au fond de la cavité vésicale. Pour qu'il en soit ainsi, on a soin, en les introduisant dans la vessie, de les accompagner avec le doigt à mesure que l'on vide le ballon rectal, que l'on enlève même complétement. Lorsqu'on s'est assuré qu'ils sont bien placés, on injecte un peu d'eau boriquée par l'un deux : le liquide doit refluer immédiatement par l'autre tube. On a soin alors de les maintenir dans cette situation en fixant chacun d'eux avec un fil d'argent à la lèvre correspondante de la plaie cutanée, au niveau de l'angle inférieur de l'incision vésicale. Ces tubes doivent être assez longs pour pouvoir passer par-dessus le pubis, et venir plonger dans l'urinoir placé entre les jambes du malade. Certains chirurgiens les font plonger au contraire dans un bocal placé dans une position encore plus déclive, sur une chaise par exemple, à côté du lit du malade.

Quel que soit le réservoir employé, il doit contenir une certaine quantité d'eau boriquée. C'est au milieu de ce liquide que doivent plonger les tubes. Quand on videra le réservoir, on aura soin d'en avoir un autre tout préparé, rempli comme le premier au quart ou même au tiers de la solution saturée d'acide borique.

Certains chirurgiens ont donné à ces tubes le nom de tubes-syphons. Cette expression est inexacte, comme celle de *syphonage*, également employée. Vous voyez qu'il ne s'agit nullement d'un syphon : les chirurgiens en question ont évidemment oublié ce point de physique.

Mais d'autres ont commis une erreur plus grave, involontaire, je veux le croire. Ils ont donné différents noms d'auteurs à ces tubes. Or, ils en ont oublié un, et c'est précisément celui du chirurgien auquel on doit ce mode de drainage, M. Péan. L'habile chirurgien de Saint-Louis a proposé le premier l'emploi de ces tubes ainsi disposés pour le drainage de toutes les cavités, afin d'en faciliter le lavage. Il n'a point fait d'exception pour la vessie et depuis bien longtemps déjà il les emploie toujours dans la taille hypogastrique. Si donc vous voulez désigner les tubes accolés comme deux canons de fusil par un nom de chirurgien, rappelez-vous que vous devez dire *les tubes de Péan*.

Ces tubes, je vous le répète, doivent reposer sur l'angle inférieur de l'incision faite à la paroi antérieure de la vessie.

Bien que la suture de la partie supérieure de la plaie vésicale ne soit point indispensable, il est bon cependant d'y recourir; elle hâte la cicatrisation. Il faut faire ces sutures de façon à laisser la muqueuse en dehors du trajet des fils (Péan). On se sert habituellement du catgut.

On réunit ensuite les masses musculaires au-dessus des tubes au moyen de sutures perdues faites également au catgut. Enfin les couches superficielles et la peau sont réunies par des sutures au crin de Florence. Quelques chirurgiens emploient des fils d'argent.

Au-dessous des tubes il faut réunir les téguments par quelques points de suture et placer un petit drain de façon à drainer l'espace prévésical (Péan). S'il filtrait de l'urine dans cet espace, elle serait conduite au dehors par ce petit drain.

On s'assure encore une fois du bon fonctionnement des tubes et l'on nettoie la région avec la solution de sublimé. On fait un pansement antiseptique ordinaire au travers duquel passent les tubes. Il faut mettre une épaisse couche de ouate et assujettir le pansement avec un bandage de corps en flanelle très large. Il est bon de comprendre les organes génitaux externes dans le pansement.

Faut-il mettre une sonde à demeure? Certains chirurgiens pensent que c'est là une bonne précaution; d'autres la considèrent comme inutile et même nuisible, car elle irrite l'urèthre. Il est incontestable que souvent la sonde à demeure fonctionne mal. On ne saurait pourtant prendre trop de précautions contre l'infiltration d'urine, l'un des accidents les plus à craindre après la taille hypogastrique.

Il faut avoir soin de surveiller attentivement le malade le jour de l'opération. On s'assure que les tubes fonctionnent bien, que le pansement n'est pas mouillé. Si en même temps l'urine est limpide et si le malade n'a pas de fièvre, on ne fait absolument rien. On laisse le pansement en place cinq ou six jours. On le change alors et l'on enlève les tubes, mais on laisse les sutures, que l'on enlève au second pansement. On place une sonde à demeure ce jour-là. Quant à la plaie qui existe au point où se trouvaient les tubes, on peut en rapprocher les lèvres avec des bandes de diachylon placées au-dessus d'un petit pansement. On peut aussi remplacer les tubes ce jour-là par un petit drain, que l'on enlèvera au second pansement. Quant au drain placé dans l'espace prévésical on le supprime ce jour-là.

Si les tubes fonctionnent mal, si l'urine est purulente, il faut faire dès le premier jour des injections boriquées par l'un des tubes. Le liquide doit être introduit avec une faible pression à l'aide de l'appareil qui sert à faire les lavages de la vessie sans sonde. Les jours suivants, on agit de la même façon. Il est bon du reste de faire dans tous les cas trois fois par jour des injections vésicales par les tubes.

Lorsqu'on trouve le pansement mouillé soit en dehors des lavages, soit après les lavages, il faut le changer. En exerçant une légère pression sur le pansement pendant le lavage, on peut éviter souvent que le liquide filtre ainsi entre les tubes et la plaie.

La cicatrisation est en général rapide : elle exige de deux à six jours pour la plaie vésicale ; dix à quinze jours pour les autres parties. On supprime la sonde à demeure lorsque la cicatrisation est complète et pendant quelques jours on pratique au moins trois cathétérismes dans les 24 heures.

Il est important de ne pas laisser lever les malades avant la cicatrisation complète, sinon on s'expose à voir la plaie se rouvrir.

Tel est, Messieurs, le procédé employé actuellement en France par la plupart des chirurgiens qui pratiquent la taille hypogastrique, procédé qui donne d'excellents résultats. Je crois inutile de vous parler maintenant de tous ceux qui ont été proposés pour cette opération ; cette énumération présenterait fort peu d'intérêt. Je dois cependant vous dire un mot de la suture immédiate de toute la plaie vésicale avec suture de l'incision des téguments. Elle est surtout très employée en Allemagne. Cette méthode a pour avantage d'obtenir une cicatrisation plus rapide ; mais elle offre des inconvénients et des dangers. Si la réunion ne se fait pas, l'infiltration d'urine par exemple est bien à craindre.

Sans rejeter ce procédé, il faut reconnaître que le drainage exact de la vessie à l'aide des tubes de M. Péan donne de si bons résultats que pour gagner quelques jours on ne saurait y renoncer avant qu'il soit bien démontré que la suture complète de la vessie et des téguments ne présente pas plus de dangers que le procédé de la suture incomplète avec drainage de la cavité vésicale.

Difficultés, accidents et complications de la taille hypogastrique. — Les difficultés peuvent tenir à une disposition spéciale du péritoine, à la rétraction extrême de la vessie, au volume et à la situation du calcul.

Le péritoine peut rester abaissé au-devant de la paroi vésicale antérieure, malgré la distension de la vessie, ou ne s'élever que très peu au-dessus de la symphyse chez les sujets porteurs de hernie double. Des adhérences du péritoine peuvent aussi avoir été produites par une inflammation antérieure. Dans tous ces cas, il faudra redoubler de précaution en ouvrant l'abdomen.

La contracture et la rétraction de la vessie créent parfois de très grandes difficultés. Je vous ai dit quelle est la conduite à tenir dans ces cas. Je n'y reviens pas. Mais je vous rappelle que souvent il sera préférable de ne pas pratiquer la taille hypogastrique quand toute injection vésicale sera impossible. Ces cas seront désormais de plus en plus rares, je l'espère, grâce au traitement palliatif des calculs vésicaux que je vous ai indiqué.

L'extraction du calcul est difficile dans les cas de pierre volumineuse, de calcul enchatonné, d'adhérences étendues entre la muqueuse vésicale et le calcul : les fongosités de la muqueuse pénètrent le calcul et l'extraction de celui-ci ne peut se faire que par morceaux.

Les trois principaux *accidents* de la taille hypogastrique sont l'hémorrhagie, la blessure du péritoine et la rupture du rectum.

Je vous ai dit qu'avec les procédés actuels d'hémostase, l'hémorrhagie peut être évitée facilement. Dans des cas exceptionnels, le sang vient d'une lésion de la muqueuse incrustée de plaques calcaires. Dolbeau a vu survenir une hémorrhagie mortelle à la suite d'une lésion de ce genre.

Dans ces cas, il ne faut pas se contenter de faire des injections froides dans la vessie ; il faut écarter les lèvres de la plaie vésicale, éclairer avec la lumière électrique la cavité du réservoir urinaire, voir d'où vient le sang et placer des pinces hémostatiques de M.Péan un peu longues sur les vaisseaux qui ont été lésés.

La blessure du péritoine est devenue aujourd'hui excessivement rare grâce aux précautions que je vous ai indiquées. Elle s'annonce par la sortie de l'épiploon ou de l'intestin. Elle n'est pas fatalement mortelle. Si l'on fait une antisepsie rigoureuse, le malade a bien des chances de guérir malgré cet accident. Il faut réduire de suite l'épiploon et l'intestin et les maintenir avec une éponge aseptique ou une compresse aseptique chaude afin d'éviter le contact du sang et des liquides qui s'écoulent de la vessie. Aussitôt le calcul extrait et le champ opératoire rendu aseptique, il faudra faire un ou deux points de suture au catgut fin sur la séreuse. Sur 478 cas de taille hypogastrique, Dulles n'a trouvé que 13 fois la blessure du péritoine avec 3 cas de mort seulement.

La rupture du rectum est la conséquence d'une distension exagérée de cet organe par le ballon rectal. Dans d'autres cas, on a noté simplement des troubles passagers, la parésie de l'intestin par exemple. Il faut donc, je vous le répète, n'employer qu'une moyenne dilatation du ballon rectal.

Les principales *complications* sont la *péritonite* et l'*infiltration d'urine*.

La *péritonite* est rare ; elle est due à une blessure du péritoine ou à une inflammation du voisinage propagée à la séreuse. Elle peut se localiser autour de la vessie et se terminer par la production d'adhérences. Malheureusement il n'en est pas toujours ainsi ; elle se généralise assez souvent et revêt tous les caractères de la péritonite traumatique suppurée.

L'infiltration d'urine est devenue rare grâce aux perfectionnements apportés au manuel opératoire de la taille hypogastrique, 7 sur 428 cas (Dulles). Elle est cependant un peu plus fréquente que la péritonite. Il en résulte en général un phlegmon septique aigu qui succède rapidement aux manœuvres de l'opération. L'altération de l'urine joue un très grand rôle dans la marche de ces accidents, comme je vous l'ai montré en étudiant les complications des rétrécissements de l'urèthre.

Dès que l'on soupçonne cette grave complication, il faut désunir la plaie abdominale, désinfecter la région et drainer le cul-de-sac rétro-pubien au moyen d'un ou de plusieurs drains assez volumineux que l'on fait ressortir par des contre-ouvertures pratiquées au-dessous de la symphyse pubienne.

Parmi les complications consécutives à la taille hypogastrique notées par les auteurs, je vous citerai la formation d'abcès périvésicaux, la persistance des fistules urinaires, l'éventration au niveau de la cicatrice abdominale.

Les *fistules* sont plus rares qu'à la suite des tailles périnéales et l'on obtient plus facilement leur guérison.

La *rupture de la cicatrice* a été observée plusieurs fois ; elle est ordinairement totale. Il faut placer une sonde à demeure. La guérison est obtenue au bout d'un temps plus ou moins long.

L'éventration a été signalée surtout dans les cas où l'on a dû inciser les muscles transversalement pour extraire un volumineux calcul. Le meilleur moyen de la prévenir est de faire la suture des muscles droits, que l'on maintient ainsi rapprochés.

La mortalité à la suite de la taille hypogastrique est aujourd'hui très faible.

Taille périnéale.

Je ne vous parlerai point de tous les procédés qui ont été proposés pour pratiquer la taille périnéale ; je ne vous décrirai même en détail que la TAILLE PRÉRECTALE OU DE NÉLATON, qui est aujourd'hui la plus employée en France dans les cas de plus en plus rares où la taille périnéale est indiquée. Je vous dirai aussi comment M. Thompson pratique la *taille latéralisée*, qui est surtout employée par les chirurgiens anglais.

Les *soins préliminaires* sont les mêmes que pour la taille hypogastrique : vider l'intestin, laver la vessie, dans laquelle on abandonne ensuite une quantité plus ou moins considérable d'eau boriquée, raser la région et la rendre aseptique. Le malade est couché sur le dos, le siège un peu relevé par un coussin et dépassant le bord de la table. Le lit d'opération de M. Péan est très commode à ce point de vue : on peut soulever le bassin à volonté sans avoir besoin de coussin.

Après anesthésie complète, le malade est maintenu par deux aides dans la *position dite de la taille*, c'est-à-dire le bassin reposant sur le sacrum, les membres inférieurs dans la flexion forcée et dans l'abduction. Depuis l'emploi de l'anesthésie, on n'attache plus guère ensemble les pieds et les mains du patient. Cependant certains chirurgiens y ont encore recours, seulement au lieu d'employer les talonnières et les bracelets imaginés par Pritchard, M. Reliquet, etc., ils font usage de lacs quelconque de toile ou de cuir.

On introduit ensuite dans la vessie un cathéter courbe cannelé sur sa convexité. On s'assure du contact de la pierre avec l'instrument et on le fait sentir à un ou deux des assistants. Ce cathéter, placé de façon que son bec pénètre de quelques centimètres seulement dans la vessie, est confié à un aide expérimenté et sûr placé à la droite de l'opéré. Cet aide maintient solidement de la main gauche le cathéter perpendiculaire à l'axe du corps et de la main droite il relève les bourses.

Le chirurgien est assis entre les cuisses du malade, sur un siège d'une hauteur convenable.

La taille périnéale nécessite plusieurs instruments spéciaux. Je vous ai déjà cité le cathéter cannelé, qui doit être d'un diamètre aussi considérable que possible, à cannelure large et profonde, ayant une extrémité mousse assez longue pour qu'elle ne puisse pas quitter la vessie. Il sera terminé par une plaque manuelle large et épaisse, facile à maintenir sans fatigue, creusée au besoin d'une échancrure destinée à recevoir le pouce de l'aide (Reliquet).

Le bistouri sera droit, à manche fixe et à pointe solide. M. Thompson recommande un bistouri ayant 8 à 10 centimètres de lame, tranchante dans une étendue de $2^c 5$ environ.

Les autres instruments sont : 1° le lithotome double à lame cachée de Dupuytren modifié par Nélaton; 2° un gorgeret mousse ou gouttière métallique destiné à guider le doigt ou les instruments; 3° des tenettes droites et courbes, de dimensions et de formes variées; 4° des *casse-pierres* ou tenettes à broiement destinées à broyer le calcul dans la vessie, s'il est trop volumineux pour être extrait en totalité; 5° une canule à chemise; 6° un bouton à crête et curette, tige métallique droite terminée d'un côté par un bouton qui rend inoffensive l'introduction de l'instrument dans la vessie, de l'autre par une curette; une crête médiane située sur presque toute la longueur de la tige sert à conduire les tenettes dans la vessie.

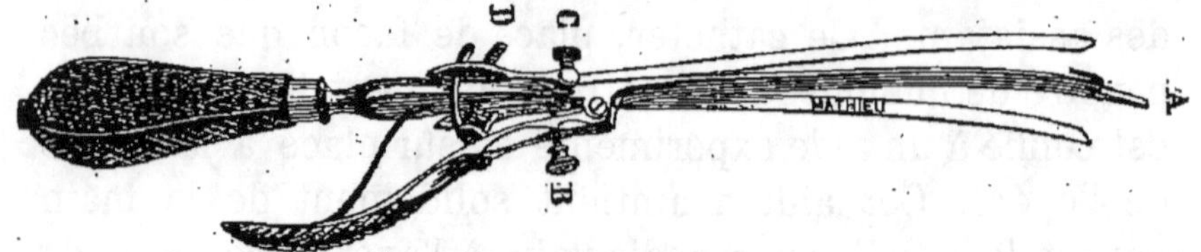

FIG. 7. Lithotome double de Dupuytren, modifié par Nélaton.

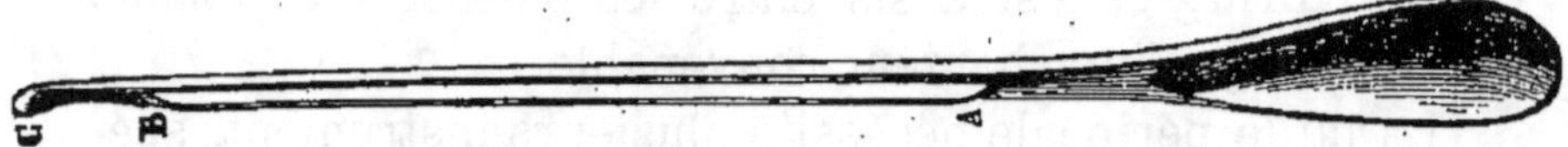

FIG. 8. Bouton conducteur à crête et à curétte.

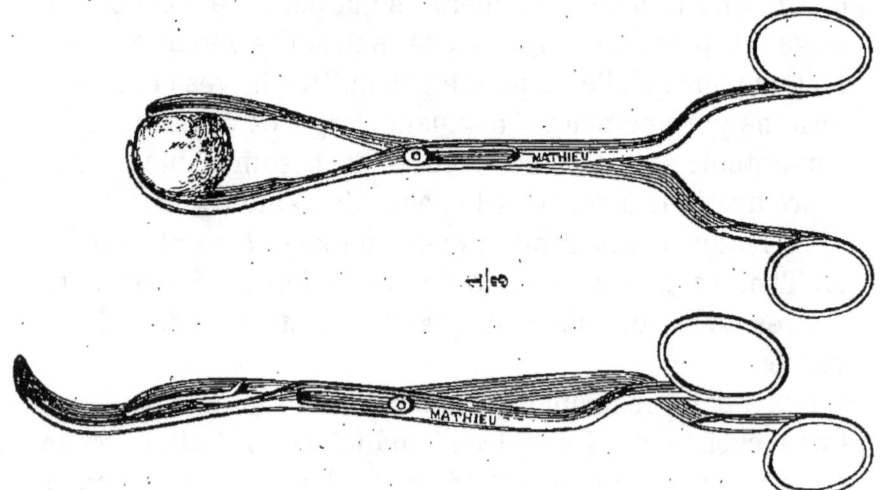

FIG. 9. Tenette à cuillère et à branche glissante de Mathieu.

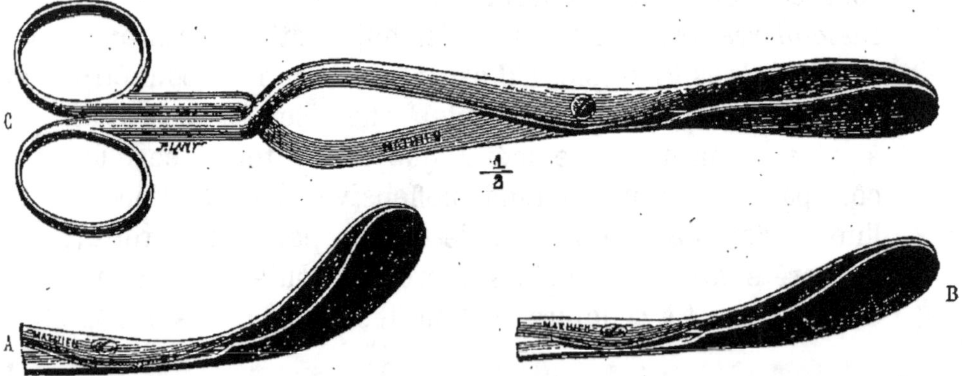

FIG. 10. Tenettes courbes (A), demi-courbes (B), droites (C).

Tous ces instruments ayant été rendus aseptiques sont placés près du chirurgien, dont les mains ainsi que celles des aides ont été également nettoyées et passées dans une solution de sublimé au millième.

Voici comment se pratique la taille prérectale.

« Le double but que l'on se propose, dit Nélaton, quand « on pratique cette taille est : 1° éviter la blessure du « bulbe de l'urèthre, et l'on comprend tout de suite qu'il « faut se rapprocher de l'anus pour éviter cet accident ; « 2° de pratiquer l'ouverture de l'urèthre dans un point « bien déterminé et d'accomplir ce temps important de « l'opération avec la précision qui convient.

« On commence par explorer la paroi antérieure du rec-« tum avec l'index, pour déterminer très exactement le « point qui correspond au sommet de la prostate, et sur-« tout la distance de ce sommet au bord antérieur de « l'anus, afin de savoir d'avance dans quelle étendue il « faudra décoller cette paroi pour arriver au point qu'il « faudra ponctionner. Par cette exploration rectale, on « reconnaît en même temps le cathéter vers le sommet de « la prostate, et l'on est sûr d'avoir le doigt sur ce point « de la glande, quand, à mesure qu'on s'en éloigne en « avant ou en arrière, on cesse de sentir le cathéter. Cela « s'explique par la direction de l'urèthre pendant qu'il tra-« verse la prostate, puisque M. Sappey a prouvé que la « direction de ce canal dans cette glande est dans un sens « diagonal, c'est-à-dire en allant de la partie supérieure « de la base vers la partie inférieure de son sommet. Chez « les sujets dont la prostate est très petite, on sent très « bien la cannelure du cathéter à travers la paroi infé-« rieure de la glande.

« Le sommet de cette glande correspond précisément « au sommet de l'angle que forme la seconde portion du « rectum avec la troisième, c'est-à-dire là où cet intestin

« change sa direction antéro-postérieure, pour se porter
« verticalement en bas.

« L'espace compris entre la prostate et l'anus est de
« 4 centimètres de longueur, suivant Sanson; mais cet
« auteur doit avoir nécessairement mesuré cet organe dé-
« taché des parties qui l'environnent, puisque les expé-
« riences de M. Malgaigne prouvent que cette partie a tout
« au plus 3 centimètres.

« Trois temps composent l'opération de la taille prérec-
« tale : 1º incision des parties molles jusqu'à l'urèthre ex-
« clusivement; 2º ponction de l'urèthre; 3º introduction du
« lithotome double et incision de la prostate.

PREMIER TEMPS. — « On peut pratiquer l'incision de la
« peau en ayant le doigt dans l'anus, ou bien sans cette
« précaution. Nous pensons que l'on peut, avec avantage,
« introduire le doigt dans l'anus dès le commencement de
« l'opération, pour faciliter l'incision de la peau, puisqu'on
« tend facilement ainsi la partie postérieure du périnée au
« moyen d'une petite traction; mais du moment qu'on ar-
« rive au sphincter anal, il est indispensable que le doigt
« soit placé dans le rectum, la face palmaire en avant, et
« qu'il reste là jusqu'à ce que le lithotome soit introduit
« dans la vessie.

« L'incision peut se faire de deux manières : 1º incision
« courbe, dont la partie moyenne, qui correspond au raphé
« périnéal, tombe à 1 centimètre et demi au-devant du
« bord antérieur de l'anus et dont les extrémités arrivent
« à 2 centimètres des parties latérales de cet orifice; 2º au
« lieu de faire cette incision de la peau en un seul temps,
« on peut, pour agir avec plus de précision et éviter le
« froncement de cette membrane à la partie moyenne de
« la région, faire d'abord une incision transversale de
« 3 centimètres· de longueur et à 1 centimètre et demi de
« la partie antérieure de l'anus, et, à mesure qu'on avance
« en profondeur, c'est-à-dire à mesure qu'on coupe les di-

« verses couches du sphincter, on fait partir les deux ex-
« trémités de cette incision transversale deux incisions
« obliques qui se terminent à 2 centimètres des parties
« latérales de l'anus.

« On donne 3 centimètres d'étendue à l'incision trans-
« versale pour qu'elle déborde de quelques millimètres les
« parties latérales de l'extrémité antérieure du sphincter
« anal, car autrement on ne serait jamais bien sûr de la
« couper comme il faut. De cette façon on distingue très
« bien les fibres de ce muscle du tissu cellulaire adipeux
« qui l'environne de chaque côté, et l'on voit ce qu'on fait
« à chaque coup de bistouri.

« La peau coupée, on saisit la lèvre postérieure de la
« plaie avec le pouce de la main gauche appuyé contre
« l'index de la main qui se trouve dans le rectum. Cela se
« fait pour tendre le sphincter et faire la section de sa
« pointe d'une manière facile. Le sphincter est coupé avec
« lenteur, et, pour ainsi dire, couche par couche ; à ce mo-
« ment, l'opérateur fait, s'il le juge convenable, pour se
« mettre plus à son aise et pratiquer, pour ainsi dire, en
« plein jour, une incision verticale, c'est-à-dire suivant le
« raphé même, d'une étendue de 3 centimètres environ, et
« qui viendra tomber au milieu de la lèvre antérieure de
« la plaie. Chaque coup de bistouri doit être suivi d'un
« coup d'éponge et, pendant cette section des fibres du
« sphincter, l'opérateur doit avoir soin de s'éloigner du
« bulbe et de se rapprocher du rectum, dont il constate la
« position exacte à l'aide du doigt introduit dans l'anus.

« On agira avec lenteur pendant cette section, afin de
« bien surveiller l'action de l'instrument.

« Lorsque les fibres du sphincter sont coupées, toute la
« paroi antérieure du rectum s'abaisse avec facilité et le
« fond de la plaie se met à découvert ; on arrive facilement
« sur le sommet de la prostate et sur l'urèthre.

Deuxième temps. — « Cela fait, on attaque les voies

« urinaires. On introduit dans la plaie un bistouri à lame
« longue et étroite, à pointe un peu mousse et à dos très
« gros, de façon que le tranchant regarde la lèvre anté-
« rieure de la plaie; le dos de cet instrument vient s'ap-
« puyer contre la paroi antérieure du rectum soutenue
« par le doigt introduit dans cet organe. L'extrémité de
« ce doigt et l'œil de l'opérateur reconnaissent la
« pointe de la prostate, et l'on ponctionne l'urèthre
« précisément dans le point où il va traverser cette
« glande. Cette ponction se fait à ciel ouvert si le sujet
« n'a qu'un embonpoint assez médiocre; si le périnée
« est très épais, on la fait avec la même facilité, il n'y
« a qu'à préciser avec le doigt introduit dans le rectum le
« sommet de la prostate; on sent le cathéter très bien
« dans cette partie de la glande, comme nous l'avons déjà
« dit. Cela fait, on repousse avec ce doigt, à travers la
« portion antérieure du rectum, la portion du dos du bis-
« touri qui avoisine la pointe, de manière à couper l'urè-
« thre en s'aidant d'un léger mouvement de bascule de
« l'instrument qui agit comme un levier du premier genre.
« Cette petite manœuvre est si facile que, malgré l'épais-
« seur du périnée, on la fait toujours aussi bien qu'à ciel
« ouvert.

TROISIÈME TEMPS. — « On glisse par la cannelure du
« cathéter la pointe du lithotome double, et tout se passe
« dans la taille prérectale comme dans la taille bilatérale
« de Dupuytren, c'est-à-dire qu'on coupe avec cet instru-
« ment la prostate dans ses deux rayons obliques infé-
« rieurs. »

On doit prendre le lithotome caché comme une plume à
écrire, sa concavité étant tournée en haut et en avant. La
meilleure manœuvre et la plus simple consiste à faire
glisser la pointe sur le dos de l'ongle et à la pousser en
avant jusqu'à ce qu'elle arrive à son tour en contact avec
la rainure du cathéter. A ce moment, quand on est bien

sûr du contact des deux instruments, on retire son index, on saisit le pavillon du cathéter et la verge de la main gauche, on relève le cathéter en l'appuyant contre la symphyse pubienne, puis par un mouvement simultané des deux mains, on abaisse légèrement le manche des deux instruments sans rien changer à leur situation respective. Le bec du cathéter s'enfonce ainsi plus profondément dans la vessie et le lithotome le suit et s'engage avec lui. Une petite propulsion lente et graduée fait glisser le lithotome sur le conducteur maintenu fixe jusqu'à ce que la pointe du premier arrive à l'arrêt terminal de la cannelure. Un léger mouvement de rotation en sens inverse dégage la pointe de cette cannelure et le cathéter est retiré. La liberté des mouvements de la pointe du lithotome et le contact du calcul indiquent avec certitude la pénétration de l'instrument dans la cavité de la vessie.

Pour faire manœuvrer le lithotome, le chirurgien se lève et il retourne l'instrument de façon à ce que sa concavité regarde en bas. Le lithotome doit être tenu bien horizontal et perpendiculaire au plan du périnée. L'opérateur en développe alors les lames, dont l'écartement a été fixé d'avance, en appuyant avec les quatre doigts de la main droite sur le manche à bascule de l'instrument. L'écartement de chaque lame ne doit pas dépasser 35 millimètres. Le lithotome est retiré lentement et en abaissant graduellement son manche vers l'anus. Le défaut de résistance indique que la prostate est dépassée ; on cesse alors la pression sur le manche à bascule et les lames rentrent dans leur gaîne. Les tissus sont ainsi sectionnés dans une étendue déterminée, qui varie de 25 à 30 millimètres. L'incision est faite suivant les deux rayons obliques postérieurs. En vous décrivant l'anatomie de l'urèthre et de la prostate, je vous ai dit pourquoi il fallait donner cette direction à l'incision ; je n'y reviens pas.

Lorsque le lithotome a été retiré, le liquide contenu

dans la vessie s'écoule aussitôt. On introduit alors l'index
gauche dans la vessie ; on régularise ainsi la plaie périnéale, on dilate au besoin le trajet, on explore la vessie et
l'on reconnaît la position du calcul ; puis, tournant la face
palmaire de ce doigt en avant, on glisse sur elle le conducteur à arête, qui sert à son tour à diriger les tenettes.
On peut également, si on le préfère, introduire comme
conducteur le gorgeret mousse, dont on applique la gouttière sur le bord radial de l'index et que l'on retourne, une
fois le doigt retiré.

Lorsqu'on se sert comme conducteur, du bouton à crête,
on fait glisser la tenette sur le conducteur de façon que
l'arête soit placée entre les deux mors. Toute déviation
de l'instrument est ainsi évitée.

Enfin, on retire le conducteur et l'on *charge le calcul*.
On a soin auparavant de reconnaître de nouveau avec la
tenette la position de la pierre. Lorsque les mors sont
en contact avec le calcul, on les ouvre et l'on fait glisser
d'avant en arrière un des mors qui déprime le bas-fond
et vient se placer au-dessous de la pierre, on abaisse alors
le mors supérieur et le calcul se trouve saisi. On exerce
sur la pierre une pression suffisante pour qu'elle ne
s'échappe pas, mais on évite bien de la briser.

Avant d'extraire le calcul, on a soin de s'assurer par
quelques mouvements légers de rotation et de va-et-
vient que la muqueuse vésicale n'a pas été saisie. On
retire le calcul en plaçant les cuillers de la tenette de
façon à ce que leur convexité corresponde aux lèvres de
l'incision. On exécute des mouvements alternatifs d'abaissement et d'élévation, des petits mouvements de latéralité
et l'on fait une traction soutenue dans l'axe de la plaie,
c'est-à-dire suivant une ligne oblique en bas et en dehors,
à droite et à gauche de l'opérateur. « C'est à ce moment,
« dit M. Thompson, que la dilatation de la plaie vésicale
« arrive à son maximum ; aussi faut-il plus que jamais,

« pour le bien du malade, procéder avec douceur et ré-
« flexion. »

Lorsque la pierre est trop volumineuse, il faut la briser
dans la vessie, ce qui constitue une complication plus
grave que dans la taille hypogastrique. On se sert alors
du lithoclaste de Dolbeau, qui est très puissant ; il existe
aussi différentes variétés de casse-pierre qui ont été construites pour cet usage.

L'extraction des fragments exige encore plus de douceur que celle du calcul entier, car ils peuvent déchirer
encore beaucoup plus facilement les lèvres de la plaie.

Lorsque l'extraction paraît terminée, on introduit un
explorateur dans la vessie pour s'assurer qu'il n'existe
pas d'autres calculs. Dans les cas où l'on a été obligé de
fragmenter la pierre, il faut employer des curettes et faire
des irrigations répétées. L'aspiration n'est malheureusement pas applicable.

Soins consécutifs. — Lorsque la vessie a été lavée
avec la solution saturée d'acide borique jusqu'à ce que le
liquide revienne propre, certains chirurgiens placent
dans la plaie et jusque dans la vessie la canule à chemise
de Dupuytren. D'autres se contentent d'y placer une grosse
sonde. Les tubes de M. Péan que je viens de vous décrire
me paraissent préférables ; on les prendra assez volumineux.

Certains chirurgiens italiens laissent l'urine s'écouler
par la plaie.

Il faut avoir soin de placer un pansement antiseptique
sur la région. Parce qu'il va s'écouler de l'urine par la
plaie, ce n'est pas une raison pour supprimer tout pansement, comme le conseillent certains chirurgiens. De plus,
il est bon d'enduire toute la région de vaseline boriquée,
afin d'éviter l'irritation due au contact de l'urine.

L'opéré est placé dans son lit dans le décubitus dorsal,
la tête et les épaules légèrement élevées, les membres

inférieurs maintenus par des coussins dans la flexion et l'abduction, le bassin reposant sur une alèze propre et facile à renouveler très souvent. Il est bon de faire plonger les tubes dans un vase plat contenant de l'eau boriquée. Ce drainage permet de recueillir au moins une partie de l'urine.

Il est bon de donner un peu d'opium, de façon à ce que le malade n'aille à la selle que le troisième ou le quatrième jour (Thompson).

Il faudra avoir soin de changer fréquemment les linges souillés par l'urine. On fera aussi des lavages de la cavité vésicale, ce qui est facile avec les tubes de M. Péan. Au bout de 3 à 5 jours, si le malade va bien, on supprime ce drainage. Certains chirurgiens laissent alors l'urine s'écouler par la plaie, d'autres préfèrent placer une sonde à demeure. En général, quelle que soit la pratique que l'on ait suivie, la miction redevient normale vers le dixième ou le douzième jour. Si elle tardait plus longtemps, la plupart des chirurgiens sont d'avis qu'il faut alors recourir à la sonde à demeure.

Quant à la plaie cutanée, elle ne se ferme guère qu'au bout de 4 à 6 semaines.

Taille latéralisée.

Ce procédé est surtout employé par les chirurgiens anglais. M. Thompson conseille de pratiquer cette opération de la façon suivante. « Par la vue, dit-il, et surtout « par le toucher, l'opérateur mesure la distance d'une « tubérosité ischiatique à l'autre ; de leur écartement ou de « leur approchement, il conclut à la direction à suivre dans « son incision.

« L'opérateur commence par pratiquer le toucher rectal

« pour s'assurer que l'intestin est vide... Les doigts de la
« main gauche sont alors appliqués à la partie supérieure
« du périnée pour immobiliser la peau, mais non pour
« l'attirer en haut. Prenant le bistouri pointu de la main
« droite, il procède à l'incision superficielle, qui commence
« à 6 millimètres à gauche du raphé, à 3 centimètres ou
« 3, 5 centimètres en avant de l'anus, se prolonge dans
« une étendue de 7, 5 centimètres environ obliquement en
« bas et en dehors, à égale distance de l'anus et de l'ischion,
« un peu plus rapprochée cependant de ce dernier. Au
« moment où l'on commence l'incision, on doit plonger
« tout de suite le bistouri assez profondément, en dirigeant
« sa pointe vers le cathéter, dont on doit avoir toujours la
« position présente à l'esprit; on le fait pénétrer ainsi dans
« le tissu adipeux qui remplit le triangle latéral du périnée,
« puis, au fur et à mesure qu'on prolonge l'incision par en
« bas, on la fait de moins en moins profonde. Si l'on pré-
« voit une grosse pierre, on peut inciser dans une étendue
« de 9 centimètres. Comme règle, cette première incision
« doit être nette.

« L'index gauche est introduit dans la plaie; conduit
« dans la direction du cathéter qu'il doit sentir à ce mo-
« ment, il écarte un peu les tissus, refoule l'intestin en bas
« et en dedans; un coup où deux de bistouri achèvent de
« rendre appréciable la rainure du cathéter. Une fois
« arrivé à la portion membraneuse, juste au sommet de la
« prostate, on engage l'ongle du doigt dans la cannelure.
« C'est conduit par cet ongle et en ce point même, que l'on
« ponctionne l'urèthre et que l'on fait pénétrer dans la can-
« nelure la pointe du bistouri, tenu de telle façon que son
« tranchant ne regarde ni directement en bas, ni directe-
« ment en dehors, mais très obliquement dans cette der-
« nière direction, tandis que la pointe elle-même est
« dirigée légèrement en haut...

« Le bistouri est alors poussé avec assurance le long

« de la rainure jusque dans la vessie. L'opérateur se sou-
« viendra que la profondeur de l'incision prostatique
« dépend beaucoup de l'angle que forme en ce moment
« l'instrument tranchant avec le conducteur; aussi ne
« devra-t-il pas trop abaisser la main droite. Si l'on ne
« veut qu'une petite incision, on maintiendra le bistouri
« presque parallèle à l'extrémité du cathéter, de sorte que
« les deux ne limitent entre eux qu'un angle aigu; on n'ap-
« puie sur lui d'ailleurs, qu'autant qu'il est nécessaire pour
« faire glisser sa pointe dans la cannelure qu'elle ne doit
« jamais abandonner sous aucun prétexte. Une fois la
« vessie incisée, le bistouri est retiré pour y laisser intro-
« duire le doigt. Toutefois, si l'opérateur ne juge pas la
« voie obtenue suffisante, il peut l'augmenter à son gré,
« en dirigeant le tranchant en bas et en dehors, tandis
« qu'il retire le bistouri dans l'axe de l'incision superficielle
« dont il effleure l'angle inférieur au moment de sortir.

« L'extrémité de l'index gauche suit alors la cannelure
« du cathéter, arrive ainsi à travers l'incision jusqu'au
« milieu de la prostate, qu'il dilate chemin faisant avec
« douceur et fermeté tout à la fois; on ne s'arrête que
« lorsque toute la dernière phalange est engagée dans
« la vessie (comme il arrive en général) et touche la
« pierre, située le plus souvent au col vésical. Dans cette
« position, le doigt fait deux choses ; il renseigne exacte-
« ment sur la position du calcul, et, par une légère pres-
« sion sur lui, fixe ses rapports avec la paroi vésicale.
« « Retirez le cathéter », dit alors l'opérateur, tandis que,
« saisissant une paire de longues tenettes droites, il fait
« glisser doucement et petit à petit leur extrémité fermée
« le long de la face palmaire de l'index, jusqu'à ce que les
« mors aient pénétré dans le réservoir urinaire. Cette
« manœuvre ne peut, de toute évidence, s'accomplir qu'aux
« dépens d'une nouvelle dilatation de l'incision prostatique.
« Or, il est de la plus haute importance que la tenette ne

« soit pas poussée de manière à déchirer les parties molles,
« mais qu'au contraire l'opérateur ne la fasse, de parti pris,
« avancer que lentement, dilatant ainsi graduellement, et
« ne déchirant que le moins possible. Pendant cette
« manœuvre, on verra probablement s'échapper un peu
« d'urine par la plaie.

« Nous avons une remarque importante à faire à propos
« de l'incision prostato-vésicale, c'est son manque de
« parallélisme exact avec l'incision superficielle. Les au-
« teurs invitent l'opérateur à veiller avec soin à ce que
« l'incision du col vésical et l'incision des téguments
« soient dans le même plan.

« En pratique, il n'en est jamais ainsi, et cela ne saurait
« être que bien rarement. C'est là un fait qu'il est bon et
« sage de signaler. »

L'extraction du calcul se fait ensuite comme dans la
taille prérectale.

M. Thompson fait remarquer que *chez l'enfant* les limites
de la prostate sont toujours franchies, ce qui ne présente
aucune gravité, contrairement à ce qu'ont pensé certains
auteurs. Il recommande de n'employer *chez l'enfant* qu'un
seul bistouri, de faire la section de l'urèthre et de la prostate nettement et avec décision; « l'extrémité de l'index
« doit pouvoir s'y engager facilement, sans quoi l'opéra-
« teur s'expose, soit à repousser le col vésical le long du
« cathéter, soit à pénétrer dans le tissu cellulaire qui
« sépare le rectum de la vessie ». Il faut employer un
cathéter à forte courbure et porter tant le doigt que les
tenettes par l'angle supérieur de la plaie, derrière la
symphyse pubienne.

**Difficultés, accidents et complications de la taille
périnéale.** — Les principales difficultés sont dues à l'hypertrophie de la prostate, à la nécessité de broyer un
calcul volumineux, à la petite capacité et aux contractions

exagérées de la vessie. L'évacuation complète de calculs multiples est parfois irréalisable. La grande épaisseur du périnée, la présence de cicatrices ou d'indurations dans la région ont bien moins d'importance. Quant à l'étroitesse du bassin, elle est rare.

L'enchatonnement du calcul crée encore bien plus de difficultés dans la taille périnéale que dans la taille hypogastrique.

Parmi les principaux accidents, il faut d'abord citer les *fausses routes* produites par le cathéter cannelé, aussi M. Thompson formule-t-il le précepte suivant : « *Il faut* « *avec le cathéter lui-même au moment de la taille perce-* « *voir nettement le contact et le choc de la pierre.* »

La *blessure du rectum* est rare si l'on a recours au procédé de Nélaton, la taille prérectale. Cependant, chez certains vieillards l'ampoule rectale dilatée enveloppe presque la prostate et le col vésical, de sorte que cette blessure est encore possible ; il faudra donc redoubler de précautions dans ces cas.

La *blessure du bulbe* est évitée avec la taille prérectale.

Les parois vésicales sont souvent pincées, déchirées, arrachées par les tenettes, disent les auteurs, parce qu'on est obligé de manœuvrer sans guide dans une cavité vide, à parois flasques.

Mais de tous les accidents de la taille périnéale l'*hémorrhagie* est le plus grave et le plus important. Elle peut se produire au moment de l'opération et dans la journée où le malade a été opéré.

L'hémorrhagie due à une lésion des artères du périnée ne présente aujourd'hui aucun danger, grâce au pincement des vaisseaux fait avec les pinces hémostatiques de M. Péan. Il n'en est plus de même lorsque l'écoulement de sang provient d'une lésion de la muqueuse vésicale ou des plexus veineux périprostatiques. On peut bien avec de longues pinces agir profondément, mais souvent on est obligé de recourir à la compression exercée par le *tamponnement* de la plaie. La *canule à chemise* de Dupuytren ou tout appareil analogue, une poire en caoutchouc qu'on dilate profondément dans la plaie, peuvent rendre des services.

Il ne faut pas oublier que dans cette variété d'hémorrhagie le sang peut pénétrer dans la vessie et la distendre.

Lorsque l'écoulement sanguin est dû à une lésion de la muqueuse vésicale, il faut recourir aux injections froides et astringentes et placer une large canule à demeure pour éviter tout effort d'expulsion. On a conseillé d'injecter dans la cavité vésicale une forte solution de tannin.

Parmi les *complications*, il en en est qui peuvent en général être évitées par une antisepsie rigoureuse, si l'on a soin d'appliquer préalablement le traitement palliatif que je vous ai indiqué. Si l'urine est normale et que la plaie ne soit pas infectée pendant l'opération, les complications fébriles et inflammatoires doivent disparaître, à condition bien entendu de continuer les jours suivants les soins antiseptiques. L'infection purulente, la phlébite, la cystite, la néphrite, etc..., peuvent, je crois, être ainsi évitées dans la grande majorité des cas. Si les reins et les uretères sont déjà enflammés, il est bien difficile de maintenir le milieu aseptique. On pourra cependant atténuer l'influence fâcheuse du contact de cette urine altérée avec la plaie grâce au drainage et à de fréquentes injections vésicales.

L'*infiltration d'urine* est une complication aujourd'hui assez rare. La *cellulite pelvienne* reconnaît pour cause tantôt cette infiltration, tantôt des déchirures et des contusions plus ou moins étendues de la plaie prostatique. C'est une complication très grave quand l'urine est septique.

La *péritonite aiguë* est plus fréquente chez l'enfant que

chez l'adulte. Elle est la conséquence de lésions vésicales ou bien elle est consécutive à la cellulite pelvienne.

La taille périnéale peut être suivie de trois infirmités ; ce sont : la *persistance d'une fistule urinaire*, l'*incontinence d'urine*, l'*impuissance* ou la *stérilité*.

La persistance d'une fistule urinaire est assez fréquente; on ne saurait donc surveiller avec trop de soin la cicatrisation de la plaie périnéale.

L'incontinence d'urine ne s'observe guère que chez les enfants avant l'âge de la puberté.

L'impuissance et la stérilité sont très rares après la taille périnéale. M. Thompson les considère comme étant la conséquence d'une inflammation des deux conduits éjaculateurs déterminant leur oblitération.

De la Taille chez la femme.

On n'emploie aujourd'hui chez la femme que la taille vésico-vaginale ou kolpocystotomie et la taille hypogastrique. Cette dernière se pratique à peu près de la même façon que chez l'homme. Le ballon de Petersen est introduit et distendu dans le vagin. Certaines affections utérines et surtout péri-utérines en contre-indiquent l'emploi, suivant certains auteurs.

Les rapports de la vessie avec la paroi abdominale antérieure, un peu plus étendus chez la femme que chez l'homme, rendent chez elle la taille hypogastrique plus facile et exposent moins à la blessure du péritoine.

Je vous rappelle que les recherches du calcul ou de ses fragments sont plus difficiles que chez l'homme à cause de la dépressibilité et de la flaccidité de la vessie chez la femme. Il faudra donc faire cette recherche avec soin.

La tolérance de l'urèthre et sa brièveté permettent de

placer un sonde à demeure après l'opération, ce qui a été
conseillé par certains chirurgiens. D'autres préfèrent
employer le drainage sus-pubien comme chez l'homme et
pratiquer le cathétérisme toutes les deux heures.

Taille vésico-vaginale.

Cette opération consiste à pénétrer dans la vessie au
travers de la cloison vésico-vaginale en respectant
l'urèthre et le col de la vessie.

Les soins préliminaires ne diffèrent guère de ceux que
je vous ai indiqués à propos des procédés de taille chez
l'homme. Ici il faudra rendre le vagin aseptique avant l'opération et prendre toutes les précautions antiseptiques auxquelles on a recours toutes les fois que l'on opère sur le
vagin ou l'utérus. La malade sera placée sur le lit d'opération de M. Péan dans la position que l'habile chirurgien de
St-Louis a décrite pour la cure des fistules vésico-vaginales.
La paroi postérieure du vagin est déprimée avec l'un des
longs écarteurs employés pour cette dernière opération. Un
cathéter cannelé est introduit dans la vessie et maintenu
par un aide bien exactement sur la ligne médiane. Ce
cathéter fait saillie à travers la paroi vésico-vaginale. Le
chirurgien ponctionne la vagin à un centimètre en arrière
du col vésical, sur l'index gauche maintenu dans la cannelure du cathéter, et il prolonge l'incision sur la ligne
médiane en arrière, jusqu'au voisinage du col utérin, dans
une étendue qui ne doit pas dépasser 3 à 4 centimètres
suivant les uns, 25 à 28 millimètres suivant les autres.

L'incision doit être faite d'un seul coup et elle doit
comprendre toute l'épaisseur de la cloison vésico-vaginale. Si elle n'est pas d'emblée assez étendue on pourra
l'agrandir en arrière avec des ciseaux conduits prudem-

ment sur le doigt et tenus exactement sur la ligne médiane.

Une fois l'incision pratiquée, on place la malade dans le décubitus dorsal, on introduit le doigt dans la cavité vésicale, on reconnaît le calcul et l'on accommode son plus petit diamètre à l'axe de la plaie. On l'extrait alors à l'aide des tenettes.

Après l'extraction du calcul, on lave soigneusement la vessie avec une solution saturée d'acide borique, on s'assure que l'hémostase est complète et l'on procède à la réunion *immédiate* de la plaie vaginale. En un mot, on termine l'opération comme s'il s'agissait de la cure d'une fistule vésico-vaginale. Les soins consécutifs sont également les mêmes.

L'hémorrhagie est rarement abondante. Quelques pinces hémostatiques de M. Péan suffisent pour faire l'hémostase. Un auteur a cependant conseillé récemment de placer des ligatures sur les quelques artérioles qui ont pu être sectionnées, ligatures assez difficiles à pratiquer d'ailleurs, ajoute-t-il. Aussi croit-il devoir conseiller d'arrêter l'écoulement sanguin « au moyen de perchlorure de fer ». Et il s'agit d'un auteur français !

———

TRENTE-SIXIÈME LEÇON

CHOIX DE LA MÉTHODE

Dans le Traitement des Calculs vésicaux.

Messieurs,

Lorsque vous serez consultés par un malade présentant
les symptômes rationnels que je vous ai indiqués et chez
lequel l'exploration de la vessie vous permet de reconnaître l'existence d'un calcul vésical, votre premier soin
devra être d'instituer le traitement palliatif que je vous ai
décrit. Ce n'est qu'au bout de quelques jours que vous
vous demanderez si ce traitement palliatif doit être exclusivement employé ou si vous devez recourir au traitement
curatif. « Devons-nous refuser dans certains cas, dit
« M. Thompson, d'opérer un calculeux? Si oui, dans quelles
« circonstances?

« Au point de vue pratique, ce point doit être résolu;
« sa solution d'ailleurs influe considérablement, comme il
« est facile de le comprendre, sur la statistique des opé-
« rations. En Angleterre comme en Ecosse, je pense que
« dans la pratique hospitalière, il n'est que bien peu de
« cas non opérés; mais le fait est moins rare, pour des
« causes multiples, dans la clientèle privée. Chez nos
« clients dont les moyens le permettent, on peut faire tant
« pour calmer leurs souffrances, qu'il est inutile de leur

« faire courir les risques d'une opération rendue hasar-
« deuse par le volume de la pierre ou toute autre condition
« défavorable. Mais il n'en est plus de même chez le
« pauvre, et il est parfois difficile alors de déterminer ce
« qui expose le plus la vie, ou des douleurs persistantes,
« ou une opération dangereuse. »

Cette manière de voir de l'habile et consciencieux chirurgien anglais est aujourd'hui plus juste encore qu'à
l'époque où il écrivait ces lignes. Vous avez vu que l'anesthésie directe de la muqueuse uréthro-vésicale à l'aide des
injections intra-vésicales sans sonde d'une solution de
chlorydrate de cocaïne permet de soulager très rapidement les calculeux. Mais cette précieuse substance analgésiante est encore d'un prix assez élevé. Vous entendez
souvent les malades de ma clinique s'en plaindre. Dans
l'une de mes dernières années d'internat, je me suis vu
refuser ce médicament pour un malheureux malade atteint
d'une cystite tuberculeuse extrêmement douloureuse.

M. Thompson pense que l'on doit encore recourir exclusivement au traitement palliatif lorsqu'il « existe une af-
« fection rénale avancée. Lorsqu'on est sûr d'un tel fait,
« dit-il, je crois qu'un pareil malade est fatalement voué
« à la mort, et que le chirurgien ne serait pas excusable
« de hâter le dénouement final. »

Il ajoute aussi : « On rencontre dans la pratique privée
« nombre d'exemples de malades ne pouvant se résoudre
« à accepter une intervention chirurgicale. » Il cite des
exemples de calculeux déjà d'un âge avancé qui furent
tellement soulagés par le traitement palliatif qu'ils refu-
sèrent toute opération et auprès desquels M. Thompson
ne crut pas devoir insister pour pratiquer le traitement
curatif.

La localisation du cancer dans une région autre que
l'appareil urinaire doit en général faire recourir uniquement au traitement palliatif. Il en est de même d'une

tuberculose avancée ou avec un mauvais état général, du *mal de Bright* et du diabète. Dans cette dernière affection, s'il est possible d'améliorer notablement l'état du malade, on peut alors recourir au traitement curatif. Dans un cas de ce genre, j'ai pu faire la lithotritie sans déterminer aucune complication.

Lorsqu'il existe des accidents fébriles liés à une poussée aiguë de néphrite, il faut attendre pour recourir au traitement curatif que ces accidents aient cessé.

Je vous ai fait remarquer, en vous décrivant la taille et la lithotritie, combien ces opérations présentent moins de difficultés et de dangers lorsqu'on guérit ou améliore notablement la cystite avant d'y recourir. Vous devrez donc insister sur le traitement de cette complication des calculs vésicaux avant d'appliquer le traitement curatif.

Mais le traitement palliatif, ainsi que je vous l'ai déjà dit, doit être considéré, dans l'immense majorité des cas, uniquement comme le premier temps du traitement curatif. Voyons donc quelle doit être alors la méthode à appliquer dans les différents cas que l'on peut rencontrer dans la pratique.

Il est bon, je crois, d'établir tout de suite une distinction entre l'affection calculeuse chez l'homme et chez la femme.

Quelle est la conduite à tenir chez l'*homme*? Le premier point à considérer, c'est *l'âge* du malade. Chez les *enfants*, la lithotritie est d'une exécution assez délicate et demande beaucoup d'habitude. Si l'on y a recours, il faut employer la lithotritie rapide, qui est applicable, car l'engagement des fragments, si l'on fait des séances multiples, constitue le principal danger.

La plupart des chirurgiens anglais préfèrent la taille. « Pour tout calcul dans l'*enfance*, dit M. Thompson, c'est- « à-dire entre un et douze ou quatorze ans, voici la con- « duite qui semble la plus judicieuse :

« Pratiquez, comme règle générale, la taille latéralisée

« qui ne donne à cette époque qu'une mortalité de 1/28 ;
« tandis que dans son ensemble et envisagée à tous les
« âges, elle arrive à la proportion de 1/15.

« Les cas exceptionnels sont ceux où la pierre, petite
« en réalité, n'a qu'un calibre un peu supérieur à celui de
« l'urèthre. Il n'est pas nécessaire alors de recourir à la
« taille. Aussi, quelque opposé que je sois à la lithotritie
« chez l'enfant, je pense cependant que si la pierre est
« assez petite pour pouvoir être aisément pulvérisée en
« une seule fois par un petit lithotriteur, l'opération par
« broiement sera la méthode la plus simple et la meilleure.
« Je la crois aussi applicable si le calcul peut être broyé
« facilement et complétement en deux séances. »

Je dois vous faire remarquer que la taille latéralisée,
que conseille M. Thompson, n'est pas la seule que l'on
puisse appliquer chez les enfants. La taille hypogastrique,
telle qu'on la pratique aujourd'hui, donne chez eux, comme
chez l'adulte, d'excellents résultats.

A un âge très avancé, au-dessus de 80 ans, par exemple,
il sera bon en général, comme je vous le disais tout à
l'heure, de s'en tenir au traitement palliatif. Si vous vous
décidiez cependant à intervenir, c'est à la lithotritie qu'il
faudrait recourir, s'il n'existait pas de contre-indications
à cette opération. Le traumatisme est en effet infiniment
moindre qu'avec la taille. Il est bien entendu que la lithotritie doit être faite, dans ces cas, en une seule séance.

Chez les *vieillards* moins âgés et chez les *adultes*, il
faut employer la lithotritie dans la grande majorité des
cas. Vous venez de voir combien cette merveilleuse opération est en effet supérieure aujourd'hui à la taille, au
point de vue de la rapidité de la guérison, de la bénignité
des accidents consécutifs, et surtout de la mortalité. Malheureusement, la lithotritie présente encore certaines
contre-indications que je vais vous faire connaître.

Je vous signalerai tout d'abord la *dureté excessive* du

calcul, quel que soit son volume. Si la pierre résiste aux manœuvres que je vous ai indiquées, n'insistez point sur la percussion. Retirez votre lithotriteur et pratiquez la taille.

Le *volume exagéré* du calcul est encore une contre-indication à la lithotritie. On a longtemps admis que toute pierre *dont le diamètre dépasse cinq centimètres*, quelle que soit sa nature, n'est justiciable que de la taille. On peut aujourd'hui franchir ces limites, si l'on a l'habitude de pratiquer la lithotritie et qu'il s'agisse d'un calcul phosphatique mou. Mais il faut bien convenir qu'au-delà de 4 centimètres la lithotritie est une opération laborieuse. Si la pierre est en même temps assez dure, vous ferez bien en général, de recourir, dans ces cas, à la taille. Sachez cependant que certains chirurgiens sont arrivés à broyer et à évacuer en une seule séance des calculs de 5 à 6 centimètres et pesant 50, 70, 80 grammes et plus.

Les *rétrécissements de l'urèthre* constituent bien rarement une contre-indication à la lithotritie. Je vous ai dit que la préparation du canal dans ces cas est possible sans déterminer d'accidents, à condition de faire une antisepsie rigoureuse des voies urinaires et de recourir à la cocaïne. Or, avec un calibre n° 21., la lithotritie rapide, en une seule séance, est parfaitement réalisable.

L'*hypertrophie de la prostate* était considérée autrefois comme une contre-indication fréquente à la lithotritie à cause des difficultés que présentait l'évacuation. Aujourd'hui, l'aspiration permet de débarrasser complétement la vessie des fragments qu'elle contient et l'hypertrophie prostatique ne contre-indique la lithotritie que lorsqu'elle rend le cathétérisme difficile ou impossible.

La *cystite*, disent les auteurs, doit faire renoncer à la lithotritie lorsqu'elle a déterminé une irritabilité telle de la vessie que celle-ci ne puisse être calmée par l'anesthésie chloroformique. J'ai tout lieu de croire que ces cas seront désormais exceptionnels si l'on veut bien appliquer rigoureusement le traitement palliatif des calculs vésicaux que je vous ai décrit avant d'en tenter la cure définitive.

Les *lésions rénales* doivent faire renoncer, ainsi que je vous l'ai déjà dit, à toute intervention lorsqu'elles sont aiguës ou intenses. Quand le traitement palliatif aura déterminé une amélioration notable de l'état des reins, on pourra alors recourir à la lithotritie, à condition de débarrasser complétement la vessie dans une seule séance. Si le chirurgien ne possède pas une habitude suffisante de cette opération, il fera bien d'y renoncer dans ces cas et de pratiquer la taille. C'est là du reste, Messieurs, une remarque générale qui doit être faite. Sans aller jusqu'à dire avec quelques chirurgiens étrangers que la lithotritie doit être réservée à un certain nombre « d'artistes », il faut reconnaître que cette opération nécessite une certaine habitude. Vous ne devrez la pratiquer sur le vivant qu'après vous être bien exercés aux manœuvres de préhension et de broiement sur le cadavre ou sur le mannequin, manœuvres que je vais vous faire répéter tout à l'heure sur ce mannequin. Vous allez vous rendre compte par vous-mêmes que la lithotritie ne présente pas de difficultés spéciales; elle exige simplement un peu d'adresse, comme toute opération chirurgicale, et surtout beaucoup de lenteur, de douceur et de prudence.

Je vous rappelle que c'est la lithotritie rapide, en une seule séance, qu'il faut pratiquer aujourd'hui. Ce n'est que dans des cas exceptionnels que l'on doit recourir à plusieurs séances : par exemple lorsqu'on ne peut faire usage du chloroforme, ou quand des difficultés prolongent trop la première séance.

Lorsque la merveilleuse opération de Civiale est contre-indiquée à quel procédé de taille faut-il recourir? Il ne saurait y avoir d'hésitation aujourd'hui : la taille hypo-gastrique est le procédé de choix. Elle est facile, elle expose à bien moins d'accidents que la taille périnéale, elle permet de meilleures manœuvres intra-vésicales et elle n'entraîne à sa suite ni l'incontinence d'urine, ni l'impuissance ou la stérilité; enfin, elle abrège en général la durée du séjour au lit. C'est du reste la seule possible lorsque le calcul est très gros, quand la pierre est emprisonnée dans une loge située sur le plan antéro-supérieur, et lorsque l'urèthre est tellement déformé qu'il y a impossibilité de faire parvenir un conducteur dans la vessie. Il en est de même dans certains cas de rétrécissement du détroit inférieur du bassin consécutif au rachitisme (Thompson) ou au traumatisme : le rapprochement des limites osseuses de la région peut alors être tel qu'un calcul même de moyen volume ne puisse les franchir; la taille périnéale ne pourrait donc ici être pratiquée qu'avec les plus grandes difficultés.

Faut-il rejeter complétement la taille périnéale? Je ne le pense pas, comme je vous le disais en étudiant l'anatomie de l'urèthre et de la prostate. Je crois que ce procédé présente encore quelques indications : lorsque la vessie ne possède qu'une très petite capacité, par exemple à la suite d'une cystite interstitielle, ou dans les cas maintenant exceptionnels où la contracture extrême des parois vésicales ne cède pas au traitement palliatif, il n'est pas douteux qu'il vaut mieux employer la taille périnéale que la taille hypogastrique. Dans les quelques cas où l'on peut soupçonner que le péritoine descend très bas, cas dont je vous ai parlé, il est encore préférable en général de renoncer à la taille hypogastrique.

Si l'on a recours à la taille périnéale, quel procédé faut-il employer ? En France, on pratique généralement la taille prérectale de Nélaton. En Angleterre, au contraire, on préfère recourir à la taille latéralisée.

Voyons maintenant quelle est la conduite à tenir *chez la femme*.

Si le diamètre du calcul ne dépasse pas un centimètre et demi, on doit tenter, à partir de 16 à 18 ans, l'extraction de la pierre entière après *dilatation de l'urèthre*.

Lorsque le calcul est très volumineux, il faut recourir, comme chez l'homme, à la taille hypogastrique.

Dans les cas intermédiaires, la lithotritie me paraît être le traitement de choix. Chez la malade dont je vous ai parlé, je n'ai pas rencontré, je vous le répète, les grandes difficultés signalées par certains auteurs.

Si une circonstance quelconque rend la lithotritie impossible, il faut pratiquer la taille vésico-vaginale suivie de la suture immédiate de l'incision. C'est là en effet le procédé de choix. Son exécution est facile, la voie d'extraction est large, l'incontinence d'urine n'est guère à redouter avec la suture vaginale et la mortalité est insignifiante ; on peut même dire qu'elle est nulle aujourd'hui.

Chez les *petites filles*, on aura recours à la lithotritie rapide si le calcul est friable ou s'il est petit.

Lorsque le calcul est volumineux ou très dur, il faut employer la taille hypogastrique.

Telle me paraît être, Messieurs, dans l'état actuel de la science, la conduite à tenir dans le traitement des calculs vésicaux.

Corps étrangers de la Vessie.

Les corps étrangers de la vessie pénètrent dans cette cavité tantôt *par l'urèthre*, ce qui est le cas de beaucoup le plus fréquent, tantôt à *travers les parois vésicales*.

Les corps étrangers de la vessie introduits par l'urèthre ont pour cause : un accident de cathétérisme, une manœuvre érotique, un accès de folie.

La pénétration des corps étrangers dans le réservoir

urinaire à travers une voie accidentelle est due : à un traumatisme, à une inflammation ou à une ulcération des parois.

La nature de ces corps étrangers est très variée. Certains auteurs les ont classés de la façon suivante : 1° flexibles, mous ou de petit volume; 2° longs mais friables; 3° longs et résistants.

La présence de ces corps étrangers est plus fréquente chez la femme que chez l'homme.

La position des corps étrangers dans la vessie est variable. Ceux des deux premiers groupes obéissent à l'action de la pesanteur ou se placent dans une situation quelconque. Ceux de la troisième catégorie, longs de 6 à 9 centimètres se placent *transversalement* et près du col (Guyon et Henriet). Je vous en ai indiqué la raison en étudiant l'anatomie de la vessie. Je vous rappelle que le diamètre transversal de cet organe est seul constant.

Un corps de plus de 9 centimètres conserve une direction verticale ou oblique.

Les corps étrangers peuvent produire une ulcération à leurs extrémités et quelquefois même une perforation des parois vésicales. Mais l'altération la plus fréquente c'est l'inflammation de la vessie. La cystite n'est cependant pas constante.

Au bout de peu de temps, les corps étrangers, quels qu'ils soient, s'incrustent de phosphates, surtout de phosphate ammoniaco-magnésien. Lorsqu'il existe de la cystite, cette incrustation se fait beaucoup plus rapidement. Je vous ai dit avec quelle rapidité se forment parfois dans ces cas les calculs secondaires.

Les *symptômes* sont variables. Il peut arriver qu'un corps étranger non septique, ne donnant pas lieu par suite à de la cystite, reste plusieurs années dans la vessie sans produire aucun trouble. Il est vrai qu'il devient le noyau d'un calcul, dont dépendent ensuite les symptômes. Ceux-ci ne présentent plus alors aucune particularité qui mérite d'être notée.

Souvent il se produit de la cystite et la contracture plus ou moins violente du muscle vésical sur le corps étranger donne lieu à des douleurs variables mais parfois très vives.

Assez souvent les corps étrangers sont expulsés spontanément. Leur engagement dans l'urèthre peut donner lieu aux accidents dont je vous ai parlé en étudiant les corps étrangers de cet organe.

Leur expulsion par une voie artificielle après ulcération et perforation des parois de la vessie, est en général grave. Il faut faire une exception pour cette perforation, chez la femme, lorsqu'il s'agit d'une lésion de la cloison vésico-vaginale.

Le DIAGNOSTIC ne peut se faire que par l'exploration de la vessie, qui doit être pratiquée avec beaucoup de prudence. Elle est la même que pour le diagnostic des calculs vésicaux.

La *cystoscopie* peut rendre ici des services. Je ne vous parlerai pas maintenant de cet examen ingénieux de la cavité vésicale, examen qui permet aujourd'hui non seulement de diagnostiquer le corps étranger, mais qui en facilite encore l'extraction. Je vous décrirai la *cystoscopie* en étudiant les maladies des uretères.

Passons maintenant au *traitement* que nécessitent les corps étrangers de la vessie. Il ne faut pas compter en général sur leur *expulsion spontanée*. Certains auteurs ont cependant conseillé de dilater l'urèthre pour faciliter cette expulsion ; les succès sont très rares.

L'*extraction par les voies naturelles* est le procédé ordinairement employé. Les moyens auxquels on a recours sont variables. Si le corps est petit, on fait usage de l'aspirateur comme après le broiement d'un calcul. Lorsqu'il est friable et que les fragments ne sont pas de nature à blesser les parois vésicales, on peut essayer de l'écraser avec un lithotriteur et faire ensuite l'aspiration.

Si le corps étranger peut être plié, on emploie souvent des instruments spéciaux appelés plicateurs, dont voici un modèle.

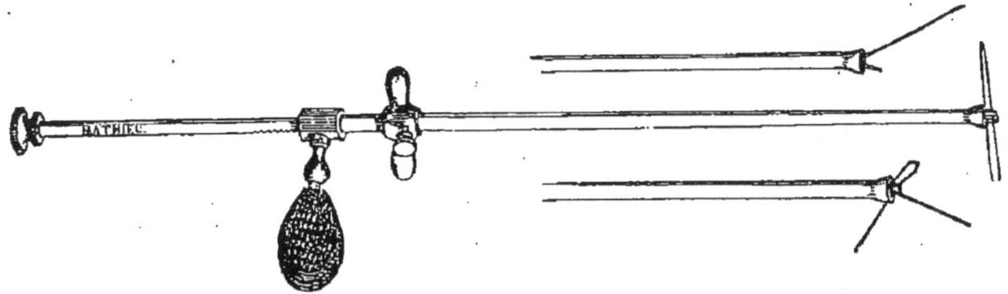

Fig. 11. Plicateur de Courty, modifié par Mathieu.

Un lithotriteur à mors plat suffit parfois à l'extraction de ces corps étrangers.

Certains auteurs ont conseillé de sectionner à l'aide de divers instruments les objets allongés tels que morceau de bois, crayon, porte-plume. Voici le sécateur de Civiale pour cet usage.

Il est plus fréquent de chercher à extraire les corps étrangers placés transversalement dans la vessie et qui par suite ne peuvent être saisis que par leur milieu, à l'aide des instruments que voici et que l'on désigne sous les noms de *redresseurs* ou *basculateurs*.

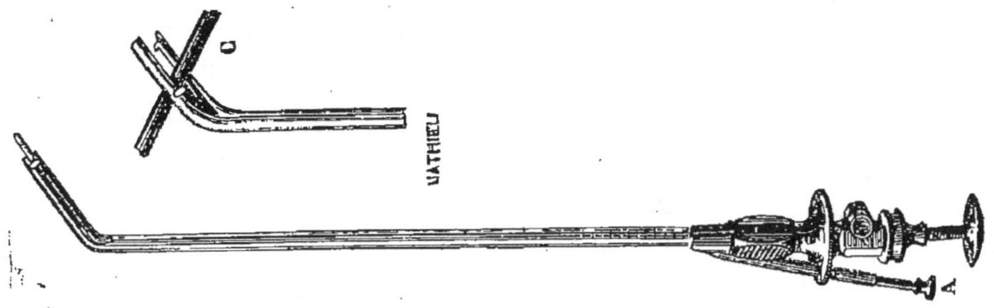

Fig. 12. Instrument basculateur de Mathieu.

[Démonstration du jeu des instruments.]

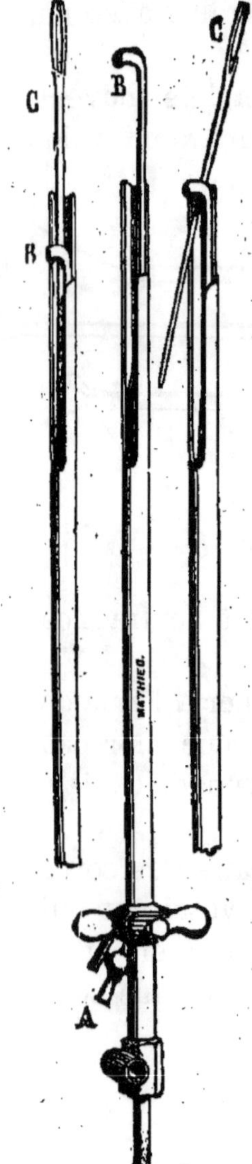

Fig. 13. Instrument bascu-lateur de Mathieu pour les corps étrangers de la vessie chez la femme.

Le *toucher rectal* chez l'homme et le *toucher vaginal* chez la femme, peuvent favoriser le redressement de ces corps étrangers.

Certains auteurs conseillent de ne pas faire d'injections. Celles-ci rendraient la préhension plus difficile en éloignant le corps étranger du col de la vessie.

Il faut toujours essayer d'extraire les corps étrangers avec un lithotriteur. Ce n'est que lorsqu'on a échoué que l'on a recours à ces instruments spéciaux. Il est à remarquer que certains bouts de sonde peuvent être broyés et évacués comme un calcul.

Lorsque le corps étranger est ancien, comme il a donné lieu à la formation d'un calcul secondaire, il ne peut être extrait par la lithotritie qu'en deux temps. Dans le premier, on s'attaque au calcul; dans le second, le corps étranger dépouillé de ses concrétions est extrait soit à l'aide du lithotriteur, soit en ayant recours à l'un des instruments dont je viens de vous parler.

On a cru longtemps que l'extraction de ces corps étrangers anciens ne pouvait être faite que par la taille. Actuellement il existe plusieurs observations d'extrac-tion par la lithotritie. Certains chirur-giens pensent que l'on doit cependant préférer encore aujourd'hui la taille à la lithotritie pour cette variété de corps étrangers.

L'extraction par une voie artificielle est quelquefois la

seule possible. Si le corps étranger est petit, on a recours à la boutonnière périnéale. Lorsque cette opération paraît insuffisante on fait la taille hypogastrique, que certains chirurgiens emploient même dans tous les cas où l'extraction par une voie artificielle est nécessaire.

Chez la femme, l'extraction des corps étrangers est facilitée par la *dilatation forcée de l'urèthre et du col vésical* pratiquée sous le *chloroforme*, opération d'une grande bénignité, si l'on a soin d'agir lentement, avec douceur et de rester dans les justes limites que je vous ai indiquées en étudiant le traitement des calculs vésicaux. Il ne faut pas, vous ai-je dit, dépasser en général le volume de l'index; il est bon de rester même au-dessous de ce calibre si l'on éprouve trop de résistance. On évite de la sorte les ruptures de l'urèthre et les autres accidents signalés par les auteurs.

On commence par faire une injection vésicale, comme pour l'extraction des calculs vésicaux. La femme est placée dans la position de l'examen au spéculum.

Un grand nombre d'instruments ont été proposés pour faire cette dilatation. Voici le dilatateur de M. Péan, qui est très commode.

[Démonstration du jeu de l'instrument.]

Il s'écoule ordinairement un peu de sang après cette dilatation, mais ce saignement est de peu de durée.

Si le méat se dilate mal, on y pratique deux petites incisions latérales.

L'extraction du corps étranger est facilitée par l'introduction du doigt dans la vessie, quand elle est possible.

On fait ensuite avec la solution saturée d'acide borique des irrigations vésicales et uréthrales. On a conseillé également de laisser une sonde à demeure pendant deux ou trois jours. Il faut alors avoir soin, comme chez l'homme, de la changer tous les jours et de faire une antisepsie rigoureuse de l'urèthre et de la vessie.

Valvules du Col.

En vous décrivant l'anatomie pathologique de l'hypertrophie de la prostate, je vous ai dit ce qu'il fallait entendre
par ces expressions : *valvules du col ,barres au col vésical,
barrière uréthro-prostatique*. Eh bien, les obstacles que
l'on désigne ainsi, et qui siègent au col de la vessie,
peuvent-ils exister en dehors de l'hypertrophie prostatique.
Peuvent-ils être dus à des saillies musculaires, à des
replis de la muqueuse ? C'est une question qui a été des
plus controversées et qui a été l'objet des polémiques les
plus vives. C'est à Mercier que l'on doit d'avoir démontré
la participation du tissu musculaire à la constitution de la
barre vésicale. « En multipliant les démonstrations anato-
« miques, dit M. Le Dentu, en concentrant son attention
« sur tout ce qui pouvait contribuer à mettre en évidence
« le mode de production et les conséquences de cette dé-
« formation spéciale du col de la vessie, on peut dire que
« M. Mercier est, de tous les auteurs qui ont abordé ce
« sujet obscur, celui dont les recherches ont été les plus
« fructueuses et les plus démonstratives. » Mais il a eu le
tort d'en exagérer la fréquence. C'est au contraire une affection très rare, qui diffère de la valvule la plus fréquente,
celle qui est due à l'hypertrophie prostatique, en ce qu'elle
se montre surtout à l'âge adulte. Son étiologie est très
obscure et son diagnostic difficile. Les symptômes sont
en effet à peu près les mêmes que lorsque le col vésical
est déformé par l'hypertrophie de la prostate : le principal
signe, comme vous le savez, est la rétention d'urine incomplète. Si vous l'observez chez l'adulte et que vous ne
trouviez aucune autre cause à cette rétention, il faudra
penser à la valvule du col de Mercier.

Je ne fais que vous citer les valvules muqueuses.

Le *traitement* indiqué par Mercier contre les *valvules muscúlaires* consiste à faire la section et l'excision de cet obstacle. Aujourd'hui, on se contente, comme dans l'hypertrophie de la prostate, d'instituer tout simplement le traitement de la rétention incomplète.

N'oubliez pas, Messieurs, que cette déformation augmente les difficultés du cathétérisme et que, si elle est très prononcée, elle peut, comme l'hypertrophie de la prostate, rendre difficile la lithotritie. Mais je vous répète que cette variété de barrière uréthro-vésicale est très rare.

Varices de la Vessie.

Je vous ai dit en vous indiquant le diagnostic de la cystite que les varices du col de la vessie admises par certains chirurgiens sont rejetées au contraire par d'autres. Je vous ai cité longuement l'opinion de M. Tillaux sur ce sujet et celle de M. Guyon. Je n'y reviens pas.

Quant aux *varices proprement dites* de la muqueuse du corps de la vessie, elles seraient bien rares suivant les auteurs, qui ne considèrent point comme telles les dilatations veineuses de la vessie consécutives à certaines lésions du système nerveux central, à des myélites (Guyon, Le Dentu). On en a observé cependant quelques cas chez des malades présentant en même temps d'autres dilatations variqueuses : hémorrhoïdes, varicocèle chez des vieillards (Duplay).

Je n'insiste pas davantage sur cette question, qui offre peu d'intérêt au point de vue pratique, mais je vais vous faire passer cette pièce, qui appartient à la collection de Mallez.

Cellules vésicales.

J'ai déjà eu l'occasion de vous parler de cette lésion en étudiant l'hypertrophie de la prostate. Je me bornerai donc à vous montrer ces pièces remarquables, qui appartiennent à l'ancienne collection de Mallez. Elles vous graveront mieux dans l'esprit ces altérations de la paroi vésicale que la meilleure des descriptions.

Vous venez de voir le rôle que jouent ces cellules dans l'affection calculeuse de la vessie, je n'y reviens pas. Mais je vous ferai remarquer que dans les cas de cystite l'urine contenue dans ces cellules est bien plus purulente que celle contenue dans les autres parties de la cavité vésicale. Les ruptures spontanées de la vessie se font souvent au niveau de ces cellules.

Le *traitement* est celui de la cause : rétrécissement de l'urèthre, hypertrophie de la prostate. Il faudra aussi éviter avec soin la distension de la vessie par un cathétérisme aseptique répété régulièrement et combattre toutes les causes de cystite.

Spasme du Corps et du Col de la Vessie.

Le spasme du corps de la vessie s'observe ordinairement dans la cystite au moment des mictions. Il présente sa plus haute intensité dans la cystite douloureuse. Je vous rappelle que les injections intra-vésicales sans sonde de chlorhydrate de cocaïne constituent le meilleur moyen de faire cesser ce spasme.

La contracture idiopathique s'observe parfois à la fin de la miction. Je vous en ai parlé en vous décrivant la cystalgie. Je n'insiste pas.

Le spasme du col de la vessie est loin d'être démontré. Les auteurs paraissent avoir commis une erreur d'interprétation. Les symptômes qu'ils ont décrits appartiennent au spasme du sphincter uréthral et non à la contracture du col vésical.

Atonie et Paralysie de la Vessie.

On donne le nom de *paralysie* de la vessie à l'impuissance de cet organe due à une cause d'origine nerveuse, tandis que l'*atonie vésicale* est une impuissance fonctionnelle de ce réservoir d'origine musculaire.

Je vous ai montré le rôle important que joue l'atonie de la vessie dans l'hypertrophie de la prostate, rôle sur lequel Civiale a beaucoup insisté. On l'observe aussi, mais rarement, dans les rétrécissemements de l'urèthre. Ce sont des faits que je vous ai signalés en étudiant cette affection.

Dans les cas de *rétention aiguë*, l'atonie est ordinairement passagère. Elle est bien rare à la suite de la cystite. On l'observe quelquefois à l'état aigu dans l'intoxication phosphorée.

Les causes de la paralysie vésicale sont : les *paraplégies brusques* ou traumatiques : celles qui succèdent à une fracture de la colonne vertébrale par exemple ; les *paraplégies lentes*, dues à une compression, à une myélite ; les *hémiplégies* ; la *paralysie générale* ; l'*hystéric* ; l'*ataxie*.

Les *symptômes* consistent surtout dans une rétention d'urine complète ou incomplète.

Le *traitement* doit être d'abord dirigé contre la cause

de l'atonie ou de la paralysie vésicale. Il faut ensuite assurer l'évacuation régulière du réservoir urinaire à l'aide du cathétérisme pratiqué avec les précautions antiseptiques que je vous ai indiquées.

Le traitement curatif ne peut être appliqué que lorsque l'affection n'est due ni à une lésion du système nerveux, ni à la dégénérescence sénile. Ce traitement consiste dans l'usage de l'ergotine, de la strychnine, des douches froides, des injections vésicales froides. L'électricité peut donner quelques résultats. M. Guyon conseille les courants induits, d'autres préfèrent les courants continus. Un pôle est placé dans la vessie et l'autre sur la colonne vertébrale.

Lésions traumatiques de la Vessie.

Les *contusions simples* de la vessie sont mal connues. « Tout au plus peut-on admettre, disent Voillemier et Le « Dentu, que la contusion sans rupture puisse donner lieu « à une inflammation aiguë, ou que certaines hématuries « soient l'indice de la déchirure de quelques points de la « muqueuse. Encore faut-il bien s'assurer, dans ce dernier « cas, que le sang ne vient pas du rein ; car la contusion « de cet organe s'annonce assez fréquemment de cette « façon. »

La classification des solutions de continuité des parois vésicales varie suivant les auteurs. Ceux-ci admettent bien la division en *plaies* proprement dites et en *ruptures* de la vessie, mais les opinions diffèrent lorsqu'il s'agit de déterminer les faits qui doivent être classés dans l'une ou l'autre catégorie. Les uns ne placent dans la première que les solutions de continuité de la vessie accompagnées d'une plaie extérieure. D'autres, avec raison il me semble, y ajoutent les solutions de continuité déterminées par des instruments introduits dans la vessie, pendant une opération par exemple, bien que dans ces cas il n'y ait pas de plaie extérieure. Ces divergences ont heureusement peu d'importance, car l'immense majorité des *plaies* proprement dites de la vessie s'accompagne d'une plaie extérieure. Ce sont les faits de ce genre qu'il nous faut tout d'abord examiner. Commençons par étudier les *plaies par instruments tranchants.*

Cette variété de plaie vésicale ne s'observerait pas accidentellement. Elle ne comprendrait que des *plaies chirurgicales* produites tantôt volontairement, comme dans la taille, tantôt par accident au cours des opérations pratiquées sur les organes pelviens : ovariotomie, hystérectomie par exemple. Je n'ai plus à m'occuper des premières. En présence d'une plaie de la seconde catégorie, il ne faut pas hésiter à faire la suture complète au catgut par le procédé de Lambert (suture de Lambert à points séparés). On a soin de mettre une sonde à demeure et de veiller à ce qu'elle fonctionne bien. Voilà la méthode qu'ont suivie avec succès un certain nombre de chirurgiens.

Lorsque la plaie vésicale est petite, on peut suivre cette pratique; mais je crois qu'il est plus prudent de faire la dilatation de l'urèthre et du col vésical, opération bénigne chez la femme, comme je vous l'ai dit, et de drainer la cavité vésicale avec le tube double de M. Péan. Lorsque la plaie vésicale est très étendue, il est indispensable de recourir à ce procédé. La sonde à demeure dans ces cas n'assure pas assez bien l'évacuation de la vessie pour que l'on puisse se confier à ce procédé.

D'autre part, je ne vois pas la nécessité de suivre l'exemple de certains chirurgiens, qui ont fait dans ces circonstances la taille hypogastrique pour instituer le drainage vésical avec les deux tubes accolés de M. Péan. Cette opération me paraît inutile. La dilatation de l'urèthre et du col vésical suffit pour obtenir un bon drainage de la cavité vésicale.

L'histoire clinique des *plaies par instruments piquants* et celle des *plaies par instruments contondants* peuvent être confondues sans inconvénient.

La plupart des plaies de l'une et l'autre catégories s'observent surtout sur les champs de bataille. C'est après les guerres du premier Empire que Larrey publia le premier mémoire important sur cette question, qui fut étudiée beaucoup plus tard par Demarquay, Stephen Smith et Houel, puis par Otis, Max Bartels (de Berlin), Vincent (de Lyon).

Les *instruments piquants* signalés par les auteurs sont : l'épée, la lance, la baïonnette, le poignard..... et quelquefois un objet pointu et plus ou moins émoussé : pieux, échalas, etc.

Les plaies par *instruments contondants* sont presque toujours produites par des projectiles. Ainsi sur 285 plaies de ce genre, Bartels n'en a trouvé que 4 dues à une autre cause.

Les plaies par instruments contondants sont beaucoup plus fréquentes que celles de la première catégorie : sur 504 plaies vésicales, Bartels n'en a trouvé que 50 produites par des instruments piquants.

La vessie a d'autant plus de chances d'être blessée qu'elle est plus distendue. Ce que je vous ai dit des rapports de cet organe vous permet de vous en rendre facilement compte.

Le corps vulnérant peut pénétrer par la paroi abdominale antérieure, à travers les parois osseuses du bassin, par le rectum et le périnée. Larrey a cité un cas de blessure de la vessie à travers le trou obturateur.

Les solutions de continuité sont plus souvent extra-péritonéales (373) qu'intra-péritonéales (131).

Le trajet est plus ou moins long et direct.

Il est à remarquer que dans les plaies produites par un corps vulnérant qui a pénétré à travers la paroi antérieure de l'abdomen l'orifice cutané et l'orifice vésical ne se correspondent bientôt plus par suite de la rétraction de la vessie derrière le pubis.

Des corps étrangers peuvent être introduits dans la cavité vésicale par le traumatisme : débris de vêtements, esquilles, etc. Parfois la balle reste elle-même dans le réservoir urinaire.

Le *diagnostic* des plaies de la vessie présente souvent de très grandes difficultés. Le seul signe réellement pathognomonique c'est *l'issue de l'urine* par la plaie des parties molles. Malheureusement il manque bien des fois. L'*hématurie* n'a qu'une valeur relative. Les caillots peuvent donner lieu à des épreintes vésicales plus ou moins douloureuses, mais ce sont les corps étrangers introduits dans la vessie qui produisent surtout ce ténesme.

Les *symptômes* généraux sont variables.

Les *complications immédiates* sont la blessure du péritoine, l'hémorrhagie, la présence d'un corps étranger dans la vessie.

L'*infiltration d'urine* est la complication secondaire de beaucoup la plus importante et la plus grave. Il faut encore citer la *cystite*, due surtout à l'introduction dans la vessie de matières septiques ; elle peut aussi être consécutive à une suppuration de voisinage.

Les *fistules* sont une complication éloignée du traumatisme vésical.

Le *pronostic* est grave, mais il varie beaucoup suivant que la plaie est intra ou extra-péritonéale. Les premières ont été presques toujours mortelles. Les secondes guérissent souvent : on a noté 188 guérisons sur 273 blessés.

Le *traitement*, comme on l'a fait remarquer, doit répondre aux indications suivantes :

1° Faire l'hémostase ;

2º Faciliter l'écoulement de l'urine au dehors par les voies naturelles ou par la plaie;

3º Combattre l'infiltration d'urine et son épanchement dans la cavité abdominale ;

4º Extraire les corps étrangers enclavés dans la blessure ou tombés dans la vessie.

S'il existe une large plaie ou si l'on se décide à créer une voie artificielle, on devra extraire de suite les corps étrangers. Dans les conditions opposées on attendra en général. La vessie tolère souvent ces corps, ce qui permet de choisir un moment opportun pour en faire l'extraction.

L'hémostase sera faite ici comme dans toutes les plaies. L'infiltration d'urine ne présente non plus rien de spécial à noter.

Il faudra surtout assurer l'écoulement de l'urine au dehors. Si la sonde à demeure fonctionne mal, il ne faut pas hésiter à pratiquer suivant les circonstances la taille hypogastrique ou plutôt la boutonnière périnéale, afin de faire le drainage de la vessie au moyen du tube double de M. Péan.

Lorsqu'il existe une blessure du péritoine, il faut pratiquer la laparotomie et se conduire comme je vais vous l'indiquer pour les ruptures de la vessie, que nous allons maintenant étudier.

Les *déchirures* produites par un instrument introduit dans le réservoir urinaire seront traitées aussi comme les ruptures de cet organe.

Des Ruptures de la Vessie.

Je vous rappelle que l'on désigne ainsi les solutions de continuité de cet organe sans communication avec l'extérieur, en un mot sans lésions des parties molles qui avoisinent le réservoir urinaire.

Cette variété de traumatisme de la vessie a été l'objet d'un travail très important publié, en 1888, dans les *Archives générales de Médecine*, par mon excellent maître M. Blum, travail qui me servira de base dans la description que je vais vous faire des ruptures de la vessie.

Ces lésions ont été observées à tout âge, mais on les a rencontrées surtout de 20 à 40 ans. On a cité des ruptures survenues pendant la vie intra-utérine.

Elles sont beaucoup plus fréquentes chez l'homme (181) que chez la femme (22).

Elles ont été divisées en ruptures *spontanées* et ruptures *traumatiques*.

On cru a longtemps que les premières ne pouvaient s'observer que dans les cas d'altération préalable de la vessie : ulcération, cellules vésicales enflammées..., faits dont je vous ai déjà parlé. Aujourd'hui, on sait que cette rupture spontanée peut se produire en dehors de ces altérations. La contraction des muscles de la paroi abdominale antérieure peut déterminer cette rupture pendant l'effort quand la vessie est distendue et qu'il existe un obstacle à la miction : rétrécissement de l'urèthre, hypertrophie de la prostate, corps étranger de l'urèthre, etc.

Je vous ai dit que M. Guyon avait déterminé la rupture de la vessie pendant le premier temps de la taille hypogastrique en injectant un liquide dans le réservoir urinaire pour le distendre et faciliter l'opération. Cet accident est arrivé dans les mêmes conditions à d'autres chirurgiens. On a pensé que dans ces cas la cause de là rupture était la contraction spasmodique de la vessie. Je vous rappelle qu'il est facile d'éviter aujourd'hui de pareils malheurs en ayant bien soin de ne pas se servir de la seringue pour faire ces injections et en ne franchissant jamais les limites de la capacité physiologique de la vessie.

Sur 9 cas de rupture de la vessie produite dans ces conditions et rapportés par Ulhmann (Wien. méd. Wochensch. 1887), sept fois la rupture était extra-péritonéale.

Mais occupons-nous, Messieurs, des ruptures *traumatiques*, beaucoup plus fréquentes que les précédentes. Elles s'observent surtout chez les individus en état d'ivresse. Sous l'influence de l'alcoolisme, le réservoir urinaire se laisse distendre et lorsque le liquide qui le remplit est comprimé entre les parois postérieures du bassin et un corps contondant, à la suite de coups, de chute, ou par le passage d'une roue de voiture sur l'abdomen, la rupture se produit. Elle s'accompagne souvent de fracture sans que l'on puisse savoir exactement si la lésion vésicale est due à la violence extérieure ou bien à la pénétration d'une pointe osseuse.

Sur 169 cas, Bartels a trouvé 57 ruptures déterminées par une chute, 51 dues à la chute d'un corps pesant ou à des coups, 52 produites par écrasements, éboulements. Dans 9 cas, la cause n'est pas indiquée.

Les ruptures de la vessie existent isolément ou elles se compliquent de lésions d'autres viscères abdominaux.

Toutes les parties de l'organe peuvent être atteintes, mais dans la majorité des cas c'est la face postérieure qui est le siège de la rupture. Celle-ci est tantôt intra-péritonéale, tantôt extra-péritonéale. Parfois la vessie est rompue en deux endroits (12 fois sur 169).

Dans les ruptures extra-péritonéales, la lésion siège en avant. Vous savez que c'est sur la face antérieure et sur la partie antérieure des faces latérales que la vessie est dépourvue de péritoine, tandis que sa face postérieure est toute entière tapissée par la séreuse abdominale. Je vous ai décrit longuement cette disposition en vous parlant des rapports de la vessie. Je n'y insiste pas.

Les ruptures intra-péritonéales siègent presque toujours en arrière.

Les dimensions et la forme de la déchirure sont extrêmement variables. Mais il est à noter que la déchirure dépasse rarement 5 centimètres. Parfois le péritoine est lésé dans une grande étendue, alors que les autres tuniques ne présentent qu'une légère solution de continuité. Ainsi dans un cas on a vu cette dernière n'avoir que 3 centimètres, alors que la séreuse était déchirée dans une étendue de 15 centimètres.

Voyons quels sont les *symptômes* de la rupture de la vessie.

« Au moment de l'accident, dit M. Blum, les blessés « éprouvent en général une violente douleur à l'hypo- « gastre, qui s'accompagne souvent d'une ecchymose.

« Malgré cette douleur, dans bon nombre d'observations, « les blessés ont pu parcourir une distance relativement « considérable pour chercher du secours.

« L'anurie est un excellent signe de la rupture de la « vessie, mais elle n'est pas constante. Chez le blessé « d'Hamilton, il s'écoula pendant plusieurs jours de l'urine « par les voies naturelles et, à plusieurs reprises, le ca- « thétérisme permit d'évacuer de 8 à 10 onces d'urine, tan- « tôt limpide, tantôt sanguinolente.

« L'anurie s'accompagne de violents besoins d'uriner « que le malade ne peut satisfaire, et lorsque le chirur- « gien pratique le cathétérisme, il ne s'écoule, en général, « que quelques gouttes d'urine sanguinolente. Il peut arri- « ver cependant que le cathéter pénètre à travers la rup- « ture et donne issue à l'urine extravasée. Ce fait, noté « par Bartels dans sept observations, s'est produit égale- « ment chez le malade que j'ai eu à soigner. On peut alors, « à la suite de l'évacuation d'une grande quantité d'urine, « constater l'affaissement du ventre, soit que le liquide « provienne du péritoine, soit qu'il se soit creusé une « poche dans le tissu cellulaire périvésical.

« Ce premier cathétérisme peut être suivi, dans les

« 24 heures, de l'émission naturelle des urines. Le plus
« habituellement cependant, il ne soulage en aucune façon
« le malade et, lorsqu'on le répète, il ne diminue en rien
« ce besoin de miction qui est un des phénomènes les plus
« caractéristiques de la rupture vésicale.

« Il arrive souvent que les malades meurent, dans les
« premières 48 heures, dans le collapsus, le coma ou les
« convulsions, mais le plus habituellement (130 sur 169)
« les phénomènes de réaction surviennent, la température
« redevient normale, l'état général s'améliore ; mais bien-
« tôt on voit survenir les signes d'une péritonite aiguë ou
« d'une infiltration d'urine.

« Cependant la péritonite peut ne pas se produire.

« Hamilton (Brit. méd. journ. 1883), chez un blessé qui
« mourut le cinquième jour, ne trouva aucun signe de pé-
« ritonite, bien que l'abdomen renfermât près de 60 onces
« d'urine.....

« Dans les ruptures intra-péritonéales, il se forme rapi-
« dement après la blessure une tumeur mate, bilatérale,
« dans la région hypogastrique. Cette tumeur présente au
« début tous les symptômes de l'ascite. Dans la rupture
« extra-péritonéale, au contraire, on constate un empâte-
« ment unilatéral de la même région, de la matité dans
« les fosses iliaques, ou bien une infiltration sur les parties
« latérales et postérieures du rectum.

« Mais le mélange de sang à l'urine, et la faible quantité
« de liquide obtenue par le cathétérisme constituent en
« somme avant l'invasion des accidents les meilleurs signes
« de la rupture vésicale.

« L'introduction de la sonde dans la vessie ne fournira
« pas beaucoup d'éléments de diagnostic. Elle pourrait
« même devenir une cause d'erreur, comme dans mon ob-
« servation où, avant d'intervenir, j'ai pu retirer par ce
« moyen près de 1500 grammes de liquide limpide.

« Dans tous les cas cependant, la force de projection de

34

« l'urine est plus faible et le jet augmente d'intensité au
« moment de l'inspiration.

« Dans les cas de rupture à la suite d'injection, Guyon a
« noté un phénomène qui, lorsqu'il existe, pourra fournir
« un signe de diagnostic précieux : chaque fois que l'on
« injectait dans la vessie une certaine quantité d'acide bo-
« rique, on voyait se soulever pendant un instant la région
« de l'hypogastre qui bientôt s'affaissait, le liquide diffu-
« sant dans le tissu périvésical..... »

Le *pronostic* des ruptures de la vessie est très grave.
La mort est fréquente à la suite de cette lésion. « Cui
« persecta vesica lethale », a dit Hippocrate. La mortalité
a été de 93 sur 94 ruptures intra-péritonéales et de 45 sur
75 ruptures extra-péritonéales.

Lorsque la rupture de la vessie s'accompagne de fracture des os du bassin, le pronostic se trouve aggravé. La
mortalité a été de 130 sur 139 (Bartels).

La mort survient par shock, péritonite, septicémie ou
infiltration urineuse.

« Si donc, fait remarquer M. Blum, la *guérison* est pos-
« sible pour les ruptures extra-péritonéales, on peut dire
« que toute rupture intra-péritonéale abandonnée à elle-
« même se termine fatalement par la mort et presque
« toujours dans la première semaine. »

Quel *traitement* faut-il appliquer lorsqu'on se trouve en
présence de cette grave lésion de la vessie? Dans les
quatre cas de rupture produite pendant une injection de
liquide dans le réservoir urinaire et rapportés par le
Dr Pousson, deux malades abandonnés à eux-mêmes succombèrent. Chez les deux autres on continua la taille hypogastrique à laquelle l'injection servait de premier temps,
on draina la vessie avec le tube double de M. Péan et les
malades guérirent.

Je n'ai pas besoin de vous dire, Messieurs, que le meilleur traitement ici, c'est le traitement préventif. Au lieu

d'introduire brutalement le liquide dans le réservoir urinaire, vous ne l'y injecterez que doucement, à l'aide de la pression atmosphérique, que vous doserez de façon à n'employer que juste la pression nécessaire pour faire passer la solution boriquée dans la vessie. Vous aurez soin également de ne point chercher à distendre cet organe; vous n'injecterez que la quantité de liquide que vous savez nécessaire pour déterminer chez le malade le besoin d'uriner; en un mot, vous ne devrez jamais franchir les limites de la capacité physiologique du réservoir urinaire. Si vous trouvez cette capacité trop faible pour pratiquer la taille hypogastrique, renoncez à ce procédé, comme je vous l'ai dit en vous décrivant le traitement des calculs vésicaux, et faites la taille périnéale.

Je ne m'occupe point de la taille hypogastrique comme moyen de traitement de la cystite douloureuse; j'ai démontré dans ma thèse que la guérison de cette affection peut être obtenue aujourd'hui sans recourir à cette opération, très dangereuse dans cette circonstance, comme vous venez de le voir.

Différents moyens ont été employés dans les cas de *ruptures traumatiques* de la vessie. Un seul a donné des succès lorsque cette rupture était intra-péritonéale : c'est la laparotomie avec suture de la vessie.

Dans les cas de rupture extra-péritonéale, on a obtenu des succès avec d'autres procédés : la boutonnière périnéale suivie du drainage de la vessie avec le tube double de M. Péan, la taille latérale, le cathétérisme, etc., mais on a eu bien des insuccès; aussi a-t-on recours aujourd'hui à la laparotomie. « Etant données d'un côté les dif-
« ficultés d'établir le diagnostic exact de la lésion, dit
« M. Blum, d'un autre côté l'innocuité presque absolue de
« la laparotomie, il est indiqué, chaque fois que l'on soup-
« çonnera une rupture de la vessie, d'ouvrir la cavité ab-

« dominale par une incision sur la ligne blanche et de dé-
« barrasser le péritoine des liquides épanchés.

« Cette opération seule permet de se rendre un compte
« exact de l'étendue des lésions qui peuvent exister non
« seulement à la vessie, mais encore aux autres viscères
« et d'y porter remède.

« Elle permet d'enlever de la cavité péritonéale les
« liquides et le sang épanchés et seule elle offre des
« chances de prévenir la péritonite ou de l'arrêter.

« Les observations que nous allons rapporter démontrent
« que c'est le seul traitement rationnel à opposer à une
« lésion aussi grave.

« Mais si à peu près tout le monde est d'accord sur la
« nécessité de pratiquer la laparotomie, l'opinion se trouve
« partagée sur la conduite ultérieure à suivre.. . . . .
« . . . .

« En résumé :

« Lorsque le chirurgien se trouve en présence d'une
« rupture certaine ou supposée de la vessie, il doit sans
« hésiter inciser le plus tôt possible la ligne blanche, afin
« de reconnaître exactement le siège et l'étendue de la
« lésion.

« Si la plaie siège vers la base c'est-à-dire si le péritoine
« ne se trouve pas intéressé, la cystotomie périnéale se
« trouve indiquée.

« Dans les cas de rupture intra-péritonéale, la suture
« des bords de la plaie devra être pratiquée, suivie de la
« toilette du péritoine sans drainage.

« Le meilleur procédé de suture, le seul qui ait donné
« des succès sur l'homme, est le procédé de Lambert (su-
« ture séro-musculaire n'intéressant pas la muqueuse).

« Lorsque, par sa situation et son étendue, la plaie ne
« peut être réunie, on la suturera si faire se peut à la plaie
« abdominale ou bien on imitera la conduite de Socin, qui
« pratiqua le drainage par une plaie périnéale artificielle.

« L'existence d'une péritonite au début n'est pas une
« contre-indication à la suture de la vessie. Cependant,
« les chances de succès sont d'autant plus grandes que la
« laparotomie a été plus rapidement pratiquée. »

Le cas de mon excellent maître est le seul où la guérison ait été obtenue chez un malade opéré en pleine péritonite quarante heures après l'accident. M. Blum avait
suturé la vessie avec du fil de soie très fin. La toilette
du péritoine avait été pratiquée au moyen de serviettes
chaudes et de tampons d'ouate trempés dans une solution
phéniquée au 1/20e. La plaie abdominale avait été fermée
et l'on avait mis une sonde à demeure.

M. Blum conseille d'adosser largement la surface péritonéale de la vessie et de rapprocher les fils. Il préfère la
soie au fil d'argent et au catgut pour cette suture, qui doit
fermer hermétiquement la vessie. Le ballonnement du
rectum peut favoriser la suture. Il pense que la sonde à
demeure est inutile. Holmes, Mac Cormac ont obtenu des
guérisons sans y recourir. Walsham la supprima au bout
24 heures. Quant à la boutonnière périnéale pratiquée
dans le but de faire le drainage, elle est inutile, dit-il, et
même dangereuse (témoin le cas de Teale).

Donc incision de la paroi abdominale et recherche de la
solution de continuité, dans tous les cas ; application des
points de suture; toilette du péritoine et suture de la plaie
abdominale si la rupture est intra-péritonéale; cystotomie
périnéale si la rupture est extra-péritonéale : telle est
aujourd'hui, suivant M. Blum, la conduite à tenir en présence de cette grave lésion de la vessie.

D'autres chirurgiens préfèrent recourir à l'incision sus-
pubienne lorsque la rupture siège sur la face antérieure
de la vessie en dehors du péritoine.

Les soins consécutifs sont les mêmes qu'après toute
laparotomie.

DES TUMEURS DE LA VESSIE

Messieurs,

Les *causes* qui président à la formation des néoplasmes de la vessie ne sont pas mieux connues que celles des tumeurs des autres organes.

Les néoplasmes vésicaux sont plus fréquents chez l'homme que chez la femme. M. Féré, sur 138 cas, a trouvé 110 hommes et 28 femmes. Mais, tandis que chez cette dernière on les observe généralement avant 40 ans, c'est principalement entre 50 et 70 ans qu'on les rencontre chez l'homme. Les adultes et les jeunes gens n'en sont pourtant point exempts et les enfants eux-mêmes, bien que le fait soit rare, peuvent en être atteints. Les néoplasmes vésicaux constituent néanmoins une affection peu fréquente.

Les maladies antérieures de la vessie et de l'urèthre ne paraissent avoir aucune influence sur la production des tumeurs vésicales.

Anatomie pathologique. — Il n'existe ordinairement qu'une tumeur de la vessie; mais il n'est point rare de voir autour du pédicule de cette tumeur principale de petites saillies secondaires en voie de développement reposant ou non sur une même base d'implantation. Assez souvent il existe même d'autres tumeurs à une assez grande distance.

La *forme générale* des néoplasmes vésicaux est très variable. On peut avec les auteurs considérer à ce point de vue deux principaux types : 1° des tumeurs *implantées*, dont les unes sont *pédiculées* et les autres *sessiles*; 2° des tumeurs *infiltrées*.

La base d'implantation n'est pas en général très large; mais il est assez rare que la pédiculisation soit assez prononcée pour que la tumeur jouisse d'une certaine mobilité. Suivant M. Thompson, c'est à peine une fois sur six ou sept que les tumeurs « se rattachent à la paroi de la ves- « sie par un pédicule étroit, et ressemblent plus ou moins, « comme configuration, à une figue. »

Les néoplasmes franchement sessiles et n'offrant aucune trace de resserrement à leur point d'implantation sont peu fréquents. En voici un exemple; j'ai recueilli cette pièce à l'hôpital Saint-Louis, dans le service de mon excellent maître M. Péan.

L'infiltration du néoplasme dans toute l'épaisseur de la paroi vésicale est fréquente. Elle peut exister dans les cas où la tumeur paraît sessile; on l'a même constatée dans des cas de tumeur pédiculée.

Il est rare que la tumeur infiltrée ne fasse aucune saillie dans la cavité vésicale.

Les néoplasmes de la vessie se recouvrent fréquemment de *villosités vasculaires*, qui peuvent donner lieu aux hématuries que l'on observe si souvent dans le cours de cette affection. On peut les rencontrer dans toutes les variétés de tumeurs vésicales. Elles n'ont donc aucune valeur au point de vue du diagnostic de la nature du néoplasme.

Par contre, l'ulcération des tumeurs vésicales est rare, même dans les variétés les plus malignes.

Le volume varie de celui d'un pois à celui d'un œuf de dinde.

Les néoplasmes vésicaux siègent le plus souvent au

niveau du trigone et du bas-fond, ce qui permet de les reconnaître à l'aide du toucher rectal ou vaginal. Ensuite on les trouve au niveau du col, puis à la face postérieure.

Les faces latérales, la face antérieure et le sommet sont rarement envahis. Voici cependant une tumeur du sommet; cette pièce appartient à l'ancienne collection de Mallez.

Les tumeurs vésicales avoisinent donc souvent l'orifice de l'uretère et quelquefois même s'implantent sur lui, d'où la fréquence des complications urétérales et rénales. Voyez sur cette pièce comme les uretères et surtout celui du côté droit, ainsi que le bassinet correspondant sont dilatés.

La consistance des néoplasmes vésicaux est ordinairement peu considérable. Aussi peut-on souvent les détruire avec l'ongle ou des instruments de raclage.

Suivant certains auteurs, les tumeurs bénignes seraient aussi fréquentes que les tumeurs malignes; pour d'autres, au contraire, les tumeurs bénignes seraient bien rares. Les résultats fournis par l'intervention opératoire paraissent favorables à cette dernière manière de voir.

Il faut noter néanmoins une particularité importante : c'est l'*absence de généralisation*. Il est même exceptionnel de voir une tumeur de la vessie s'étendre aux ganglions ou aux organes voisins, ce qui serait dû, suivant M. Sappey, à l'absence de vaisseaux lymphatiques dans les parois de la vessie.

Il est à noter aussi que les néoplasmes vésicaux présentent une remarquable lenteur d'évolution, ce qui mérite d'être retenu au point de vue du traitement.

Je ne vous décrirai point, Messieurs, les différentes variétés de tumeurs que l'on peut rencontrer dans la vessie. L'anatomie pathologique n'arrive pas toujours à reconnaître même s'il s'agit d'une tumeur bénigne ou maligne.

D'autre part, cette question présente ici peu d'intérêt.

« La gravité du mal, dit M. Guyon, étant surtout en rap-
« port avec l'importance de l'organe envahi et non point
« avec la malignité de l'envahisseur, la question de la bé-
« nignité et de la malignité se présente, pour les néopla-
« sies de la vessie, dans des conditions différentes de
« celles qu'établit en général la nature de la lésion.

« Au lieu d'envisager cette question sous son aspect ha-
« bituel et de baser les indications sur la nature du mal, le
« clinicien est conduit à se laisser guider par les symp-
« tômes. Vous savez, en effet, quelle peut être la tolérance
« de la vessie pour les tumeurs malignes, tolérance telle
« qu'après plus de dix années d'évolution nos malades des
« obs..... n'offraient d'autres symptômes que l'hématurie,
« et que vous lirez l'observation de malades atteints de
« cancer ou d'épithélioma qui ont pu vivre un temps égal
« ou plus long en suivant simplement un traitement pal-
« liatif. Par contre, vous rencontrerez des tumeurs bé-
« nignes par lesquelles la santé est rapidement compro-
« mise et la vie bientôt menacée. Le symptôme hématurie
« peut, en effet, devenir extrêmement grave dans les pre-
« mières périodes du développement des papillomes. Les
« néoplasies bénignes, de même que les malignes, peuvent
« être l'occasion de troubles dans la miction ou détermi-
« ner l'apparition des cystites, qui bientôt retentissent sur
« l'appareil rénal. Enfin une dernière et bien importante
« considération nous permet de *rapprocher cliniquement*
« *les tumeurs malignes et les tumeurs bénignes*. C'est que
« ces dernières peuvent récidiver et par conséquent per-
« mettre le retour de tous les symptômes, renouveler
« toutes les menaces qui vous avaient conduits à l'inter-
« vention. Les causes de ces récidives sont, à l'heure ac-
« tuelle, difficiles à bien préciser. Il est cependant pro-
« bable qu'elles sont dues à des destructions incomplètes,
« soit *in situ*, c'est-à-dire au niveau du point d'implantation,
« soit parce que la production principale a été seule dé-

« truite. Vous n'avez pas oublié combien est fréquente la
« multiplicité des néoplasmes, et là encore, les diverses
« néoplasies vésicales peuvent être rapprochées, car la
« multiplicité, comme l'unicité, s'observe dans les deux
« grandes classes que nous avons coutume de désigner
« sous les épithètes de malignes et de bénignes. »

Parmi les néoplasmes bénins de la vessie, les *papillomes*, sont les plus fréquents. Ensuite viennent, par ordre de fréquence, les *myxomes*, les *fibromes* et les *myomes*.

Parmi les tumeurs malignes, le *carcinome* et l'*épithéliome* sont les variétés que l'on rencontre à peu près exclusivement. On ne connaîtrait que cinq cas de *sarcome* (Kuster).

Symptômes. — Il est exceptionnel que des tumeurs de la vessie ne donnent lieu pendant la vie à aucun symptôme. Il est encore rare de voir les malades n'accuser, pendant un certain temps, qu'une symptomatologie banale. Le plus souvent, les tumeurs de la vessie se traduisent par des symptômes très accusés. Ce sont : l'hématurie, la présence de débris de la tumeur dans les urines, la douleur et les troubles de la miction.

L'*hématurie* est le symptôme de beaucoup le plus important, c'est en effet le seul qui soit à peu près constant. On ne l'aurait vu manquer que chez deux ou trois malades. D'autre part, l'hématurie présente des caractères spéciaux qui ont une grande valeur au point de vue du diagnostic des néoplasmes de la vessie.

Dans la grande majorité des cas, l'hématurie est *précoce*. Habituellement, elle est même le premier symptôme que l'on constate, et pendant longtemps elle peut être la seule manifestation de la tumeur vésicale. Elle acquiert, dans ce cas, une valeur presque pathognomonique.

L'hématurie est *spontanée*. Elle survient souvent la nuit. Elle se manifeste aussi bien après un repos complet qu'après des exercices violents. Ceux-ci peuvent même ne point déterminer d'hémorrhagie chez un malade qui a eu précédemment des hématuries spontanées.

Le cathétérisme explorateur est parfois la cause de l'hématurie. Celle-ci est alors très abondante et hors de toute proportion avec la cause qui l'a provoquée, particularité très importante à noter.

Tant qu'il n'est pas survenu de cystite et que l'écoulement sanguin n'a pas donné lieu à la formation de caillots abondants, l'hématurie ne s'accompagne pas ordinairement de *douleur*. Les malades n'en sont fréquemment prévenus que par la teinte des urines ou les taches qu'ils voient sur leur linge.

En général, le sang est mélangé à toute l'urine, mais le liquide recueilli dans le dernier verre est plus teinté que celui du premier jet.

L'hématurie *varie d'intensité* sans cause appréciable, sans qu'on puisse l'expliquer par l'influence du jour ou de la nuit, du repos ou du mouvement.

La *coloration* de l'urine est variable suivant la quantité de sang qu'elle contient.

Les malades perdent ordinairement une quantité considérable de sang. L'hématurie se reproduit en effet à chaque miction et elle dure en général plusieurs jours et plusieurs semaines.

Il se forme parfois *des caillots*, qui sont rejetés pendant la miction. Lorsque le sang est abondant et s'accumule dans la vessie, il se prend quelquefois en caillots énormes que l'on ne parvient pas toujours à évacuer même avec l'aspiration. Ces cas sont heureusement exceptionnels.

« La *durée* de l'accès d'hématurie, dit M. Guyon, est « ordinairement longue. Ce n'est pas seulement à une « seule miction que le sang apparaît. Il n'est même pas « fréquent que l'hématurie ne dure qu'un ou deux jours. « Habituellement elle se prolonge beaucoup plus et persiste

« plusieurs jours, plusieurs semaines ou même plusieurs
« mois, sans subir, en aucune façon, l'influence des divers
« traitements dirigés contre elle.

« Lorsqu'enfin elle doit se terminer, elle cesse en général
« brusquement comme elle avait commencé, sans traverser
« aucune période de décroissance. D'une miction à l'autre
« s'accomplit un changement complet que rien ne pouvait
« faire présager, et qui tient, comme on l'a dit, de la féerie.
« A la dernière miction, les urines étaient noirâtres ou de
« teinte jus de pruneaux; à la suivante, et sans qu'on
« sache pourquoi, elles sont d'emblée absolument claires
« et limpides. Quelquefois cependant on observe aussi une
« diminution lente et progressive.

« Ni le repos, ni les traitements les plus variés n'exercent
« sur ce symptôme une réelle influence; vous trouverez
« dans cette *résistance à toutes les médications* un caractère
« fort important pour le diagnostic.

« La *suspension de l'hématurie* peut être passagère et
« ne durer que quelques heures. D'autres fois elle se pro-
« longe plusieurs semaines ou plusieurs mois. On signale
« même des rémissions beaucoup plus longues (3 ans dans
« un cas). Mais ce sont là des faits exceptionnels. En
« général la suspension est courte; elle ne dépasse guère
« quelques semaines, et les hématuries successives vont
« en se rapprochant de plus en plus et deviennent pour
« ainsi dire subintrantes. »

L'hématurie s'observerait aussi bien dans les tumeurs
bénignes que dans les tumeurs malignes. Elle serait également indépendante du volume du néoplasme. Des tumeurs
énormes ne donnent lieu parfois qu'à des hématuries relativement modérées, alors qu'on a vu une tumeur du volume
d'un pois déterminer une hématurie mortelle (Guyon).

L'hématurie est due à des phénomènes congestifs et non
à une ulcération du néoplasme. Je viens de vous dire que

l'ulcération des tumeurs de la vessie serait en effet exceptionnelle, suivant les auteurs.

L'expulsion spontanée de *parcelles du néoplasme* par la miction est un symptôme d'une très grande valeur, mais rare. L'examen microscopique du dépôt que fournit l'urine abandonnée pendant quelque temps dans un verre conique peut fournir aussi dans quelques cas de précieux renseignements. Il est bon de répéter cet examen, qui doit être pratiqué en dehors des hématuries.

Certains chirurgiens ont conseillé de recourir, les uns à de grands lavages et à l'aspiration, les autres au lithotriteur pour essayer d'obtenir ces fragments de tumeur dont l'examen histologique permettrait de confirmer et de préciser le diagnostic. Ces manœuvres doivent être proscrites; elles exposent les malades à de trop grands dangers. Du reste, si l'examen le plus attentif des parcelles ou des éléments anatomiques recueillis dans l'urine donne une certitude absolue pour le diagnostic de la présence d'une tumeur de la vessie, il ne permet qu'exceptionnellement de faire avec exactitude le diagnostic de sa nature ou de sa variété.

Le plus souvent la *douleur* pendant la *miction* ne se montre qu'à une période avancée de l'affection et sous l'influence de la cystite. M. Thompson considère cependant la douleur comme un symptôme précoce des tumeurs malignes de la vessie, ce qui est contesté par M. Guyon, lequel attache plus d'importance au siège du néoplasme qu'à sa nature. « Qu'il soit implanté près du col, dit-il, « qu'il trouble la miction ou rende l'évacuation incomplète « ou difficile, et bientôt, fut-il aussi bénin que possible, « apparaîtront et les symptômes de la cystite et les mani- « festations douloureuses. »

Parmi les *irradiations douloureuses* diverses qui peuvent être observées, les plus importantes sont celles qui se font dans les membres inférieurs. Ces dernières sont habituel--

lement indépendantes de la miction. Elles présentent en général les caractères de la névralgie sciatique.

Les autres *troubles de la miction*, la fréquence par exemple, ont encore moins d'importance que la douleur. Celle-là est due tantôt à la cystite, tantôt à l'implantation de la tumeur sur le col ou au volume considérable du néoplasme.

La *rétention* peut être due simplement à des caillots qui obstruent l'orifice interne de l'urèthre. Comme l'hématurie et la douleur, elle peut mettre la vie en danger et imposer une intervention opératoire.

Voilà pour les signes rationnels ; passons maintenant aux *signes physiques*, qui doivent être recherchés à l'aide du cathétérisme et du toucher rectal ou vaginal, suivant le sexe, combiné à la palpation hypogastrique.

Les malades doivent être dans le décubitus dorsal pour pratiquer ces diverses explorations. Voyons d'abord ce que donne le toucher rectal.

« Dans le cas d'un néoplasme infiltré, dit M. Guyon, on « rencontre une surface plus ou moins irrégulière et bos-« selée, dont la consistance souvent inégale d'un point à « l'autre est parfois élastique, parfois ferme ou même d'une « dureté fibreuse. Ces bosselures peuvent être parfaite-« ment circonscrites ou diffuses et étendues assez loin « soit en hauteur, soit sur les côtés pour que le doigt ne « puisse en atteindre la limite.

« Dans le cas, au contraire, où le néoplasme est simple-« ment implanté, on sent, au lieu de bosselures, un empâ-« tement diffus, une sorte d'épaississement plus ou moins « régulier de la paroi. Cet épaississement offre une con-« sistance variable. Parfois ferme et résistant, il peut être « souple ou même tout à fait mou. Une sensation molle ou « souple se rencontre assez généralement avec les tumeurs « papillomateuses. Une résistance un peu plus grande est « plutôt en rapport avec les variétés épithéliales et carci-

« nomateuses. Dans certains cas, l'augmentation d'épais-
« seur offre des dimensions très modérées; on pourrait la
« confondre avec celle que déterminent certaines cystites
« chroniques. D'autres fois, au contraire, elle est si consi-
« dérable qu'on croirait sentir la vessie encore plus ou
« moins distendue par l'urine.

« Aussi pour éviter toute cause d'erreur, est-il indispen-
« sable, dans tous les cas, de faire uriner le malade ou
« même de le sonder au besoin, au moment où l'on veut
« pratiquer cet examen. Il est absolument nécessaire que
« la vessie soit complétement évacuée pour que les ren-
« seignements recueillis par le toucher rectal aient toute
« leur valeur. C'est en particulier le seul moyen de ne pas
« confondre une tumeur molle et volumineuse avec la
« vessie remplie d'urine. C'est aussi le moyen d'apprécier
« avec quelque précision le volume du néoplasme. »

Je vous ferai remarquer, Messieurs, que vous pouvez
aujourd'hui obtenir l'évacuation de la vessie sans recourir
au cathétérisme. Si le malade ne peut pas uriner, parce
que la vessie contient trop peu de liquide, il suffit, après
avoir rendu l'urèthre aseptique, de faire une injection
intra-vésicale sans sonde d'eau boriquée jusqu'à ce que le
besoin d'uriner se manifeste.

Les sensations plus ou moins douloureuses qu'éprouve
le malade pendant le toucher rectal n'ont aucune valeur, en général, au point de vue du diagnostic. Elles
sont principalement en rapport avec l'état de la muqueuse
vésicale, qui est tantôt saine, tantôt enflammée.

Chez la femme, le *toucher vaginal* donne des renseignements encore plus précis que ceux fournis chez l'homme
par le toucher rectal. Il est nécessaire de prendre les
mêmes précautions que pour ce dernier mode d'exploration.

Le toucher vaginal permettra aussi de voir s'il n'existe
pas des lésions de même nature au niveau de l'utérus.

La *palpation abdominale* seule ne donne ordinairement

que des renseignements de peu de valeur. Combinée au contraire au toucher rectal ou vaginal, elle rend de très grands services. Dans certains cas, on peut même saisir ainsi la tumeur entre les deux mains.

Si au lieu d'être *positifs*, les renseignements fournis par le toucher rectal sont complétement *négatifs*, ils présentent encore une grande valeur au point de vue du pronostic et du traitement.

Le *cathétérisme explorateur* serait loin, suivant M. Guyon, d'avoir l'importance que lui ont accordée certains chirurgiens. C'est « un agent de diagnostic souvent utile, dit-il, « mais presque toujours inférieur au toucher rectal..... « Cependant il est le seul recours dans les cas où le tou-« cher rectal a été négatif et où une heureuse rencontre « n'a pas fait trouver, dans les urines, des parcelles du « néoplasme. Son emploi méthodique peut, en définitive, « rendre de réels services; car, si l'on y regarde de près, « ce n'est que dans des cas déterminés qu'il est inutile ou « insuffisant.

« Mais il a ses contre-indications; ce sont les dangers « sérieux qu'il fait courir aux malades. Ces dangers sont « assez grands pour que je croie sage de renoncer à ce « moyen d'exploration toutes les fois que l'ensemble des « autres signes reconnus ne fournit pas de motifs suf-« fisants d'intervention chirurgicale ou surtout commande « l'abstention. Je vous avouerai même que, dans des cas « cependant justiciables d'un traitement chirurgical, pour « peu que l'hématurie soit prononcée ou les douleurs vives, « j'ai une tendance de plus en plus marquée à ne pratiquer « le cathétérisme explorateur qu'au moment où le malade « est déjà endormi et l'opération commencée.

« Le cathétérisme expose, en effet, à deux ordres d'ac-« cidents. Même lorsqu'il est effectué sans aucun trauma-« tisme et par une main exercée, il provoque avec la plus « grande facilité l'apparition de la cystite. Or, cette com-

« plication est d'autant plus redoutable qu'elle inaugure
« la période douloureuse et que celle-ci ne survient spon-
« tanément en général qu'à une époque très avancée de la
« maladie. Je vous ai déjà dit combien ces douleurs pou-
« vaient acquérir d'intensité et combien elles étaient
« rebelles d'ordinaire à tous les agents de la médication
« calmante la plus active.

« Le cathétérisme peut encore déterminer une augmen-
« tation ou un retour des hématuries, et, vous le savez,
« c'est là un accident si grave, si difficile à combattre que
« le chirurgien ne saurait apporter trop de soins à en
« éviter le risque à ses malades. »

Ces remarques sont justes en ce qui concerne l'hématurie, mais je crois que la cystite, comme je vous l'ai dit
en étudiant cette affection, peut être évitée en prenant des
précautions antiseptiques rigoureuses.

L'exploration se fait avec les mêmes instruments métalliques que pour le diagnostic des calculs vésicaux. Le
manuel opératoire est également le même. Cette exploration doit être pratiquée de préférence en dehors des périodes hématuriques et après un repos au lit d'au moins
quelques heures. Ce que je viens de vous dire des dangers
auxquels elle expose les malades vous montre qu'il faut
procéder avec douceur, prudence et rapidité.

Lorsqu'il s'agit d'une tumeur de moyen volume ne
siégeant pas trop près du col, la sonde peut se mouvoir
aisément dans la vessie et faire apprécier avec une certaine précision, le siège, la forme, l'étendue de la tumeur.

Lorsque les néoplasmes sont gros et multiples, on manœuvre péniblement; parfois même l'instrument, introduit
avec difficulté, ne peut se mouvoir en aucun sens. Si la
tumeur siège près du col, on ne peut pas la contourner.
Le cathétérisme ne donne parfois dans ce cas aucun résultat alors que le malade a eu de grandes hématuries.
D'autre fois l'instrument, dit M. Guyon, semble passer

sur une barbe soyeuse, s'enfoncer dans une substance spongieuse.

Les *instruments en gomme* peuvent fournir quelques renseignements. Lorsque la sonde en gomme arrivée à une certaine profondeur donne issue à l'urine, il peut se faire que le premier jet soit teinté de sang et que bientôt l'urine sorte claire et limpide ou du moins qu'elle cesse d'être sanguinolente. Ce fait mérite d'être noté pour le diagnostic (Guyon).

Pendant que l'urine s'écoule et que, par suite, l'extrémité de la sonde est déjà dans la vessie, si on l'enfonce encore davantage, on peut avoir parfois la sensation d'un contact prolongé avec une substance solide, comme si l'instrument cheminait, disent les auteurs, à travers une prostate d'une longueur indéfinie.

Si une rétention oblige à recourir au *cathétérisme évacuateur* et qu'une sonde molle suffise pour vider la vessie on peut encore recueillir d'utiles renseignements : la masse de l'urine est plus ou moins teintée, mais les dernières gouttes de liquide sont constituées par du sang presque pur.

La *cystoscopie* a rendu parfois de très grands services en permettant de constater *de visu* la présence dans la vessie de tumeurs très petites et pédiculées. Malheureusement cette exploration exige que l'urine soit limpide. Or, vous savez que le cathétérisme détermine fréquemment une hématurie plus ou moins abondante.

Marche — Durée — Complications — Terminaison. — La *marche* des néoplasmes vésicaux est en général extrêmement lente et leur *durée* très longue. Bien que l'abondance du sang perdu soit considérable, les malades conservent longtemps la propriété de réparer, pendant les intervalles des hématuries, l'anémie qui en est la conséquence rapide. Aussi voit-on des malades qui vivent ainsi dix, quinze ans, vingt-sept ans dans un cas de M. Guyon.

Les accès d'hématurie sont séparés par des intervalles pendant lesquelles la santé est quelquefois parfaite, intervalles qui peuvent être très longs au début. Mais les hématuries se rapprochent de plus en plus et elles finissent par jeter les malades dans un état d'anémie profonde. C'est alors qu'ils prennent une teinte pâle, cireuse des téguments, qu'ils offrent de l'œdème des extrémités, qu'ils s'essoufflent au moindre mouvement, qu'ils deviennent incapables de refaire des globules et de reprendre des forces, alors même que les hématuries viendraient à cesser complétement, ce qu'il n'est point rare d'observer à cette période avancée de la maladie.

Dans certains cas cependant, l'hématurie peut de bonne heure créer un état tel que le malade devienne incapable de subir une opération ou de reprendre des forces malgré l'arrêt spontané de l'hémorrhagie.

La marche de la maladie peut encore être précipitée par des *complications*. Je vous ai longuement décrit la *cystite* des néoplasiques ; je n'y reviens pas. Je vous rappelle simplement la grande intensité que présente habituellement la douleur dans cette variété de l'inflammation vésicale ; douleur telle qu'elle est souvent incompatible avec l'existence.

Les *complications rénales* sont assez fréquentes. Je vous ai déjà cité la dilatation des uretères et l'hydronéphrose. Il faut y ajouter les lésions inflammatoires consécutives à la cystite. La pyélo-néphrite ascendante n'est point rare.

Ces deux variétés de complications peuvent se trouver réunies ou exister isolément.

Je n'ai pas besoin d'insister sur l'extrême gravité du *pronostic* ; la mort est trop souvent la conséquence des néoplasmes vésicaux. Elle est amenée par les progrès de la cachexie, par l'hématurie ou par les complications rénales.

Diagnostic. — Les signes physiques et les signes rationnels que je viens de vous indiquer permettent en général de reconnaître facilement une tumeur de la vessie. Plusieurs affections peuvent donner lieu cependant à des erreurs de diagnostic, surtout quand l'hématurie est le seul symptôme important que l'on constate, ce qui est fréquent.

L'hématurie présente en général dans les *calculs vésicaux* des caractères trop différents de ceux que je vous ai décrits dans les tumeurs de la vessie pour qu'il soit nécessaire d'insister sur ce diagnostic différentiel. L'exploration vésicale permettrait du reste d'éviter toute erreur.

Certaines *variétés* de *cystite* sont d'un diagnostic plus difficile. C'est une question que j'ai longuement étudiée à propos du diagnostic de cette affection ; je serai donc bref. Je dois vous rappeler cependant que la *cystite blennorrhagique chronique* compliquée de cystite interstitielle a fait commettre une erreur de diagnostic à M. Guyon dans un cas où l'on avait eu recours à l'exploration digitale par le périnée, puis par l'hypogastre. Le diagnostic ne fut fait qu'à l'amphithéâtre. Ces cas sont heureusement exceptionnels. Pour éviter l'erreur, on se basera principalement sur la marche de l'affection, sur l'évolution des accidents considérés depuis leur première apparition.

La *cystite tuberculeuse* donne lieu à des erreurs de diagnostic plus fréquentes, bien qu'elles soient encore rares. L'hématurie présente en effet dans cette variété de cystite certains des caractères des hématuries dues aux tumeurs vésicales, mais elle est rarement abondante bien que la vessie soit souvent le siège d'ulcérations. Le toucher rectal peut faire reconnaître aussi un épaississement avec induration de la paroi vésicale dû à de la cystite interstitielle et à de la péricystite. Mais ce sont là, je vous le répète, des cas exceptionnels. En général, la cystite tuberculeuse est facile à reconnaître à l'aide des symptômes que vous connaissez.

Les *ulcérations* que l'on rencontre parfois dans la *cystite membraneuse* peuvent donner lieu à des hématuries très abondantes, mais leur évolution est bien différente de celle des hématuries qui caractérisent les néoplasmes vésicaux.

Les *ulcérations au fond des cellules vésicales* ne donnent jamais lieu à des symptômes analogues à ceux des tumeurs de la vessie.

La *cystite des rétrécis et des prostatiques* est habituellement bien facile à reconnaître. Cependant on observe parfois chez les malades atteints d'hypertrophie de la prostate des hématuries offrant les principaux caractères de celle des néoplasmes. Pour admettre qu'il existe en même temps une tumeur vésicale dans ces cas, il faut que les symptômes spéciaux se montrent avec une persistance très prononcée.

Je ne vous parle plus de la *péricystite*, qui crée les difficultés les plus grandes en donnant lieu à des épaississements, des indurations, des bosselures; je viens de vous signaler cette cause d'erreur en vous parlant de la cystite tuberculeuse.

Les *varices* de la vessie sont bien rares. En cas de doute, il faudrait tenir compte de l'existence simultanée de varices des membres inférieurs, d'hémorrhoïdes, particulièrement chez un goutteux, ou d'un varicocèle de date ancienne, ou de l'apparition de l'hématurie coïncidant avec la suppression d'un flux hémorrhoïdaire.

Les *tumeurs des reins* sont la seule affection de ces organes qui puisse faire penser à un néoplasme vésical.

Les hématuries dues aux tumeurs des reins présentent en effet presque les mêmes particularités que celles qui caractérisent les néoplasmes de la vessie. Il existe cependant quelques différences que je vais vous indiquer. Je vous ai dit que les hématuries dues aux tumeurs vésicales vont sans cesse en se prolongeant davantage tandis que leurs intervalles diminuent, de sorte qu'elles finissent par être continuelles. Au contraire les hématuries des néoplasmes rénaux, plus ou moins longues, plus ou moins fréquentes, plus ou moins abondantes pendant les premières périodes, finissent souvent par disparaître complétement, alors même que la maladie est encore loin de sa phase terminale, ce qu'il est difficile d'expliquer (Guyon).

Le moment de la miction où le sang se mélange le plus abondamment à l'urine a une grande importance. Lorsqu'on voit habituellement les dernières parties du liquide se teinter davantage, on peut affirmer, disent les auteurs, que la vessie est le siège du mal; lorsque ce sont les premières gouttes, on peut soupçonner que le néoplasme s'implante près du col.

Par contre, certains auteurs considèrent la présence dans l'urine de caillots allongés, vermiformes (*moulés*), comme un indice de l'origine rénale de l'hématurie. Ces caillots se formeraient dans les uretères et seraient expulsés tels quels. Ce caractère n'a pas une grande valeur. De tels caillots peuvent se former dans la vessie. Si leur émission était précédée de coliques néphrétiques atténuées, elle aurait cependant une certaine importance.

Un signe qui présenterait suivant les auteurs une grande valeur sémiologique, c'est l'*apparition relativement* récente *d'un varicocèle*. Si elle coïncide avec l'apparition de divers troubles urinaires, l'hématurie en particulier, on a lieu de soupçonner une lésion des reins ; aussi doit-on avoir soin de pratiquer un examen méthodique de ces organes suivant les règles que je vous indiquerai plus tard en étudiant les affections rénales. Si l'on constate une augmentation de volume de l'un des reins, il est à peu près certain qu'il s'agit d'un néoplasme rénal et non d'une tumeur de la vessie.

Je vous rappelle que la *cystoscopie* peut rendre de réels services, dans certains cas, pour le diagnostic de l'existence des néoplasmes vésicaux, de leur siège, de leur volume, de leur nombre.

Le plus souvent, c'est au cathétérisme et au toucher rectal ou vaginal combiné à la palpation hypogastrique que l'on a recours pour reconnaître le point d'implantation de ces tumeurs. M. Thompson a conseillé l'exploration directe avec le doigt par l'urèthre dilaté chez la femme et par une boutonnière périnéale chez l'homme. On reconnaît ainsi parfaitement le siège et le mode d'implantation de la tumeur. *L'exploration digitale de la vessie* est cependant rejetée par M. Guyon, qui est opposé à toute opération pratiquée simplement dans le but d'explorer la vessie. Si l'on intervient, dit-il, il faut en même temps tenter d'extirper le néoplasme.

Il faut cependant reconnaître que la dilatation de l'urèthre chez la femme présente peu d'inconvénient, comme je vous l'ai montré dans les leçons précédentes. Dans les cas de diagnostic douteux, il me semble donc que la pratique de M. Thompson, qui est suivie du reste par plusieurs chirurgiens, mérite d'être conservée, au moins chez la femme.

Quoi qu'il en soit, l'examen pratiqué au moment de l'opération permet de s'assurer si la tumeur est *infiltrée* ou *implantée*, point très important à connaître.

Le *diagnostic* précis de la *nature* de la tumeur est le plus souvent impossible. L'examen histologique lui-même ne donne en général que des probabilités. Je vous ai déjà dit que les villosités vasculaires qui recouvrent si souvent les néoplasmes vésicaux ne présentent aucun caractère spécial. Leur structure est tout à fait différente de celle des couches profondes de la tumeur. Je vous rappelle également que l'examen d'un fragment volumineux de la tumeur ne donne pas toute la précision que l'on pourrait espérer lorsque ces parcelles de néoplasme ont été expulsées pendant la miction.

Traitement. — « Restés longtemps les spectateurs « inactifs et impuissants des symptômes et des accidents « causés par les néoplasmes de la vessie, dit M.Guyon, les « chirurgiens sont entrés depuis quelques années dans « une voie nouvelle. Ils se sont attaqués résolûment par « l'opération à des lésions dont ils palliaient à peine au- « trefois les symptômes par un traitement médical. »

En effet, les moyens médicaux ne sont pas seulement impuissants contre les tumeurs de la vessie, ils le sont même contre le symptôme capital de cette affection,l'héma- turie. M.Thompson a cependant obtenu quelques résultats contre l'hémorrhagie vésicale avec le mélange suivant :

Alun de potasse ⎫
Alun de fer   ⎬ â â . . . . . 0,50 centigrammes.
           ⎭

qu'il prescrit, trois fois par jour, dans une solution addi- tionnée de 50, 75 ou 100 centigrammes d'acide sulfurique et d'une quantité de sirop suffisante pour rendre la prépa- ration agréable au goût. « Ce médicament est certaine- « ment efficace, dit-il, et, en tout cas, inoffensif pour l'es- « tomac. »

L'habile chirurgien anglais ajoute :

« Localement, je ne connais rien d'aussi sûr contre les « hémorrhagies vésicales, chroniques et continuelles, que « les injections de nitrate d'argent. Vous commencerez par « une solution renfermant 5 centigrammes de sel lunaire « pour 120 grammes d'eau distillée, et procéderez avec toute

« la douceur et toute l'attention possibles ; car j'ai à peine
« besoin de vous dire qu'un pareil procédé, en des mains
« inhabiles, provoquerait le plus aisément du monde une
« recrudescence de l'hémorrhagie. Vous pourrez faire
« une injection par jour...... en ayant la précaution, quand
« vous retirerez le cathéter, d'abandonner environ
« 30 gram. de liquide dans la poche urinaire. La propor-
« tion de nitrate pourra être augmentée graduellement
« jusqu'à concurrence de 5 centigrammes par 30 grammes,
« pourvu que la douleur produite ne soit pas trop intense.
« Très peu de malades supportent cette dose sans un ma-
« laise considérable ; mais comme la souffrance est ici le
« résultat de l'action du médicament, j'estime qu'il faut
« aller jusqu'à la produire, quand l'hémorrhagie persiste
« avec opiniâtreté. »

En vous parlant de la cystite qui complique parfois les
tumeurs de la vessie, j'ai cru devoir vous conseiller, en
me basant sur les faits observés par M. Guyon, de ne
pas employer le nitrate d'argent contre cette variété de
l'inflammation vésicale. Je ne connaissais pas à cette
époque les résultats diamétralement opposés obtenus par
M. Thompson avec cette substance contre l'hématurie due
aux néoplasmes vésicaux. Les mauvais résultats consta-
tés par M. Guyon tiennent sans doute à l'emploi de doses
trop considérables de ce médicament.

Vous venez de voir combien M. Thompson insiste sur
la nécessité de procéder avec beaucoup de douceur dans
le cathétérisme pour pratiquer ces injections. Eh bien,
Messieurs, vous pouvez aujourd'hui supprimer cette cause
d'hématurie, qui nuit à l'action de ce mode de traitement : faites les injections intra-vésicales sans sonde ; ce
procédé n'a pas d'indications plus formelles que dans les
cas dont nous nous occupons. Je vous engage même à
diminuer préalablement la résistance du sphincter uréthral en anesthésiant l'urèthre avec la cocaïne, ce qui ne

présente aucun inconvénient. Vous pourrez ensuite introduire le liquide modificateur dans la vessie à l'aide d'une très faible pression. Vos injections produiront de cette façon tous leurs effets et elles ne pourront pas nuire, puisque vous supprimerez la cause qui pouvait augmenter l'hématurie, c'est-à-dire le *cathétérisme*.

Quant à la douleur produite par la solution de nitrate d'argent, je vous rappelle que vous pourrez l'éviter aujourd'hui en ayant recours au nitrate de cocaïne suivant le procédé que je vous ai décrit.

M. Thompson donne encore les conseils suivants :

« Toutes les fois, dit-il, que la déperdition sanguine est « abondante, le repos absolu au lit, les applications froides « et l'abstention de toute intervention instrumentale, à « moins d'avoir la main forcée par une grave rétention, « constituent le complément indispensable du traitement. « Si la sonde devient réellement nécessaire pour évacuer « le sang et l'urine, vous en profiterez pour injecter lente- « ment de l'eau glacée, ou mieux une infusion glacée de « matico. Enfin, dans un cas où tous les autres moyens « avaient échoué, j'ai vu l'hémorrhagie enrayée par une « injection de 4 grammes de perchlorure de fer liquide « dilués dans 120 grammes d'eau. . . . .

« A la rétention chronique, vous opposerez les sondages « périodiques, ou même l'emploi d'une sonde à demeure, « suivant le désir du malade ou les exigences de son état. »

Pour ces cathétérismes, qui doivent être pratiqués avec les précautions antiseptiques les plus rigoureuses, on ne doit employer qu'une sonde souple en caoutchouc ou en gomme.

Les caillots s'opposent parfois à l'écoulement de l'urine; il faut alors recourir à l'aspiration et dans certains cas même à la taille.

« Pour modérer la douleur et la fréquence des mictions,

« ajoute M. Thompson, ne soyez pas avares des narco-
« tiques. Employez telle préparation qu'il vous plaira, ou
« bien essayez-les toutes à tour de rôle, jusqu'à ce que
« vous ayez trouvé celle qui calme le mieux les symptômes
« et occasionne le moins de troubles digestifs. Adminis-
« trez l'opium par la bouche, par la méthode sous-cutanée
« ou au moyen de suppositoires. Loin de vous préoccuper
« de la quantité, attachez-vous surtout à donner des doses
« efficaces. Il n'est pas question ici de sauver la vie; il
« s'agit seulement d'apporter quelque allégement aux
« plus épouvantables souffrances, de calmer des tortures
« physiques depuis longtemps continues et poignantes, et
« cela chez un malade dont le sort est connu, dont l'exis-
« tence n'est plus guère qu'une affreuse infortune. Si vous
« devez être de la vie un gardien jaloux, je tiens qu'il
« vous incombe aussi de la rendre tolérable. C'est pour-
« quoi, je l'avoue, j'ai éprouvé parfois un sentiment voisin
« de l'indignation à la vue d'une pauvre créature humaine,
« épuisée de souffrances, implorant la mort, et à laquelle,
« par le fait d'une timidité bien intentionnée sans doute,
« mais blâmable, on n'accordait pour tout soulagement
« que 75 à 100 centigrammes de liqueur d'opium ou d'une
« solution morphinée, une fois ou deux en vingt-quatre
« heures ! »

Ces remarques sont très justes ; on ne doit pas hésiter
à employer des doses suffisantes pour calmer d'aussi
épouvantables souffrances. Or, nous avons aujourd'hui,
Messieurs, un moyen héroïque et sûr d'atteindre ce but :
ce sont les injections intra-vésicales sans sonde de chlorhydrate de cocaïne.

Lorsqu'il existe en même temps des hématuries abondantes, vous pouvez maintenant calmer non seulement
la douleur due aux injections de nitrate d'argent pratiquées dans le but de supprimer l'écoulement sanguin,
mais aussi la douleur qui accompagne l'hématurie. Pour

obtenir ce résultat, il suffit de suivre le procédé que je vous ai indiqué en vous décrivant le traitement de la cystite : il faut recourir au nitrate de cocaïne, que l'on ajoute à la solution de nitrate d'argent, laquelle est ensuite injectée dans le réservoir urinaire. Il faudra cependant agir avec ménagement, parce que l'absorption du médicament est possible dans ces cas et il surviendrait rapidement des phénomènes d'intoxication.

Voilà, Messieurs, quelles sont actuellement les ressources que nous avons à notre disposition pour pallier par des moyens simples les symptômes et les complications des néoplasmes vésicaux. Vous voyez qu'elles sont beaucoup plus puissantes que celles auxquelles on a eu recours jusque dans ces dernières années. Voyons maintenant ce que donne l'intervention opératoire dont parle M. Guyon.

Eh bien, il faut convenir qu'ils ne sont pas brillants jusqu'à présent les résultats fournis par cette intervention. Celle-ci, en effet, n'a guère été que palliative. Sur 22 cas, M. Guyon a du reste trouvé 19 fois des tumeurs malignes. La cure radicale des néoplasmes de la vessie est encore si problématique que le chirurgien de Necker rejette toute opération hâtive. « Rien, dit-il, ne justifie l'opération hâtive « entreprise dans le but de devancer les progrès de la « néoplasie. Lorsqu'elle est bénigne, vous avez des délais « en quelque sorte illimités ; lorsqu'elle est de nature maligne, vous arriverez toujours trop tard. »

L'intervention opératoire n'est donc indiquée que lorsque le traitement palliatif que je viens de vous décrire est insuffisant. L'hématurie, la douleur, la rétention due à la présence de caillots peuvent commander alors une opération d'urgence.

La taille hypogastrique est aujourd'hui la voie suivie par la plupart des chirurgiens pour tenter la guérison radicale des tumeurs de la vessie. Elle se pratique comme je vous l'ai indiqué en vous parlant du traitement des calculs vésicaux. Le néoplasme est enlevé par le procédé du *morcellement* décrit par mon éminent maître M. Péan. On emploie pour cet usage les pinces coupantes et les curettes tranchantes dont vous voyez l'habile chirurgien de Saint-Louis faire usage à chaque instant à sa clinique.

Comme on n'est jamais sûr d'avoir franchi les limites du néoplasme, on a l'habitude de cautériser ensuite la surface d'implantation de la tumeur avec le thermocautère.

On termine l'opération en plaçant dans le réservoir urinaire le tube double de M. Péan pour faire le drainage de la cavité vésicale, comme après l'extraction d'un calcul de la vessie.

Chez la femme, la dilatation de l'urèthre peut être utilisée pour l'extirpation de la tumeur dans les cas très faciles. Dans les conditions opposées, il faut recourir, comme chez l'homme, à la taille hypogastrique. La taille vésico-vaginale ne permet pas de manœuvrer aussi facilement que par l'incision sus-pubienne. L'éclairage et l'examen minutieux de la cavité-vésicale sont également difficiles.

Ces opérations ont donné une mortalité de 12 p. 100 chez l'homme et 6 p. 100 chez la femme.

Elles constituent de bons moyens *palliatifs* contre l'hémorrhagie et la douleur, mais la guérison définitive après ces tentatives opératoires est encore loin d'être démontrée.

La résection partielle de la vessie n'est pas praticable dans la grande majorité des cas. Vous vous rappelez en effet que le néoplasme siège très souvent au niveau du trigone.

La résection totale avec abouchement des uretères dans le rectum n'a encore été tentée qu'expérimentalement chez les animaux.

J'en ai fini, Messieurs, avec les maladies de la vessie. Dans les prochaines leçons, je m'occuperai des affections des uretères et des reins, puis je terminerai par les questions de sémiologie.

TABLE DES MATIÈRES

DU TOME DEUXIÈME

CIVRAY (VIENNE). — IMPRIMERIE EUGÈNE MOREAU, RUE LOUIS XIII.

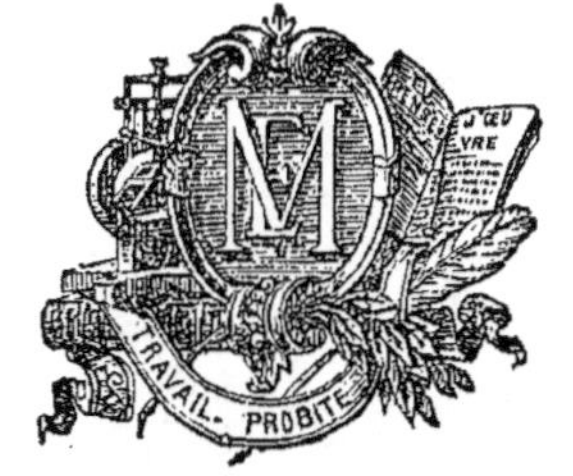

www.ingramcontent.com/pod-product-compliance
Lightning Source LLC
Chambersburg PA
CBHW051248060726
47596CB00001B/33